AF238713

Hermann Lenhartz

Mikroskopie und Chemie am Krankenbett

Für Studierende und Ärzte bearbeitet

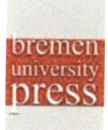

Hermann Lenhartz

Mikroskopie und Chemie am Krankenbett

Für Studierende und Ärzte bearbeitet

ISBN/EAN: 9783955621940

Auflage: 1

Erscheinungsjahr: 2013

Erscheinungsort: Bremen, Deutschland

@ Bremen-university-press in Access Verlag GmbH, Fahrenheitstr. 1, 28359 Bremen. Alle Rechte beim Verlag und bei den jeweiligen Lizenzgebern.

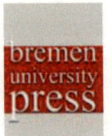

bremen
university
press

Mikroskopie und Chemie

am Krankenbett.

Für Studierende und Ärzte bearbeitet

von

Dr. Hermann Lenhartz,

Professor der Medizin und Direktor des Eppendorfer Krankenhauses
in Hamburg.

Mit zahlreichen in den Text gedruckten Abbildungen und drei Tafeln in Farbendruck.

Vierte, wesentlich umgearbeitete Auflage.

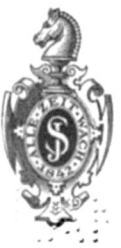

Berlin.

Verlag von Julius Springer.

1904.

Dem Andenken

Ernst Wagners.

Aus dem Vorwort zur 1. Auflage.

Es war mein Bestreben, Ärzten und Studierenden ein Buch zu bieten, das sowohl über die klinisch-mikroskopischen und chemischen Untersuchungsmethoden, als auch über deren diagnostische Verwertung in der Praxis unterrichtet. Regelmäßige, unsern Gegenstand betreffende Übungen werden bislang an den meisten Universitäten nur selten abgehalten und daher in ihrer Bedeutung von den praktischen Ärzten vielfach unterschätzt; ihre Pflege wird aber immer notwendiger, je mehr der Stoff anwächst. Schon jetzt ist dieser zu umfangreich, um in der Klinik oder Propädeutik genügend mit abgehandelt zu werden. Nur durch praktische Übungen, wie sie ja für andere Disziplinen längst Regel sind, können sich die Studierenden die Kenntnisse erwerben, deren man in der Praxis bedarf. Von dieser Voraussetzung ausgehend, habe ich an der Leipziger Klinik schon seit mehreren Jahren diese Spezialkurse eingerichtet und geleitet.

Aus der Lehrtätigkeit heraus sind die hier in erweiterter Form wiedergegebenen Vorlesungen entstanden. Das reiche Material der hiesigen Klinik, mit der ich seit meiner 1879 unter Ernst Wagners Leitung beginnenden Assistentenzeit fast immer in Verkehr geblieben bin, hat mir besonders in den letzten Jahren wieder Gelegenheit geboten, der hier von mir vertretenen Richtung mein besonderes Interesse zuzuwenden. Ich möchte daher nicht unterlassen, Herrn Geheimrat Curschmann dafür zu danken, daß er mir das Material der Klinik zur Verfügung gestellt hat.

Über die Einteilung des Buchs orientiert ein Blick in das Inhaltsverzeichnis. Hier sei noch bemerkt, daß ich in dem mikroskopischen Teile nur die Untersuchung frischer und getrockneter Klatsch- und Zupfpräparate berücksichtigt habe, weil die umständlichere Untersuchung von Schnitten u. dergl. in das Gebiet der pathologischen Anatomie gehört. Der mikroskopischen Beschreibung habe ich überall eine sorgfältige makroskopische Aufnahme vorausgeschickt.

Die Chemie findet vor allem bei der Harnuntersuchung eingehende Beachtung, während in den von der Prüfung des Bluts und Mageninhalts handelnden Abschnitten nur die praktisch wichtigen, u. a. die gerichtsärztlichen Blutuntersuchungen aufgenommen sind.

Im ersten Abschnitt des Buchs sind in möglichster Kürze die pflanzlichen und tierischen Parasiten behandelt. Nur so konnte die für die Pathologie immer wichtiger erscheinende Parasitenlehre einheitlich dargestellt und vielfachen Wiederholungen in den nachfolgenden Abschnitten vorgebeugt werden. Daß dabei die Beschreibung der pflanzlichen Parasiten einen breiteren Raum einnimmt, versteht sich heutzutage von selbst. Bezüglich mancher Einzelfragen habe ich hier besonders Baumgartens Mykologie und Leuckarts klassische Parasitenlehre berücksichtigt, die die Gesamtforschung auf diesen Gebieten wiederspiegeln.

Bei der Blutuntersuchung sind die farbenanalytischen Studien Ehrlichs u. a. eingehend besprochen; daß hier noch viele Fragen der Beantwortung warten, wird jeder zugeben, der die Sache objektiv prüft.

Inhaltsverzeichnis.

—————

Inhaltsverzeichnis. **XIII**

Berichtigungen:

Auf Seite 45, Zeile 16 von oben muß es heißen: Taf. I, Fig. 6.
Auf Seite 50, Zeile 11 von unten muß es heißen: Taf. I, Fig. 5.
Auf Seite 147, Zeile 15 von oben ist hinter Bilder hinzuzufügen: (Taf. III, Fig. 14)

Einleitende Bemerkungen

über die

Einrichtung und Handhabung des Mikroskops und über die notwendigsten Reagentien und Hilfsgeräte.

---

1. Der optische Teil des Mikroskops wird gebildet aus dem Objektiv, das am unteren Ende des Tubus angeschraubt, und dem Okular, das in die obere Öffnung desselben eingelassen wird. Das Objektiv liefert das vergrößerte umgekehrte Bild, das vom Okular aufgefangen und weiter vergrößert wird. Das erste besteht aus einem System verschiedenartiger Linsen, das durch seine Zusammenstellung aus Crownglas-Sammel- und Flintglas-Zerstreuungslinsen die chromatische Aberration nach Möglichkeit ausschaltet. Diese würde sich bei der Anwendung nur einer Linse durch das Auftreten einer farbigen, das Gesichtsfeld mehr oder weniger einengenden Randzone in störender Weise geltend machen, da die das weiße Licht zusammensetzenden Strahlen verschiedenartig gebrochen würden. Einer weiteren Schädigung des Bildes, der sphärischen Aberration, wird durch ein in den Tubus eingeschaltetes Diaphragma vorgebeugt, das die peripheren Strahlenbündel des das Objektiv durchsetzenden Lichtkegels abfängt und die Vereinigung der (zentralen) Strahlen in einem Punkte ermöglicht.

Die Leistungsfähigkeit der Mikroskope ist in den letzten Jahrzehnten durch die Einführung der Immersionslinsen und des Abbeschen Beleuchtungsapparates wesentlich erhöht worden. Bei dem Gebrauch der früher allein üblichen „Trockensysteme" erleidet das von dem Hohl- oder Planspiegel reflektierte Licht dadurch stetige Einbuße, daß infolge des verschiedenen Brechungsvermögens der zu durchsetzenden Medien die Lichtstrahlen bei dem Vordringen durch Objektträger und Deckglas und beim Wechsel der zwischen Präparat und Frontlinse gelegenen Luftschicht, endlich beim Eintritt in das Linsensystem jedesmal eine teilweise Ablenkung erfahren. Bei einer großen Reihe von Untersuchungen, ganz besonders bei der Erforschung pathogener Bakterien, wird durch diesen Lichtausfall die Leistungsfähigkeit des Mikroskops empfindlich herabgesetzt. Durch die von Koch in die Mikroskopie eingeführten Immersionen ist der Lichtverlust auf einen geringen Grad beschränkt. Die Einschaltung von Wasser zwischen Frontlinse und Präparat hat schon merklich genützt. In viel auffälligerer Weise wird aber eine Vergrößerung des Lichtkegels und größere Schärfe und Helligkeit der Bilder erzielt durch die Einschaltung einer Immersionsflüssigkeit, die wie das Zedernöl den Brechungsindex des Crownglases besitzt; es wird dann jede Brechung der Lichtstrahlen vor ihrem Eintritt in das Objektiv verhindert.

Der Wert der Immersionslinsen wird durch den Abbeschen Beleuchtungsapparat wesentlich erhöht. Derselbe besteht, außer dem Spiegel und Diaphragmahalter, aus einer Verbindung von 2 oder 3 Linsen, wovon die eine plankonvex, die zweite bikonvex, bezw. die mittlere konkavkonvex ist. Der Kondensor wird in den Ausschnitt des Mikroskoptischchens so eingestellt, daß die ebene Fläche der oberen plankonvexen Linse mit der Tischebene zusammenfällt. Jetzt kann man mit der Sammellinse einen mächtigen Lichtkegel auf das Präparat konzentrieren. Die Intensität des Lichts wird durch Blenden geregelt, die in den Diaphragmahalter als konzentrisch durchlochte Scheiben eingelegt werden. Am einfachsten aber wird die Blendung durch die Bewegung der „Iris-Blende" erreicht, die in sehr bequemer, sinnreicher Weise einen raschen Wechsel in der Größe des Diaphragmas jeden Augenblick zuläßt.

2. Bei der Auswahl eines Mikroskops kommt selbstverständlich der Preis des Instruments in Frage. Wenn es auch im allgemeinen zu empfehlen ist, bei der Anschaffung nicht zu sparen, so möchte ich hier die Bemerkung nicht unterdrücken, daß für den praktischen Arzt, der sich nicht gerade mit dem Studium der Bakterien beschäftigen will, ein einfaches Mikroskop im Preise von etwa 110 Mark völlig ausreicht. Man erhält dafür (von Leitz) ein festes Stativ mit Ok. I u. III und Obj. 3 u. 7, womit eine Linearvergrößerung bis zu 500 erreicht werden kann. Außer der Untersuchung des „Strukturbildes" von Sputum-, Harn- und anderen Sekretteilen ist auch die Untersuchung auf Tuberkelbazillen und bei einiger Übung selbst auf Gonokokken sehr gut durchführbar.

Unbedingt aber rate ich jedem, bei dem der Preis nicht den zwingenden Ausschlag zu geben hat, ein besseres Instrument auszuwählen, vor allem gleich ein gutes Stativ mit „Zahn und Trieb" zur Bewegung des Tubus; die Anschaffung besserer Linsen besonders der Immersionssysteme kann ja nach und nach erfolgen. Ausgezeichnete Mikroskope liefern die Firmen C. Zeiss in Jena und E. Leitz in Wetzlar. Die illustrierten Kataloge geben jede nötige Auskunft.

Für spezielle wissenschaftliche Untersuchungen ist die Anschaffung von Meß- und Zeichenapparaten, die mit dem Mikroskop in Verbindung gebracht werden, durchaus nötig. Für die Messungen ist das „Mikrometerokular" zu empfehlen, da das Augenglas zur genauen Einstellung für jedes Auge verschiebbar ist; für Zählungen mannigfacher Art ist das ebenfalls in das Okular einlegbare „Netzmikrometer" am Platz. Als Zeichenapparat sind die Camera lucida von Oberhäuser und Abbe oder das Zeichenprisma am meisten in Gebrauch. Ich selbst ziehe den von Zeiss eingeführten Zeichenapparat nach Abbe vor, der so eingerichtet ist, daß sich das Prismengehäuse mit dem Spiegel in einem Scharnier nach hinten umlegen läßt, während der am Tubus befestigte Stützring in justierter Lage bleibt. Auf diese Weise kann man die verschiedensten Gesichtsfelder durchmustern und beliebig mit dem Zeichenapparat verbinden. Es gehört übrigens einige Übung dazu, ehe man mit dem Apparat umzugehen lernt. Nicht selten stört die große Helligkeit und blenden die beigegebenen Rauchgläser nicht genügend ab; oft kann man sich dann dadurch helfen, daß man mit der linken Hand je nach Bedarf das Licht am Spiegel abblendet. Es gelingt so, scharfe Umrisse auf die Zeichenfläche zu werfen, die zum Zeichnen durchaus notwendig sind.

Für die genauere Durchmusterung eines Präparats ist der „bewegliche Objekttisch" von großem Wert; die neuen Konstruktionen sind sehr bequem zu handhaben.

Bei den apochromatischen Objektiven sind durch Verwendung neuer Glasarten und wesentlich verbesserte Korrektion die Reste der den früheren Systemen anhaftenden chromatischen und sphärischen Aberration nahezu beseitigt worden. Die Bilder erscheinen völlig farbenrein und erlauben durch geringen Wechsel der Einstellung die gleiche Schärfe des Bildes am Rande und in der Mitte des Sehfelds.

8. Für den Gebrauch des Mikroskops gelten folgende Regeln. Das Instrument ist vor Staub zu schützen; bei häufigem Gebrauch empfiehlt sich die Bedeckung mit einer Glasglocke oder die Einstellung in die jetzt gebräuchlicheren Schränkchen, in denen das Mikroskop bequem steht.

Bei jeder Untersuchung hat man in der Regel mit der schwachen Vergrößerung zu beginnen und erst nachdem die allgemeine Orientierung vorausgegangen ist, die stärkeren

Systeme (am besten mit Revolverapparat) zu benutzen. Die grobe
Einstellung muß bei den einfachen Mikroskopen durch vorsichtige,
drehförmige Bewegungen des Tubus bewirkt werden, um nicht durch
zu starkes Vordrängen die Frontlinse zu beschädigen. Erfolgt die
Abwärtsbewegung schwer und unregelmäßig, so ist der Tubus mit
etwas Spiritus zu reinigen oder schwach einzufetten.

Die Instrumente mit sog. Zahn und Trieb gestatten leichtere
Annäherung des Objektives an das Präparat. Beim Gebrauch der
Immersionslinsen wird ein kleiner Tropfen Öl auf die Mitte des
Deckglases gebracht und die Linse vorsichtig bis zur oberfläch-
lichsten Berührung abwärts bewegt. Nach dem Gebrauch ist die
homogene Immersion durch sanftes Andrücken mit Fließpapier vom
Öl zu reinigen; auch empfiehlt es sich, mit einem weichen, in Benzin.
puriss. getauchten Läppchen durch konzentrische Reibungen den
Rest des Öls zu entfernen. Jeder Überschuß an Benzin ist zu vermeiden, damit der einfassende Kitt nicht erweicht wird. Die feinere
Einstellung wird unter steter Kontrolle des in das Instrument hinein-
sehenden Beobachters mit Hilfe der Mikrometerschraube, die in
neuerer Zeit meist an dem oberen Ende der Stativsäule angebracht
ist, bewirkt. An dieser nimmt die rechte Hand schwache Dreh-
bewegungen vor, während die linke Hand das Präparat hin- und
herschieben kann.

Der schwachen Vergrößerung kann sowohl der Plan- als Konkav-
spiegel das möglichst von einer weißen Wolke aufgefangene Licht
zuführen; bei starken Systemen wird in der Regel der mehr Licht
bietende Hohlspiegel benutzt. Im allgemeinen verdient das Tageslicht den Vorzug. Künstliches Licht wird am besten durch eine
blaue Glasplatte oder eine „Schusterkugel", die eine sehr verdünnte,
mit etwas Ammoniak versetzte, schwefelsaure Kupferlösung enthält,
abgetönt. Ausgezeichnetes Licht gibt das Auersche Glühlicht,
welches ohne jedes Medium benutzt werden kann.

Bei starker Vergrößerung, die in der Regel durch feinere Objektive, nicht durch stärkere Okulare anzustreben ist, sind
möglichst enge Blenden einzulegen, oder mit der sehr zu empfehlen-
den Irisblende der Lichtkegel einzuengen. Die homogenen Immersionssysteme vertragen auch die sehr starken Okulare gut. Der
Abbesche Kondensor braucht bei der Beobachtung des „Strukturbildes" nicht entfernt zu werden, da bei enger Blende die
histologischen Feinheiten infolge des verschiedenen, der Struktur
eigenen Brechungsvermögens erhalten bleiben. Wird dagegen das
„Farbenbild" besichtigt, so ist jede Blendung zu entfernen oder die
Irisblende weit zu öffnen, um die mächtige Lichtquelle zur vollen
Wirkung kommen zu lassen. Auf diese Weise werden die histo-

logischen Umrisse — das „Strukturbild" — nahezu völlig ausgelöscht: dafür tritt das „Farbenbild" um so bestimmter hervor.
Für die Untersuchung mit starken Trockensystemen
ist es ratsam, eine für das System zweckmäßige Deckglasdicke anzuwenden. Bei den vortrefflichen Instrumenten von Zeiss ist an
dem Mantel solcher Systeme die Deckglasdicke, für welche die voll-
kommenste Korrektion besteht, in Zahlen angegeben. Als mittlere
Deckglasstärken gelten die von 0,15 — 0,2 mm aufwärts. Für die
Wirkung der homogenen Immersion kommt die Deckglasdicke nicht
in Betracht.

Auch die Tubuslänge muß beachtet werden, da die Objektive
auf eine bestimmte Länge desselben justiert sind. Die jedem guten
Mikroskop beigegebene Tabelle zeigt an, für welche Länge sich die
angegebenen Vergrößerungen verstehen.

Gar nicht selten wird das mikroskopische Bild durch helle ge-
schlängelte Linien und dunkle und helle Punkte gestört; sie sind
der Ausdruck entoptischer Erscheinungen, die ja auch beim gewöhnlichen Sehen als die bekannten „Mouches volants" ab und zu
auftreten. Daß manche hin und wieder störende Punkte im Gesichtsfeld durch wirkliche Verunreinigungen der optischen Medien veranlaßt sind, erkennt man dadurch am besten, daß man das Okular
(seltener das Objektiv) dreht und beobachtet, ob die betreffenden
dunkeln Punkte eine gleichförmige Ortsveränderung mitmachen.
Die Gläser müssen stets durch sanftes konzentrisches Reiben mit
einem weichen, durch Alkohol oder Benzin befeuchteten Läppchen
gesäubert werden. Nicht selten hinterlassen die Tücher, mit denen
(die System- oder) die Präparatengläser geputzt sind, Spuren am
Glas zurück, die den Anfänger leicht irre führen können. Es ist
daher der schon oft erteilte Rat am Platz, daß der Untersucher Baumwoll-, Woll- und Seidenfäden, die mit den
Gläsern in Berührung gebracht werden, absichtlich unter
das Mikroskop bringt, um diese Bilder sich einzuprägen
und vor unbequemen Täuschungen bewahrt zu bleiben.

4. Von Reagentien müssen zur Hand sein:

1. Physiologische (0,7 %) Kochsalzlösung als indifferente Zusatz-
flüssigkeit, die gleich den übrigen Reagentien am besten vom
Rande des Deckglases her dem Präparat zugeführt wird.

2. Säuren:

Essigsäure meist in $1/2$—2 % Lösung; sie bringt die Eiweißstoffe des Zellleibes und die Bindegewebsfasern zum Quellen
und macht sie durchsichtig. Die Zellkerne der elastischen
Fasern und das Fett, sowie die Mikrobien bleiben unberührt
und heben sich deshalb von den übrigen aufgehellten Sub-

stanzen scharf ab. Das Mucin wird gefällt und auch bei
Überschuß der Säure nicht gelöst, während das Fibrin meist
rasch aufgehellt wird und verschwindet.

Salz- und Schwefelsäure dienen in 0,5% Lösung zur
Entkalkung; bei der Anwendung der ersteren entweicht CO_2;
im anderen Falle bilden sich Gipskrystalle. In 1‰ Lösung
wirken sie wie die Essigsäure. Als Zusatz zum Alkohol (etwa
3%) wird besonders die Salzsäure bei der Entfärbung verwandt. Dieser Salzsäurealkohol ist unverändert haltbar.

Die Osmiumsäure in $\frac{1}{2}$—1% Lösung verwenden wir zum
Nachweis von Fett, das schwarz gefärbt wird, und als Konservierungsmittel bei der Untersuchung des frischen Bluts u. s. f.

3. Alkalien:

Die Kali- und Natronlauge werden in 1—3, höchstens
5% Lösung gebraucht. Sie bringen Eiweiß, Bindegewebe
und die Zellkerne zur allmählichen Aufquellung oder Lösung,
lassen dagegen Kalk und Pigment, Fett und elastisches
Gewebe, sowie die Mikroorganismen unverändert.

4. Glyzerin. Dasselbe soll absolut rein sein. Es wirkt durch
sein hohes Lichtbrechungsvermögen als hervorragendes Auf-
hellungsmittel. Gleichzeitig ist es zur Konservierung der Präparate zu verwenden, da es weder an der Luft verdunstet,
noch andere chemische Verbindungen außer mit dem Fette
eingeht, das je nach der Menge völlig unsichtbar wird.

5. Alkohol wird als Härtungs- (Blut) und Entfärbungsmittel oft
verwendet. Äther und Chloroform spielen als Reagens auf
Fett eine Rolle. Alkohol und Äther vereint dienen als Härtungs-
mittel. Mit 10% Essigsäure, oder 3% (Salpeter- oder) Salzsäure
versetzt, ist der Alkohol ein stärkeres Entfärbungsmittel.
Zum gewöhnlichen Auswaschen dient 1% Salzsäure in 70%
Alkohol.

6. Formol (Formalin), das als wirksamen Bestandteil 40% Formaldehyd in einer Mischung von Methylalkohol und Wasser
enthält, ist zur raschen Härtung von Blutdeckglaspräparaten
(s. diese) ausgezeichnet. In 10% wäßriger Lösung ist es zur
Härtung frischer Gewebsstücke sehr empfehlenswert, da Form,
Farbe, Durchsichtig- und Färbbarkeit erhalten bleiben.

7. Farbstoffe. Von diesen werden in umfassender Weise die
Anilinfarben gebraucht, und zwar kommen dieselben bei
der Bakterienuntersuchung hauptsächlich als basische Farbstoffe zur Verwendung, während bei der Untersuchung der
Gewebszellen außer diesen auch die sauren bez. neutralen
benutzt werden. Über die Art ihrer Verwendung werden wir

in den Abschnitten über die Bakterien- und Blutuntersuchung eingehend berichten.

Außer den Anilinfarben benutzen wir nicht selten noch das Jod und das Hämatoxylin.

Das Jod färbt in wässeriger Lösung die Albuminate und bindegewebigen Substanzen schwach gelb und läßt die Kerne lebhafter hervortreten; die roten Blutkörper zeigen einen braunen, die sog. Corpora amylacea einen Rotwein ähnlichen oder ebenfalls dunkelbraunen Farbenton. Es wird am besten in verschiedenfacher Verdünnung der Lugolschen Lösung (Jod 1,0, Kal. jod. 2,0, Aq. dest. 100,0) verwandt. Die Präparate halten sich nicht, da das Jod leicht ausgezogen wird. Eine gesättigte Gummilösung ist zur Einbettung empfehlenswert.

Hämatoxylin. Im Gegensatz zu den vorwiegend das Protoplasma färbenden Eosinlösungen ist das Hämatoxylin als eine vortreffliche Kernfarbe zu verwenden. Der in Alkohol gelöste Farbstoff zeigt einen bräunlichen Farbenton, der bei Zusatz von Alaun in einen bläulichen übergeht, den wir bei unseren Arbeiten benutzen.

Durch die Verbindung mit Eosin wird eine vortreffliche Doppelfärbung erzielt. Über die genauere Zusammensetzung und Anwendung der Lösungen wird besonders in dem vom Blut handelnden Abschnitte berichtet werden.

8. Wenige Tropfen alkoholischer Sudanlösung lassen auch die intrazellularen Fetttröpfchen leuchtend rot erscheinen.

9. Canadabalsam. Zur Einbettung der Präparate wird derselbe, meist mit Xylol. purissim. oder Chloroform versetzt, angewandt. Auch der Copaivabalsam und Zedernöl ist zu gleichem Zwecke geeignet. Die Transparenz der Präparate wird durch diesen Balsam noch erhöht.

5. Notwendige oder empfehlenswerte Hilfsgeräte: Anatomische Pinzetten (1—2) mit zarten Branchen, eine Cornetsche Pinzette[1]), die für die Färbung von Deckglastrockenpräparaten hervorragend geeignet ist, eine kleine Schere, ein kleines Messer, 2 Präpariernadeln und eine Platinöse.

Ferner: Objektträger, Deckgläschen, Spiritusflamme, einige kleine Glasstäbe, Pipetten, Reagensgläser, Uhrschälchen, Glastrichter, Spitzgläser; endlich Porzellanschälchen, 1 zur Hälfte mit Asphaltlack geschwärzter Porzellanteller, sowie Fließpapier und Etiketten.

---

[1]) Von Lautenschläger-Berlin zu beziehen.

I. Pflanzliche und tierische Parasiten.

A. Pflanzliche Parasiten.

Die bisher bekannten Erreger der Infektionskrankheiten gehören sämtlich zu den niederen Pilzen. Die systematische Einteilung derselben war vielfachem Wechsel unterworfen. Zweckmäßig erscheint mir die von Flügge-Frosch vorgenommene Gruppierung in:

1. Spaltpilze, Schizo-(Schisto-)myceten oder Bakterien. 2. Streptotricheen. 3. Sproß- oder Hefepilze oder Blastomyceten. 4. Faden- oder Schimmelpilze oder Hyphomyceten.

1. Bakterien.

Allgemeine Vorbemerkungen.

Seit den grundlegenden Forschungen F. Cohn's u. a. werden die Bakterien allgemein dem Pflanzenreiche eingereiht, da ihre elementaren Gebilde wie die Pflanzenzellen wachsen und sich teilen. Man bezeichnet sie mit Naegeli auch als Spaltpilze (Schisto- oder Schizomyceten), da sie gleich den Pilzen des Chlorophylls entbehren.

Die einzelnen Bakterienzellen bestehen aus einem protoplasmatischen, kernfreien Inhalte, der von einer zellulose- oder eiweißartigen Hülle umschlossen ist. Diese spielt sowohl bei der Zellteilung, als auch bei der Bildung der Zellverbände (Zoogloea) eine wichtige Rolle; sie kann durch Wasseraufnahme quellen und in einen gallertigen Zustand übergehen.

In Ermangelung schärferer Trennungsmerkmale teilt man die Bakterien nach ihrer verschiedenartigen morphologischen

Erscheinung ein: in Kugelbakterien oder Mikrokokken, stäbchenförmige Zellen oder Bazillen und schraubenförmige Gebilde oder Spirillen.

Die ersteren zeigen, von ganz wenigen Ausnahmen abgesehen, niemals eine wirkliche Eigenbewegung, während wir bei einer großen Reihe von Bazillen und bei allen Spirillen eine mehr oder weniger lebhafte, selbständige Beweglichkeit finden.

Die Eigenbewegung wird stets durch sehr zarte Geißelfäden bewirkt, die meist endständig befestigt sind; bisweilen ist nur eine polare Geißel, bisweilen ein ganzer Büschel von solchen vorhanden. Manche Bakterien zeigen endlich rings herum aufsitzende Geißeln.

Diese Verschiedenartigkeit könnte nach Fischer als Einteilungsprinzip dienen; er unterscheidet bei den Bazillen 1. solche ohne Geißel: Bazillen, 2. mit einer polaren Geißel: Baktrinien, 3. mit Büschel von Geißeln: Baktrillen, 4. diffus mit Geißel besetzte: Baktridien. Die Wahrnehmung der Geißeln ist nicht immer leicht; über ihre Färbung werden wir bei den Typhusbazillen (s. diese) sprechen.

Die Bakterien pflanzen sich entweder durch Spaltung oder Sporenbildung fort. Bei ersterem Vorgang wird die Zelle durch eine von ihrer Hülle ausgehende Querwand in zwei meist gleiche Hälften geteilt oder die Trennung geschieht nicht nur in einer, sondern nach zwei oder allen drei Richtungen des Raumes. Je nachdem begegnen wir den einfach geteilten Bakterien oder Diplokokken oder den zu viert zusammenliegenden Tafelkokken oder den Sarzine-(Paketkokken-)Bildungen. Bleiben die Diplokokken in längeren Reihen verbunden, so spricht man von Streptokokken (Schnurkokken), erscheinen sie mehr in häufchenartiger Anordnung, so bezeichnet man sie als Staphylokokken (Haufenkokken).

Die Sporenbildung findet (vielleicht) auf zweierlei Arten statt: bei der einen sog. endogenen Sporenbildung, die mit voller Sicherheit erwiesen und zuerst bei den Milzbrandstäbchen genauer erforscht worden ist, bildet sich in der Mutterzelle eine stärker lichtbrechende Zone, die mehr oder weniger rasch zu einer runden, in der Regel mehr eiförmigen Spore auswächst, die von dem hellen Restteil der Mutterzelle umsäumt erscheint. Bei völliger Reife der Spore zerfließt die äußere Membran und die Spore wird frei. Sie beginnt

dann unter günstigen Nährverhältnissen zu keimen, erscheint weniger
lichtbrechend, streckt sich mehr und mehr und gleicht schließlich
ganz der Mutterzelle.

Nach manchen Forschern soll die Sporenbildung erst bei Er-
schöpfung des Nährbodens beginnen, also dann, wenn die Erhaltung
der Art gefährdet ist; soviel ist sicher, daß zu ihrer Entwicklung die Sauerstoffzufuhr durchaus nötig ist und gewisse
Temperaturgrenzen eingehalten werden müssen. Die zweite
Art der Sporulation wird als Arthro- oder Glieder-Sporen-
bildung bezeichnet. Sie soll darin bestehen, daß sich einzelne,
morphologisch keineswegs scharf charakterisierte Zellglieder abschnüren und eine Dauerform bilden. Weitere Untersuchungen
haben noch zur Lösung dieser Frage beizutragen.

Die Sporen stellen wirkliche Dauerformen vor, die sich
durch ihre hervorragende Widerstandsfähigkeit vor den Mutter-
zellen auszeichnen. Sie sind auch dadurch unterschieden, daß
sie im Gegensatz zur Mutterzelle die Farbstoffe nur unter besonderen, unten näher zu schildernden Verhältnissen in sich
aufnehmen; bei der gewöhnlichen Färbung heben sie sich als
helle ungefärbte Lücken von dem tingierten Protoplasma der
Mutterzelle ab.

Dieser Umstand hat anfänglich dazu geführt, die mit solchen
ungefärbten Zonen behafteten Stäbchen als „sporenhaltige"
Bazillen anzusprechen. (S. u. a. bei dem Tuberkelbacillus.)
Deshalb sei schon hier betont, daß solche helle Lücken sowohl
infolge der Degeneration als auch der „Präparations-Plasmo-
lyse"[1]) auftreten können. Die Entscheidung ist im Einzel-
falle nicht leicht; für die endogene Sporulation ist eigentlich
nur die Beobachtung des Auskeimens beweisend.

----

[1]) Durch Zusatz von 1—10% starken Salzlösungen, die man vom
Deckglasrande her einwirken läßt, werden z. B. in anfangs homogenen
Pilzfäden hellglänzende Körper erzeugt, die beim Auswaschen mit Wasser
verschwinden und offenbar dadurch entstehen, daß sich das Protoplasma
von der Zellenmembran ablöst und zu Klumpen zusammenzieht; nach dem
Auswaschen der Salzlösung dehnt es sich bis zum früheren Umfang wieder
aus. Je nach der Länge der Bakterien beobachtet man bald eine, bald zwei
oder gar mehrere helle Zonen, die von Unbefangenen sehr wohl als Sporen
gedeutet werden könnten; ihre Entstehung bei Zusatz, ihr Verschwinden
beim Auswaschen der Salzlösung überzeugt aber leicht, daß es sich um
Kunstprodukte handelt.

Die besonders von Botanikern, namentlich A. Fischer, studierten plasmolytischen Vorgänge, die bei der Behandlung der Bakterien mit Farbstoffen eintreten, verdienen von unserer Seite sorgfältige Beachtung.

Für das Leben und Wachsen der Bakterien sind Temperaturen unter 5⁰ und über 50⁰ C. als Grenze anzusehen. Die sog. pathogenen Bakterien, die als Erreger der Infektionskrankheiten erkannt sind, gedeihen bei Körpertemperatur am besten, während die nicht pathogenen bei weit niederer Temperatur, etwa bei 20⁰ C., am besten fortkommen. Gärung und Fäulnis, sowie die Bildung von Farbstoff und Säure sind als Wirkungen dieser Gruppe u. a. zu nennen.

Je nachdem die Sauerstoffzufuhr für die Bakterien nötig, schädlich oder gleichgültig ist, unterscheidet man obligate Aërobien, Anaërobien und fakultative Anaërobien. Zur letzten Art gehören fast sämtliche pathogenen Mikrobien.

Als streng parasitische Bakterien bezeichnet man diejenigen, welche nur im lebenden Tierkörper, als Saprophyten die, welche nur auf toter organischer Materie lebens- und entwicklungsfähig sind. Als fakultative Parasiten und Saprophyten solche, die auf den einen oder anderen Nährboden zwar in erster Linie angewiesen sind, aber auf beiden ihre Entwicklungsfähigkeit bewahren.

Die eigenen Stoffwechselprodukte setzen der Vermehrung und Tätigkeit der Bakterien eine Grenze. Ungünstiger Nährboden gibt zu Mißwuchs, zur Bildung von Degenerationsformen Anlaß.

Als **spezifisch pathogen** darf eine Bakterienart nur dann angesprochen werden, wenn dieselbe in allen Fällen einer bestimmten Krankheit und ausschließlich bei dieser mikroskopisch nachweisbar ist und durch die Übertragung der „reingezüchteten" Art auf andere Körper stets die gleiche Krankheit hervorgerufen wird (Koch).

Nicht für alle Bakterien, denen wir die Rolle eines spezifischen Krankheitserregers zuzuschreiben geneigt sind, ist der Nachweis in dem vollen Umfange der hier aufgestellten Forderungen erbracht. Dies rührt daher, daß die besonders durch Koch und seine Schüler geschaffenen und zu hoher Voll-

kommenheit geführten Methoden noch nicht völlig abgeschlossen sind, ganz besonders aber wohl auch daher, daß der
Tierversuch mit manchen Bakterienarten im Stich läßt, weil
diese nur im Körper des Menschen selbst ihren eigentlichen
Nährboden und die zu ihrer Entwicklung und spezifisch-patho-
genen Wirkung nötigen Bedingungen finden.

Allgemeine Bemerkungen über die Untersuchung der Bakterien.

1. Nachweis der Bakterien durch das Kulturverfahren.
Es würde uns über das gesteckte Ziel hinausführen, wenn wir
hier die hauptsächlich von R. Koch und seiner Schule geschaffenen Kulturmethoden in solcher Ausführlichkeit bringen
wollten, daß auch der Anfänger nach den Vorschriften arbeiten
könnte. Hierzu sind in erster Linie die vortrefflichen bakteriologischen Lehrbücher von Baumgarten, C. Fränkel,
Flügge, Günther u. a. berufen. Wohl aber möchte ich das
Züchtungsverfahren derart skizzieren, daß der Anfänger wenigstens eine Vorstellung über die Grundfragen u. s. w. gewinnen
kann. Es ist das unvergängliche Verdienst R. Kochs, daß er
die isolierte Züchtung der Bakterien auf festen und durchsichtigen Nährböden, die „Reinkultur", kennen lehrte.

Bei der Untersuchung bakterienhaltigen Materials wird man aus
leicht begreiflichen Gründen in der Regel[1]) darauf rechnen müssen,
daß neben den eigentlichen pathogenen Bakterien mehr oder weniger
zahlreiche andere Arten anwesend sind. Es gilt daher zunächst,
die verschiedenen Bakterien von einander getrennt zur Vermehrung zu bringen; dies wird dadurch erreicht, daß man das zu
untersuchende Material möglichst verdünnt in einer gerinnbaren
Nährlösung verteilt und dann auf einer Platte so ausbreitet, daß
die von den verschiederartigen Keimen ausgehenden Kolonien sich
räumlich getrennt (von einander) und an einem bestimmten Platz
fixiert entwickeln. Bei dem gleich genauer zu schildernden Verfahren kann man auf der „Platte" meist schon nach 24 Stunden, oft
früher, mit bloßem Auge gewisse Trübungen wahrnehmen, die bei
Betrachtung mit Lupe oder schwachen Systemen als isolierte Kolonien erkannt werden. An dem Aussehen derselben, an der etwa
vorhandenen „Verflüssigung des Nährbodens" u. s. w. hat man be-

---

[1]) Über Ausnahmen s. u. a. bei Cholera, Diphtherie u. a.

stimmte Merkmale, die zu dem genaueren Studium der betreffenden
Art auffordern. Zu diesem Zweck nimmt („fischt") man mit einer
geglühten (und wieder erkalteten) Platinöse unter sorgfältiger Leitung der Lupe oder des Mikroskops eine bestimmte, isolierte Kolonie
heraus und infiziert mit ihr oder einer Spur davon ein Röhrchen
mit Nährgelatine oder einen anderen Nährboden. Hier muß sich
dann nur die eine Bakterienart entwickeln, vorausgesetzt, daß kein
technischer Fehler gemacht ist. (Das „Fischen" erfordert große
Übung!)

Man unterscheidet feste und flüssige Nährböden und unter
den ersteren wieder solche, die der Brutwärme[1]) widerstehen, und
solche, die nur bei niederen Temperaturen in dem festen Zustande
verharren, bei etwas höheren verflüssigt werden. Da das Wachstum der Bakterien in bemerkenswerter Art von den Wärmegraden
abhängig ist, so ist es von größter Bedeutung, daß wir über derartig
verschiedene Nährböden verfügen. Dazu kommt, daß das Bild der
Kolonien auf den einzelnen Nährböden mehr oder weniger charakteristisch ist; wir können also die Bakterienart auf mehreren Nährböden zu gleicher Zeit kultivieren und die verschiedenen Wachs-
tumsbilder zur Bestimmung benutzen.

Von den festen Nährböden, die sich zur Kultur bei niederen
(unter 25° C. gelegenen) Temperaturen eignen, ist die Nährgelatine am wichtigsten; sie wird zur „Platten-" und „Stichkultur"
verwandt. Man bereitet sie aus einem Fleischaufguß, dem Kochsalz, Pepton und Gelatine, sowie reine Soda zugesetzt sind. Die
Herstellung geschieht wie folgt: 500 g fein gewiegtes, fettfreies
Ochsenfleisch werden mit 1 l destill. Wasser sorgfältig verrührt;
nach 24 stündigem Stehen an kühlem Ort seiht man den Aufguß
durch und drückt das Tuch sanft aus, sodaß man im ganzen etwa
1 l Fleischwasser erhält, dem dann der oben erwähnte Zusatz von 10 g
Pepton (siccum), 5 g Kochsalz und 100 g käufl. weißer Gelatine zu-
gegeben wird. Nun läßt man diese sog. „Nährbouillon" quellen und
durch Einsetzen in ein Warmwassergefäß auflösen. Es folgt ein

---

[1]) Die gewünschten Wärmegrade erreicht man in dem sog. Brutschrank
(Thermostat), einem doppelwandigen Kupferschrank, der außen mit Filz
überzogen ist. Er enthält meist 2 Abteilungen, deren jede durch eine
dicke Glasfenstertür und Kupfer-Filztür geschlossen werden kann. Zwischen
der Wandung befindet sich warmes Wasser, dessen Wärmegrade an einem
Thermometer außen abgelesen werden können. Die Erwärmung wird
durch eine eigenartige (Thermoregulator) Vorrichtung geregelt, indem der
Gaszufluß bei Erreichung einer bestimmten Temperatur durch Quecksilber
ausgeschaltet wird.

Zusatz von reiner Soda (in gesättigter, wäßriger Lösung), bis deutlich alkalische Reaktion (mit Lackmuspapier) eben bemerkbar wird.
Durch etwa 2 stündiges Erhitzen im Dampftopf bringt man das
fällbare Eiweiß zur Gerinnung und gewinnt darnach durch um-
sichtiges Filtrieren eine völlig klare, durchsichtige Masse, die
noch deutlich alkalische Reaktion zeigen muß. Jetzt kann sie in
der Menge von je 10 ccm in die vorher sorgfältig sterilisierten
Reagensgläser aufgefüllt werden, die vor und unmittelbar nach der
Füllung mit fest eingedrehtem Wattepfropfen zu schließen sind.
Zum Schluß müssen die beschickten Gläser für 20 Min. der Siedehitze im Dampftopf ausgesetzt werden, ein Vorgang, der an den
folgenden zwei Tagen je 1 mal zur Abtötung aller Keime, auch
der aus den etwa vorhandenen Sporen neu entwickelten Bakterien,
wiederholt wird.

Die so bereitete Nährgelatine wird zunächst zur „Plattenkultur" benutzt. Man bringt durch vorsichtiges Erwärmen des
unteren Teils eines Gelatineröhrchens den Inhalt zur Verflüssigung
und verteilt dann mit einer (vorher ausgeglühten und wieder erkalteten) Platinöse eine Spur des bakterienhaltigen Materials in die
Gelatine. Da zur Gewinnung einer Reinkultur ein räumlich ge-
trenntes (isoliertes) Wachstum der Bakterien notwendig ist, so wird
man in der Regel eine weitere Verdünnung der Bakterienaussaat
anstreben müssen. Diese erreicht man dadurch, daß man von dem
zuerst beschickten Röhrchen 2—3 Platinösen voll herausnimmt und
in einem 2. Röhrchen verteilt und aus diesem wieder ein 3. Röhrchen, mit je 3 Ösen voll, impft. Bei diesem Vorgang muß man
darauf achten, daß die Glasröhrchen stets nur flüchtig geöffnet und
die Platinösen vor und nach jedesmaligem Gebrauch ausgeglüht
werden. Eine besondere Sorgfalt ist ferner dem Wattepfropf zu
widmen; da von seiner Sterilität das Gelingen der Reinkultur mit
abhängt, darf derselbe stets nur an dem obersten Zipfel berührt
werden. Man gibt ihn während der Aussaat am besten in die linke
Hand, die auch das Röhrchen hält.

Die infizierten Röhrchen sind jetzt zum „Ausgießen auf die
Platte" fertig. Als Platte dienen die Petrischen Doppelschälchen,
deren obere als Deckel über die untere ganz übergreift. Bevor
man ausgießt, ist es ratsam, nach der Abnahme des Wattepfropfs
die Mündung des Röhrchens über der Flamme vorsichtig abzuglühen,
um die dort etwa vorhandenen Keime noch abzutöten. Dann entfernt man flüchtig den Deckel, gießt in die untere Schale und
schließt sofort wieder mit der oberen.

An den jetzt bei Zimmertemperatur (17—18° C.) sich selbst über-
lassenen Platten kann man schon in den ersten 24 Stunden die Ent-

wicklung der Kolonien beobachten. Von den hier entstehenden „Reinkulturen" (deren isolierte Lage durch Lupe oder schwache Systeme gesichert sein muß) entnimmt man mit der Platinöse diese oder jene zur weiteren Züchtung im Röhrchen. Man infiziert die darin befindliche Nährgelatine, indem man mit der Platinöse eine Spur der Reinkultur tief einsticht („Stichkultur"). Das zu beschickende Gläschen wird dabei, mit der Mündung nach unten, nur flüchtig geöffnet und sofort wieder mit dem Wattepfropf verschlossen.

Von festen Nährböden, die sich zu Kulturen im Brutschrank eignen, sind der Nähragar, der Blutagar, das Blutserum und die Kartoffel zu nennen.

Der Nähragar wird so hergestellt, daß man zu der im Dampfkochtopf etwa 1 Stunde lang gekochten und von Eiweißkörpern durch Filtrieren befreiten „Nährbouillon" (s. o.) 10—20 g Agar zusetzt. Dann wird gekocht bis zu völliger Schmelzung des Agars und Soda bis zu schwach alkalischer Reaktion zugesetzt. Nach mehrstündigem Kochen folgt sorgfältiges (sehr zeitraubendes) Filtrieren. Der flüssige Nähragar wird auf Reagensgläser gefüllt; zur Vergrößerung der Oberfläche läßt man ihn am besten schräg erstarren. Hierbei wird stets Kondenswasser ausgedrückt, das sich unten sammelt.

Den Blutagar hat insbesondere Schottmüller auf meiner Abteilung erprobt. Man gibt zu 5 ccm gewöhnlichem Agar, der flüssig gemacht und auf 45° abgekühlt ist, etwa 2 ccm normales Menschenblut. Nach innigem Vermischen wird der „Blutagar" in eine Petrischale ausgegossen. Auf diesem Nährboden wird nach Verdunsten des Kondenswassers von dem zu untersuchenden Material eine gewisse Menge ausgestrichen und so eine Oberflächenkultur angelegt. Will man das Tiefenwachstum verfolgen, so ist dem noch flüssigen Blutagar die betreffende Materie (Eiter- oder Bakterienkultur) zuzusetzen und dann erst in die Petrischale auszugießen.

Die Züchtung auf Blutagar bietet für die Unterscheidung der Bakterien große Vorteile, da manche einen deutlichen Resorptionshof bilden, andere mit mehr oder weniger lebhafter Farbstoffentwicklung wachsen. (S. Strepto- und Pneumokokken.)

Das Blutserum wird entweder aus der menschlichen Placenta oder den frisch geöffneten Gefäßen des Tieres gewonnen; man läßt hierbei zunächst etwas Blut abfließen, damit die etwa an Haut und Haaren haftenden Keime abgespült werden. Nachdem das Serum (an einem kühlen Ort) abgeschieden ist, wird es abgehoben und in sterile Reagensgläser gefüllt, worin man es am besten bei 68° in schräger Form (wie bei Agar) erstarren läßt. Zur Prüfung seiner Sterilität hält man die Gläser 3—4 Tage lang bei Bruttemperatur; bleiben sie dann absolut keimfrei, so sind sie sicher brauchbar.

Die Kartoffeln benutzt man entweder in einfach halbierter oder in Scheibenform. In jedem Fall wird die Kartoffel unter der Wasserleitung von allem anhaftenden Schmutz gründlich abgewaschen und mit dem Küchenmesser von allen Augen und schadhaften Stellen befreit. Will man ihre beiden Hälften zur Kultur haben, so läßt man die gesunde Schale möglichst unversehrt und legt die Kartoffel zunächst 1 Stunde lang in 1⁰/₀₀ Sublimatlösung. Dann wird sie ¹/₂—³/₄ Stunde im Dampfkochtopf gekocht, sodann mit einem ausgeglühten (und abgekühlten) Messer halbiert, während man sie mit der in Sublimat gut abgescheuerten linken Hand hält. Man impft möglichst in 1 cm weiter Entfernung vom Rande und bringt dann die Kartoffel in „die feuchte Kammer", die aus 2 übereinander greifenden Glasschalen besteht und auf ihrem Boden zweckmäßig mit einer Lage angefeuchteten Fließpapiers bedeckt ist. Einfacher ist die von Esmarch angegebene Bereitung. Die gut gereinigte Kartoffel wird geschält und in 1 cm dicke Scheiben geschnitten; von diesen legt man je eine in sterile Doppelschälchen und behandelt sie mit diesen etwa ¹/₂—³/₄ Stunden im Dampfkochtopf. Hierdurch werden die Scheiben gar gekocht und gleichzeitig mit den Schälchen ausreichend sterilisiert.

Zur Anlegung der Kulturen wird das bakterienhaltige Material auf die Scheiben, Agar oder Serum oberflächlich ausgestrichen oder eingerieben.

Form, Farbe, Dichtigkeit der Beläge sind an den Kartoffelkulturen oft sehr charakteristisch; aber auch auf den anderen Nährböden ist das Bild der Kulturen nicht selten von entscheidender Art.

Die Reinzüchtung der anaëroben Bakterien gelingt nur bei Abschluß des Sauerstoffs. Bei Plattenkultur kann man durch Auflegung eines ausgeglühten Glimmerplättchens den O fernhalten. In Gefäßen muß die Öffnung durch Paraffin fest verschlossen und durch Zuleitung von reinem Wasserstoff aller Sauerstoff ferngehalten werden. Nach C. Fränkel bedarf der aus reinem Zink und reiner Salzsäure bereitete Wasserstoff der Reinigung von Schwefel und Arsenwasserstoffspuren und etwa vorhandenem Sauerstoff; zu diesem Zweck leitet man den gebildeten H durch 3 Waschflaschen, die alkalische Blei-, Höllenstein- bez. alkalische Pyrogalluslösung enthalten.

Blutkultur. Eine besondere Besprechung verdient die sog. Blutkultur.

Zum Nachweis der pathogenen Keime im lebenden Blut ist die Gewinnung einer größeren Menge erforderlich. Am besten entnimmt man mit einer (trocken) sterilisierten Luerschen Spritze, der eine entsprechende Hohlnadel aufgepaßt ist, etwa 20—25 ccm Blut aus der Vena mediana oder cubitalis. Der kleine Eingriff ist in wenigen Minuten ausgeführt, indem man nach Umschnürung des Armes oberhalb der Ellbeuge und kräftigem Abscheuern mit Äther die Nadel direkt in die Vene einführt und durch den Binnendruck den Glasstempel vortreiben läßt; ist die gewünschte Blutmenge eingeströmt, so wird die Einstichstelle mit einem Zinkpflaster gedeckt.

Das gewonnene Blut wird entweder sofort mit erhitztem Agar vermischt und in Petrischalen ausgegossen oder zunächst in keim- und luftdicht verschließbaren Glasfläschchen aufbewahrt. Gerade das letztere Verfahren hat sich mir schon oft in der Praxis und in den von mir geleiteten Krankenhäusern bewährt.

Das Blut wird in Mengen von je 1—2—3 ccm, bisweilen auch nur tropfenweise, Agarröhrchen zugesetzt, die flüssig gehalten und auf 45° abgekühlt sind. Alsdann wird nach gründlicher Vermischung der Inhalt der Röhrchen in Petrischalen gegossen und die „Blutkultur" bei 37° aufbewahrt.

Bei dieser Methode wird eine genügende, die bakterizide Wirkung des Blutes einschränkende Verdünnung erzielt und die Möglichkeit geboten, sowohl die Entwicklung der tiefen wie der oberflächlichen Keime und etwaiger Verunreinigungen zu kontrollieren. Mit diesem Verfahren sind seit 5 Jahren besonders auf meinen Abteilungen ausgezeichnete Beobachtungen bei verschiedenen Infektionskrankheiten gewonnen worden.

2. **Die mikroskopische Untersuchung der Bakterien** ist stets nötig und wird von uns ausführlich behandelt werden. Man führt sie an ungefärbten und gefärbten Präparaten aus.

Die ungefärbten Präparate untersucht man in der Weise, daß man entweder ein Flöckchen oder Tröpfchen des zu untersuchenden Materials auf den Objektträger bringt, ein Deckglas sanft darauf andrückt und nun mit schwacher und starker Vergrößerung das Gesichtsfeld durchmustert, oder daß man die Beobachtung „im hängenden Tropfen" zu Hilfe nimmt.

Mit der ersten Methode wird man nur äußerst selten auskommen. Ihr haften zu große Mängel an. Die Differenzierung der Bakterien ist ungenau; es stören die lebhaften Bewegungserscheinungen, die teils durch Eigenbewegung oder, wie dies bei den Kokken stets der Fall, durch Brownsche Molekularbewegung und Flüssigkeitsströmungen veranlaßt werden. Zur Besichtigung bedient man sich am besten der Immersionslinse, muß aber eine Blende einschalten, da sonst das „Strukturbild" (Koch) durch die starke Beleuchtung ganz ausgelöscht wird.

Ungleich wichtiger ist die Untersuchung des „hängenden Tropfens". Sie gibt nicht nur über die Form, sondern vor allem auch über die Lebensäußerungen (Beweglichkeit) der Bakterien Aufschluß.

Vorschrift. Man benetze mit einem kleinen Tropfen der zu untersuchenden Flüssigkeit ein sauber gereinigtes Deckgläschen und lagere über dasselbe einen hohlgeschliffenen Objektträger, dessen Ausschnitt am Rande mit Vaseline bezogen ist, derart, daß der Tropfen genau in die Höhlung schaut; hat man es mit einem Gewebsstückchen oder einer Kultur zu tun, so bringt man zu einem Tröpfchen frischen Leitungswassers oder steriler physiologischer Kochsalzlösung eine Spur von dem Materiale und verreibt es auf dem Deckglas sehr sorgfältig, um eine günstige Verteilung zu bewirken. Alsdann wird das Präparat umgedreht und in der gewöhnlichen Weise mikroskopisch untersucht — am besten gleichfalls mit Ölimmersion und Abbe, aber mit enger Blende, da es sich um ungefärbte Bilder handelt. Man stellt am besten die Randabschnitte ein, da das morphologische und biologische Verhalten der Bakterien in möglichst dünner Schicht am besten zur Wahrnehmung kommt, und benutzt der Einfachheit wegen zunächst ein schwaches System, mit dem man nach Einstellung der Randzone die Immersion auswechselt.

Die Methode kommt fast ausschließlich zur Beobachtung von Reinkulturen in Frage. Sie hat vor der zuerst angegebenen Untersuchung voraus, daß man die Bakterien in ihren natürlichen Formen und Bewegungen sieht, und daß die Besichtigung über Stunden hinaus fortgeführt werden kann, da die Verdunstung fast aufgehoben ist. Immerhin würde auch auf diesem Wege der jetzige Stand der Bakterienkenntnis nicht ermöglicht worden sein. Dazu bedurfte es der Ausbildung der Färbungsmethoden, wie sie jetzt allgemein geübt werden.

R. Koch gebührt auch hier das Verdienst, die grundlegenden Methoden erdacht und angewandt zu haben. Nächst ihm haben Ehrlich, Weigert, Baumgarten, zahlreiche Kochsche Schüler u. a. zweckmäßige Modifikationen ersonnen und die Technik des Färbeverfahrens vervollkommnet. Für die Erfolge waren von aus-

schlaggebender Bedeutung: Die Einführung der Ölimmersion in
Verbindung mit dem Abbeschen Beleuchtungsapparate, die Gewinnung eines geeigneten Verfahrens zur Herstellung
der „Deckglastrockenpräparate" und die Verwendung der
Anilinfarbstoffe.

Herstellung der Deckglastrockenpräparate.

1. Von der zu untersuchenden Materie wird mit vorher stets
ausgeglühter Stahlnadel oder Platinöse ein möglichst kleines Tröpfchen oder Flöckchen auf ein sauber gereinigtes Deckglas gebracht,
das mit einem zweiten Deckglas derart bedeckt wird, daß die
Kanten der beiden nicht genau übereinander liegen. Ist das Objekt
noch nicht durch den schwachen Druck des Deckglases in dünner
Schicht ausgebreitet, so genügt es, mit einer Nadel sanft nach-
zuhelfen. Alsdann zieht man am besten mit zwei Pinzetten die
Deckgläser leicht und rasch aneinander hin, ohne sie abzuheben.
Oder man gewöhnt sich daran, die Deckgläser an je zwei gegenüberliegenden Kanten mit den Fingern zu fassen und übereinander
hin zu ziehen. Jede Berührung der Deckglasflächen ist zu vermeiden.

Ein geübterer Untersucher kommt auch mit einem Deckglas
oder Objektträger aus, indem er mit Hilfe einer Platinöse, Glas-
oder Stahlnadel etwas von der zu untersuchenden Materie durch
leichtes Ausstreichen über die Glasfläche ausbreitet. Bei Flüssigkeiten empfiehlt es sich, ein Tröpfchen an die eine Ecke des Deckglases zu bringen und, indem man den äußersten Winkel des Deckglases hier fixiert, den Tropfen rasch und sanft mit der Kante eines
geschliffenen Objektträgers, größeren Deckgläschens oder anderer
Gegenstände über der Fläche auszuziehen.

Für nicht wenige Fälle empfiehlt es sich statt der Deckgläser
die größeren Objektträger für die zu färbenden Ausstrichpräparate
zu benutzen. Man kann dann größere Flächen absuchen, ohne die
Präparatenseite noch mit einem Deckglas bedecken zu müssen.

Will man eine junge Kultur untersuchen, so drückt man das
Deckglas sanft gegen eine Kolonie und hebt es sofort wieder ab.
Dann behandelt man es, wie gleich unter 2 und 3 angegeben wird
(„Klatschpräparat"). Nicht nur die Form, sondern auch die Lagerung
der Bakterien in der Kolonie wird hierbei erkannt.

2. Die Präparate bleiben sodann mit der bestrichenen Seite
nach oben ruhig liegen, um an der Luft vollkommen zu
trocknen. Man kann diesen Vorgang dadurch beschleunigen, daß

man die Präparate in größerer Entfernung, etwa ¹/₂ Meter, über
einer Flamme oder einfach an der Luft hin- und herbewegt.

3. Jetzt ist es noch notwendig, die eiweißhaltigen Stoffe
des Präparates in einen unlöslichen Zustand überzu-
führen. Dies geschieht durch Erhitzen. Am einfachsten verfährt
man dabei nach Kochs Vorschrift so, daß man das völlig lufttrocken gewordene Präparat mit der beschickten Seite
nach oben 3 mal durch die Flamme zieht. Auf diese Weise
erreicht man eine dauerhafte, durch stunden- und tagelange Behandlung mit Farblösungen nicht mehr zu störende Fixierung des
Präparats, während sonst durch Lösung und Quellung der eiweiß-
und schleimhaltigen Stoffe das Bild meist getrübt sein würde.

Anfänger machen meist den Fehler, die Fixierung in der
Flamme vor dem völligen Lufttrocknen vorzunehmen — ein un-
klares Bild ist die Folge, und die Ungeduld wird mit Zeitverlust
bestraft. Ferner darf nicht zu stark erhitzt werden. Man hat sich
daher an ein 3 maliges Durchziehen zu gewöhnen. Nur die Herstellung der Bluttrockenpräparate erfordert ein öfteres, mindestens
5—10 maliges Durchziehen oder ein 1—2 Minuten langes Erhitzen
über der Flamme. Oder man nimmt, was wir für empfehlenswerter
halten, die Fixierung solcher Präparate in Alkohol oder Formol
vor. Man legt das völlig lufttrockene Präparat 15—30 Min. in absoluten Alkohol oder in eine Mischung von Alkohol und wasser-
freiem Äther, oder in eine Formollösung (s. bei Blut).

Außer der Fixierung der eiweißhaltigen Körper, die
auch der vielstündigen Behandlung mit Farblösungen widersteht, erzielt man so die völlige Ruhestellung der Bakterien,
deren mehr oder weniger rasche Beweglichkeit, abgesehen von
der durch Strömungen und Brownsche Bewegungen veranlaßten Unruhe, eine gründliche Beobachtung der Form nahezu
hindert.

Die Färbung der Trockenpräparate.

Die in der beschriebenen Weise hergestellten Deckglastrockenpräparate werden zum Nachweis von Bakterien mit
Lösungen der Anilinfarbstoffe behandelt, die aus dem bei der
Leuchtgasfabrikation nebenher gewonnenen Steinkohlenteer
hergestellt und durch ihre hohe Affinität zu den Bakterien ausgezeichnet sind.

Man unterscheidet (mit Ehrlich) basische und saure
Anilinfarbstoffe. Während die ersteren vorwiegend als

Kern- und Bakterienfarben anzusehen sind, kommt letzteren
mehr die Eigenschaft zu, das Zellprotoplasma und hervorragend schön den Leib der hämoglobinhaltigen roten Blutzellen zu färben, worauf wir später in dem vom Blut handelnden Abschnitt zurückkommen werden. Hier haben uns nur
die basischen — kernfärbenden — Farbstoffe zu beschäftigen.
Dieselben werden in wässeriger und alkoholischer Lösung verwandt. Am meisten werden das Gentianaviolett und Fuchsin,
das Methylenblau und Bismarckbraun oder Vesuvin benutzt.
Während die beiden ersten sehr intensiv und leicht überfärben, färben die letzteren schwächer und überfärben nicht.

Es empfiehlt sich, von den beiden ersten eine konzentrierte alkoholische Lösung vorrätig zu halten, während
man von den beiden letzteren konzentrierte wässerige Lösungen aufbewahren kann, oder jedesmal eine frische Lösung
herstellt.

Die Färbung. Man setzt zu einem Uhrschälchen mit Wasser
etwa 5—6 Tropfen konz. alkoholische Gentianaviolett- oder Fuchsinlösung und läßt auf dieser Mischung das Trockenpräparat mit der
beschickten Seite nach unten schwimmen, indem man das Deckglas
an 2 gegenüberliegenden Kanten mit der Pinzette faßt und aus
etwa 1—2 cm Höhe auf den Flüssigkeitsspiegel fallen läßt.

Nach einer gewissen Zeit nimmt man das Deckglas mit der
Pinzette aus dem Uhrschälchen, läßt den überschüssigen Farbstoff
abfließen und spült es, indem man es stets mit der Pinzette an 2
gegenüberliegenden Kanten gefaßt hält, in Wasser ab. Nun läßt
man es völlig lufttrocken werden — was man durch Absaugen mit
Fließpapier beschleunigen kann — und bettet das völlig trocken
gewordene Präparat in Xylolcanada- oder reinen Copaivabalsam ein.

Einfacher ist die Färbung in der Weise auszuführen, daß man
das mit einer Cornetschen Pinzette[1]) gehaltene Deckglas an der
Präparatenseite mit einigen Tropfen der Farblösung beschickt, die
man je nach Bedarf einwirken läßt. Zur Vermeidung von störenden
Farbstoffniederschlägen träufelt man die Farblösung durch ein Fließpapierfilter auf.

Endlich kann man die Färbung am Objektträger-Trocken-
präparat vornehmen. Das zu untersuchende Teilchen wird
zwischen 2 Objektträgern so verteilt, daß mindestens $1/4$ der Länge
und $1/2$ der Breite unbedeckt bleibt. Das lufttrockene Präparat

---

[1]) Von Lautenschläger in Berlin zu beziehen.

wird etwa 10—12 mal durch die Flamme gezogen. (Bei genügender
Fixierung muß man sich bei Berührung der Unterseite leicht
brennen.) Alsdann wird die Präparatschicht mit einem gleichgroßen
Stück Fließpapier bedeckt und dies mit der Farblösung tropfenweise benetzt. Ohne und mit Erwärmen ist die Färbung auszuführen (S'wiatecki). Die Methode bietet manchen Vorteil. Man
ist in der Lage, eine größere Präparatenschicht durchzumustern,
die nirgends metallische Niederschläge zeigt (wie dies bei dem Deck-
glasverfahren häufig der Fall), da die Farblösung hier filtriert wird.
Ferner ist das Uhrschälchen überflüssig.

Die Zeit der Färbung richtet sich nach der Art der
Bakterien und der Stärke der Farblösung. Wir werden bei
der Beschreibung der einzelnen Bakterien darauf eingehen.
Hier sei nur bemerkt, daß, je stärker die Farblösung ist, um
so kürzer die Färbezeit sein darf, und daß es sich im allgemeinen empfiehlt, keine sehr konzentrierten Lösungen wegen der Gefahr der Überfärbung anzuwenden. Wohl kann man durch Entfärbungsmittel den
Schaden wieder ausgleichen, aber manche Bakterien werden
dann fast ebenso wie die Kerne wieder entfärbt.

Die Färbung der Sporen erfordert besondere Vorsichtsmaßregeln; die Sporen nehmen im allgemeinen den Farbstoff
nur dann auf, wenn man sie mit stark färbenden erhitzten
Lösungen längere Zeit behandelt (s. das nächste Kapitel bei
Milzbrand S. 48).

Die Färbekraft der Lösungen wird wesentlich erhöht:

1. Durch Erhitzen, indem man das Deckglas auf einer
vorher im Kochröhrchen erhitzten und in ein Uhrschälchen gebrachten Lösung schwimmen läßt oder die in einem solchen
befindliche Lösung gleich über der Flamme erhitzt, bis Dämpfe
aufsteigen oder am Rande kleine Blasen zu sehen sind.

2. Durch einen Zusatz von Alkali, entsprechend den
hier folgenden Vorschriften von Koch und Löffler:

Kochs (nicht mehr gebräuchliche) alkalische Methylenblaulösung:

$$
\begin{array}{ccl}
1 \text{ ccm} & \text{konz. alkohol. Methylenblaulösung} \\
200 & \text{-} & \text{Aq. dest.} \\
0,2 & \text{-} & 10\%/_0 \text{ Kalilauge.}
\end{array}
$$

Löfflers alkalische Methylenblaulösung:
>30 ccm konz. alkohol. Methylenblaulösung
>100	-	Kalilauge in der Stärke von 1 : 10000.

3. Durch die Verbindung mit frisch bereitetem Anilinwasser. (Ehrlichs: Gentianaviolett- (oder Fuchsin-) Anilinwasserlösung.)

Vorschrift. Man setzt zu einem mit Aq. destill. nahezu gefüllten Kochröhrchen eine etwa 1—1,5 cm hohe Schicht von Anilinum purum, einer öligen, bei der Darstellung der Anilinfarben gewonnenen, stark riechenden Flüssigkeit, und schüttelt etwa 1—2 Minuten lang kräftig durch. Die Mischung wird filtriert, das völlig wasserklare Filtrat darf keine Spur freien Öls auf der Oberfläche mehr darbieten. Zu einem Uhrschälchen mit diesem Filtrat gibt man sodann 2—4 Tropfen der alkoholischen Fuchsin- oder Gentianaviolettlösung.

Wird die alkohol. Anilinwasser-Gentianaviolettlösung häufig benutzt, so empfiehlt sich die Herstellung in folgender Art:

>5 ccm Anilinum purissim. werden mit
>95 - Aq. dest. kräftig geschüttelt, alsdann durch ein angefeuchtetes Filter gelassen. Zu dem wasserklaren Filtrat, auf dem keine Fettaugen sichtbar sein dürfen, werden
>11 - konz. alkohol. Gentianaviolett- oder Fuchsinlösung zugesetzt.
>Die gut gemischte Farblösung wird anfs neue durch ein angefeuchtetes Filter gegeben und zum Filtrat
>10 - absol. Alkohols — der größeren Haltbarkeit wegen — zugesetzt.

Diese Gentianaviolett- oder Fuchsinanilinwasserlösung behält etwa 2—3 Wochen eine ausgezeichnete Färbekraft und ist in kaltem und erhitztem Zustande zur Färbung fast aller pathogenen Bakterien zu gebrauchen. Auch widersteht sie den Entfärbungsmitteln mehr als die meisten anderen Lösungen.

4. Durch einen Zusatz von 5% Karbolsäurelösung (Ziehl).

Vorschrift.

Fuchsin oder Gentianaviolett	1,0
Alkohol	10,0
Acid. carbol. liquefact.	5,0
Aq. dest. ad	100,0

Die „Karbolfuchsin- (oder Gentianaviolett-) Lösung" bietet außer dem Vorzug hoher Färbekraft den einer fast unbeschränkten Haltbarkeit.

Isolierte Bakterienfärbung.

Da bei der Behandlung mit diesen Farblösungen außer
den Zellen und Bakterien auch kleine, mit den letzteren zu
verwechselnde Elemente, wie Kerndetritus und Mastzellenkör-
nungen (s. diese), lebhaft gefärbt werden und zu Täuschungen
Anlaß geben können, so ist nicht selten die „isolierte Bakterienfärbung" geboten. Von den bisher zur isolierten Bakterienfärbung empfohlenen Methoden verdient die Gramsche
unbedingt den Vorzug.

Grams Vorschrift. Die Deckgläser werden $1/2 - 1$ Minute in
frisch bereiteter (oder nur wenige Tage alter) Gentianaviolettanilin-
wasserlösung gefärbt und, nachdem der überschüssige Farbstoff mit
Fließpapier abgesaugt worden ist, 1 Minute in Lugolsche Lösung
gebracht, worin sie ganz schwarz werden, alsdann in absolutem
Alkohol einige Minuten lang bis zur völligen Entfärbung abgespült.
Das eben noch mattgrau erscheinende Präparat wird nach völligem
Verdunsten des Alkohols oder, was vorzuziehen ist, nach sorgfältigem
Auswaschen in Wasser und folgendem Trocknen in Xylolcanada-
balsam eingelegt. Nur die Bakterien sind gefärbt, alle anderen
Elemente entfärbt.

Um die Bakterien noch lebhafter im Bild hervorzuheben, ist es
ratsam, die zelligen Elemente mit einer Kontrastfarbe, etwa Bismarckbraun, nachzufärben; zu diesem Zweck läßt man dies in wäßriger
Lösung $1/2$ Minute einwirken.

Schärfere Bilder erhält man, wenn die Kernfärbung vorausgeschickt wird. Günther hat zu diesem Zweck die Färbung mit der Friedländerschen Pikrokarminlösung empfohlen,
die man zunächst 1—2 Minuten einwirken läßt, um nach gründlichem Abspülen in Wasser und Alkohol dann erst das Gramsche Verfahren folgen zu lassen.

Die Pikrokarminlösung wird in der Weise bereitet, daß man
je 1 Teil Karmin und Ammoniak zu 50 Tl. Wasser gibt und hierzu so viel gesättigte, wäßrige Pikrinsäure hinzufügt, bis der Niederschlag durch Umrühren nicht mehr gelöst werden kann. Eine Spur
Ammoniakzusatz löst den Niederschlag rasch auf.

Nicht für alle Bakterienarten ist die Gramsche Methode
verwendbar, indem manche gleich den Zellen entfärbt werden.

Die Gramsche Färbung nehmen an: die Bazillen der
Tuberkulose, Lepra, des Milzbrandes, Tetanus und der Diph-

therie, sowie der Fränkelsche Pneumococcus, die Strepto-
und Staphylokokken und der Mikrococcus tetragenus; dagegen
werden entfärbt: die Bazillen von Rotz, Cholera asiat., Abdominaltyphus und Influenza, sowie die Recurrensspirillen, der
Friedländersche Pneumococcus, der Gonococcus und der
Pestbazillus.

Es ist aber zu betonen, daß die Gramsche Färbung bei
den Diphtheriebazillen, Bakterien, wie Gonokokken nicht immer
eindeutige Bilder ergibt und daß besonders der Diplococcus
intracellularis (Weichselbaum) ein wechselvolles Verhalten
zeigt.

Spezifische Bakterienfärbung.

Sie ist ungleich wertvoller und entscheidender als jede
andere Methode der Bakterienfärbung. Leider ist eine solche
bisher nur für die Färbung der Tuberkelbazillen-Gruppe bekannt. Nur diese leisten der Entfärbung mit Säuren einen solchen
Widerstand, daß die völlige Entfärbung aller übrigen Teile des
Präparates zu erzielen ist, während der Farbstoff von den Bazillen zäh zurückgehalten wird (s. unten).

Alle gefärbten Bakterienpräparate sind möglichst
mit Abbe und Immersion, aber ohne Blende zu be-
sichtigen. Gerade die durch den Abbeschen Kondensor ge-
währte Lichtfülle kommt dem „Farbenbild" (Koch) zu statten.
Ich wiederhole aber ausdrücklich, daß sowohl die Untersuchung
auf Tuberkelbazillen, als auch auf Gonokokken in zuverlässiger
Weise mit einfachen Trockensystemen, die eine Linearvergrößerung von etwa 250—500 bieten, vorgenommen werden kann.
Wohl entgehen hier gewisse Feinheiten und kann z. B. das
Bild der Gonokokken nicht scharf „aufgelöst" werden; aber
die Frage, ob jene beiden Bakterienarten in den Präparaten
vorhanden sind, kann auch mit den genannten Trockensystemen
entschieden werden.

Die pathogenen Bakterien.

Bei der Beschreibung der pathogenen Bakterien und ihres
mikroskopischen Verhaltens berücksichtige ich nur diejenigen
Formen, deren Rolle als bestimmte Krankheitserreger gesichert

oder wahrscheinlich gemacht ist. Die große Zahl der in der
Mundhöhle, im Mageninhalt, im Harn und Stuhl vorkommen-
den Bakterien wird später gelegentlich mit berührt werden.
Ich bespreche der Reihe nach die Mikrokokken, Bazillen und
Spirillen.

I. Mikrokokken.

1. Bei den verschiedenen Eiterungen.

Der *Staphylococcus pyogenes* (aureus und albus) (Taf. I,
Fig. 1) ist der Erreger mehr umschriebener Eiterung (Furunkel,
Panaritium, Tonsillarabszeß, Empyem, eitrige Parotitis) und
erscheint vorwiegend in Träubchenform. Er wurde von
Ogston 1880 genauer beschrieben und wegen des eigentümlichen Zusammenliegens der Einzelkokken als Staphylococcus
(σταφυλή, die Weintraube) bezeichnet. Die Teilung erfolgt ähnlich wie bei Gonokokken, der Trennungsspalt ist aber sehr
fein. Je 2 Kügelchen fand ich im Mittel 2,1 μ[1]) groß, die einzelnen Trauben zwischen 3,5—10 μ.

Er wird durch alle basischen Anilinfarben, sowie nach
Gram rasch und kräftig gefärbt.

Er ist schon bei Zimmertemperatur zu züchten, gedeiht aber
üppiger bei etwa 37° C. Auf der Gelatineplatte zeigen sich die
Kolonien als zarte weiße Flecke, in deren Umgebung Verflüssigung
beginnt. Bald tritt deutlich orangeartige Färbung ein (daher
St. aureus); dieselbe ist bei den auf Agar (am besten „schräg erstarrten") gezüchteten Kolonien meist viel prächtiger, entwickelt
sich aber erst deutlicher, wenn die Kultur nicht mehr bei Bruttemperatur, sondern bei Zimmerwärme gehalten wird. Auch in der
Stichkultur ist neben lebhafter Verflüssigung die Bildung eines
goldgelb gefärbten Sediments charakteristisch. Als St. p. citreus
wird eine Staph.-Art abgetrennt, die die Gelatine langsamer verflüssigt und zitronengelb erscheint.

Der Staphylococcus besitzt eine sehr große Widerstandsfähigkeit; er ist in der Luft, im Spülwasser, auch im Boden nachgewiesen,
gehört also zu den fakultativen Parasiten. Durch subkutane Injektion und Einreibungen des Staphylococcus in die gesunde Haut sind
umschriebene Abszesse, bez. furunkulöse Eiterungen hervorgerufen
(Garré). Er wird bei manchen Eiterungen regelmäßig und aus-

---

[1]) μ = Mikrometer = $^1/_{1000}$ mm.

schließlich gefunden, so besonders bei der **akuten Osteomyelitis**
und führt nicht selten von Furunkeln der Oberlippe, Nase und des
Nackens sowie von Karbunkeln aus zur **Allgemeininfektion**.
Er ist dann aus dem lebenden Blut zu züchten, wodurch erst die
Deutung solcher Fälle wie mancher Endocarditisformen mit einem
Schlage gesichert wird. Ribbert hat durch Injektion des Staphy-
lococcus, auch ohne vorherige Läsion der Klappen, endokarditische
Prozesse bei Tieren hervorgerufen.

Der *Streptococcus pyogenes longus* (Taf. I, Fig. 1) ruft
das Erysipel und die mehr flächenhaften, phlegmonösen Eiterungen hervor und führt wohl aus diesem Grunde häufiger
zur **Allgemeininfektion** wie der Traubencoccus. Von verschwindenden Ausnahmen abgesehen, ist er der regelmäßige
Erreger des Erysipels und des Puerperalfiebers. Seine
Einzelglieder bilden durch reihenartige Anlagerung mehr oder
weniger lange **Ketten**, die aus je 2 und 2 zusammengesetzt
erscheinen. Die Größe der Kokken ist oft verschieden. Bei
einer mit Streptokokken verlaufenden Pneumonie konnte ich
je 2 Kokken zwischen 1,2—1,75 μ messen.

Die **Färbung** gelingt in wenigen Minuten mit allen basischen Anilinfarben und auch nach **Gram.**

Die Streptococcuskolonien entwickeln sich erheblich langsamer
als die des Staphylococcus; auch fehlt bei ihnen die Verflüssigung
der Gelatine. Die Kolonien erscheinen als zarte weiße Stippchen
auf der Gelatinenplatte, erreichen höchstens Stecknadelkopfgröße;
in der Stichkultur wachsen sie längs des Kanals als zierlich aneinander gereihte, aber voneinander getrennte Perlen. In zarter, durch-
sichtiger Tröpfchenform erscheinen die Kulturen auf der Agarober-
fläche; auf Kartoffeln bleibt das Wachstum aus. Sehr empfehlens
wert ist die Züchtung in der Nährbouillon, worin die Str. meist als
wolkiger Bodensatz erscheinen und zu üppiger Entwicklung gelangen, während die Bouillon selbst klar bleibt. Diese allerdings
nicht beständige Eigenschaft ist ein wichtiges Unterscheidungsmerkmal gegenüber dem sonst so ähnlich wachsenden Pneumococcus
Fränkel (s. diesen). Auf **Blutagar** (s., S. 15) erscheinen schon
nach 12—18 Stunden an der Oberfläche graue rundliche oder wetz-
steinförmige Kolonien in der Tiefe, die von einem sehr charakteristischen kreisrunden hellen (Resorption) Hof umgeben sind.

Der Str. pyogenes ist identisch mit dem von **Fehleisen** und
Koch 1881 gefundenen, in Reinkultur gezüchteten und von F. mit
Erfolg auf Tiere und Menschen übertragenen **Erysipelcoccus.**

Er gibt häufig zu Sekundärinfektionen Anlaß. Ganz besonders gefürchtet ist er bei der echten und in noch höherem Grade bei der Scharlachdiphtherie, wo sein Hinzutreten so häufig die tödliche Sepsis veranlaßt. Bei manchen Fällen von Lungentuberkulose scheint erst durch das Hinzutreten der Streptokokken der ungünstige Ausgang bewirkt zu werden. Andererseits sind manche Fälle von „septischer Diphtherie", die in wenigen Tagen zum Tode führen, ausschließlich durch Streptokokken bedingt; auch sind akute, unter choleraähnlichen Erscheinungen tödlich ablaufende Fälle von Darmkatarrhen beschrieben worden, bei denen die Stuhlentleerungen massenhaft Streptokokken „in Reinkultur" enthielten,

Streptococcus parvus seu mitior. Derselbe ist oft schon durch die Zartheit seiner Glieder, zur Hauptsache aber erst durch die Kultur auf Blutagar von dem Streptococcus longus unterschieden. Während dieser stets mit einem deutlichen hellen Resorptionshof wächst, erzeugen die Kolonien des Streptoc. parv. s. mitior einen schwarzgrünlichen Farbstoff, der ähnlich auch vom Pneumococcus entwickelt wird, indes ist die Unterscheidung meist dadurch ermöglicht, daß dessen Kolonien in der Regel wesentlich üppiger und saftiger entwickelt sind.

Der kleine Streptococcus spielt im allgemeinen keine bedeutungsvolle Rolle; wohl aber ist bemerkenswert, daß manche Formen septischer Endocarditis gerade durch diesen Coccus erzeugt werden.

Der von Schottmüller zuerst genauer beschriebene Streptococcus mucosus kommt noch seltener vor. Er bildet auf Agar flache farblose Kolonien, die sich bei Berühren mit der Platinöse als schleimig-fadenziehend erweisen. Auf Blutagar entwickelt sich nach 24 Stunden ein schleimiger grüngrauer Belag, der nach 48 Stunden dunkler wird und die schleimige Beschaffenheit verliert. Schottmüller fand ihn bei Peritonitis, otitischer Meningitis u. a. E.

2. Bei kroupöser Pneumonie.

Eberth und R. Koch fanden in den Lungen Pneumonischer eigentümliche Kokken, denen sie eine ursächliche Beziehung zum Krankheitsprozeß zuschrieben; Friedländer erhob an mehreren Leichen regelmäßigere Bakterienbefunde.

Friedländers Pneumokokken oder Pneumobazillen sind kleine, meist ovale Zellen, die zu 2 oder 3—4 zusammenhängen und durch eine ziemlich breite Kapsel ausgezeichnet sind; in verdünnten Kalilösungen und Wasser ist dieselbe löslich.

Färbung: 1. Die Deckglastrockenpräparate bleiben etwa 24 Stunden in folgender Lösung:

> Konzentrierte alkohol. Gentianaviolettlösung 50,0.
> Aq. destillat. 100,0, Acid. acet. 10,0.

Darnach Entfärbung in 1 °/₀₀ Essigsäure und Abspülen in Alkohol.

2. Das Trockenpräparat wird 2—3 Minuten in Anilinwasser-Methylviolettlösung gefärbt, dann ½ Minute in absolutem Alkohol entfärbt und in Aq. dest. abgespült.

Die Kokken erscheinen dunkel-, die Kapseln hellgraublau. Oft sieht man mehrere Kokkenpaare in einer Hülle vereint.

Durch das Gramsche Verfahren wird der Diplococcus entfärbt.

Obwohl Friedländer u. a. den Coccus als spezifischen Erreger der Pneumonie ansahen, kommt ihm diese Eigenschaft im allgemeinen sicher nicht zu, da er sich weder regelmäßig, noch ausschließlich bei der Pneumonie findet und die Übertragungsversuche durchaus nicht einwandfrei sind; denn 1. tritt die kroupöse Entzündung nie ein, 2. sind die Impfversuche viel zu schwere Eingriffe. Die seltenen Fälle von Pneumonie, bei denen der Friedländersche Diplococcus gefunden worden ist, zeichneten sich durch besonders schweren Verlauf aus. Er ist übrigens auch auf der Mundschleimhaut, im Speichel und im Auswurf anderer Kranken und im Nasenschleim völlig Gesunder, sowie bei Lungenabszeß, Pericarditis, Otitis med. im Blute u. s. w. gefunden worden.

Löwenberg, Abel u. a. halten einen diesem Diplococcus sehr ähnlichen Mikroben für den Erreger der Ozaena (Bacillus mucosus ozaenae).

Diplococcus Pneumoniae (Fränkel-Weichselbaum), Taf. I, Fig. 2.

Pneumococcus. Im Gegensatz zu dem Friedländerschen Pneumobazillus findet sich dieser fast regelmäßig und meist unvermischt bei der fibrinösen Pneumonie. In der pneumonischen Lunge kommt er am reichlichsten in den frischesten Teilen der Anschoppung vor, ferner wird er fast stets als Erreger der die Pneumonie komplizierenden Krankheiten: Pleuritis, Pericarditis, Endocarditis, Peritonitis, Meningitis in den Exsudaten wie bei der mancher Lungenentzündung folgenden Endocarditis bez. Sepsis im lebenden Blute gefunden.

Im Sputum trifft man ihn so gut wie regelmäßig an; es ist ratsam, einzelne, in saubere (Petri-) Schalen ausgegebene Sputumballen mehrmals mit steriler Flüssigkeit abzuwaschen und sie dann erst zu Ausstrichpräparaten oder zur Kultur zu verwenden.

Die Pneumokokken haben, wie die Friedländerschen Bazillen, eine sehr deutliche schleimige Kapsel, die fast regelmäßig 2 ovaläre, an ihrem freien Ende etwas spindelartig ausgezogene, mit der breiteren Basis sich paarweise nahe berührende Kokken umhüllt: ich fand den Diplococcus meist 1,5 bis 1,75 μ breit und 2,0—2,6 μ lang. Im Ausstrichpräparat sieht man die Diplokokken meist einzeln, ab und zu aber auch in Ketten von 2—6—8—10 Gliedern. Dann ist es nicht immer leicht, sie von Streptokokken zu unterscheiden, zumal die Kapsel und Kerzenflammenform nicht immer deutlich ausgesprochen ist. In solchen Fällen muß die Kultur entscheiden; abgesehen von dem makroskopischen Unterschied findet man wertvolle mikroskopische Eigenheiten, da in Ausstrichpräparaten der Bouillonkultur die Streptokokken lange geschwungene Ketten zeigen, während die Pneumokokken nur kurze starre Verbände von 8—10 Gliedern bilden.

Die Kultur gelingt am besten in Nährbouillon, die durch das Wachstum diffus getrübt wird; am Boden des Glases bildet sich ein geringer Niederschlag. Auf Agar und Blutserum erscheinen feine graue isolierte Kolonien, auf Blutagar längs des Impfstrichs üppige, saftige Kolonien, die einen kräftigen dunkelgrünen Farbstoff bilden und durch ihre Größe, Üppigkeit und intensivere Färbung von denen des kleinen Streptococcus (S. 28) zu unterscheiden sind.

Während diese sich von den Streptokokkenkolonien auf gleichen Nährböden nur schwer unterscheiden lassen, ermöglicht das Wachstum in Bouillon, die von den Streptokokken meist nicht getrübt wird, schon eine makroskopische Unterscheidung. Stets gelingt diese, wenn man die fraglichen Kokken auf einer mit Blut vermischten Agarplatte aussät. Auf dieser erzeugen die Diplokokken einen grünlichen Farbstoff, während die Streptokokken den Farbstoff in ihrer Umgebung resorbieren und dadurch von einem hellen Hof umzogen erscheinen.

Im hängenden Tropfen zeigen die Pneumokokken keine Eigenbewegung.

Färbung: 1. Das mit einem Flöckchen des rostfarbenen Auswurfs beschickte Deckglastrockenpräparat schwimmt 5—6 Min. auf einer Gentianaviolett-Anilinwasserlösung, wird wenige Sekunden in absoluten Alkohol gebracht und dann in Wasser vom überschüssigen Farbstoff befreit. Die Kokken erscheinen schwarzbläulich, die Kapsel farblos und von dem leicht gebläuten Grunde scharf ausgezeichnet.

2. Will man die Kapsel durch eine Kontrastfärbung hervorheben, so bedient man sich nach meinen Erfahrungen am besten der Wolfschen Doppelfärbung:

Man bringt das Deckglas 4—5 Minuten in Fuchsin-Anilinwasser, sodann für 1—2 Minuten in eine wäßrige, aber noch durchscheinende Methylenblaulösung und spült in Wasser ab. Die von rosafarbener Kapsel umhüllten, dunkelblau gefärbten Kokken heben sich von dem bläulichrot gefärbten Grunde sehr deutlich ab.

Nicht in allen Fällen gelingt die Färbung der Kapsel so, wie es hier angegeben ist. Manchmal bleibt sie farblos, ohne daß irgend ein Fehler bei der Anfertigung des Präparats dafür zu beschuldigen ist.

3. Ein rasch anzufertigendes Orientierungsbild erhält man, wenn man das Deckglas mit einigen Tropfen Karbolfuchsin beschickt und direkt über der Flamme 1—1½ Minuten lang erwärmt. Abspülen in Wasser. Die Kokken lebhaft rot, von heller Hülle umgeben.

4. Das Gramsche Verfahren entfärbt die Kokken nicht.

Daß der Fränkelsche Diplococcus in der überwiegenden Mehrzahl der spezifische Erreger der kroupösen Pneumonie ist, kann keinem Zweifel mehr unterliegen. Abgesehen davon, daß er so gut wie immer in der hepatisierten Lunge als einziger Erreger gefunden wird, spricht vor allem auch die Tatsache für seine spezifische Rolle, daß man den Diplococcus in allen tödlich ablaufenden Fällen schon im kreisenden Blute der Kranken findet.

Die Übertragung durch Inhalation mißglückte stets; subkutane Injektionen erzeugen bei Kaninchen, Mäusen und anderen Tieren tödliche Septikämie ohne alle pneumonische Prozesse. Diese sind (bis zu einem gewissen Grade der echten kroupösen Entzündung ähnlich) nur durch unmittelbare Einspritzung in die Lunge selbst hervorzurufen. Daß Übertragungsversuche bei Tieren keine kroupöse Pneumonie bewirken, kann nicht gegen die spezifische Bedeutung der Kokken sprechen, da der Mensch sich den pathogenen Keimen gegenüber oft anders verhält als das Versuchstier.

Von Bedeutung bleibt, daß bei der kroupösen Lungenentzündung für gewöhnlich nur der Fränkelsche Diplococcus

und äußerst selten der Friedländersche und der Streptococcus angetroffen wird.

3. Bei (epidemischer) Cerebrospinal-Meningitis.
Diplococcus intracellularis (Weichselbaum).

Von Weichselbaum, Jäger u. a. ist bei zahlreichen Fällen
von Genickstarre ein eigenartiger Coccus gefunden worden,
der unzweifelhaft als Erreger der jeweiligen Meningitis angesehen werden muß. Es ist aber durchaus verfrüht, ihn als
einzigen der in Betracht kommenden Erreger der epidemischen
Genickstarre anzusprechen, da sowohl sporadische, wie en-
demisch gehäufte Fälle primärer Meningitis beobachtet worden
sind, bei denen ausschließlich der Fränkelsche Pneumococcus
anzutreffen war.

Außer in der Lumbalflüssigkeit haben wir diesen Coccus
auch 2 mal im strömenden Blut und 1 mal in einer metastatischen Handgelenkeiterung gefunden.

Die Kokken liegen semmelartig nebeneinander, mit deutlicher Abplattung der einander zugekehrten Flächen. Eine
Kapsel ist nicht zu sehen. Ihre Größe entspricht der von
Gonokokken (s. d.), doch kommen auch im einzelnen Falle
erhebliche Größenunterschiede vor.

Zu ihrer Färbung eignet sich am besten das Löfflersche
Methylenblau. Mit dem Gramschen Verfahren erzielt man kein
gleichmäßiges Ergebnis.

Die Züchtung, die um so nötiger ist, als die Kokken nicht
selten nur spärlich in der Ausstrichflüssigkeit (s. Lumbalpunktion)
vorhanden sind, wird am besten mit Glyzerinagar in Petrischalen
oder in Röhrchen mit schräg erstarrtem Nährboden ausgeführt.

Nach 24 Stunden, oft erst nach 48 Stunden — je nach der Menge
der ausgesäten Bakterien — zeigen sich einzelne oder zusammen-
fließende, wasserhell durchsichtig erscheinende Kolonien. Die einzelnen erreichen die Größe eines Stecknadelknopfes, erheben sich
aber nur wenig über die Oberfläche des Nährbodens. Bei reicherer
Aussaat und bei den folgenden Umzüchtungen überzieht sich die
ganze Oberfläche mit einem dünnen, durchscheinenden, homogenen
grauen Schleier.

Da in der meist in Frage kommenden Spinalflüssigkeit oft nur
wenig Kokken sich befinden, haben wir meist 2—4 ccm zur Kultur
verwendet.

Die Oberflächenkolonien sind mikroskopisch am Rand klar und durchsichtig; nach der Mitte zu, weniger im Zentrum findet sich ein undurchsichtiger Kern.

Die Kokken gedeihen am besten bei Brüttemperatur, während sie bei Zimmerwärme gar nicht gedeihen. Dadurch sind sie schon von den Staphylokokken wesentlich unterschieden; von denen sie auch dadurch abweichen, daß sie sich nur sehr mangelhaft auf Gelatine entwickeln. Bouillon eignet sich nicht als Nährboden.

Die Kulturen haben nur eine beschränkte Lebensfähigkeit; sie können schon nach 6—8 Tagen abgestorben sein.

Von den morphologisch sehr ähnlichen Gonokokken sind sie dadurch zu unterscheiden, daß die Gonokokken auf gewöhnlichem Agar nicht zu züchten sind.

Übertragungsversuche haben bei Tieren bisher kein bemerkenswertes Ergebnis erbracht; eine Vermehrung der Keime findet im Tierkörper nicht statt, beobachtete Giftwirkungen sind direkt auf die eingeführte Kulturmenge zu beziehen.

4. Bei Gonorrhoe. (Taf. I, Fig. 3.)

Der *Gonococcus,* 1879 von Neisser entdeckt, wird besonders auf Grund der hervorragenden Untersuchungen Bumms allgemein als spezifischer Erreger der Gonorrhoe angesehen. Er findet sich konstant und ausschließlich bei der Gonorrhoe und den ihr völlig gleichenden Prozessen, besonders bei der Blennorhoea neonatorum. Bei Neugeborenen wurden (bisher nur in 2 Fällen) sichere Gonokokken in oberflächlichen eitrigen Infiltraten am Zungenrücken und der Schleimhaut der Wangen und des harten Gaumens gefunden. (Rosinski-Dohrn und C. Fränkel.) Von größter klinischer Bedeutung ist die Tatsache, daß die Gonokokken als einzige Erreger bei folgenden — im Anschluß an Gonorrhoe aufgetretenen — Krankheiten sicher nachgewiesen worden sind: bei akuter, seröser, und eitriger Rheumarthritis, bei Pyosalpinx und Rektalgonorrhoe, bei Hautabszessen, Pleuritis und Endocarditis ulcerosa. Beim Tripperrheumatismus konnten wir wiederholt in der den Gelenken durch Punktion entnommenen Flüssigkeit Gonokokken nachweisen; auch gelang uns nicht nur die Kultur aus den Klappenauflagerungen bei einer ulzerösen Endocarditis, sondern auch die Übertragung.

Die Gonokokken sind in Reinkultur — zuerst von Bumm — gezüchtet und mit vollem Erfolg auf die Harnröhrenschleimhaut zweier gesunder Personen übertragen. Über seine spezifische Pathogenität kann demnach kein Zweifel obwalten.

Die Reinzüchtung des Gonococcus wird jetzt allgemein nach
dem von E. Wertheim angegebenen Verfahren ausgeführt, bei dem
mit Agar versetztes Blutserum als Nährboden dient. „Man
verteilt zunächst mehrere Dosen Trippereiter in flüssigem menschlichen Blutserum und legt — nach der oben S. 14 angegebenen
Vorschrift — 2 Verdünnungen an. Die Röhrchen werden sofort
nach der Beschickung in ein Wasserbad von 40° gestellt und ihr
Inhalt mit der gleichen Menge verflüssigten und in demselben Wasserbade auf 43° abgekühlten Agars (2% Agar, 1% Pepton, 0,5% Kochsalz) gut gemischt und zu Platten ausgegossen. Diese werden in
die feuchte Kammer gebracht und im Brutofen bei 37° C. aufbewahrt. Schon nach 24 Stunden sind auf der Originalplatte diffuse
Trübungen, auf I und II isolierte, mit freiem Auge sichtbare Kolonien
aufgegangen, die auf Platte II eine zum Abimpfen schon genügende
Größe haben."

Üppige Fortzüchtung im Brutofen gelingt dann in Röhrchen,
die mit Agar versetztes Blutserum (am besten mit schräg erstarrter
Oberfläche) enthalten. Die Mischung von 1 Teil flüssigen mensch-
lischen Serums und 2—3 Teilen des Fleischwasserpeptonagars erwies
sich am günstigten. Schon nach 12 Stunden sind reichliche Reinkulturen im Röhrchen entwickelt. „Meist beginnt schon nach einigen
Stunden das Aufschießen weißlichgrauer Pünktchen, die sich rasch
vergrößern, zusammenfließen und einen großen zusammenhängenden,
weißlich grauen, feucht glänzenden Rasen bilden, der im weiteren
Wachstum vom Rande aus einen farblosen, zarten Belag vorschiebt.
Das Kondenswasser ist ebenfalls von einer zusammenhängenden
Haut bedeckt, die ebenso wie die übrigen Kulturen massenhafte
Gonokokken in größeren Verbänden zeigt."

Nach Steinschneider ist ein auf $1\frac{1}{2}$—2% erhöhter Pepton-
gehalt, sowie ein Zusatz von steril aufgefangenem, menschlichem
Harn für das üppige Wachstum der Kulturen von Vorteil.

Der Nachweis, daß es sich bei den Wertheimschen Kulturen
um Reinzüchtung des Neisserschen Gonococcus handelte, wurde
schon von Wertheim selbst durch mehrere erfolgreiche Übertragungen (bei Paralytikern) erbracht.

In meinem Krankenhause wird der von Kiefer angegebene
Nährboden bevorzugt. Er besteht aus 1 Teil Ascitesflüssigkeit
und 1 Teil einer Mischung, die $3\frac{1}{2}$% Agar, 5% Pepton,
2% Glyzerin und 0,5% Kochsalz enthält.

Streicht man auf diesem Boden gonokokkenhaltigen Eiter
aus, so sind nach 24 Stunden auf der bei 37° gehaltenen Kultur
kleine hellgelb bis rotbraune Kolonien mit grobkörnigem

Zentrum, fein granulierter Randzone und gezähneltem Rande sichtbar.

Will man Gelenk- oder Tubenexsudat prüfen, so empfiehlt es sich, möglichst 5—10 ccm auszusäen; ein besonderer Nährboden ist dann nicht nötig, da es genügt, das Blut oder die eitrige Flüssigkeit mit der gleichen Menge gewöhnlichen Agars zu versetzen.

Die Gonokokken bieten das charakteristische — obschon ihnen nicht allein zukommende — Verhalten dar, daß sie in der Mehrzahl in den Leib der Eiterzellen eindringen und sich dort derart vermehren, daß der ganze Zellleib mit ihnen angefüllt und der vielgestaltige Kern teilweise oder ganz verdeckt erscheint. In den Kern selbst dringen die Gonokokken nie ein; sehr selten in Plattenepithelien, noch seltener in Zylindrepithelien.

Die Kokken erscheinen fast stets in kleineren und größeren Häufchen, meist zu zweien vereint, die Kaffeebohnen oder Semmeln ähnlich mit den ebenen Flächen einander zugekehrt liegen. Ab und zu erblickt man auch je 4 in naher Berührung, was auf eine nach 2 Richtungen des Raumes stattgehabte Teilung hinweist. Der Grenzspalt zwischen je 2 Einzelkokken ist ziemlich breit und stets erkennbar.

Färbung. Am einfachsten und sehr empfehlenswert ist die Färbung mit konzentrierter wäßriger Methylenblaulösung, die man ¹/₂ Minute lang auf das Präparat einwirken läßt. Abspülen in Wasser. Die Löfflersche Lösung muß ¹/₂ Minute einwirken. Das Methylenblau ist dem Bismarckbraun vorzuziehen, weil es die Kokken entschieden deutlicher als die Kerne hervorhebt. Sonst sind alle übrigen basischen Anilinfarben zu benutzen.

Sehr hübsche Bilder liefert eine frisch verdünnte Karbolfuchsinlösung, die hell durchscheinend ist. Läßt man in derselben das Deckglas etwa 2 Minuten liegen, so erhält man meist noch distinktere Bilder als mit Methylenblau.

In meinen Kursen habe ich es häufig beobachtet, daß die Anfänger kleine Ausläufer der vielgestalteten Kerne von Eiterzellen für die Kokken ansahen. Es ist daher zu betonen, daß diese im Mittel nur etwa 1—1,25 μ groß sind, daß sie ferner mit Vorliebe in der Randzone der Eiterzellen gelagert sind, so daß man durch sie den bei der einfachen Färbung

mit Anilinfarben nur mattblau oder rosa angedeuteten Zell-
umriß schärfer gezeichnet erhält, bez. sich ergänzen kann.
Einen genaueren Einblick gestattet die Doppelfärbung,
bei der der Zellleib mit einer Protoplasmafarbe, die Kokken
mit einer Kernfarbe tingiert werden.

Die Deckgläser werden einige Minuten in erhitzter 0,5% wäßriger Eosinlösung gefärbt, der überschüsssige Farbstoff mit Fließpapier abgesaugt, alsdann das Präparat ohne vorheriges Abspülen
in Wasser auf ¼ Minute mit konzentrierter alkoholischer Methylenblaulösung benetzt und mit Wasser abgespült. Es heben sich die
Gonokokken kräftig blau aus dem eosinrot gefärbten Leib der Eiterzellen ab, deren Kerne in der Regel etwas matter blau als die
Kokken gefärbt sind. Auch treten besonders schön die bei
der Gonorrhoe fast regelmäßig anzutreffenden „eosinophilen" Zellen (s. Blut) hervor.

Am einfachsten und sehr distinkt gelingt die Doppelfärbung
mit Dahlia-Methylgrünlösung (10 g 1% wäßr. Dahliavolett- und
30 g 1% wäßr. Methylgrünlösung), die man ¼ Min. ohne Erwärmen
einwirken läßt. Die Zellleiber werden matt, die Kokken leuchtend
rot, die Kerne rotgrün oder mehr blaugrün gefärbt.

Durch die Gramsche Methode werden die Kokken
entfärbt.

II. Bazillen.

1. Bei Tuberkulose. (Taf. I, Fig. 4.)

Seit Villemin 1865 die Übertragbarkeit tuberkulöser Krank-
heitsprodukte auf Tiere bis zu einem gewissen Grade wahrscheinlich
gemacht und Cohnheim 1877 Übertragungen von Tuberkulose in
die vordere Augenkammer mit Erfolg ausgeführt hatte, griff mehr
und mehr die Überzeugung Platz, daß die Tuberkulose eine echte
Infektionskrankheit sei. Gefestigt wurde diese Anschauung durch
den von Baumgarten erbrachten Nachweis der völligen Identität
der in der Iris erzielten Impfknötchen mit den echten Miliartuberkeln.
Aber die fundamentale, unverrückbare Stütze wurde erst
von Koch mit der Entdeckung des Tuberkelbazillus als
einzigen Erregers der Tuberkulose erbracht. Muß zu-
gegeben werden, daß unabhängig von Koch auch Baumgarten
das regelmäßige Vorkommen bestimmter Bazillen in tuberkulösen
Herden und Impftuberkeln beobachtet hat, so gebührt doch Koch
das unantastbare Verdienst, den vollen und nach allen Richtungen

abgerundeten Beweis für die spezifische Pathogenität des nach ihm benannten Bazillus geliefert zu haben (1882).

R. Koch bewies das regelmäßige und ausschließliche Vorkommen des Bazillus und führte dessen Züchtung und Übertragung mit Erfolg aus. Und was besonders für uns Ärzte bedeutsam ist, er ermittelte auch die später genauer zu beschreibende „spezifische" Färbungsmethode, die dadurch charakterisiert ist, daß die Bazillen den einmal aufgenommenen Farbstoff bei der Behandlung der Präparate mit Salpetersäure und Alkohol nicht verlieren.

Die Tuberkelbazillen sind schlanke, häufiger leicht gebogene als gerade Stäbchen von 3—5 μ Länge (also etwa $^1/_4$—$^4/_5$ so lang wie der Durchmesser einer roten Blutzelle), ihre Enden sind oft etwas abgerundet. Sie treten meist einzeln, seltener zu zweien, hin und wieder aber in Nestern zu 5—12 und mehr auf (im Sputum nach Tuberkulininjektion, im Harn bei Urogenitaltuberkulose). Die Stäbchen erscheinen am gefärbten Präparate nicht selten von hellglänzenden, runden oder eiförmigen Lücken (Taf. I, Fig. 5) unterbrochen, deren Bedeutung noch fraglich ist. Meist werden sie jetzt als Degenerationserscheinungen erklärt. Fischer u. a. deuten sie als plasmolytische Veränderungen; es muß aber hervorgehoben werden, daß man gerade bei sehr schweren, hektisch fiebernden Kranken solche Bilder häufiger antrifft als sonst.

Für die ihnen auch wohl zugeschriebene Sporennatur schien besonders der Umstand zu sprechen, daß ein Sputum mit zahlreiche Lücken tragenden Bazillen eine ganz hervorragende Resistenzfähigkeit zu besitzen schien: Es hat sich aber gezeigt, daß sie in feuchten Medien bei 55° in 4 Stunden; bei 65° in 15 Min., bei 70° in 10 Min., bei 95° in 1 Min. abgetötet werden. Trockene Hitze wird stundenlang von den Bazillen ertragen, eignet sich also nicht zur Abtötung. Am besten sind 5% Karbolsäure und 10% Lysollösung für diesen Zweck verwendbar.

Die Tuberkelbazillen werden auf geronnenem Hammelblutserum oder Glyzerinagar gezüchtet, wo sie am besten bei 37,5° C. wachsen; indes ist ihre Kultivierung nicht leicht. Nötig ist ein durch andere Bakterien möglichst wenig verunreinigtes und an Tuberkelbazillen reiches Material, das in die Oberfläche des erstarrten Hammelblutserums eingerieben wird. Aus dem tuberkulösen Sputum kann man nach Koch die Kultur in folgender Weise gewinnen. Nach gründlicher Reinigung der Mundhöhle spuckt der Kranke direkt in ein

sterilisiertes Petrisches Schälchen. Wird das Sputum als bazillen-
reich (im gefärbten Deckglaspräparat) erkannt, so spült man die Flocke
in wiederholt erneuertem sterilisiertem Wasser ab und streicht ein aus
ihrer Mitte genommenes Teilchen auf Blutserum oder Glyzerinagar
sorgfältig aus. Die beschickten Röhrchen werden dann mit Wattepfropf verschlossen und über ihre Mündung eine mit Sublimat steri-
lisierte Gummikappe gezogen, damit der Agar während des etwa
14 Tage nötigen Verweilens im Brutschrank nicht austrocknet. Die
Kolonien sind kreisrund, glatt, rein weiß. Sie gehen unter dem
Einfluß des Sonnenlichtes rasch zu Grunde; „werden sie dicht am
Fenster aufgestellt, so sterben sie auch bei zerstreutem Tageslicht
nach Koch in 5—7 Tagen ab". Da der Kulturversuch oft miß-
glückt, ist es ratsam, stets mehrere Gläser auf einmal zu impfen.
(Als einen sehr günstigen Nährboden erprobte Kresling neutrale
Fleischbouillon (500 g Rindfleisch auf 1 l Bouillon) mit einem Zusatz
von 0,5 % Kochsalz, 1 % Pepton und 5 % Glyzerin).

Die Übertragung der Reinkultur auf Tiere (Feldmäuse, Kaninchen und besonders Meerschweinchen) bewirkt sowohl bei subkutaner Injektion, wie durch Einführung in die vordere Augenkammer, in die Bauchhöhle u. s. f. sichere Tuberkulose.

Färbung. Die von Koch ursprünglich benutzte alkalische
Methylenblaulösung wird zur Zeit nicht mehr angewendet.

Zu empfehlen sind folgende Färbungsmethoden:

1. Die Koch-Ehrlichsche Methode, die äußerst zuverlässig ist und bei irgend zweifelhaften Fällen grundsätzlich
angewandt werden sollte.

Ausführung: Die mit dem eitrigen Sekret beschickten Deckglastrockenpräparate schwimmen 12—24 Stunden auf frisch bereiteter oder nicht zu alter Ehrlichscher alkohol. Gentianaviolett-
oder Fuchsin-Anilinwasserlösung. Sodann bringt man sie — ohne
vorherige Abspülung — auf wenige Sekunden in eine Salpeter-
oder Salzsäurelösung, die im Verhältnis von 1:3 mit Aq. dest. hergestellt ist. Hier nehmen die Präparate einen grünlich-blauen oder
grünlich-roten Farbenton an, der das Zeichen zum sofortigen Abspülen in 70 % Alkohol und Wasser gibt.

Besichtigt man jetzt das völlig lufttrockene und in Balsam eingebettete Präparat, so sieht man nur die Tuberkelbazillen bläulich
oder mehr violett (bei der Fuchsinfärbung rot) tingiert; alle
übrigen Elemente sind durch die Säure- und Alkoholbehandlung
wieder entfärbt.

Wesentlich erleichtert wird aber die Durchmusterung des Präparats, wenn man der bisher beschriebenen Färbung eine sogen.

Unter- oder Kontrastfärbung nachschickt. Man bringt daher das trocken gewordene Präparat zunächst noch für 1—2 Minuten in eine wäßrige Bismarckbraun- (oder Methylenblau-) Lösung, spült in Wasser oder Alkohol ab und bettet das völlig trockene Präparat in Xylolcanadabalsam ein.

Jetzt heben sich die blau (oder rot) tingierten Stäbchen lebhaft von der braun (oder blau) gefärbten Grundsubstanz ab.

Durch Erwärmen der obigen Farblösung ist die Färbung wesentlich abzukürzen. Man kann schon nach 15—20 Min. das Präparat herausnehmen und der weiteren Behandlung mit Säure, Alkohol- und der Kontrastfärbung unterwerfen. Indes kommt es, besonders bei stärkerer Erhitzung, leichter zu störenden Farbniederschlägen.

2. Die Färbungsmethode von Ziehl-Neelsen ist ebenfalls sehr zuverlässig und hat vor der ersteren den Vorteil voraus, daß die Grundfärbeflüssigkeit, das Karbolfuchsin, zum sofortigen Gebrauch fertig ist und die Färbekraft viele Monate lang unverändert bewahrt (s. S. 23).

Die Präparate verbleiben in der kalten Lösung 15—24 Stunden oder in der erwärmten etwa $^1/_2$ Minute.

Die Entfärbung erfolgt durch wenige Sekunden langes Eintauchen in 5 % Schwefelsäure; nach der sofortigen Abspülung in Alkohol und Wasser wird sodann die Unterfärbung mit wäßriger Methylenblaulösung angeschlossen. Nach völligem Trocknen Einschluß in Balsam.

3. Gewährt die letztgenannte Methode durch entschiedene Zeitersparnis große Vorteile, ohne daß die Zuverlässigkeit der Färbung leidet, so bietet die von Gabbet vorgeschlagene Modifikation der 2. Methode Gelegenheit, in noch kürzerer Zeit die Färbung auszuführen. Die Zeitersparnis wird zur Hauptsache durch die in einen Akt zusammengezogene Entfärbung und Unterfärbung gewonnen.

Gabbet benutzt die Ziehlsche Karbolfuchsinlösung zur Hauptfärbung und läßt die Deckgläser 2 Minuten in der erwärmten Lösung.

Nach Abspülen in Wasser werden die Präparate 1 Minute lang in die Lösung II gebracht, die 1—2 g Methylenblau in 100 g 25 % Schwefelsäurelösung enthält.

Nach raschem, gründlichem Abspülen in Wasser Trocknen und Einlegen in Balsam.

Ich habe diese Methode seit vielen Jahren angewandt und
sie früher in meinen Leipziger Kursen und in meiner Poliklinik und jetzt seit Jahren in Hamburg unzählige Male ausführen lassen und habe mich überzeugt, daß sie äußerst
brauchbar ist und einen hohen Grad von Zuverlässigkeit bietet.
Immerhin habe ich etliche Male mit der Koch-Ehrlichschen
Färbung noch Bazillen aufgefunden, die mir bei der Gabbetschen Färbung entgangen waren. Eine gewisse Vorsicht
scheint mir daher geraten. Auch ohne Erwärmen des Karbol-
fuchsins erhält man meist gute Färbungen, indes ziehe ich die
Erwärmung vor, weil ich bei Kontrolluntersuchungen in dem
mit erwärmter Flüssigkeit gefärbten Präparate entschieden
zahlreichere und kräftiger gefärbte Bazillen gefunden habe.

Es ist hier nicht der Ort, alle übrigen Methoden der Reihe
nach zu beschreiben, die zur Färbung der Tuberkelbazillen
vorgeschlagen sind. Mit den obigen Vorschriften kommt man
stets aus — vorausgesetzt, daß die angefertigten Präparate
überhaupt Bazillen enthalten. Dies ist aber auch bei den aus
zweifellosem tuberkulösen Sputum stammenden durchaus nicht
immer der Fall.

Nicht selten findet man erst im 5. oder 6. Präparate einige
wenige Bazillen, ja in einer nicht kleinen Reihe kann die
Untersuchung auf Bazillen negativ ausfallen, obwohl die Beurteilung der Lungen kaum einen Zweifel über den tuberkulösen Charakter der Erkrankung läßt und das Sputum deutlich
eitrige Beschaffenheit zeigt.

In solchen Fällen führt das Biedertsche Verfahren bisweilen noch zu einem positiven Befund.

Vorschrift. Von dem Auswurf wird ein Eßlöffel voll mit etwa
2 Eßlöffel Wasser, dem 8—10 Tropfen Natronlauge zugesetzt sind,
bis zur völligen Verflüssigung unter öfterem Umrühren gekocht.
Sodann fügt man von neuem etwa 5—10 Eßlöffel Wasser hinzu,
kocht mehrmals auf und bringt nach etwa 8—10 Minuten den Rest
in ein Spitzglas zum 2—3 tägigen Sedimentieren.

Nimmt man die Bazillenuntersuchung vor, so empfiehlt es sich,
statt mit der Pipette etwas anzusaugen, den größten Teil der im
Spitzglas befindlichen Flüssigkeit bis auf einen kleinen krümligen
Rest abzuschütten und aus dem tüchtig umgerührten Rest eine
Probe zu verwenden.

Auch das von Dahmen angegebene Verfahren ermöglicht

bisweilen den Nachweis von Tuberkelbazillen, die bei dem gewöhnlichen Vorgehen nicht aufzufinden waren. Es ist als eine Modifikation der Biedertschen Methode anzusehen, hat aber vor dieser das Fortlassen des Natronlaugenzusatzes und weit größere Schnelligkeit voraus.

Vorschrift. Etwa ein halbes Reagensglas voll Sputum wird in siedendem Wasser oder Dampfbad 15 Minuten lang gekocht. Dadurch koagulieren die Eiweißkörper der Zellen und fallen nach dem Erkalten, die Bazillen mit sich reißend, zu Boden. Die abstehende Flüssigkeit, in die von der Oberfläche her bisweilen noch einige schleimige Gerinnsel hineinragen, ist dünn und leicht beweglich; sie wird bis auf den mehr oder weniger spärlichen krümligen Niederschlag abgeschüttelt. Dieser wird in einem Schälchen verrieben und kann sofort zum Färben des Deckglaspräparats benutzt werden.

Die darin befindlichen — oft in größeren Häufchen vereinten — Bazillen erscheinen meist weniger schlank, aber sonst tadellos gefärbt.

Die Sedimentierung kann durch Zentrifugieren — nach Steenbeck-Litten — wesentlich abgekürzt werden; es empfiehlt sich diese Methode ganz besonders für den Nachweis der Bazillen im Harn, wo sie zwar oft in größeren Zöpfen, nicht selten aber nur sparsam auftreten.

Im manchen Fällen verdient auch die Methode van Ketels Beachtung. Man setzt in einem Röhrchen zu 10—15 ccm Sputum 10 ccm Wasser, 6 ccm Acid. carbol. liquef. und füllt auf 100 ccm mit Wasser auf, dann wird 1 Min. kräftig geschüttelt. Nach 24 stündigem Stehen hebt man etwas vom Bodensatz auf, das in der gewöhnlichen Weise verarbeitet wird.

Handelt es sich um Harn, so gibt man zu 100 ccm Harn 6 g konzentr. Karbollösung, schüttelt kräftig durch und läßt im Spitzglas absetzen. Nach 24 Stunden gießt man die abstehende Flüssigkeit vorsichtig ab und benutzt das Sediment zu dem Nachweis der Bazillen (Jolles).

Wir dürfen aber nicht verschweigen, daß jedem erfahrenen Arzte, der mit den Färbungsmethoden und der mikroskopischen Untersuchung aufs beste vertraut ist, Fälle von chronischer Tuberkulose der Lungen begegnet sind, in denen auch die oft und aufs sorgfältigste vorgenommene Untersuchung des Sputums auf Bazillen negativ ausgefallen ist. Ich selbst habe

einige solcher Fälle beobachtet, und ganz der gleiche Befund
ist schon vor vielen Jahren von v. Leyden mitgeteilt. Sicher
gehören diese Fälle zu den Seltenheiten, und es wäre durchaus
verkehrt, deshalb an dem diagnostischen Werte der Bazillenuntersuchung zu zweifeln.

In dem einen meiner Fälle handelte es sich, wie die Autopsie
ergab, um eine ganz zerstreute — kleinherdige — Tuberkulose der
Lungen und tuberkulöse Perichondritis des Kehlkopfs. Der Patient
hatte ein sehr massiges, vorwiegend schleimiges Sputum. Hier
hätte ein gründliches Zentrifugieren wohl am ehesten zum Ziel
geführt. In einem anderen war das Sputum ebenfalls vorwiegend
schleimig und bestanden kleinere Kavernen mit starker chron.
fibröser Entzündung.

Den dichtesten Bazillenhaufen, echten Reinkulturen von
Tuberkelbazillen, begegnet man in solchen Präparaten,
die den glatten gelblichen, undurchsichtigen Sputumpfröpfen,
„Linsen" (s. diese), oder den gelblichen Käsekrümeln des
Harns — bei Blasennierentuberkulose — entnommen sind.
Gerade der Anfänger tut gut, von den aus den Kavernen
stammenden Linsen ein kleinstes Flöckchen der Färbung zu
unterwerfen.

Pseudotuberkulose- oder Smegma-Bazillen.

Nicht nur der wiederholte negative Bazillenbefund kann
gelegentlich zu diagnostischen Täuschungen führen, sondern
auch der positive Nachweis von Bazillen. Gerade in den
letzten Jahren haben sich die Mitteilungen über grobe Täuschungen gemehrt, die durch die Verwechslung der Tuberkel-
mit Smegma-(Pseudotuberkel-)Bazillen veranlaßt worden sind.
Diese von Alvarez und Pavet und Matterstock beschriebenen Stäbchen gleichen bei der gewöhnlichen Färbung durchaus den echten Tuberkelbazillen und geben den Farbstoff bei
kurzer Entfärbung nicht ab, immerhin verlieren sie ihn gewöhnlich eher als die Tuberkelbazillen, so bei längerer 1 stündiger Behandlung mit Alkohol. An zahlreichen Kontrollpräpa-
raten fanden wir, daß die Smegmabazillen in der Regel bei
sorgfältiger Ausführung des Koch-Ehrlichschen Verfahrens
entfärbt wurden. Gleichwohl scheint noch größere Vorsicht am
Platze, da auch die von Honsell empfohlene 10 minutenlange

Entfärbung des Karbolfuchsin-Präparates mit 3—10% salz-
saurem Alkohol noch zu Irrtümern Anlaß gegeben hat. Nach
Pappenheims Untersuchungen soll die Czaplewskysche
Methode zuverlässig sein.

Man färbt mit Karbolfuchsin und badet das nicht abge-
spülte Präparat ½ Min. in konzentr. alkohol. gelber Fluoreszin-
lösung, der Methylenblau in Substanz überschüssig zugesetzt
ist, und färbt mit konz. alkohol. Methylenblaulösung.

Runge und Trautenroth empfehlen Entfettung der
Präparate 3 Stunden lang in Alkoh. absol. und 15 Min. in 5%
Chromsäure; dann Färbung mit Karbolfuchsin und 3 Min. lang
Entfärbung in verdünnter Schwefelsäure; zum Schluß Nach-
färbung und definitive Entfärbung nicht unter 5 Min. in konz.
alkohol. Methylenblaulösung.

Auf absolute Zuverlässigkeit darf bisher keine Methode
Anspruch erheben; vielmehr wird von gewissenhaften Autoren
nur der Tierversuch als ausschlaggebend angesehen.

Bei der Sputumuntersuchung ist nur in Fällen von
fötider Bronchitis und Lungengangrän, beim Harn in jedem
Fall größte Vorsicht am Platz, umsomehr, da hier eingreifende
Operationen in Betracht kommen.

Micrococcus tetragenus.

An den doppelt gefärbten Bazillenpräparaten des tuberkulösen Sputums sieht man in der Regel eine mehr oder weniger
große Zahl von gewöhnlichen Kokken oder kleineren Stäbchen
in der „Unterfarbe" tingiert. Es handelt sich im allgemeinen
um bedeutungslose Bakterienbeimengungen, die entweder auf
dem Wege, den der Eiter von seiner Entleerung aus dem
Körper zu nehmen hatte, beigemengt sind, oder sich außerhalb des erkrankten Körpers entwickelt haben.

Eine besondere Beachtung kommt nur den Streptokokken
(s. d.) und dem oben genannten Coccus zu, dem man im phthisischen Sputum ab und zu begegnet. Dieser Coccus tritt
in der Regel einzeln, selten in größeren Haufen auf
und stellt sich dar als echter Tafelcoccus mit 4 kugligen (etwa
1 μ im Durchmesser großen) Gliedern, die durch eine Gallert-
hülle vereint sind. R. Koch, der sie zuerst im tuberkulösen

Kaverneninhalt fand, ist geneigt, diesen Kokken eine tätige
Rolle bei der Bildung der Kavernen zuzuschreiben. Übrigens kommt der Tetragenus hin und wieder auch im Speichel
völlig gesunder Menschen vor. Interesse verdient die Tatsache,
daß dieser Coccus in seltenen Fällen auch zu Allgemein-
infektionen führen kann; ich hatte 1 mal Gelegenheit, einen
Fall von tödlicher ulzeröser Endocarditis mitzusehen, bei
dem während mehrerer Monate aus dem lebenden Blute
ausschließlich der Tetragenus nach unserem Verfahren gezüchtet wurde.

Er entwickelt sich auf der Gelatineplatte in Form glänzend
weißer, leicht erhabener Flecke in der Stichkultur längs des ganzen
Impfstrichs, ohne daß Verflüssigung eintritt. Meerschweinchen und
weiße Mäuse sterben nach subkutaner Injektion der Kulturen in
wenigen Tagen an Sepsis.

Färbung. Außer durch Anilinfarben, die in der gewöhnlichen
Weise angewandt werden, färbt sich der Tetragenus auch nach
Gram. Eine Doppelfärbung ist nach dem auf S. 31 für den Fränkel-
schen Pneumococcus angegebenen Verfahren möglich.

2. Bei Lepra.

Der von dem norwegischen Arzte Hansen Ende der 70er Jahre
in den Lepraknoten als regelmäßiger Begleiter entdeckte und von
Neisser genauer beschriebene Bazillus wird jetzt allgemein als
spezifischer Erreger der Lepra anerkannt.

Die Leprabazillen stellen ebenfalls schlanke, an den Enden
leicht abgerundete Stäbchen dar, die vielleicht nicht ganz so lang
sind wie die Tuberkelbazillen, aber gleich diesen den einmal aufgenommenen Anilinfarbstoff auch bei Säure- und Alkoholentfärbung
nicht abgeben. Auch bieten sie außerdem helle Lücken in ihrem
Verlauf dar, die vielleicht als endogene Sporen anzusprechen sein
dürften (?). Dies gesamte Verhalten räumt ihnen eine Ausnahme-
stellung ein.

Die Bazillen finden sich stets und ausschließlich bei allen
Lepraformen, mögen diese in der Haut, Schleimhaut und in den
peripheren Nerven oder in den inneren Organen, besonders in den
Hoden und großen drüsigen Organen des Unterleibs ihren Sitz
haben. Im Blut kommen sie nur bei vorgeschrittenen Fällen vor;
Koch und Sticker haben dagegen ihre häufige Gegenwart im
Nasenschleim hervorgehoben.

Obwohl ihre Züchtung noch nicht gelungen, erscheint ein
Zweifel an ihrer spezifischen Pathogenität nicht berechtigt, zumal
ihr Vorkommen, wie schon gesagt, ein ganz regelmäßiges ist und
durch die geglückte Übertragung von Lepragewebe auf Tiere
der kaum angezweifelte Infektionscharakter der Krankheit unmittelbar erwiesen ist. Von den Tuberkelbazillen sind sie bis zu
einem gewissen Grade nur dadurch unterschieden, daß
sie die Anilinfarbstoffe entschieden begieriger annehmen
und leichter abgeben, daß sie auch in wäßrigen Lösungen
ziemlich leicht und kräftig zu färben sind, während die
Tuberkelbazillen sich viel spröder verhalten (Baumgarten).

Färbung. Alle basischen Anilinfarbstofflösungen — selbst
wäßrige — färben die Leprabazillen in kurzer Zeit. Empfehlenswert aber ist das Koch-Ehrlichsche Färbungsverfahren und die
Gramsche Methode.

3. Bei Milzbrand. (Taf. I, Fig. 5.)

Der Anthrax gehört zu den bakteriologisch am besten er-
forschten Krankheiten; mit untrüglicher Sicherheit ist nicht
nur festgestellt, daß die bei ihm entdeckten Stäbchen regelmäßig und ausschließlich vorkommen und die selbst 100 mal
in Reinkultur umgezüchteten Bazillen immer wieder den Milzbrand erzeugen, sondern es ist auch das Auskeimen und
Wachsen der endogenen Sporen unzählige Male vollgültig erwiesen. Die Erforschung dieser Tatsachen ist in erster Linie
wieder Kochs Verdienst.

Zwar hatten schon zu Anfang der 50er Jahre Pollender und
Brauell feine Stäbchen im Blute milzbrandkranker Tiere gefunden,
hatten Davaine und Brauell etwa 10 Jahre später durch einsichts-
volle Tierversuche die innigen Beziehungen zwischen den Stäbchen
und dem Anthrax erwiesen, indem sie zeigten, daß nur stäbchen-
haltiges Blut für Tiere virulent, von den Stäbchen befreites Blut für
dieselben unschädlich sei —, aber erst Koch stellte die bakterielle
Natur durch Färbung, Züchtung und Übertragung fest und beobachtete als erster die Entwicklung der endogenen Sporen zu voll-
wertigen Bazillen.

Die Milzbrandbazillen gehören nach Koch ursprünglich wohl
zu den echten Saprophyten, die nur gelegentlich als „fakultative
Parasiten" in den Tier- und Menschenkörper gelangen, ohne zu
ihrer Entwicklung darauf angewiesen zu sein. Sie befallen in erster
Linie Schafe und Rinder, äußerst selten Pferde und Schweine, Hunde
nie. Die Infektion erfolgt bei den ersteren wohl ausschließlich auf

Weideplätzen oder im Stall, wenn Blut und sonstige Ausscheidungen
bez. Sporen an der Oberfläche zurückgeblieben sind. Es kommt bei
ihnen fast stets das Bild der Darmmykose zur Beobachtung.

Der Mensch ist der Übertragungsgefahr viel weniger ausgesetzt
als das Tier. Wohl können solche Personen, die mit der Wartung
milzbrandkranker oder dem Abdecken gefallener Tiere, mit der
späteren Verarbeitung von Fell und Haaren u. s. w. zu tun haben,
an Milzbrand erkranken. Aber die Empfänglichkeit ist doch viel
geringer als bei den genannten Tieren. Ferner tritt der Anthrax beim Menschen in der Regel an der äußeren Haut
(Hals, Gesicht und Händen) in Form der Pustula maligna auf,
die sich meist rasch aus kleinen roten Knötchen zu ausgedehnteren
Infiltraten entwickelt, auf denen mit seröser oder serös-blutiger
Flüssigkeit gefüllte blasige Erhebungen sichtbar sind. Aber schon
1872 beschrieben E. Wagner und Bollinger fast gleichzeitig eine
Intestinalmykose bei Menschen, die unter typhusähnlichen Erscheinungen gestorben waren. In den geschwürigen Infiltraten des
Dünn- und Dickdarms und der Mesenterialdrüsen, sowie in den
cerebralen Blutungen fand E. Wagner Bazillen, die in ganz
gleicher Form auch in den Tierhaaren, die von den Verstorbenen
verarbeitet waren, sich darboten.

Seltener sind die besonders von englischen Autoren beschriebenen Fälle von Lungenmilzbrand. Sie sind hauptsächlich bei
Lumpensammlern, Wollzupfern („woolsorters disease") und Ar-
beitern in Papierfabriken beobachtet worden. Bei einem unserer
eigenen Fälle war der Lungenmilzbrand durch Bearbeitung von
Tierfellen entstanden; bei einem zweiten Falle war es auch zur
Blutinfektion gekommen, wie durch die Züchtung der Bazillen
aus dem lebenden Blute erwiesen wurde (Schottmüller).

Daß die Krankheit auf den Menschen auch durch Insektenstiche
vermittelt werden kann, lehrt die Beobachtung Hubers, der in den
Leibern von Flöhen virulente Milzbrandbazillen auffand.

Die bei Tieren im Blute und in den blutigen Ausscheidungen (aus Maul, Nase, Darm und Blase), beim Menschen
in dem Sekrete der Pustula maligna (nicht konstant) —
im Leichenblute und besonders in inneren Blutungsherden gefundenen Bazillen stellen glashelle Stäbchen von charakteristischer Form dar, denen jede Eigenbewegung fehlt. Sie
sind etwa 1—1,5 μ dick und 3—5 μ lang, also nicht ganz so
groß wie der Durchmesser einer roten Blutzelle. Sie sind in
der Regel zu mehreren Gliedern aneinandergereiht und lassen
oft schon am ungefärbten Präparat, infolge der eigentümlichen

Bildung ihrer Enden, hellere Lücken an der Verbindungsstelle zweier Glieder hervortreten. Weit besser ist dies im gefärbten Bild wahrzunehmen. Die Enden sind an den lebenden
Bazillen verdickt und abgerundet, im gefärbten Präparate
scharf abgesetzt und deutlich dellenartig an der kreisrunden
Berührungsfläche vertieft, so daß der Vergleich mit dem oberen
Ende des Radiusköpfchens viel für sich hat.

Die Färbung kann mit allen basischen Anilinfarben vorgenommen werden, indes ist vor den stark färbenden und leicht über-
färbenden zu warnen. Wäßrige Lösungen von Bismarckbraun oder Methylenblau färben die Deckgläser in zwei
Minuten sehr prägnant. Ab und zu sieht man den protoplasmatischen Innenkörper und die Hülle deutlich hervortreten, in der
Regel nur bei Bazillen, die dem Tierkörper unmittelbar entnommen sind.

In unserer Abbildung (Taf. I, Fig. 5) zeigt sich das von mancher
Seite bestrittene Verhalten, daß die Bazillen vielfach von Leukocyten
aufgenommen sind.

Bei der Gramschen Methode tritt leichte Entfärbung ein.

Die Kulturen wachsen bei Brutwärme üppiger als bei Zimmertemperatur; das Optimum liegt bei 37°. Unter 16° und über 45° hört
das Wachstum auf.

Auf der Platte zeigen die größeren, bis zur Oberfläche der
etwas verflüssigten Gelatine vorgedrungenen weißgelblichen Kulturen
einen ziemlich körnigen Bau und massenhafte verschlungene Fäden
um den Rand herum („Lockenbildung", „Medusenhaupt"). Diese
Fädennetze sind durch das üppige Wachsen der Milzbrandglieder
gebildet, die rascher wachsen, als die Verflüssigung der Gelatine
fortschreitet, und so, auf Widerstände stoßend, abgelenkt werden.
Die feste Verfilzung ist sowohl im hängenden Tropfen wie im Klatschpräparat sehr instruktiv zu beobachten.

In der Stichkultur sind gleichfalls die zahlreichen Fäden in
vielfacher Verschlingung wahrnehmbar; mit fortschreitender Verflüssigung sinkt die weißliche Flockenkultur etwas tiefer. Auf
Agar zeigt die Kolonie ein eigentümlich mattglänzendes Aussehen;
als üppig wachsender, weißer, trockner Belag breitet er sich auf
der Kartoffel aus.

Unter gewissen, noch nicht genügend geklärten Umständen
kommt es zur Sporenbildung. Unbehinderter Zutritt von Sauerstoff und bestimmte — nicht unter 24°—26° C. liegende — Tempe-
raturgrade sind jedenfalls notwendige Vorbedingungen für das
Zustandekommen dieses Vorgangs, den man am einfachsten und

schnellsten bei Temperaturen von 37° C. auf der Oberfläche der
Kartoffelscheiben hervorrufen kann.

Die Sporen, deren Entwicklung wegen der behinderten Sauerstoffzufuhr nie im lebenden Körper oder in der frischen, unversehrten
Leiche zu beachten ist, stellen perlschnurartige Reihen von Einzel-
gliedern dar, die durch ihre helle, stark lichtbrechende Eiform schon
am ungefärbten Präparat ausgezeichnet sind und eine ungewöhn-
liche Dauerhaftigkeit besitzen. Während sporenfreie Bazillen durch
Fäulnis, 1% Karbollösung und durch den Magensaft rasch getötet
werden, können die Sporen selbst monatelanger Fäulnis, mehr-
tägigem Aufenthalt in 5% Karbollösung und dem Magensaft mit
völliger Erhaltung ihrer Virulenz widerstehen.

Die Färbung der Sporen geschieht am besten in der Weise,
daß die Deckgläser in heißer Karbolfuchsinlösung 20—60 Minuten
lang gefärbt werden, um den Farbstoff sicher auch in die schwer
färbbaren Sporen eindringen zu lassen. Bringt man darauf das
Präparat etwa 1 Minute lang in schwach salzsauren Alkohol oder
5% Salpetersäure, so wird die Farbe lediglich dem Leib der Mutterzelle entzogen. Färbt man nun wieder etwa 1—2 Minuten lang mit
konzentrierter wäßriger oder Löfflerscher Methylenblaulösung, so
erscheint nur der entfärbte Zellteil blau gefärbt, während sich die
roten Sporen in auffälliger Weise von dem blauen Rest der Mutterzelle abheben.

Einfacher, kürzer (und daher für Kurse besonders empfehlenswert) ist das von Günther angegebene Verfahren. Man erhitzt
das Präparat in Fuchsin-Anilinwasserlösung im Uhrschälchen, das
man einige Male über kleiner Flamme auf- und abwärts bis zur
Blasenbildung bewegt. Dann stellt man das Schälchen sofort etwa
1 Minute lang ruhig hin. Darnach wird der Vorgang noch 4 mal
in gleicher Weise wiederholt. Alsdann taucht man das nicht ab-
gespülte Deckglas 1 Minute lang in 3% Salzsäure-Alkohol (am
besten mit der Schichtseite nach oben). Es folgt Auswaschen in
Wasser und kurze Färbung mit wäßriger Methylenblaulösung. Er-
neutes Abspülen, Trocknen und Einbetten.

Fiocca empfiehlt folgendes Verfahren: Man gibt in ein Schälchen
etwa 20 ccm einer 10% Ammoniaklösung, setzt dazu 10—20 Tropfen
einer alkohol. Gentianaviolett-Fuchsin- oder Methylenblaulösung,
erhitzt bis zur Dampfentwicklung und legt die Deckglastrockenpräparate hinein.

Nach 3—5 Minuten (bei Milzbrand nach 10—15 Minuten) sind
die Sporen gefärbt. Nun kommen die Gläser flüchtig in 20%
Schwefelsäure, werden rasch und gründlich abgewaschen und zum
Schluß mit einer Kontrastfarbe gefärbt.

Verbindet man die Kontrastfarbe, wie bei der Gabbetschen Vorschrift, gleich mit der Säure, so ist es ratsam, diese nur in 10 % Stärke zu nehmen; dafür haben die Präparate aber 2—3 Minuten in dem Gemisch zu bleiben.

Möller rät, das Trockenpräparat zunächst 2 Minuten in Chloroform und nach Abspülen mit Wasser $\frac{1}{2}$—2 Minuten lang in 5 % Chromsäurelösung einzutauchen, sodann nach reichlichem Wässern 1 Minute lang mit einmal aufgekochtem Karbolfuchsin zu behandeln. Hiernach wird kurz in 5 % Schwefelsäure entfärbt und nach gründlichem Auswaschen $\frac{1}{2}$ Minute mit wäßriger Methylenblaulösung die Färbung der Mutterzelle bewirkt. Die Methode gibt sehr gute Bilder; man braucht zwar einige Flüssigkeiten mehr wie bei der obigen Färbung, erzielt diese dafür aber in kürzerer Zeit.

4. Bei Rotz.

Die Rotzerkrankung lokalisiert sich bei Pferden zuerst stets in den Nasenhöhlen und ruft Katarrh, Knötchen und Geschwürsbildung hervor, führt zu mehr oder weniger starken Lymphdrüsenschwellungen und Lymphangoitis, Hautknoten (Wurm) und in der Regel auch zu Herden in den Lungen.

Auf den Menschen wird die Krankheit wohl ausschließlich von den Pferden übertragen, und daher erklärt es sich, daß der menschliche Rotz mit seltenen Ausnahmen (Übertragung bei der Sektion!?) nur bei Kutschern, Pferdeknechten u. s. w. beobachtet wird. Leichte Hautschrunden öffnen den Infektionsträgern den Eingang in die Haut, wo es zu Knötchen und furunkulösen und phlegmonösen Eiterungen kommt, oder das Gift gelangt — dies ist der seltenere Fall — in die inneren Organe, von denen Lungen und Hoden hauptsächlich erkranken.

Die von Löffler und Schütz als Krankheitserreger erkannten Rotzstäbchen sind etwas dicker und kürzer als die Tuberkelbazillen und meist gerade; ihre Enden etwas abgerundet. Sie liegen meist einzeln, selten zu zweien oder gar in größeren Häufchen. Oft sind sie von einem zarten Hof umgeben, der als Kapsel gedeutet werden kann. Helle Lücken unterbrechen auch bei ihnen nicht selten den Verlauf des Stäbchens, ohne daß eine sichere Deutung dafür zu geben ist. Indes spricht die monatelange Virulenz für das Bestehen einer „Dauerform". Die Stäbchen kommen frei zwischen den Zellen, oft aber auch von solchen eingeschlossen zur Wahrnehmung. Das regelmäßige Auftreten in allen Krankheitsherden und Produkten, die Reinzüchtung und die von dieser aus erfolgreich ausgeführte Übertragung der spezifischen Erkrankung auf Pferde, Feldmäuse

und Meerschweinchen haben die ursächliche Pathogenität der Bazillen
absolut sichergestellt.

Die Züchtung gelingt auf allen Nährböden bei Temperaturen
von 26—40°; die Kolonien zeigen ein charakteristisches Aussehen.
Auf dem nicht verflüssigten Blutserum erscheinen sie als helldurch-
scheinende, tröpfchenförmige, auf Agar als weißglänzende Beläge;
auf der Kartoffel entwickeln sich gelbliche, nach und nach braun
verfärbte Auflagerungen.

Im hängenden Tropfen beobachtet man keine Eigenbewegung.

Färbung. Eine spezifische Färbung — wie bei den Tuberkel-
und Leprabazillen — ist für den Rotzbazillus noch nicht entdeckt.
Obwohl die stärker färbenden basischen Anilinfarbstoffe und besonders die Löfflersche alkalische Methylenblaulösung die Bazillen
gut färben, ist folgende von Löffler speziell angegebene Methode
vorzuziehen:

Die Deckgläser schwimmen 5 Minuten auf einer Farblösung,
die aus gleichen Teilen Anilinwassergentianaviolett- (oder Fuchsin-)
Lösung und Kalilösung 1 : 10000 frisch hergestellt ist, werden sodann
höchstens 1 Sekunde lang in 1 % Essigsäure gebracht, der man
durch Zusatz von wäßrigem Tropäolin 00 einen rheinweinfarbigen
Ton gegeben hat. (Durch diesen Zusatz wird nach Löffler der
Farbstoff aus dem Zellleib ganz, aus den Kernen nahezu völlig entzogen.) Es folgt Abspülen in Wasser, Trocknen und Einbetten in
Kanadabalsam.

Durch das Gramsche Verfahren werden die Bazillen entfärbt.

In zweifelhaften Fällen erscheint die Impfung von Meerschweinchen mit dem verdächtigen Sekret für die Diagnose am
aussichtsvollsten. Folgen der Impfung in die Peritonealhöhle Knoten
und Geschwürsbildung und harte Knoten in den Hoden, findet man
in diesen Herden gleichfalls die Bazillen, so ist damit der Rotz erwiesen.

5. Bei Typhus abdominalis (Taf. I, Fig. 6).

Seit Gaffkys eingehenden Untersuchungen ist es zweifellos,
daß der von ihm genauer studierte, aber schon von Eberth und
Koch in Milz und Mesenterialdrüsen typhöser Leichen beobachtete
Bazillus der ursächliche Erreger des Unterleibstyphus ist. Die
Stäbchen kommen konstant und ausschließlich bei Abdominaltyphus
vor; sie sind von Neuhauss zuerst im Blut, von E. Fränkel und
Simmonds und besonders von Seitz in den Typhusstühlen und
gelegentlich auch im Urin gefunden worden. Neumann fand sie
im Urin noch zwischen dem 10.—21. Tage der Rekonvaleszenz.
Wichtig ist ferner, daß sie als einzige Erreger mancher gegen Ende

des Typh. abd. an Periost und in serösen Säcken auftretender Eiterungen nachgewiesen worden sind (Weintraud). Endlich ist bemerkenswert, daß sie sowohl aus den frischen Roseolen wie namentlich aus dem lebenden Blute der Kranken zu züchten sind (Schottmüller).

Die Stäbchen sind ziemlich plump, knapp drittel so groß wie eine rote Blutzelle und nie in Zellen eingeschlossen; sie zeichnen sich durch lebhafte Eigenbewegung aus, die durch zahlreiche Geißelfäden vermittelt wird.

Bei der Färbung, die am besten mit Karbolfuchsin oder Löfflerscher Methylenblaulösung erfolgt, bleiben die Gläser etwa 5—10 Minuten in der Farblösung und werden dann mit Wasser vorsichtig abgespült. Wegen der leichten Entfärbungsmöglichkeit ist Alkohol als Abspülungsmittel zu vermeiden.

Durch die Gramsche Methode werden die Bazillen entfärbt.

Will man an dem Trockenpräparat auch die Geißeln färben, so muß man bei der Anfertigung desselben größere Sorgfalt aufwenden und vor der Zellfärbung zunächst eine Beize einwirken lassen.

Man streiche von einer möglichst jungen, etwa 6 Stunden alten Kultur, nachdem man sich von der lebhaften Beweglichkeit der Stäbchen im hängenden Tropfen überzeugt hat, eine minimale Menge auf einem peinlichst gereinigten Deckglas aus, ziehe das lufttrockene Präparat vorsichtig 3 mal durch die Flamme und vermeide dabei jede zu starke Erhitzung. Nun wird die (weiter unten beschriebene) Beize durch einen Fließpapierfilter aufgeträufelt und bleibt etwa $^1/_2$—1 Minute auf der Deckglasschicht; dann spült man rasch mit Wasser ab und färbt, nachdem das Präparat trocken geworden ist, einige (3—5) Minuten lang mit leicht erwärmter Gentianaanilinwasserlösung nach.

Die Löfflersche Beize wird so hergestellt: 2 g Tannin sind unter Erwärmen in 8 ccm Wasser gelöst und mit 5 ccm gesättigter, wäßriger Eisenchloridlösung und 1 ccm gesättigter alkoholischer Fuchsinlösung versetzt. Die Beize ist vor dem Gebrauch umzuschütteln.

Für die klinische Differentialdiagnose ist die Entdeckung der Bazillen bis vor kurzem ohne Bedeutung gewesen, da die mikroskopische Untersuchung nicht ausreicht, die Bazillen in den Stühlen auch keineswegs regelmäßig zu finden und vor allem nur sehr schwer von den Colibakterien zu unterscheiden sind.

Beide Mikrobien gedeihen auf den oben beschriebenen Nähr-

böden mehr oder wenig üppig. Gaffky bezeichnete das Wachstum der Typhusbazillen auf der Kartoffel als charakteristisch; die
ganze Fläche wird hier schon nach 48 Stunden von einem feuchten
und sehr zarten Beschlag überzogen, in dem die Stäbchen massenhaft vorhanden sind, während das Bact. coli einen mehr schmutzig
grauen und dicken Rasen bildet. Aber dieser Unterschied ist nicht
eindeutig und wurde schon von Simmonds und Fränkel mit Recht
angezweifelt. Eine Differenzierung der häufig vergesellschafteten
Bakterien ist auf der Kartoffel sicher unmöglich. Als wichtiges
Unterscheidungsmerkmal von den Kulturen des Bact. coli commune
darf nun folgendes gelten: Die Typhusbazillen wachsen in steriler
Milch, ohne sie selbst bei längerer Einwirkung zur Gerinnung zu
bringen, was durch das Bact. coli schon in 1—2 Tagen bewirkt
wird. Die ersteren rufen ferner weder in Bouillon noch in 2 %
Traubenzuckergelatine Gasbildung hervor, was bei letzterem regelmäßig geschieht. Endlich verbreiten die Bact. coli-Kulturen im
Gegensatz zu den Typhusbazillen einen widerwärtigen Geruch und
zeigen die diesen fehlende Indolreaktion (s. u. S. 60 u. 67).

Zum Nachweis der Bazillen in den Stuhlgängen sind
verschiedene Verfahren angegeben. Zu bewähren scheint sich der
von v. Drigalski und Conrad angegebene Nährboden.

Die Gruber-Widalsche Reaktion.

Durch R. Pfeiffer und seine Schüler war erwiesen, daß dem
Serum gegen Typhus immunisierter Tiere eine spezifische Wirkung
auf die Typhusbazillen zukommt; Typhusbazillen, die in die Bauchhöhle eines Meerschweinchens gespritzt sind, werden aufgelöst und
verschwinden, wenn gleichzeitig mit ihnen Serum immunisierter Tiere
einverleibt worden ist. Es zeigte sich ferner, daß die Pfeiffersche
Reaktion auch im Reagensglas eintritt. Endlich stellten Gruber
und Pfeiffer (Rolle) unabhängig von einander fest, daß auch
das Serum von Menschen, die Typhus überstanden haben, auf
Typhusbazillen eine spezifische Wirkung ausübt. Fügt man zu
einer Typhusbazillenkultur Serum von Typhusrekonvaleszenten
hinzu, so werden die Bazillen alsbald unbeweglich, ballen sich zusammen und bilden am Boden einen flockigen Niederschlag. Gruber
empfahl diese Erscheinung zuerst zu diagnostischen Zwecken,
Widal lehrte, gestützt auf eigene Beobachtungen, daß die Agglutination nicht nur nach überstandenem Typhus, sondern auch während
der Krankheit diagnostisch verwertbar sei.

Nach mehrjähriger eigener Prüfung der Reaktion an einer
großen Reihe fiebernder Kranker und unter Berücksichtigung

der zahlreichen Veröffentlichungen halte ich es für geboten, bei der diagnostischen Verwertung des Widalschen Verfahrens zur Vorsicht zu mahnen.

Es kann keinem Zweifel unterliegen, daß auch das Serum solcher Menschen, die nicht an Typhus leiden oder gelitten haben, eine Agglutinierung der Bazillen in der Bouillonkultur herbeiführen kann. Das Serum der Typhuskranken ist aber dadurch ausgezeichnet, daß es den positiven Ausschlag schon bei einem Mischungsverhältnis herbeiführt, das bei andersartigem Serum in der Regel nicht genügt. Nach zahlreichen Untersuchungen von anderer und unserer Seite darf man sagen, daß die Widalsche Reaktion für Typhus in der Regel erst als beweisend angesprochen werden darf, wenn sie bei einer Konzentration von 1:50 unzweifelhaft positiv eintritt. Es sei aber gleich einschränkend bemerkt, daß eine ganze Reihe von Ausnahmefällen mitgeteilt worden sind, bei denen das Serum von Kranken, deren Infektion durch Colibazillen und Proteus erfolgt war, Typhusbazillen lebhaft — selbst in stärkerem Grade wie das von Typhuskranken gewonnene Serum — agglutinierte, und daß andererseits frisch aus dem Körper gezüchtete Typhusstämme weder von dem Serum des infizierten Organismus, noch von hochwertigem Typhusimmunserum agglutiniert werden konnten (R. Stern).

Die Reaktion kann makroskopisch und mikroskopisch geprüft werden.

1. Man entnimmt zunächt aus einer prall gefüllten Armvene mit sterilisierter Hohlnadel etwa 5 ccm Blut und verwahrt dasselbe in schräg gestellten Reagensröhrchen, bis das Serum sich abgesetzt hat. Zur Prüfung seiner Reaktion auf Typhusbazillen sind frische, 6—12 Stunden alte Kulturen nötig; man muß daher möglichst frische Stämme vorrätig halten, deren Empfindlichkeit für Typhusserum als möglichst groß sichergestellt ist. Wir pflegen jedesmal 2 Bouillonkulturen anzuwenden und benutzen Röhrchen, die mit 5 ccm Bouillon gefüllt sind. Diesen werden je 2—5 Tropfen Serum aus justierter Pipette zugesetzt, sodaß die Probe bei einer Konzentration von 1:50, 1:40 u. s. w. angestellt wird. Die so beschickten Röhrchen werden bei 37° oder Zimmerwärme aufbewahrt. Bei positivem Ausfall wird die Bouillon nach 3—7 Stunden fortschreitend klarer, während sich die Bazillen zusammengeballt am Boden schichten (makroskopische Reaktion).

2. Schneller und augenfälliger vollzieht sich die mikroskopische Reaktion. Man fügt zu einer frischen Bouillonkultur oder Bakterienaufschwemmung, nachdem die Beweglichkeit der Stäbchen im Kontrollpräparat geprüft ist, nach einander 1, 2 und 3 Tropfen Serum (1 Tropfen = $\frac{1}{20}$ ccm) und vermischt durch Umschütteln das Serum jedesmal innig mit der Stammlösung. Nach jedesmaligem Serumzusatz wird eine Öse zur Betrachtung entnommen. Diese 3 Präparate entsprechen einer Serumverdünnung von 1:100, 1:50 und 1:33,3.

Nur die positive, bei genauer Beachtung der Verdünnung (nicht unter 1:50) geprüfte Reaktion ist diagnostisch verwertbar, wenn man nicht außer acht läßt, daß selbst viele Jahre nach überstandenem Typhus die Reaktion noch positiv auftreten kann. Andererseits darf der negative Ausfall der Reaktion nicht gegen die Typhusdiagnose verwertet werden, da bei manchen sicheren Typhusfällen während des ganzen Verlaufs (bis zum Tode) die Reaktion ausbleiben kann.

Die positive Reaktion wird selten schon in der ersten, meist erst in der zweiten Woche beobachtet.

Untersuchung der Roseolen. Nachdem Neuhaus und Thiemich schon früher den Wert der bakteriologischen Untersuchung frischer Roseolen hervorgehoben hatten, ist es besonders Neufeld zu danken, daß er durch sorgfältige Nachprüfungen beachtenswerte Vorschläge gewinnen konnte. Er hatte bei 14 Typhusfällen, deren Roseolen er untersuchte, 13 mal einen positiven Erfolg. Nach gründlicher Desinfizierung der betreffenden Hautstelle wird aus der eröffneten Roseole — möglichst vor dem Austritt eines Bluttropfens — Gewebssaft mit der Platinöse entnommen und zur Bouillonkultur verwendet. Auch Curschmann lobt das Verfahren und hatte bei 20 Typhusfällen 14 mal ein positives Ergebnis.

Blutkultur. Untersuchungen, die von meinem früheren 1. Assistenten Dr. Schottmüller 1899 eingeleitet und seither auf meinen Abteilungen systematisch fortgeführt worden sind, zeigen, daß der Blutkultur (s. S. 16) für die Diagnose des Typhus eine ausschlaggebende Rolle zukommt. Sie gestattet im Gegensatz zur Widalschen Reaktion die Diagnose völlig einwandfrei und gelingt viel konstanter und früher wie jene Reaktion.

Sind Typhusbazillen in dem zu untersuchenden Blute vorhanden, so entwickeln sich frühestens nach 20, in der Regel erst nach 36—48 Stunden charakteristische Kolonien, die an der Ober-

fläche einen grauen Farbenton zeigen und in der Tiefe als schwarze
Punkte durchscheinen. Meist beobachtet man nach Ablauf der
ersten 36 Stunden eine stetige Weiterentwicklung neuer Kolonien,
die oft erst nach weiteren 3 Tagen beendet ist. Findet man in den
Kolonien mikroskopisch bewegliche Bazillen, so sind es wohl zweifellos Typhusbazillen. Ihre Verwechslung mit Colibakterien ist nur
möglich, wenn es sich um eine Sepsis bei Gallenwegerkrankung
handelt, bei der Colibakterien ins Blut übertreten können. Im
übrigen kann die Versetzung der Bazillen in Zuckerbouillon entscheiden (s. S. 67).

Bisher wurden 283 Fälle in dieser Art untersucht und bei 241
ein positives Ergebnis = 85 %, gewonnen, bei den letzten 63 Fällen
hatten wir 59 = 93,64 % mit positivem Ausfall.

Anhang. *Paratyphus.*

Bei manchen Erkrankungen, die klinisch die größte Ähnlichkeit
mit dem Unterleibstyphus zeigten, ist in den letzten Jahren nicht
selten ein Bazillus als Krankheitserreger festgestellt worden, den
Schottmüller zuerst bei 7 Kranken meiner Abteilung gefunden,
genauer studiert und als Paratyphusbazillus bezeichnet hat.

Der Bazillus, der in seiner Gestalt dem Typhusbazillus gleicht,
wächst auf Agar meist üppiger als dieser. Auf Blutagar erzeugen
die Bazillen nach 36—40 Stunden graue bis zu Linsengröße wachsende
oberflächliche und stecknadelkopfgroße schwarzgrüne tiefe Kolonien.
Auf Kartoffelscheiben sieht man bald feucht glänzende bald nach
Art des Bact. coli wachsende, dicke, gelbbräunliche Beläge.

Wichtig ist ferner, daß der Paratyphusbazillus in Trauben-
zuckerbouillon Gasbildung erzeugt wie das Bact. coli, in der Stichkultur in Zuckeragar ebenfalls Gasbildung auftritt und schon im gewöhnlichen Agar Bläschenbildung bemerkbar wird. Dagegen läßt
er die Milch unverändert, gleich dem echten Typhusbazillus im
Gegensatz zum Bact. coli. Erst nach 8 Tagen wird die Milch leicht
gelblich gefärbt und durchsichtig, was mit steigender alkalischer
Veränderung zusammenhängt.

Die bei Colibazillen regelmäßig zu beobachtende Indolreaktion bleibt bei Typhus- und Paratyphusbazillen aus.

Das Serum der Paratyphuskranken agglutiniert zwar auch
Typhusbazillen in Verdünnungen, die über 1 : 30 hinausgehen, aber
die Paratyphusbazillen dann noch in verdünnterer Lösung.

Aus allen diesen Merkmalen geht hervor, daß der Paratyphusbazillus eine Mittelstellung zwischen dem echten Typhusbazillus
und dem Bact. coli einnimmt.

6. Bei Tetanus.

Die von Nicolaier 1884 im Straßen- und Wohnungskehricht
und manchen Erdarten gefundenen Bazillen, deren Übertragung
bei Tieren, besonders Meerschweinchen, typischen Tetanus und
Trismus erzeugte, wurden von Rosenbach auch bei menschlichem
Tetanus und von Peiper beim Tetanus neonatorum an der Infektionsquelle nachgewiesen. Ihre Reinkultivierung gelang erst Kita-
sato, der die obligat anaëroben Bazillen in der Weise züchtete,
daß er auf schräg erstarrtem Blutserum Tetanuseiter verimpfte und
dann behufs Abtötung aller vegetativen Bakterien die Kultur
1 Stunde lang 80° Hitze auf dem Wasserbad aussetzte. Von der
jetzt nur noch sporenhaltigen Kultur wird auf Nährgelatine
geimpft und diese in Schälchen gegossen, in die Wasserstoff eingeleitet wird. Bei 18—20° entwickeln sich Reinkulturen der Tetanusbazillen; Brutwärme befördert das Wachstum, das unter 14° aufhört.

Da im Ausgangsmaterial auch Sporen anderer Bakterien
sein können, ist es ratsam, außer dem Plattenverfahren auch
den Tierversuch heranzuziehen. Bringt man Meerschweinchen oder Mäusen von dem verdächtigen Wundsekret etwas
unter die Haut, so zeigen sie schon in den ersten 24 Stunden
tetanische Erscheinungen, wenn es sich wirklich um Wund-
tetanus handelt.

Es sind zarte Stäbchen, die bald Fäden, bald Häufchen bilden,
aber auch vereinzelt auftreten. Nur die sporenfreien Gebilde zeigen
matte Eigenbewegung. Die Sporen sind kugelrund und meist endständig.

Die Übertragung der Reinkultur auf Tiere gelingt am
besten bei Mäusen, Meerschweinchen und Pferden; es wird ein
„spezifisches Gift" gebildet, das die charakteristischen Erscheinungen
des Tetanus hervorruft, während die Bazillen selbst spurlos verschwinden. Auch die von den Stäbchen befreite Tetanusreinkultur
wirkt in gleicher Weise. Man rechnet die Tetanusbazillen daher zu
den „toxischen" Bakterien. Das Blutserum künstlich immunisierter
Tiere hebt die Wirkung der Tetanotoxine auf.

Die Färbung gelingt mit allen basischen Anilinfarben; Löfflers
alkalische Methylenblaulösung ist besonders empfehlenswert. Zur
Färbung der Sporen ist das beim Milzbrand (S. 47) angegebene
Verfahren notwendig.

7. Bei Cholera asiatica. (Taf. II, Fig. 7.)

Der von Koch 1883 auf seiner von der Deutschen Reichs-
regierung veranlaßten Forschungsreise in Indien als regelmäßiger und ausschließlicher Begleiter der echten Cholera
entdeckte Kommabazillus ist allgemein als ihr spezifischer
Erreger anerkannt.

Er wird im Darm und in den Darmentleerungen, nie im
Blut und anderen Organen des Körpers gefunden und zeigt
sich — und das ist diagnostisch wichtig — oft massenhaft, fast
in Reinkultur, in den bekannten reiswasser- oder mehlsuppen-
artigen Stuhlentleerungen (bez. Darminhalt). Je fäkulenter der
Stuhl, um so spärlicher der Gehalt an Bazillen.

Diese stellen sich dar als leicht gekrümmte, kommaähn-
liche Stäbchen, die etwa halb so groß, aber deutlich dicker
als die Tuberkelbazillen sind. Bisweilen sind sie stärker ge-
krümmt, fast halbkreisförmig, oder erscheinen durch ihre eigentümliche Aneinanderlagerung wie ein großes lateinisches S.
Sonst treten sie meist einzeln, viel seltener in längeren welli-
gen Fäden auf. In der Regel handelt es sich hier um Invo-
lutionsformen, wie dies aus den spirillenähnlichen, unter un-
günstigen Verhältnissen gezüchteten Bildungen geschlossen
werden kann; sie haben dazu Anlaß gegeben, die Cholerabak-
terien überhaupt den Spirillen zuzurechnen.

Die Kommabazillen zeichnen sich weiter durch sehr lebhafte Beweglichkeit aus. Endogene Sporenbildung ist bei
ihnen mit Sicherheit auszuschließen. Die von Hüppe beschriebene arthrogene Sporulation ist wegen der leichten Ver-
gänglichkeit der Bazillen unwahrscheinlich. Austrocknen
hebt ihre Virulenz oft schon in wenigen Stunden, mit Sicherheit in 1—2 Tagen auf, während sie diese in feuchtem Zustande monatelang bewahren. Von praktischem Interesse
ist vor allem, daß der normale (saure) Magensaft sie
rasch abtötet und daß sie durch Fäulnis und in desinfi-
zierenden Lösungen (selbst $^1/_2\%$ Karbolsäure) ebenfalls rasch
zu Grunde gehen.

Die Infektion erfolgt offenbar mit der Aufnahme der Nahrung, die entweder selbst schon Bazillen enthält (Trinkwasser,
Milch, Obst u. dgl.) oder durch unreinliche Hände u. s. w.
meist beim Essen mit Bazillen versetzt wird.

Da die Cholera asiat. bei Tieren nie vorkommt, schienen erfolgreiche Übertragungen aussichtslos zu sein, indes ist es Koch gelungen, bei Meerschweinchen eine schwere, tödliche Darmerkrankung zu erzielen, wenn die Säure des Magens neutralisiert und die Peristaltik durch Opium gehemmt war. Beim Menschen ist wiederholt durch zufällige oder absichtliche (v. Pettenkofer und Emmerich) Kulturübertragungen, die in der Regel glücklicherweise nicht tödliche ("Laboratoriums"-) Cholera erzeugt, daß aber auch diese unter dem typischen Bilde der echten Cholera tödlich ablaufen kann, hat mit tragischer Gewalt der von Reincke mitgeteilte Fall gelehrt, der das betrübende Ende des verdienten Kollegen Oergel in Hamburg betrifft. In allen diesen Fällen wurden in den farblosen Entleerungen der Erkrankten virulente Kommabazillen gefunden.

Der Tierversuch kommt für die Diagnose kaum in Betracht (cf. aber S. 62). Zur Ausführung nimmt man eine Platinöse voll von der Oberfläche der Agarkultur, schwemmt das Teilchen in steriler Bouillon auf und spritzt dies einem Meerschweinchen (das sehr empfänglich ist) von etwa 300 g in die Bauchhöhle. Das Tier stirbt in 12—15 Stunden unter starkem Temperaturabfall. Das Gift haftet nach R. Pfeiffer an dem Zelleib der Bazillen.

Die Färbung ist mit allen basischen Anilinfarben möglich und wird am besten mit verdünnter Karbolfuchsinlösung vorgenommen, die in einem Uhrschälchen durch Hinzufügen von einigen Tropfen Ziehlscher Lösung zu Wasser frisch bereitet wird. Man läßt die Deckgläser 5 (höchstens 10) Minuten darin liegen.

Die Gramsche Methode entfärbt die Bazillen.

Eine sichere diagnostische Entscheidung ist bei dem Fehlen einer spezifischen Färbung aus dem mikroskopischen Verhalten der Bazillen in den aus den Stühlen angefertigten Präparaten nicht zu folgern, zumal die Ähnlichkeit mit manchen in den Fäces vorkommenden Stäbchen und Spirillen besonders den ungeübten Untersucher leicht zu Trugschlüssen verführt.

Indes konnte nach R. Koch bei dem im Institut für Infektionskrankheiten zur Untersuchung abgegebenen Material schon in etwa $^3/_4$ der Fälle von echter Cholera aus dem mikroskopischen Bilde die Diagnose gestellt werden (die natürlich stets durch die Kultur gesichert wurde).

Für die Reinzüchtung der Bazillen ist zu beachten, daß der Nährboden eine deutliche alkalische Reaktion zeigen muß. Dies wird nach Dahmen erreicht, wenn man zu 100 ccm der genau neutralisierten, kochenden Gelatine 1 g Soda zusetzt.

Zur Kultur auf der Gelatineplatte verteilt man einige charakteristische Schleimflocken (die dem Stuhl das reiswasserähnliche Aussehen geben) durch vorsichtiges Schütteln in vorher verflüssigter und auf etwa 37° C. abgekühlter Gelatine. Man legt die üblichen Verdünnungen an, gießt sie in mehrere Petrische Schalen aus und bewahrt sie bei hoher Zimmertemperatur (20—24° C.)

Schon nach 20—24 Stunden sind auf den Platten Kolonien zu sehen, die deutliche Körnung zeigen; „es sieht (bei etwa 100 facher Vergrößerung) so aus, als wenn dieselbe aus kleinen, stark lichtbrechenden Glasbröckelchen bestände". Auch bildet sich durch Verflüssigung der die Kolonie umgebenden Gelatine ein kleiner Trichter aus, auf dessen Grund die Bakterienmasse herabsinkt.

Die Kolonie leuchtet sternartig auf, wenn man mit dem Objektiv absichtlich unter die richtige Einstellung hinabgeht, und wird dunkel bei zu hoher Einstellung.

Von den zahlreichen im Stuhl unter normalen oder krankhaften Verhältnissen vorkommenden Bakterien wachsen in der Nährgelatine nur wenige Formen, die aber dadurch von den Kommabazillen unterschieden sind, daß sie meist die Gelatine nicht verflüssigen.

In der Gelatinestichkultur beobachtet man als charakteristische Erscheinung die trichterförmige Erweiterung des Anfangsteils und zierlich gedrehte Beschaffenheit des unteren, nicht erweiterten Teils des Stichkanals. Auf Agar treten die Kolonien in Form feuchtglänzender, grauweißer Beläge auf. Die Nährbouillon wird durch sie stark getrübt.

Zur Beschleunigung der Choleradiagnose — auch bei solchem Material, das neben zahlreichen anderen verhältnismäßig weniger reichliche Cholerabazillen enthält —, hat R. Koch folgende Wege angegeben:

Die Peptonkultur. Man bringt kleine Teile des verdächtigen Stuhls in ein Röhrchen mit Peptonlösung (1 % P. mit 0,5 % Kochsalz) und hält dasselbe im Wärmeschrank bei 37° C. Infolge ihres hohen Sauerstoffbedürfnisses streben die sich rasch vermehrenden Cholerabazillen am schnellsten an die Oberfläche. Nimmt man nun nach etwa 6—12 Stunden, wenn die Flüssigkeit sich eben zu trüben beginnt, aber noch kein Häutchen gebildet ist, ein Tröpfchen von der Oberfläche der Peptonlösung, so findet man — bei Cholera — entweder schon eine

Reinkultur oder doch eine an Cholerabazillen reichere Mischung. (Daher „Anreicherungsverfahren", Dunham-Dunbar-Schottelius.) In jedem Falle hat man die Reinzüchtung auf Nährgelatine oder anderen Nährböden weiter zu verfolgen.

Obwohl das Aussehen der Kolonien auf der Agarplatte weniger charakteristisch ist als bei der Gelatine, gelingt der Kulturnachweis auf dieser deshalb weit schneller, weil die Platte bei 37° zu halten ist. Streicht man einen Tropfen von der Oberfläche der Peptonkultur mit der Platinöse auf der Agarplatte[1]) aus, so tritt schon nach 8—10 Stunden die Entwicklung der Kolonien ein.

Endlich ist die Cholerarotreaktion von gewisser diagnostischer Bedeutung. Aus eiweißhaltigen Nährböden entwickeln die Cholerabazillen (wie manche andere) Indol und Nitrite. Gibt man zu einer solchen Kultur reine Salz- oder Schwefelsäure, so wird salpetrige Säure frei und es tritt deutliche rosa- oder burgunderrote Färbung ein. Die Reaktion ist mit einer 24 Stunden alten Peptonkultur bereits ausführbar. Salkowski stellte fest, daß es sich um die bekannte Nitrosoindolreaktion handelt.

Nur durch die charakteristischen Eigenschaften der Kultur ist ein einwandfreies Urteil ermöglicht.

Wenn es sich darum handelt, einen aus den Stuhlgängen gezüchteten Vibrio als Cholera zu identifizieren, so ist die Pfeiffersche Reaktion als sicherstes Merkmal heranzuziehen. Diese entspricht vollkommen der S. 52 u. 53 bei der Typhusdiagnose beschriebenen.

8. Bei Diphtherie. (Taf. II, Fig. 8.)

Die in den diphtherischen Membranen entdeckten und von Löffler reingezüchteten Bazillen sind als die spezifischen Erreger unzweifelhaft erwiesen. Ihre diagnostische Bedeutung ist, außer durch Löffler, durch unzählige Nachprüfungen sichergestellt. Die Stäbchen kommen hauptsächlich in und auf den Membranen, in frischen Fällen oft in Reinkultur, in älteren mit anderen Bakterien gemischt vor; nicht selten findet man sie schon im Rachenschleim der Kranken. Das am gefärbten Präparat zu beobachtende „Bazillennester"-Bild kann oft schon den Ausschlag für die Diagnose geben; in den ande-

---

[1]) Am besten ist es, das geschmolzene, in Petrische Schalen gegossene und wieder erstarrte Agar durch längeres Verweilen im Brutschrank und dadurch bewirktes Abdunsten von dem „Kondensationswasser" zu befreien.

ren Fällen, wo viele andere Bakterien mit vorhanden sind, ist die Diagnose durch die Kultur zu sichern.

Die Diphtheriebazillen kommen in einer größeren und kleineren Form vor, mit ihnen können die „Pseudodiphtheriebazillen" verwechselt werden, da sie zu ähnlicher Aneinanderlagerung neigen und ebenfalls eine gewisse Fragmentierung zeigen. Sie sind aber meist kleiner und dicker als die echten Diphtheriebazillen und zeigen nicht die kolbenartige Endanschwellung. In alkalischer Bouillon gezüchtet, ruft der echte Diphtheriebazillus deutliche Säuerung hervor, die bei den unechten ausbleibt. Der positive Tierversuch (s. u.) ist in fraglichen Fällen von Bedeutung.

Zum Nachweis der Bazillen schabt man am besten mit einer ausgeglühten und wieder erkalteten Platinöse etwas von der Membran ab und streicht es zum Trockenpräparat aus, oder man fährt mit einem leicht ablösbaren Membranfetzen rasch über das Deckglas hin. Zur Anlegung der Kultur bestreicht man mit der Platinöse in 1—2 Zügen die schräg erstarrte Oberfläche von Blutserum[1]) oder Agar, der mit frischem (am besten der Armvene mit einer Pravazschen Spritze entnommenem) menschlichem Blut betropft ist. Nach 12 (oft schon nach 8) Stunden haben sich im Brutschrank die charakteristischen Kulturen in stearinweißen, feinen und gröberen, zunächst isolierten Tröpfchen entwickelt.

Man färbt 1—2 Min. lang unter Erwärmen mit Löfflers alkal. Methylenblaulösung oder 1—2 Min. mit Dahlia-Methylgrün (S. 36) oder 3 Min. mit frischer konz. alkohol. Gentianaanilinwasserlösung. Letztere Färbung verdient den Vorzug, weil man gleich das Gramsche Verfahren anschließen kann. Hierbei ist, wie Plaut hervorhebt, das Abspülen mit Alkohol nicht bis zur völligen Entfärbung fortzusetzen. Statt des Alkohols spült man zweckmäßig mit Anilinöl ab.

Die ganz unbeweglichen Stäbchen sind meist so lang wie die Tuberkelbazillen, aber doppelt so breit; ihre Enden erscheinen oft keulenartig verdickt. Die Färbung ist bes. an

---

[1]) Löfflers Blutserum: 3 Teile Hammel- und Rindsserum, 1 Teil Rindsbouillon, die mit 1 % Traubenzucker, 0,5 % Kochsalz und 1 % Pepton versetzt ist.

den mit Löfflerscher Lösung gefärbten Präparaten in der
Regel nicht gleichmäßig, indem sie von mehr oder weniger
großen Lücken unterbrochen ist. Dadurch entsteht oft ein
körniges Bild, das neben der sog. „Hantelform" bis zu einem
gewissen Grade für die Bazillen charakteristisch ist.

Die Bazillen sind einige Male in virulenter Form auch im
Munde von Gesunden und Leichtkranken gefunden worden;
praktisch wichtiger ist die Tatsache, daß sie tage- und wochenlang nach dem Verschwinden der Membranen noch in der Mundhöhle der Genesenden beobachtet worden sind (Escherich).
Sie haften, nach Flügge, an Spielsachen, Geschirr und Wäsche
4—6 Wochen lang in virulenter Form; werden sie vor völligem
Austrocknen, starker Belichtung und Fäulnisbakterien geschützt, so ist eine Lebensdauer bis zu 6—8 Monaten möglich.
Feuchte Wäsche in schwach belichteten, kühlen Kellern soll
besonders gut konservierend wirken. Die Ansteckung erfolgt
vor allem von Mund zu Mund, durch Auswurf und beschmutzte
Gegenstände. Trocken verstäubt wirken die Bazillen nicht
infektiös. Ob sie auf Fleisch, Milch und Brühe gedeihen und
dadurch die Übertragung erfolgen kann, ist nicht bewiesen.

Eingehender Nachprüfung und Erklärung bedürfen noch die
Beobachtungen über das Vorkommen der Löfflerschen Bazillen
bei Xerosis und manchen Conjunctivitisformen, die klinisch nicht
als Diphtheria conj. anzusprechen sind.

Die Übertragung auf Tiere (1—2 Ösen einer frischen Kultur
subkutan), besonders auf die sehr empfänglichen Meerschweinchen,
ruft keine Diphtherie, aber eine ungewöhnlich schwere Intoxikation
hervor, der die Tiere in 1—4 Tagen erliegen; bei längerer Krank-
heitsdauer werden Lähmungen beobachtet, die genau den post-
diphtherischen gleichen. Löfflers Annahme, daß die Bazillen bei
ihrer Vermehrung an der Infektionsquelle ein den Körper schwer
schädigendes Gift entwickeln, ist von allen Seiten bestätigt. Die
weitere Gefahr der Bazillentätigkeit beruht darauf, daß infolge der
Epithelnekrose anderen Spaltpilzen, besonders den Streptokokken,
eine Eingangspforte eröffnet wird.

Durch die von Behring erprobten künstlichen Immunisierungen,
die sonst empfänglichen Tieren eine hervorragende „Giftfestigkeit"
gegen schwerste Infektionsversuche gewähren, ist von einer anderen
Seite her der Beweis für die spezifische Bedeutung der Diphtheriebazillen erbracht.

9. **Bei Influenza.** (Taf. II, Fig. 9) [1]).

Als ursächliche Erreger der Grippe hat R. Pfeiffer zarte
Stäbchen beschrieben, die durch ihr morphologisches Verhalten und
ihr ausschließliches Vorkommen bei der Influenza, sowie durch die
Möglichkeit der Reinkultur die Annahme ihrer spezifischen Pathogenität sichern. Allerdings steht die erfolgreiche Übertragung noch
aus; aber dies wird nicht überraschen, wenn man berücksichtigt,
daß die Grippe keine einzige Tierspezies spontan befällt. Andrerseits sind manche Tiere, z. B. Kaninchen, für die toxischen Wirkungen wohl empfänglich; sie gehen unter Dyspnoe und lähmungs-
artiger Schwäche zu Grunde. Bei der Züchtung geriet Pfeiffer
anfangs auf große Schwierigkeiten, die erst gehoben wurden, als
er steril aufgefangenes Blut tropfenweise dem schräg erstarrten
Agar (oberflächlich) zusetzte und eine Spur des Grippeauswurfs
einrieb; es erfolgte ergiebiges Wachstum von Kolonien, die beliebig
weiter fortgezüchtet werden konnten. Das Hämoglobin ist für das
Wachstum der Kolonien unentbehrlich.

Zur Herstellung der Reinkulturen empfiehlt Pfeiffer
folgenden Weg. Das Sputumteilchen wird mit 1—2 ccm Bouillon
fein verrieben, um die Influenzakeime möglichst zu verteilen und
die Bildung getrennter Kolonien zu ermöglichen. Sodann wird in
der oben angegebenen Weise die Kultur angelegt.

Alle Kolonien zeigen eine auffallende glashelle Transparenz.
Ihr Wachstum ist aërob; sie gedeihen zwischen 27—42° C. und
sind nach 24 Stunden entwickelt. Sie behalten in Bouillon oder auf
Blutagar 14—18 Tage ihre Virulenz und werden auch in nicht ein-
getrocknetem Sputum gleich lange lebensfähig bleiben (Pfeiffer);
gegen Austrocknen sind sie sehr empfindlich.

Die Stäbchen erscheinen im Sputum oft in Reinkultur: sie
sind ferner schon von Pfeiffer in Parenchymschnitten bei Influenza-
pneumonie und von anderen bei der Influenza-Encephalitis und
Meningitis, endlich auch im Blut gefunden worden.

Zum mikroskopischen Nachweis im Sputum muß dasselbe
stets ganz frisch untersucht werden; es wird in sterilen Glasschälchen ausgebreitet und aus der Mitte der rein eitrigen
Teile etwas entnommen. In frischen unkomplizierten Fällen
findet man, wie Pfeiffer zuerst feststellte (und wir selbst be-

---

[1]) Die Abbildung ist nach einem Originalpräparat des Herrn Kollegen
Pfeiffer entworfen, dem ich für die Überlassung des Präparats hierdurch
danke.

stätigen können), die Stäbchen als Bazillenart oft in Reinkultur
und in sehr reichlicher Zahl. Meist liegen die Bazillen häuf-
chenweise („kolonnenweise aufmarschiert") in der schleimigen
Grundsubstanz des Sputums, teilweise auch in den Eiterzellen.
Sie sind meist nur 2—3 mal so lang als breit. Die Enden sind
abgerundet; bisweilen liegen 2 kurze Bazillen so nahe aneinander, daß man sie für Diplokokken anspricht. Sie sind unbeweglich und besitzen keine Kapsel.

Zu Beginn der Krankheit sind die Stäbchen meist sehr
reichlich. Bei fortschreitender und ablaufender Krankheit
nimmt die Zahl der freien Bazillen ab, während die Eiterzellen geradezu mit ihnen vollgepfropft erscheinen. Dann
treten auch häufig Degenerationsformen auf; die Stäbchen sind
bröcklig, schlechter färbbar u. s. f.

Die **Färbung** der Deckglaspräparate gelingt am besten mit frisch
bereiteter, stark verdünnter, noch durchscheinender Ziehlscher
Karbolfuchsinlösung, auf der die Gläser 10—20 Minuten schwimmen.
Abspülen in Wasser. Trocknen. Einbetten in Canadaxylol.

Die zierlichen Stäbchen, frei und intercellular, zeigen teils
gleichmäßige Färbung, teils an den Endpolen lebhaftere Tinktion,
sodaß man sie nicht selten als Diplokokken ansieht.

10. Bei der orientalischen Beulenpest.

Der Bazillus der Bubonenpest wurde von Yersin gefunden
und sein regelmäßiges Vorkommen in den geschwollenen
Lymphdrüsen und deren Eiter, sowie in Lunge, Leber, Milz
und Blut sicher erwiesen; die Einwanderung der Keime erfolgt
wohl hauptsächlich von der Haut und den Lungen aus, kann
aber auch vom Darm aus stattfinden.

Von den Tieren sind Mäuse, Kaninchen, Meerschweinchen
und besonders die Ratten empfänglich; letztere spielen bei der
Verbreitung der Pest eine wesentliche Rolle. Bei der letzten
Epidemie in Canton ging dem Ergriffenwerden der Menschen
2—3 Wochen ein großes Sterben der Ratten voraus und dies
wiederholte sich in jedem neu befallenen Stadtteile.

Die Bazillen sind kurze, dicke, kaum bewegliche Stäbchen
mit abgerundeten Enden, die sich bei der Behandlung mit
basischen Anilinfarbstoffen besonders stark färben (Polfärbung).

Bei der Gramschen Methode werden die Bazillen nicht gefärbt. Die Züchtung der Bazillen gelingt leicht auf den üblichen Nährböden bei Zimmer- und Körpertemperatur. Auf Gelatine wachsen sie in kleinen, runden, feinkörnigen Kolonien. Auf Agar bilden sie einen weißgrauen, irisierenden Belag. Bouillon wird durch ihr Wachstum nicht getrübt; am Boden lagern sich Flocken von Bakterien ab, so daß sich eine gewisse Ähnlichkeit mit Streptokokken zeigt.

Yersin fand das Wachstum am besten in alkalischer 2% Peptonlösung, der 1—2% Gelatine zugesetzt sind. Gas- und Indolbildung bleibt aus.

Sporen sind nicht beobachtet worden. Daher auch die geringe Widerstandsfähigkeit. Erhitzen auf 80⁰ tötet die Bazillen in 10—20 Minuten, auf 100⁰ in wenigen Minuten; Behandlung mit 1% Karbollösung in 1 Stunde.

In dem ersten und bisher einzigen Falle von Beulenpest, der nach Deutschland (Hamburg) eingeschleppt und von Dr. Schottmüller und mir diagnostiziert worden ist, hat Dr. Schottmüller die Stäbchen aus dem lebenden Blute gezüchtet.

Der zweite Fall von Pest, der in Deutschland (Berlin) beobachtet wurde, war durch Ansteckung im Laboratorium entstanden und mahnt zur Vorsicht.

Die Einspritzung abgetöteter Pestkulturen soll nach Haffkine einen gewissen Schutz gewähren. Infektion mit Pestbazillen in nicht tödlicher Gabe verleiht dem Blutserum immunisierende Eigenschaften.

11. Bei Dysenterie.

Von verschiedenen Autoren, namentlich von Shiga, Flexner und Kruse, ist in den letzten Jahren in den Entleerungen und z. T. auch in den Organen Dysenteriekranker ein konstanter Bakterienbefund bei einer größeren Zahl von Fällen (Epidemien) erhoben worden, der den Untersuchungen früherer Jahre gegenüber deswegen an Bedeutung gewonnen hat, weil das gezüchtete Bakterium von dem Blutserum Dysenteriekranker im Sinne der Widalschen Reaktion bei Typhus zur Agglutination gebracht wird und dadurch die ätiologische

Rolle des „Bacillus dysenteriae" wenigstens für eine Reihe von
Epidemien wohl sichergestellt ist.

Nach Shiga und Kruse handelt es sich um ein dem
Typhusbazillus bez. Bact. coli nahestehendes plumpes Stäbchen,
das morphologisch diesen völlig gleicht und nach Gram entfärbt wird. Es besitzt aber nur mäßige Eigenbewegung, die
nach Kruse überhaupt fehlt. Es bildet auf Gelatine, die nicht
verflüssigt wird, leicht gelblich fein granulierte Kolonien, auf
Agar einen bläulichen, durchsichtigen Belag. In Zuckeragar
keine Gasbildung. Auf Kartoffel nach 24 Stunden kaum sicht-
barer, weißlich glänzender Belag; erst später bildet sich ein
bräunliches, moosartiges Häutchen. Bouillon wird diffus getrübt. Keine Indolreaktion. In Lackmusmolke Säurebildung.
Milch gerinnt nicht.

Der Bazillus wird durch das Serum der Kranken in demselben Verhältnis wie bei Typhus agglutiniert.

Bacterium coli commune und *Bacterium lactis aërogenes*.

Im Anschluß an die pathogenen Bazillen wollen wir 1. das
Bacterium coli commune (Escherich) kurz besprechen,
da dasselbe in den letzten Jahren eine größere Bedeutung dadurch erlangt hat, daß es als Erreger eitriger (Perforations-)
Peritonitis, Angiocholitis und mancher Formen von Cystitis
angetroffen worden ist. Wir selbst haben wiederholt das Bakterium im cystitischen Harn in Reinkultur gefunden, ferner
häufig in dem entzündlichen Exsudat der Gallenblase und
Gallenwege (bei Operation und Nekropsie), endlich auch mehrmals im lebenden Blute solcher Kranken, die an schwerer —
tödlicher — Cholangoitis litten, und bei einigen seltenen Fällen
von Puerperalfieber, wo die Stäbchen mit Streptokokken vereint im Blute und in metastatischen Herden erschienen.
Schmidt und Aschoff fanden das Bacterium coli comm. bei
14 Fällen von Pyelonephritis 9 mal in Reinkultur vor. Es zeigt
sich regelmäßig im Dickdarm von Kindern und Erwachsenen,
sowie in allen Darmentleerungen.

Es erscheint in zarter oder plumper Kurzstäbchenform,
von 0,4 μ mittlerer Länge, an denen träge Eigenbewegung
~~-------~~ werden kann, die durch eine oder mehrere polare

Geißelfäden bewirkt wird. Die Stäbchen liegen oft paarweise zusammen. Die Färbung gelingt in der gewöhnlichen Weise; bei dem Gramschen Verfahren werden sie entfärbt.

Bei der Reinzüchtung auf der Gelatineplatte wachsen die Stäbchen in einer den Typhusbazillen gleichenden Form, indem sie in der Gelatine kleine weißliche Flecke, auf derselben mit leicht zackigen Rändern versehene Häutchen bilden und keine Verflüssigung bewirken. Sie trüben die Bouillon, wachsen auf Agar in Form grauweißer, auf Kartoffeln unter dem Bilde maisgelber saftiger Auflagerungen. (s. S. 50.) Von differentialdiagnostischer Bedeutung ist die Tatsache, daß sie Traubenzuckerlösungen unter reichlicher (CO_2) Gasbildung vergären und die Milch (bes. bei Brutwärme) rasch unter starker Säurebildung zur Gerinnung bringen, daß endlich bei Züchtung auf peptonhaltigen Nährböden die Nitrosoindolreaktion hervorzurufen ist, die sich bei Zusatz von 1 ccm 0,02% Kaliumnitritlösung zu 10 ccm Bouillonkultur und Zuträufeln weniger Tropfen reinster Schwefelsäure in deutlicher Rosafärbung anzeigt. (S. hierzu auch S. 52 u. 60.)

2. Das gleichfalls von Escherich zuerst beschriebene Bacterium lactis aërogenes hat mit dem Bact. coli comm. vielfache Ähnlichkeit. Es kommt regelmäßig im Säuglingsstuhl, nicht selten auch im Stuhl von Erwachsenen vor, kann gelegentlich aber pathogene Wirkungen entfalten. Besonders interessant ist die Tatsache, daß es von Heyse als Erreger der Pneumaturie sicher erwiesen ist. Die Infektion der Blase war hier wahrscheinlich durch den Katheter bewirkt; die Stäbchen fanden sich bei der betr. Kranken sowohl in dem schaumigen Vaginalsekret als auch im Stuhl und (post mortem) im Koloninhalt vor.

Es tritt in Form ziemlich dicker Kurzstäbchen auf, die durch ihr nicht selten paarweises Zusammenliegen das Bild eines Diplococcus wachrufen. Die Stäbchen sind völlig unbeweglich, gleichen sonst dem Bact. coli darin, daß an ihnen keine Sporenbildung beobachtet wird und daß sie sich nach Gram entfärben.

Bei der Reinzüchtung treten merkliche Unterschiede zwischen den beiden Kurzstäbchenarten hervor.

Das Bact. lact. bildet auf der Platte einen sehr dichten, weißglänzenden Belag, in der Stichkultur eine Kette perlartig aneinandergereihter, weißer Kolonien; und besonders in letzterer sind, wenn die Impfstichöffnung sofort geschlossen wird, schon nach 24 Stunden linsengroße Gasblasen zu sehen, die sich rasch vermehren und vergrößern, sodaß die Gelatine stark gedehnt wird. Die Kulturen sind völlig geruchlos. Auf der Kartoffel erscheinen mehrere Millimeter dicke, grauweiße Auflagerungen, die feuchten Glanz und reichliche Gasblasen zeigen, welche bei Bact. coli hier nicht gebildet werden. Frisches Agar ist schon nach 4 Stunden auf der ganzen Oberfläche von einem so dichten weißen Belag überzogen, wie er bei Bact. coli erst viel später zu beobachten ist. Die Milch gerinnt nach 24 Stunden in großen Klumpen, die sich von dem klaren Serum abscheiden; dabei ist die Gasbildung weit stürmischer, wie bei Bact. coli.

III. Spirillen.

Spirochaeta Obermeieri bei Febris recurrens. (Fig. 1.)

In allen Fällen von Recurrens findet sich im Blut regelmäßig und nur bei dieser Krankheit ein schraubenartig gewundenes, gleichmäßig zartes und helles Bakterium, das 1873

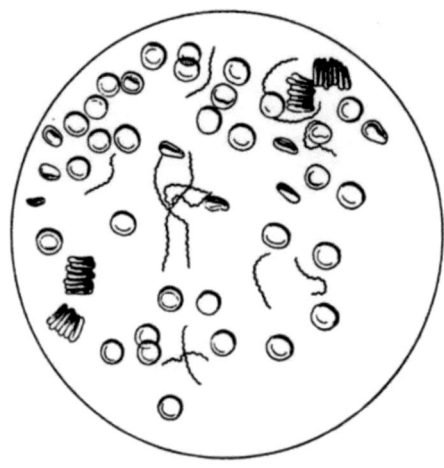

Fig. 1.
Spirochaeta Obermeieri. V. 380.

von Obermeier entdeckt und mit aller Sicherheit als ursächlicher Erreger der Krankheit angesprochen wurde. Die Spirillen sind schon im frischen ungefärbten Blut, bei etwa 350 bis 450 facher Linearvergrößerung, sehr deutlich zu erkennen und verraten sich dem Auge am meisten durch ihre ungemein lebhaften, spiralig fortschreitenden Bewegungen, die

mit großem Ungestüm ausgeführt werden und gerade im Wege
befindliche Zellen oft lebhaft zur Seite stoßen. Während sie
in der Regel nur einzeln im Gesichtsfeld erscheinen, sieht man
sie gar nicht selten auch in größeren Gruppen vereint, so daß
rattenkönigähnliche Bilder zu Gesicht kommen. Die Mikrobien
bieten eine sehr wechselnde Länge dar; sie variieren zwischen
der doppelten bis 5 fachen Größe des Durchmessers einer
roten Blutzelle; ihre Enden sind meist etwas spitzer als der
übrige Schraubenfaden. Sie zeigen sich stets nur im Blut,
nie in den Se- oder Exkreten, erscheinen kurz vor oder im
Beginne des Fieberanfalles, vermehren sich sehr auffällig
während desselben, um mit dem Abklingen des Fiebers völlig
zu verschwinden und bei jedem neuen Relaps einen ähnlichen
Zyklus zu wiederholen.

Ihre Züchtung ist noch nicht gelungen, wohl aber sind
erfolgreiche Übertragungen mit dem spirillenhaltigen Blute
auf Menschen und Affen ausgeführt. Die Ansteckungsart ist
noch unklar, wird vielleicht durch Flöhe bewirkt.

Ihr Nachweis im Blut ist für die Diagnose absolut entscheidend.

Die Färbung ist ganz unnötig; will man sie vornehmen, so
kann man nach Günther die Bluttrockenpräparate 10 Sekunden
lang mit 5 % Essigsäure benetzen (zur Entfernung des Hämoglobins
aus den roten Blutzellen) und 10 Minuten mit Gentianaviolett-Anilin-
wasser färben. Sie nehmen aber auch alle anderen Anilinfarbstoffe
in wäßriger Lösung rasch und begierig an.

2. Streptotricheen.

Diese nehmen eine Mittelstellung zwischen Bakterien und
Fadenpilzen ein, indem sie wie die Pilze ein Mycel bilden,
das durch wahre Teilung — dichotomische Verästelung der
einzelnen Fäden — entstanden ist, und andererseits der aus
der Keimzelle gebildete Pilzfaden homogen und zart erscheint
im Gegensatz zu dem doppeltkonturierten Faden der Schimmelpilze.

Die Fortpflanzung der Pilze erfolgt durch Segmentierung
der Lufthyphen (s. u.) und folgende Zerstreuung.

Bei manchen Streptotricheen bilden sich am Ende oder in
der Mitte der Fäden kolbige Anschwellungen, die auf gallertiger Quellung der Membran beruhen und wohl auf regressive
Veränderungen zurückzuführen sind. Die Kolben findet man in
der Regel nur an dem Material, das dem Tierkörper entnommen ist. Man findet sie in den derben gelblichen Kör-
nern, während in grauen, leicht zerdrückbaren Körnchen nur
kolbenlose — junge — Fäden zu sehen sind.

Hauptvertreter der Gruppe ist

der Aktinomyces.

Er führt bei Rindern häufig zu Geschwülsten der Kiefer, Zunge
und Mundhöhle und wurde 1878 von Bollinger zuerst beschrieben.
Auch beim Menschen befällt er mit Vorliebe die Mundhöhle, besonders kariöse Zähne und führt zu brettharten Infiltraten nahe den
Kieferwinkeln; nicht selten aber gelangt er auch in die Atmungswege, leitet fötide Bronchitis, peribronchitische und pneumonische
Herde, sowie eitrige, bisweilen auch nur seröse Pleuritis, Peri-
pleuritis und mediastinale Prozesse ein. Manchmal erinnert das
Krankheitsbild durchaus an phthisische Prozesse. Weit seltener
tritt er rein lokal an der äußeren Haut oder in der Bauchhöhle
auf; im letzteren Falle kann es zu Verschwärungen mit Durchbruch in den Darm kommen und aktinomyceshaltiger Eiter
im Stuhl gefunden werden. J. Israel, der diese Mykose beim
Menschen zuerst richtig deutete, Ponfik, Bostroem u. a. haben
vorzugsweise zur Kenntnis der Strahlenpilzerkrankung beigetragen.
J. Israel hat auf kariöse Zähne als Infektionspforte hingewiesen
und in einem Falle von Lungenaktinomykose in einem kranken
Herde das Fragment eines kariösen Zahnes aufgefunden.
Bostroem, der das biologische Verhalten des Pilzes genauer studierte, beschuldigt die Getreidegrannen besonders der
Gerste, an denen der Pilz häufig vorkommt, als Infektionsträger. Dem entspricht der auffallend oft auf die Herbst-
monate fallende Beginn des Leidens.

Bei der Krankheit finden sich in dem durch spontanen
Aufbruch oder Inzision entleerten Eiter oder im eitrigen
Sputum, bez. auch in den eitrigen Beimengungen der Fäces
matt oder gesättigt gelbgefärbte, kleinste, eben sichtbare bis stecknadelkopfgroße Körnchen, von meist
käsiger Konsistenz. Zerdrückt man ein solches Körnchen, so

sieht man oft schon am ungefärbten Präparate zahlreiche Fäden mit mehr oder weniger glänzenden, birn- und keulenförmigen Enden in Form kleiner Fächer oder abgerundeter drusiger Gebilde angeordnet (Fig. 2). Im Sputum sind daneben u. U. elastische Fasern und Fettkörnchen zu finden.

Die Diagnose ist schon am ungefärbten Präparate meist sicher zu stellen. Hin und wieder begegnet man

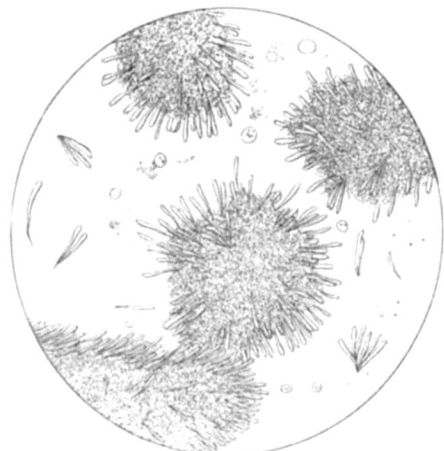

Fig. 2.
Aktinomyces hominis (Lunge). V. 350.

täuschend ähnlich geformten Gebilden, die nur beim Vergleich mit wirklichen Aktinomycespräparaten dadurch gewisse Unterschiede darbieten, daß die keulenförmigen Anschwellungen weniger stark sind. Die Behandlung solcher Präparate mit Alkohol oder Äther zeigt, daß es sich um eigentümlich drusig angeordnete Fettkrystalle handelt. Ich bin solchen Gebilden je einmal bei karzinomatöser Pleuritis und Lungenabszeß begegnet. Absolut sicher wird die Diagnose auch durch die Färbung erwiesen.

Färbung. 1. Man färbe das Trockenpräparat 30—40 Minuten in erhitzter Karbolfuchsinlösung, dann für 10—15 Minuten in Lugolscher Lösung, entfärbe mit Alkohol und spüle in Wasser ab.

2. Man färbe 5—10 Minuten lang in gesättigter Anilinwasser-Gentianaviolettlösung, spüle in physiologischer Kochsalzlösung ab,

trockne mit Fließpapier, bringe das Präparat für 2—3 Min. in Jodjodkalilösung (1:2:100), trockne wieder mit Fließpapier, entfärbe
in Xylolanilinöl (1:2) und wasche mit Xylol aus. Einbetten in
Canadabalsam (Weigert). Das Mycel erscheint lebhaft dunkelblau
gefärbt. Will man auch die zelligen Elemente färben, so ist die
vorherige etwa 3 Min. lange Färbung mit Lithionkarmin ratsam,
damit die stark rot gefärbten Kerne sich lebhaft abheben.

3. Nach Babes: 5 Minuten lange Färbung mit gesättigter
Anilinwasser-Gentianaviolettlösung, sodann 24 Stunden in einer konzentrierten wäßrigen, 2% Anilinöl enthaltenden Safraninlösung;
darauf 1 Minute in Jodjodkalilösung. Auswaschen in Alkohol. Die
Fäden des Pilzes sind blau, die kolbigen Enden gelbrot.

4. Auch durch längere Behandlung mit gesättigter Orceïn-
lösung in Essigsäure und Wasser ist nach Israel eine burgunderrote Färbung der Endkolben zu bewirken.

Die von Israel und Bostroem beschriebenen Pilze galten
anfangs als gleichartig. Weitere Untersuchungen haben aber
gelehrt, daß es verschiedene Arten gibt.

Die Bostroemsche Art, von Kruse als Streptothrix actinomyces bezeichnet, zeigt wesentlich aërobes Wachstum,
schönes vielverzweigtes Fadennetz und ist nicht übertragbar
auf Tiere.

Dementgegen ist der Wolf-Israelschen Art ein vorwiegend
anaërobes und weniger lebhaftes Wachstum und die Pathogenität für Tiere eigen.

Die von Bruns gegebene Beschreibung spricht endlich
dafür, daß es wahrscheinlich noch mehr als diese 2 Arten des
Aktinomyces gibt.

Zur Anlegung der Kultur werden die charakteristischen
Körner zwischen sterilen Glasplatten zerrieben und auf dem
Nährboden kräftig ausgestrichen. Nach mehreren Tagen entwickeln sich kleine graue Kolonien, die allmählich zu undurchsichtigen Knötchen mit strahligen Ausläufern auswachsen. Auf
Serum nehmen die Kolonien einen rötlichen Farbenton an und
bedecken sich mit weißlichem Flaum (Luftfäden). Mit der Zeit
wachsen die Kolonien zu einer festen runzeligen Einlagerung
zusammen.

Anhangsweise sei hier erwähnt, daß man in neuester Zeit bei
verschiedenen Bakterien: Tuberkel- und Pseudotuberkel-, Diphtherie-

und Rotzbazillus gelegentlich Verzweigungen und Kolbenbildungen
gesehen hat und daher geneigt ist, auch diese Bakterien den Streptotricheen anzureihen.

3. Sprofs- oder Hefepilze.

Im Gegensatz zu den gleich zu besprechenden Schimmelpilzen besitzen die Sproßpilze weder Mycel noch Konidien.

Die Vermehrung findet durch einfache Sprossung in
der Weise statt, daß an einer oder gleichzeitig an mehreren Stellen
der Zelloberfläche runde oder eiförmige Ausstülpungen auftreten,
die mehr oder weniger rasch die Größe der Mutterzelle erreichen
und sich dann ablösen oder mit anderen zusammen die Sproßver-
bände bilden helfen.

Die an der Oberfläche verdorbener alkoholischer Flüssigkeiten
sich bildende Kahmhaut besteht aus solchen Verbänden der
Hefezellen (Saccharomyces cerevisiae), der häufigsten Form der
Sproßpilze.

In seltenen Fällen kann es auch bei den Sproßpilzen zu Faden-
wachstum und Mycelbildung kommen.

Beim Menschen findet man die Hefepilze am häufigsten in
dem erbrochenen oder ausgeheberten Mageninhalt (s. u. Abschnitt IV) bei Ectasia ventriculi, wobei sie durch die hervorgerufene Gärung große Unbequemlichkeit veranlassen.

Von Busse ist nachgewiesen, daß die Sproßpilze in seltenen
Fällen auch pathogen sein können. Er fand bei einer chronischen Pyämie einen Hefepilz, dessen Züchtung auf den
gewöhnlichen Nährböden gelang. Bei Tieren erzeugte der
kultivierte Pilz eine ähnliche Krankheit, wie bei dem erkrankten
Menschen.

Ob die Sproßpilze bei malignen Neubildungen von Bedeutung
sind, ist noch völlig unerwiesen.

4. Schimmel- oder Fadenpilze.

Diese stark verbreiteten Pilze sind durch ein einfaches
Laub (den sog. Thallus) ausgezeichnet, das aus chlorophyll-
freien Zellen besteht, die zu mehr oder weniger langen verzweigten und miteinander verbundenen Fäden (Hyphen) ausgewachsen sind und ein dichtes Flechtwerk, das Mycel, bilden.
Aus diesem heben sich bei der Fruktifikation die Frucht-

träger (Fruchthyphen) ab, die durch ihren eigenartigen
Bau oder vielmehr durch die Art der auf ihnen sich abspie-
lenden Frucht- (Konidien- oder Sporen-) Entwicklung die
Unterscheidung der verschiedenen Schimmelpilze voneinander
zulassen.

Die Züchtung der Pilze geschieht am zweckmäßigsten auf
Brotbrei. Bei gelinder Wärme leicht geröstetes Graubrot
wird zu einem feinen Pulver gerieben und in einem Glaskölbchen mit so viel Wasser versetzt, daß es einen weichen

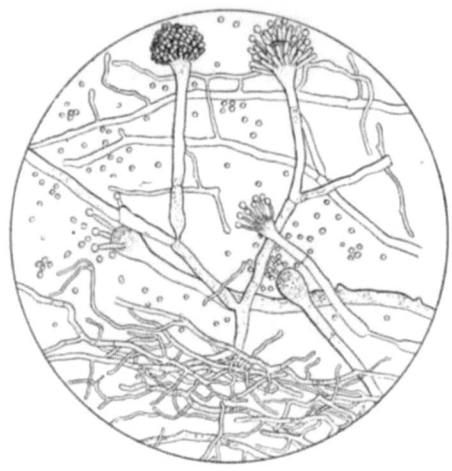

Fig. 3.
Aspergillus fumigatus. V. 350.

Brei bildet. Dann wird das Gläschen in derselben Weise im
Dampfkochtopf sterilisiert, wie dies oben (S. 14) für die Reagensgläser beschrieben ist.

Ärztliches Interesse beanspruchen der Kolbenschimmel
(Aspergillus), der Pinselschimmel (Penicillium) und
Blasenschimmel (Mucor). Bei den ersteren (Fig. 3) zeigt
der Fruchtträger eine kolbige Endanschwellung, auf der mehr
oder weniger zahlreiche, kleine, flaschen- oder kegelförmige
Gebilde aufsitzen, von denen sich die runden oder eiförmigen
Sporen abschnüren. Bei den Penizillien teilen sich die ge-
gliederten Fruchtträger zunächst in kurze Äste, die sog.

Basidien, von denen büschelförmig feine Ausläufer, die Ste-
rygmen, abgehen mit den reihenartig ansitzenden Sporen.
Bei den Mukorineen (Fig. 4) zeigen die ungeteilten und
ungegliederten Fruchthyphen eine endständige, kuglige,
protoplasmatische Anschwellung, das Sporangium, das vom
Fruchtträger durch eine Platte, die Columella, geschieden
ist und die durch Scheidewände vöneinander getrennten Sporen
beherbergt. Bei der Reife verlassen dieselben das geplatzte
Sporangium.

Daß die Schimmelpilze im allgemeinen nur selten zu krankhaften Veränderungen im menschlichen Körper führen, rührt
daher, daß es im lebenden Gewebe nie zu einer Vermehrung
der Pilze kommen kann und die angerichtete Störung daher
genau im Verhältnis zur Zahl der eingedrungenen Sporen
steht. Von diesen aber kann offenbar — selbst wenn sie zu
einer Art gehören, deren pathogene Eigenschaften erwiesen
sind — eine gewisse Menge ohne besonderen Schaden aufgenommen werden.

Von den Penizillien sei hier nur kurz das Penicillium
glaucum erwähnt, das man überall antrifft, wo man „Schimmel"
wahrnimmt. Es bildet auf Brotbrei anfangs zarte, weiße Flocken,
die meist rasch in einen grünen Rasen übergehen. Es wirkt
nicht als Krankheitserreger.

Solche Wirkungen sind hauptsächlich von dem Aspergillus fumigatus (Fig. 3) bekannt, der einen schmutzig-
grünen, niedrigen Rasen und ziemlich kleine, helle Sporen
bildet. Er ist beobachtet bei manchen Formen von Pneumono-
mykose (Virchow, Dusch, Lichtheim) und gewissen Horn-
hauterkrankungen (Leber), die durch Trauma und gleichzeitige Einschleppung von Aspergillusvegetationen hervorgerufen sind. Bei der Lungenmykose entwickeln sich die Pilze
als Saprophyten auf alten tuberkulösen Herden, hämorrhagischen Infarkten, Krebsnestern u. s. w.

Die Keime dieses Pilzes finden sich überaus häufig im
Brot; läßt man nicht sterilisierten Brotbrei einige Tage im
Brutschrank stehen, so kann man sehr gewöhnlich eine üppige
Aspergilluskultur-Entwicklung beobachten.

Auch Mucorarten können zu schweren Störungen (Ulzera-
tionen, Prozessen in Lungen und Darm) Anlaß geben (Licht-

heim). Von Bedeutung ist namentlich M. corymbifer (Fig. 4),
der dichten schneeweißen Rasen bildet.

Zur mikroskopischen Untersuchung eignen sich am besten
ungefärbte Präparate, die man durch Zerzupfen von Pilz-
flocken in schwach ammoniakhaltigem, 50 % Alkohol gewinnt
und in Glyzerin bei einer Vergrößerung von 150—250 besichtigt.

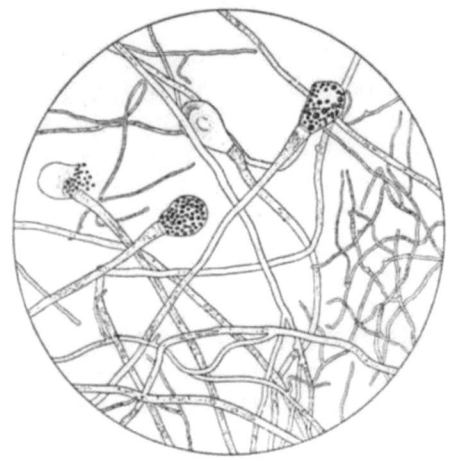

Fig. 4.
Mucor corymbifer. V. 350.

Zur **Färbung** ist ausschließlich Löfflers alkalische Methylenblaulösung, die Mycel und Fruchthyphen, aber nicht die
Sporen färbt, anzuraten.

Bei den **Oidiumarten** kann man über die systematische
Einreihung im Zweifel sein. Es handelt sich bei diesen um
weit einfacher gebaute Pilze, bei denen sich keine Fruchtköpfe
gebildet, die vielmehr gleich von den aus dem Mycel heraus-
wachsenden, glashellen Hyphen die Sporen reihenartig abschnüren. Am bekanntesten von ihnen ist das Oidium lactis,
das ein regelmäßiger Begleiter der Milch, besonders der sauer
werdenden Milch ist.

Der Soorpilz (Oidium albicans), Fig. 5, wurde lange
Zeit mit ihm verwechselt. Er wird bald zu den Sproßpilzen

(Grawitz), bald zu den niederen Schimmelpilzen (Plaut) gerechnet. Man reiht ihn aber wohl mit größerem Recht den Schimmelpilzen an. Er findet sich regelmäßig in den weißen, stets ohne Verletzung der Schleimhaut abhebbaren, flockigen oder mehr häutigen Auflagerungen, denen man bei Kindern oder geschwächten Kranken, besonders bei Phthisikern an der Schleimhaut der Mundhöhle begegnet. Weit seltener kommt er in der Vagina von Schwangeren oder im Ösophagus vor.

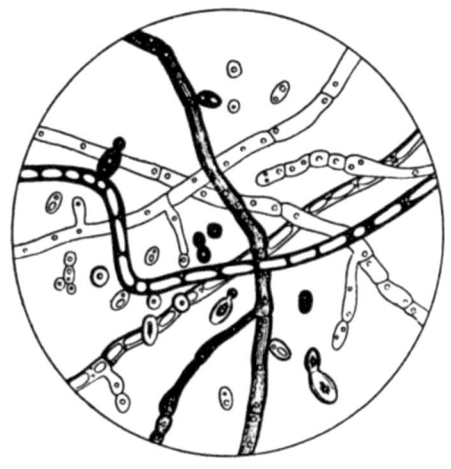

Fig. 5.
Soorpilz. V. 350.

Pathogene Eigenschaften kommen ihm fast nie zu; indes hat schon E. Wagner das Eindringen von Pilzfäden in das Gewebe der Ösophagusschleimhaut und Zenker ihre Anwesenheit in Gehirnabszessen beobachtet; auch hat in jüngster Zeit Klemperer echte, allgemeine Soormykose durch intravenöse Injektion von Soor-Reinkultur bei Kaninchen erzielt.

Zum Nachweis genügt das Zerdrücken eines kleinsten Flöckchens der fraglichen Schleimhautauflagerung zwischen Deckglas und Objektträger. Man sieht massenhafte, glasige, vielfach gegliederte und verzweigte Fäden mit zahlreichen freien, stark glänzenden Sporen, die aber auch in den mit einander verbundenen Fäden selbst auftreten. Durch Zusatz verdünnter Kalilauge wird das Bild meist deutlicher.

Ungleich größeres Interesse für den Arzt beanspruchen einige, ebenfalls zu den Oidiumformen gehörende Pilze, die wohlcharakterisierte **Hauterkrankungen** hervorrufen: es sind das **Achorion Schoenleinii**, das den **Favus**, das **Trichophyton tonsurans**, das die gleichnamige **Herpes**form bedingt, und das **Mikrosporon furfur** der **Pityriasis versicolor**.

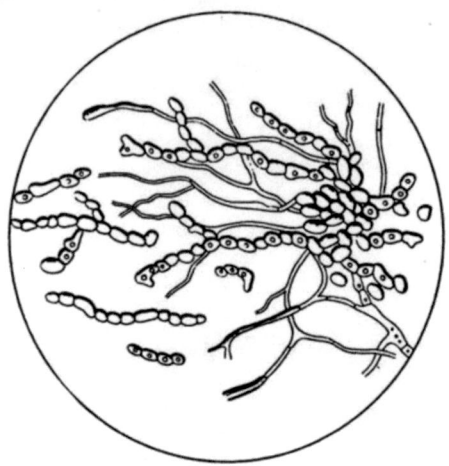

Fig. 6.
Achorion Schoenleinii (nach Bizzozero). V. 400.

Achorion Schoenleinii. (Fig. 6.)

Der Favus kommt fast ausschließlich in der **behaarten Kopf**haut, weit seltener an den Nägeln (Onychomycosis favosa) oder andern Körperteilen vor und zeigt im Beginn ein gelbes, von einem Haar durchbohrtes Bläschen, oder das charakteristische, ebenfalls um ein zentralgelegenes Haar gebildete, rein gelbe Schüsselchen: **Scutulum**. Durch Zusammenfließen zahlreicher Scutula entsteht oft ausgedehnte Borkenbildung, an deren äußerer Zone meist noch die Scutulumbildung deutlich ist. Die Haare erscheinen stets glanzlos, werden brüchig, fallen aus oder sind durch leichten Zug zu entfernen, ihre Wurzelscheiden sind angeschwollen und undurchsichtig gelb. Die an den Fingernägeln vorkommende Pilzwucherung führt entweder nur zu umschriebenen gelblichen Auflagerungen oder zu einer tieferen Erkrankung des Nagels selbst, der seinen Glanz verliert und brüchig wird.

Die von Schoenlein 1839 zuerst entdeckten und nach
ihm benannten Pilze sind sowohl in den Wurzelscheiden und
zwischen den Fasern des Haarschaftes, als auch in den abgeschabten Bröckeln der Fingernägel, ganz besonders massenhaft — oft geradezu in Reinkultur — in den dellenförmigen,
gelben Scutulis zu finden. Zur Untersuchung genügt es,
ein Flöckchen davon mit Wasser oder etwas ammoniakhaltigem
Alkohol zu verreiben und in Glyzerin anzusehen.

Die Pilze bilden ein dichtes Mycel, das aus geraden
und wellig gebogenen, verzweigten, glasigen Fäden besteht,
die hier und da deutliche Ausbuchtungen oder ganze Reihen
von ziemlich großen, stark lichtbrechenden Sporen zeigen,
die mehr oder weniger reichlich auch frei, aber dann meist in
Ketten und Häufchen zu sehen sind.

Trichophyton tonsurans.   (Fig. 7.)

Während die Auffindung der Pilze beim Favus stets leicht
und regelmäßig gelingt, bietet dieselbe beim Herpes tonsurans
meist große Schwierigkeiten dar und erfordert stets viele Ge-
duld. Dies rührt daher, daß die Pilzelemente nie in der
Massenhaftigkeit wie beim Favus vorhanden und die entzündlichen Reizerscheinungen weit stärker sind.

Die Pilzwucherung befällt sowohl die behaarte, als auch
die unbehaarte Haut und die Haare und Nägel. Die er-
krankte Oberhaut wird nur in den allerobersten Schichten betroffen.
Die im Beginn kleinen, roten und oft schuppenden Flecke, später
durch Konfluenz selbst handgroßen Herde sind meist von Bläschen-
oder Pustelbildung begleitet. Ist — wie so häufig — die Bart-
gegend befallen, so sind in der Regel heftige Entzündungserscheinungen vorhanden. Hier sowohl, wie an der Kopfhaut, wo die
entzündlichen Reizerscheinungen aber stets geringer sind, werden
die Haare zunächst glanzlos und brüchig, dann durch den Prozeß
zum Abbrechen geführt (daher H. tonsurans), oder beim Hinein-
wuchern der Pilze in die Wurzelscheiden und in die Haarsubstanz
zum Ausfallen gebracht. Auch die Fingernägel können durch
die Pilzwucherung teilweise oder ganz brüchig werden.

Als Erreger des Herpes tonsurans wurde von Gruby und
Malmsten (1844/45) das Trichophyton tonsurans entdeckt.
Die oft langen, wenig verzweigten Fäden bilden ein deutliches

Mycel, in dem in der Regel lange, sporenhaltige Fäden wahr-zunehmen sind. Anhäufungen freier Sporen (wie bei Favus) sind selten; meist läßt ihre Lagerung dann noch deutlich die Entstehung aus Sporenketten erkennen. Dagegen findet man in den Wurzelscheiden und Haaren häufiger größere Sporen-gruppen.

Nachweis. Zur Diagnose genügt selten die Untersuchung von 1 oder 2 kranken Haaren; meist muß man eine ganze

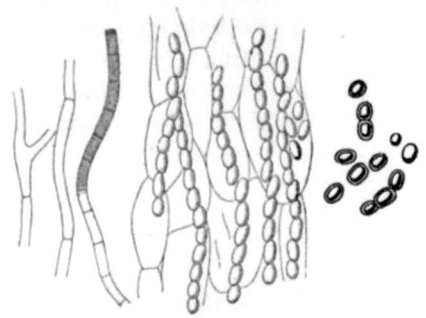

Fig. 7.
Trichophyton tonsurans, Fäden- und Sporenreihen.
(Nach Bizzozero.) V. 400.

Reihe, 10, 12 und mehr, einer sorgfältigen Bearbeitung und Betrachtung unterwerfen. Am besten untersucht man die zer-zupften Haarstümpfe in Glyzerin, dem etwas Essigsäure zuge-fügt ist.

Der Beweis, daß es sich bei den beiden soeben beschrie-benen Pilzen um wirklich verschiedene Oidiumformen handelt, ist von Grawitz mit Sicherheit durch Züchtung und erfolg-reiche Übertragung erbracht worden.

Mikrosporon furfur. (Fig. 8.)

Bei der Pityriasis versicolor wurde 1846 von Eichstedt ein Pilz entdeckt, der ebenfalls mit voller Sicherheit als ur-sächlicher Krankheitserreger aufzufassen und Mikrosporon furfur benannt ist.

Die Pilze dringen ausschließlich in die obersten Schichten der Epidermis ein und führen zur Bildung kleiner, meist kreisrunder,

selten etwas erhabener, mattgelber oder mehr bräunlicher Flecke.
Die Eruptionen vergrößern sich in der Regel nur langsam, bleiben
oft zerstreut, erreichen aber nicht so selten durch Zusammenfließen
zahlreicher benachbarter Flecke eine solche Ausbreitung, daß der
ganze Rumpf von ihnen gleichmäßig überzogen erscheint und nur
kleinere oder größere Inseln gesunder Haut dazwischen sichtbar
sind.   Die Flecke bieten ab und zu eine schwach kleienförmige
Schuppung dar.

Nachweis. Betupft man einen kleinen Fleck mit 10% Kalilösung und schabt nach etwa ¼ Minute mit einer Blattsonde

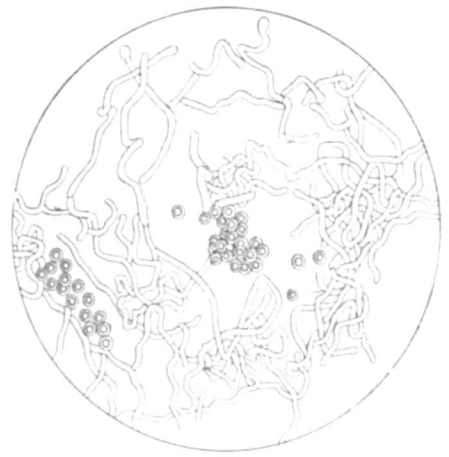

Fig. 8.
Mikrosporon furfur. Durchgepaustes Mikrophotogramm. V. 350.

etwas von der erweichten, oberen Schicht ab, so sieht man be-
etwa 350 facher Vergrößerung massenhafte, meist kurze, gebogene, gegliederte und verästelte, helle Pilzfäden mit trauben-
förmig gruppierten, stark lichtbrechenden Sporen.

Anhang.

Die Leptothrix kommt am häufigsten als L. buccalis vor
und wurde von Leeuwenhoek entdeckt.   Sie gehört sehr
wahrscheinlich zu den Algen, nicht zu den Spaltpilzen und
besteht aus dichten Bündeln gerader, schlanker, wasserheller,

nicht verästelter Fäden, die von einer äußerst dichten, feinkörnigen Masse eingehüllt sind. Die Fäden selbst lassen bei
starker Vergrößerung in ihrem Innern kleine, runde, in regelmäßigen Abständen befindliche Körner wahrnehmen, die bei
Jodzusatz eine blaue Färbung darbieten, was offenbar
auf Amylum hinweist.

Die Leptothrixvegetationen, die sich regelmäßig am Zahn-
belag und ganz besonders massenhaft in hohlen Zähnen finden,

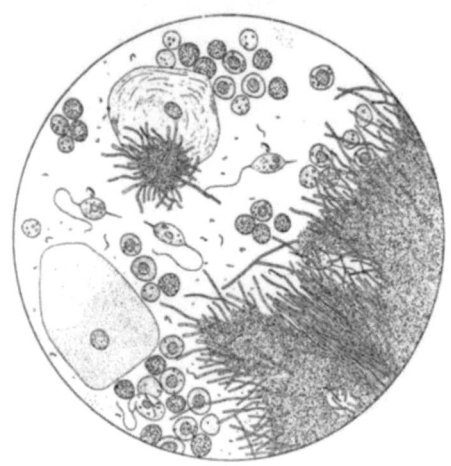

Fig. 9.
Leptothrix (l) und Cercomonas (c). V. 350.
Aus einem frisch geöffneten Tonsillarabszeß.

werden sowohl mit der Weinsteinbildung, als Entkalkung der
Zähne in Beziehung gebracht.

Ihr Nachweis ist leicht zu führen. Man nehme mit einem
Zahnstocher oder dergl. einen kleinen Teil von dem Zahn-
belag, bringe diesen unvermischt oder mit 1 Tropfen physiologischer Kochsalzlösung auf den Objektträger und drücke ein
Deckglas darauf. Sollte die Jodreaktion ausbleiben, so säure
man das Präparat mit 2,5 % Milchsäure etwas an.

Von Leyden und Jaffé wurde die Leptothrix bei Lungengangrän beobachtet und mit derselben in ursächliche Beziehung gebracht. Ein sicherer Beweis dafür steht aber aus.

Ich selbst fand in einem frisch geöffneten Tonsillarabszeß (Fig. 9) eine dichte Leptothrixflora neben Cercomonas
(siehe tierische Parasiten). Ob den Algen oder den Infusorien
in diesem Falle ein pathogener Einfluß zuzuschreiben, oder ob
beide nur zufällige Begleiter der Eiterung waren, lasse ich
dahingestellt. Auch in frisch operierten Lungenbrandhöhlen
fand ich neben der übrigen Mundhöhlenflora die Leptothrix.

B. Tierische Parasiten.

Von den beiden großen Gruppen, den **Ekto-** und **Ento-**
parasiten, bieten besonders die letzteren für den Arzt Interesse.

1. Ektoparasiten.

Aus der Reihe der auf dem Körper schmarotzenden Parasiten
hebe ich nur folgende kurz hervor. Einige Flöhe und Zecken, Pulex
penetrans (Süd-Amerika) und Ixodes ricinus, setzen sich wochenlang am Menschen als Blutsauger fest und geben gelegentlich zu
Entzündungen und Geschwüren Anlaß. Eine andere Zeckenart,
Argas reflexus (Fig. 10), die Taubenzecke, die bloß nachts vom
Menschen Blut saugt, in der Regel aber nur an Tauben sich fest-
setzt, hat gelegentlich zu roseähnlichem Ausschlag und schwerem,
allgemeinem, entzündlichem Ödem der äußern Haut- und Schleimhaut mit beängstigendem Asthma geführt (Alt).

Das schmutzig graue, mit mosaikartigem Schild gedeckte Tier
ist etwa 5 mm breit, 7 mm lang und zeigt 4 Beinpaare, vor deren
erstem der Rüssel, vor deren zweitem die Geschlechtsöffnung, hinter
deren viertem die Kloake liegt. Im Hungerzustande ist die Zecke
abgeplattet, nach dem Saugen fast kuglig mit oft 8 fach vermehrtem
Körpergewicht.

Von den Phthiriusarten ist hier nur die **Filzlaus**, **Ph. pubis**, zu
nennen, die zuerst und oft ausschließlich die Schamhaare besetzt,
gelegentlich aber, die Kopfhaut ausgenommen, alle behaarten Körper-

gegenden befallen kann. Die Weibchen befestigen ihre Eier an
den Haaren, woran sich die Tiere mit den hakenförmigen Krallen
meist sehr fest anhalten (Fig. 11).

Acarus seu Demodex folliculorum, die Haarbalgmilbe, kommt im
Grunde fast jeden Mitessers vor und ist in dem durch Ausstreichen
gewonnenen fettigen Haarbalgsekret leicht nachweisbar. Die Milbe

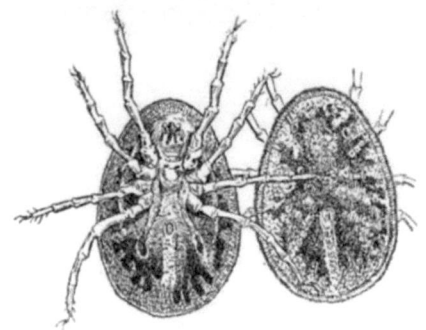

Fig. 10.
Argas reflexus (nach Alt). V. 4.

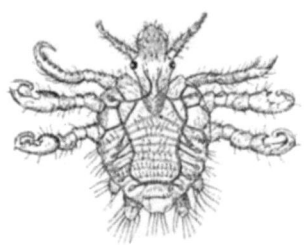

Fig. 11.
Filzlaus (nach Landois).

ist etwa 0,3 mm lang, zeigt außer dem Kopf einen mit 4 Fußpaaren
besetzten Brustteil und 3—4 mal längeren Hinterleib; ist ein be-
deutungsloser Schmarotzer (Fig. 12 u. 13).

Der *Sarkoptes scabiei* verursacht die *Krätze*. Die
Weibchen tragen an den vorderen zwei Beinpaaren Haftscheiben, an den zwei hinteren Borsten; die etwa um $1/3$ kleineren Männchen haben auch an dem hintersten Paare noch
Haftscheiben. Die Weibchen und deren Eier sind am besten
in den „Milbengängen" zu finden, indem man den ganzen

Gang, dessen Anfang durch ein kleines, meist eingetrocknetes
Bläschen, dessen Weiterverlauf durch dunkle Punkte (Schmutz
und Exkremente) und dessen Ende durch ein kleines, weißes,

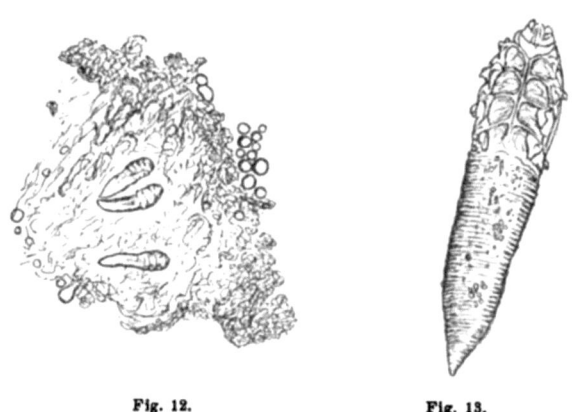

Fig. 12.   Fig. 13.
Acarus folliculorum
bei schwacher Vergrößerung.   bei stärkerer Vergrößerung.

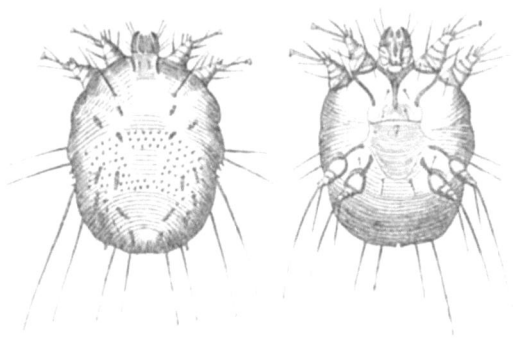

Fig. 14.
Sarkoptes scabiei. Weibchen, von oben und unten gesehen
(nach Gudden).

durch die Hornschicht durchscheinendes Pünktchen angezeigt
wird, mit einem Messerchen flach abträgt und in verdünnter
Kalilauge zwischen 2 Objektträgern einbettet. Man sieht dann
außer dem Weibchen, dessen Sitz durch das hell durchscheinende Pünktchen am Ende des Ganges kenntlich wird,

eine Reihe von mehr oder weniger entwickelten Eiern mit
körnigem Inhalt oder fast reifem Embryo. Auch durch Aus-
stechen (am Ende des Kanals mit einer Nadel) ist das Weibchen
allein zu gewinnen (Fig. 14).

2. Entoparasiten.

I. Protozoen.

Von diesen beanspruchen die **Malaria-Plasmodien** (Taf. II,
Fig. 10, 11, 12) das Hauptinteresse.

Die von Laveran und Richard 1882 entdeckten, von
Marchiafava, Celli u. a. genauer studierten Gebilde sind
klinisch äußerst wichtig. An ihrer spezifischen, ätiologischen
Bedeutung für die Malaria ist nicht mehr zu zweifeln, und
ihre Entdeckung läßt die Vermutung zu, daß auch manche
andere Infektionskrankheiten nicht durch Bakterien, sondern
durch ähnliche, an der Grenze von Tier- und Pflanzenwelt
stehende protoplasmatische Gebilde hervorgerufen werden.
Ihre Stellung im System ist noch nicht gesichert. Nach
Metschnikoff stehen sie den Coccidien sehr nahe, was auch
R. Koch mit gewissen Beschränkungen annimmt (s. u.). Einst-
weilen tut man gut, die Malaria-Plasmodien als eine besondere Gruppe zu betrachten, von der folgende Arten bekannt sind:

1. Der Parasit des Quartanfiebers (Golgi).
2. Der Parasit des Tertianfiebers (Golgi).
3. Der Parasit des Tropenfiebers, Aestivo-Autumnal-
fieber der Italiener (Marchiafava).
4. Der malariaartige Parasit der Affen (R. Koch).
5. Proteosoma Grassii (Labbé).
6. Halteridium Danilewskyi (Labbé).

Die unter 4—6 angeführten Parasiten, die bei Affen und
Vögeln (5. u. 6.) vorkommen, müssen hier mitberücksichtigt
werden, weil es bei ihnen gelungen ist, den ganzen Entwicklungsgang des Parasiten klarzulegen und ihre engen Beziehungen
zu den Malaria-Plasmodien des Menschen wertvolle Schlüsse
für deren biologisches Verhalten erlauben. Von dem Halteri-

dium und Proteosoma ist durch die Arbeiten von Mac Callum, Ross und Rob. Koch folgendes festgestellt:

Das Proteosoma findet sich bei verschiedenen Vögeln (Sperlingen u. s. w.) der warmen Länder. Es erscheint im Blut dieser Tiere in Form kleinerer oder größerer Plasmakörperchen innerhalb der roten Blutzellen und ist bei Anwendung der Romanowskyschen Färbung (s. u.) durch den rubinroten Chromatinkern und das blau gefärbte Protoplasma leicht zu erkennen. Beim allmählichen Wachstum der „Ringe" lagert sich in ihnen feinkörniges Pigment ab. Dann folgt die Teilung der ausgewachsenen Parasiten in 4—8—16 Teile, die alle aus einem kleinen Chromatinkern und Protoplasma bestehen. Die Jugendformen dringen wieder in rote Blutzellen ein, und so wiederholt sich der Kreislauf von neuem.

Außer diesem Entwicklungsgang, der von R. Koch als endogener bezeichnet wurde, ist noch ein zweiter „exogener" festgestellt. Man sieht bei einigen Parasiten dem Chromatinkern kleine, fadenartige Gebilde, Spermatozoen, entschlüpfen, die lebhafte peitschenartige Eigenbewegungen zeigen und vermittels dieser in ein anderes Plasmodium eindringen. Damit ist die Entwicklung im ersten Wirte, soviel bisher bekannt, abgeschlossen, und es folgt das weitere Wachstum in einem Zwischenwirt. Als solcher ist eine besondere Mückenart ermittelt. Hat diese von malariakranken Vögeln Blut angesaugt, so kann man nach 12—15 Stunden unter dem Mikroskop beobachten, wie aus den Parasiten, die man zuletzt im Vogelblut gesehen, sich eine neue „würmchenartige" Form entwickelt. Es wölbt sich zunächst aus dem kugelförmigen Plasmodium ein Fortsatz hervor, der sich stetig vergrößert und die Form eines Würmchens zeigt. Dies entschlüpft der Hülle und nach 48 Stunden sind diese neuen Gebilde verschwunden. Dafür treten an der Außenseite der Magenwand kugelförmige, pigmenthaltige, konidienartige Körperchen auf, die sich im Laufe von 6—7 Tagen in zahlreiche Sichelkeime verwandeln. Diese dringen dann schnell in die Giftdrüse der Mücke, um von hier aus in den Tierkörper überzugehen, wenn die Mücke einen Vogel sticht.

Diese Art der Infektion von Vögeln durch Mücken ist Ross und R. Koch in einwandfreier Weise gelungen. Ähnlich gestaltet sich der Verlauf beim Halteridium. Der junge Parasit hat eine hantelförmige Gestalt, die bald in eine kugelartige übergeht. Das Blutkörperchen wird zerstört und der Parasit frei.

Mit der Romanowskyschen Färbung ist es nun gelungen, 2 Arten von Plasmodien zu unterscheiden. Die eine charakterisiert sich durch einen großen, kompakten Chromatinkern, die andere

durch einen kleinen, der eben von intensiv blau gefärbtem Protoplasma umgeben ist.

Aus den ersteren Plasmodien (den männlichen Individuen), und
zwar aus dem Chromatinkern schießen dann mehrere geißelartige
Gebilde hervor, die lebhafte Eigenbewegung zeigen und sich bald
vom Körper trennen. Diese Spermatozoen dienen zur Befruchtung
der zweiten Art von Plasmodien (den weiblichen Individuen), indem
sie in diese eindringen. Nach der Kopulation treibt der weibliche
kugelförmige Parasit einen hornartig gekrümmten Fortsatz vor, der
wie beim Proteosoma zu einem Wurm auswächst und sich schließlich von der Kugel trennt. Das Pigment bleibt darin zurück.

Die „Würmchen" zeigen bei Romanowskyscher Färbung
einen rubinroten Chromatinkern, bläulich gefärbtes Protoplasma
und in diesem einige runde, ungefärbte Flecke.

Über die Weiterentwicklung des Halteridium ist noch nichts
bekannt; nach Analogie des Proteosoma ist anzunehmen, daß sie
in einem Zwischenwirt stattfindet.

Auch bei den Malaria-Plasmodien des Menschen hat
man eine endo- und exogene Entwicklung zu unterscheiden. Die erste ist ziemlich gut erforscht, die zweite
noch wenig durchschaut. Sicher ist der Zwischenwirt eine
Mückenart.

Der Grundtypus der Malariaparasiten ist die Ringform, an der man oft einen deutlichen Kern wahrnehmen
kann. Die Größe des Ringes ist bei den einzelnen Formen verschieden; bei allen ist sie anfangs gering und nimmt mit der
Entwicklung des Parasiten zu; sie schwankt zwischen 1—10 μ.
Die Keime liegen an oder in der roten Blutzelle. Am ungefärbten Präparat sieht man deutliche amöboide Bewegung.
In der Regel liegt nur ein Parasit in der Blutzelle, doch
kommen auch zwei, drei und mehr auf einmal darin vor.

Beim fortschreitenden Wachstum erscheint staubförmiges
Pigment an der Peripherie des Ringes, das vom verdauten
Hämoglobin herrührt; man sieht die Pigmentkörnchen oft in
lebhaftester, tanzender Bewegung im Parasiten, was Manna-
berg auf eine strömende Bewegung des Plasmas zurückführt.

Die zum Schluß folgende Entwicklung des Parasiten ist
die Sporulation. Bei ausgewachsenen Ringen beobachtet man
deutliche Segmentierung des ursprünglichen Körpers in 4
bis 8—12—20 Teile, „Sporen", die durch Bersten der Hülle frei

werden und die eben beschriebene Entwicklung wiederholen, indem jede Spore in eine rote Blutzelle eindringt und zum Ring auswächst.

Die Beurteilung der eben beschriebenen Bilder erfordert am ungefärbten Präparat große Übung; das gefärbte Bild erleichtert nicht nur die Auffindung der Parasiten, sondern lehrt auch eine weitere Unterscheidung der Gebilde kennen.

Für die Diagnose genügt die einfache Färbung der Bluttrockenpräparate mit der Chenzinskyschen Lösung; die Bilder auf Taf. II mögen dies zeigen.

Ungleich schärfere — auflösendere — Bilder erzielt man mit der Methode von Romanowsky. Dieser stellte fest, daß man unter gewissen Umständen mit reiner wäßriger Eosin-Methylenblaulösung hellrote Kerne im Parasiten nachweisen könne. Dies gelang aber nur, wenn die Farbstoffe frisch gemischt wurden und die Methylenblaulösung durch längeres Stehen und Schimmeln verändert war. Nocht verbesserte die Methode auf Grund seiner Beobachtung, daß die Veränderung der wäßrigen Methylenblaulösung auch durch ein 2 tägiges Erhitzen auf 66° erreicht werden kann, wodurch dieselbe einen violetten Farbenton annimmt.

Eine wesentliche Vereinfachung des Verfahrens erzielte mein früherer Assistent Dr. Reuter durch zweckmäßige Darstellung des das Chromatin färbenden sog. Methylenblau, das in Methylalkohol gelöst zur Verwendung kommt.[1])

Nach Reuter wird dann folgendermaßen verfahren:

„Die lufttrockenen Ausstrichpräparate werden durch momentanes Übergießen mit Formolalkohol (Formol 10,0, Alkohol absol. 90,0) und sofortiges sorgfältiges Abtupfen mit reinem Fließpapier fixiert. (Die ganze Prozedur nimmt 3 Sekunden in Anspruch und gibt für alle Blutfärbemethoden die besten Resultate.) Darauf werden sie in einem geräumigen Schälchen (Deckel eines Petrischälchens) mit der im Meßzylinder gemischten Farblösung (Aqua destillata 20,0 ccm + A-Methylenblau - Eosinlösung - Grübler 30 Tropfen) übergossen. Durch Schaukeln des Schälchens wie beim Entwickeln einer photo-

---

[1]) Der Farbstoff wird von der Firma Dr. Grübler & Hollborn, Leipzig, Bayrische Str. 63 bezogen.

graphischen Platte kann man die Ausfällung des Farbstoffs und damit die Färbung des Präparates wesentlich beschleunigen. In 15—30 Minuten ist dieselbe in allen Fällen beendet. Abspülen mit Aqua destillata unter dem Strahle der Spritzflasche, Abtupfen mit Fließpapier, Untersuchen des lufttrocken gewordenen Präparates in Balsam oder ohne Deckglas im Immersionsöl bildet den Schluß."

Uns hat diese' Methode voll befriedigt.

Eine andere sicher zweckmäßige Vorschrift von Giemsa (Hamburg) lautet:

„Man stellt sich je nach Bedarf eine beliebige Menge einer 0,8 ‰ wäßrigen Lösung eines Azur 2 genannten Farbstoffs (Methylenazurchlorhydrat pur. + Methylenblau med. Höchst ⚌) her, ebenso hält man sich eine größere Menge einer 0,05 ‰ wäßrigen Eosinlösung (5 ccm einer 1 % Eosinlösung auf 1000 ccm Wasser, Eosin Höchst extra wasserlöslich) in dunklen Gefäßen vorrätig. Zur Lösung ist Aqua dest. zu benutzen. Zur Herstellung der Farbmischung hat man jedesmal nur in ein graduiertes Reagensglas 10 ccm der Eosinlösung zu gießen und 1 ccm der Azurlösung hinzuzufügen und umzuschütteln. Färbung 15—30 Minuten. 5—10 Sekunden Abspülung in scharfem Wasserstrahl. Untersuchung in säurefreiem Balsam."

Endlich verdient die Jennersche Färbungsmethode deswegen empfohlen zu werden, weil man mit der Lösung[1]) gleich das lufttrockene Präparat in 4 Minuten färben kann.

Der Farbstoff ist reichlich aufzugießen und nach 4 Minuten mit destilliertem Wasser etwa 20 Sekunden lang abzuspülen. Die Abbildung Taf. III zeigt die besonders schöne Differenzierung.

Die leuchtend roten Chromatinkörnchen treten dann kräftig hervor; sollte die Rotfärbung der roten Blutzellen bläulich verschwommen sein, so empfiehlt es sich, noch kurz mit Eosinlösung nachzufärben.

Von den roten Körnchen darf man schon jetzt mit Sicherheit annehmen, daß sie einen wesentlichen Bestandteil des Parasiten darstellen, wie auch daraus er-

---

[1]) Eosin-Methylenblau nach Jenner von Dr. Grübler, Leipzig, zu beziehen.

hellt, daß die einzelnen „Sporen" mit einem zarten Chromatinkern behaftet sind.

In den Ringen liegt der Chromatinkern meist an der Oberfläche, seltener im Innern; er ist unregelmäßig, nicht selten
ringförmig gestaltet und verschieden groß und gefärbt.

Außer dem Chromatin sieht man in den ringförmigen Plasmodien bisweilen einen runden, farblosen Fleck (Vakuole).

Es ist sehr wahrscheinlich, daß außer der Sporulation auch
noch eine zweite Fortpflanzungsart vorkommt; dafür spricht die
Beobachtung, daß aus manchen Parasiten sehr lebhaft bewegliche
Geißelfäden hervortreten, die sich allmählich losreißen. Über ihr
weiteres Schicksal ist aber bisher nichts bekannt, aber die Analogie
mit den oben beschriebenen Vorgängen beim Proteosoma und Halteridium ist so unverkennbar, daß man auch hier eine ähnliche
Fortsetzung vermuten darf.

Bisher sind mit Hilfe der bisher besprochenen Untersuchungsmethoden folgende Malaria-Plasmodien genauer erforscht.

1. Der Parasit des Quartanfiebers.

Er vollendet, wie Golgi zuerst festgestellt hat, seine Entwicklung in 72 Stunden und erscheint zunächst als kleines,
pigmentfreies Körperchen an oder in einer roten Blutzelle.
Nach 24 Stunden hat er sich vergrößert und Pigment an der
Peripherie abgesondert; die anfangs noch träge amöboide Bewegung hört auf. Nach 60 Stunden füllt der Parasit die rote
Blutzelle fast ganz aus und es beginnt der Sporulationsvorgang,
indem das Pigment sich in der Mitte sammelt und eine radiäre
Furchung in „Gänseblümchenform" sichtbar wird. Dann zerfällt das Plasmodium in 10 Teile (Sporen), die durch Berstung
der Hülle frei werden und aufs neue den Kreislauf beginnen.
Die Sporulation findet vor und im Fieberanfall statt.

2. Der Parasit des Tertianfiebers. (Taf. II.)

Er entwickelt sich in 48 Stunden und beginnt wie bei der
Quartana als zartes, lebhaft bewegliches Körperchen in
einer roten Blutzelle. Bei weiterem Wachsen bildet der Parasit
ganz unregelmäßige Ringformen, die bald länglich oder oval,
bald mit Fortsätzen erscheinen. Auch hier wird bei gleichzeitigem Verblassen des befallenen Blutkörperchens Pigment
sichtbar, meist in regelloser Anordnung. Weiterhin wird die

Ringform undeutlicher und die blaugefärbte Randzone zeigt
ganz unregelmäßige Umrisse, so daß kaum ein Plasmodium
dem andern gleicht. Die roten Chromatinkörperchen kommen
auch hier vor.

Die Parasiten füllen oft die ganze Blutzelle aus, bisweilen
scheint dieselbe dadurch sogar vergrößert.

Die Sporulation erfolgt in der Weise, daß das Pigment
meist in der Mitte des Parasiten zu einem Haufen angesammelt
wird und sein Körper sich in 15—20 Sporen teilt. Dann
zeigt das Plasmodium Ähnlichkeit mit. einer Maulbeere. Die
nach Bersten der Hülle ausgestreuten Jugendformen nehmen
sehr begierig den Farbstoff an und zeigen bei der Roma-
nowsky-Nochtschen Färbung sehr schön den Chromatinkern.
Die Sporulationsformen findet man vorzugsweise zur Zeit des
Fiebers. Wir haben aber wiederholt den Parasiten zu gleicher
Zeit in den verschiedenen Entwicklungsstadien angetroffen,
ohne daß der Fieberverlauf eine Abweichung zeigte.

Geißelfäden sind bei der Tertiana im frischen Präparat
unschwer zu erkennen.

Durch die tägliche Reifung zweier Generationen der
Tertianparasiten oder dreier Generationen der Quartanaplas-
modien könnte — wie Golgi zuerst ausgeführt hat — das
Auftreten der Febris quotidiana erklärt werden.

Auffällig bleibt dann nur, daß man im einzelnen Fall bisweilen alle Entwicklungsstadien nebeneinander sehen kann und
trotzdem ein regelmäßiger Tertianatypus zustande kommt.

3. Der Parasit der tropischen Malaria. (Taf. II.)

Neben der Ringform zeigt dieser Parasit vor allem die
eigenartige und für ihn durchaus charakteristische Halbmond-
form (Laveran). Der Ring ist zart und dünn und mit einem
kleinen Knoten versehen (Chromatinkern). Bei weiterem Wachstum ähneln die Ringe denen der Tertiana; es fehlen aber die
großen pigmentierten Formen (auch schützt die Fieberkurve vor
der Verwechslung). Im Endstadium der Ringe ist an dieser an
der dem Kern gegenüberliegenden Stelle eine mondsichelartige
Anschwellung aufgetreten, die sich blau färbt und ab und zu
etwas staubförmiges Pigment beherbergt und gelegentlich 2 bis
3 farblose Punkte (Vakuolen?) zeigt. Bei der Sporulation
erfolgt eine Teilung in 10—12 Teile. Hat das Fieber einige

Tage bestanden, so erscheinen im Blut die eigenartigen „Halbmonde", die R. Koch mit dem exogener Entwicklung in Verbindung bringt. Die Halbmonde zeigen sich im frischen Präparat als wurstförmig gekrümmte Gebilde, in deren Mitte sich
ein Kranz von Pigment gebildet hat, das ebenso wie das Protoplasma lebhafte Bewegung zeigt. Das Ausschlüpfen von Geißeln
ist ebenfalls zu sehen. Bei der Färbung nehmen die Pole und
die Randzone den Farbstoff begieriger an; Chromatinfärbung
ist selten deutlich.

Die Halbmonde treten ebenfalls in den roten Blutzellen
auf, haben diese aber meist völlig zerstört, so daß oft nur ein
schmaler Saum davon erhalten ist. Offenbar stellen sie Dauerformen vor, da sie auch nach dem Anfall, in der fieber-
freien Zeit oft noch nachweisbar bleiben und in solchen
Fällen meist ein Rezidiv später beobachtet wird.

Amoeba coli. (Lösch.)

Sie gehört ebenfalls zu den Rhizopoden und stellt ein bewegliches Protoplasmaklümpchen von 0,02—0,035 mm Größe dar, das

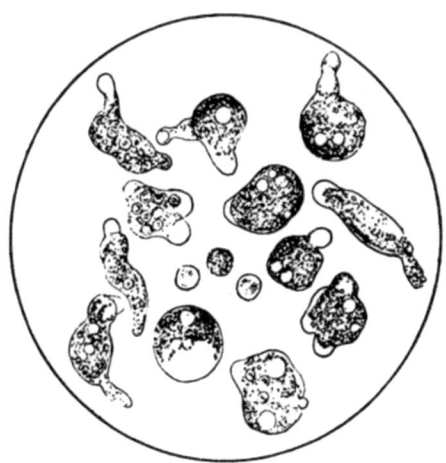

Fig. 15.
Amoeba coli. Aus dysenterischem Stuhl. Zeiss I, Oe. J. $^{1}/_{12}$.

hauptsächlich den menschlichen Dickdarm bewohnt; sie wird häufig
in den typhlitischen Kotabszessen gefunden. An der in Bewegung

begriffenen Amöbe sind meist außer einem deutlichen Kern und
Kernkörperchen 1—2 und mehr hellere, dem Kern an Größe gleichende Stellen, „Vakuolen", zu bemerken. Eine pathogene Bedeutung ist noch nicht sicher erwiesen; möglicherweise kommt sie aber
als Erreger mancher Dysenterieformen in Frage (s. bei Darm-
erkrankungen).

Kartulis und viele andere zweifeln nicht an der spezifischen
Bedeutung der Amöbe. Auch ich habe vielfach bei der Untersuchung von Ruhrentleerungen die Amöben in großer Menge gesehen, daß man unwillkürlich diesen Gebilden eine ätiologische Bedeutung beizumessen geneigt sein kann. Aber der Einwand, daß
es sich nur um harmlose Darmbewohner handelt, ist mit gewichtigen
Gründen nicht zu widerlegen, namentlich in Anbetracht der oben
(Seite 65) geschilderten Bakterienbefunde, deren ursächliche Bedeutung für die Dysenterie durch die so gewichtige Widalsche
Reaktion sichergestellt erscheint.

Nötig ist die Untersuchung der ganz frischen Entleerungen; man sieht dann bei einiger Sorgfalt regelmäßig die amö-
boiden Bewegungen der Zellen. Außer der langsamen Fort-
bewegung und Aussendung der Ausläufer kann man nicht
selten eine ringförmige Einschnürung der Zellen beobachten,
durch die der Inhalt der einen Hälfte in die andere hindurch-
gepreßt wird.

Gregarinen.

Über die zu den Protozoen gehörenden Sporozoen sind bezüglich mancher pathogenen Wirkungen die Ansichten noch so wenig
geklärt, daß wir hier nur mit wenigen Worten darauf eingehen
wollen. Am besten sind noch die „Gregarinen" bekannt, die
1,5—2,5 μ große, kuglige oder ovale, schwach lichtbrechende, selten
des Kernes und der Hülle entbehrende Gebilde darstellen. Sie
kommen ab und zu in der Leber vor und werden u. a. auch der
Bildung des Molluscum contagiosum beschuldigt. Ob sie für die
Entstehung der von E. Wagner u. a. beschriebenen Polymyositis
in Frage kommen, ist noch nicht aufgeklärt.

Cercomonas. Trichomonas. (Fig. 9.)

Nebensächliche Bedeutung haben bisher für den Arzt andere niedere, zur Klasse der Infusorien gehörende Organismen, die man zum Teil unter dem Namen der Flagellata,

Geißelträger, abgetrennt hat. Es sind kuglige oder mehr eiförmige, einzellige Organismen, die außer einem kurzen, dünnen
Schwanzfaden einen oder mehrere zarte Geißelfäden zeigen,
die das Infusorium zu lebhafter Beweglichkeit befähigen. Die
nur eine Geißel führenden Gebilde werden Cercomonas, die
komplizierteren Trichomonas genannt. Sie gedeihen am
besten in dem schleimigen Sekret von Scheide und Darm,
kommen aber auch in der Nase vor, ohne hier Krankheitserscheinungen zu veranlassen.

Kannenberg beschrieb ihr Vorkommen bei Lungengangrän. Ich selbst fand sie in einem frischgeöffneten Tonsillarabszeß und ebenfalls im Sputum eines Kranken, der multiple
Lungengangrän darbot. Im letztgenannten Falle konnte ich
sie auch in dem frischen, bei der Autopsie aus einem kleinen
Herd entnommenen Eiter auffinden, ein Beweis, daß sie
dem Sputum nicht erst in den oberen Atmungswegen oder
in der Mundhöhle beigemengt waren. Daß sie pathogene
Wirkungen ausüben, erscheint sehr fraglich; wenigstens möchte
ich für diese beiden Fälle eine ursächliche Beziehung nicht
verteidigen, da außer den Cercomonaden auch zahlreiche
Kokken vorhanden waren, die ganz der Mundhöhlenflora
glichen.

Von klinischem Interesse ist ferner, daß die Gebilde auch
im frischen Harn von Männern beobachtet worden sind (Marchand, Miura). Beide Male handelte es sich um ältere Individuen. In Miura's Fall sprach viel dafür, daß man den Sitz
der Gebilde in der Harnröhre suchte.

Die geißelführenden Gebilde fand ich besonders reichlich
in kleinsten, bis hirsekorn- und bohnengroßen, hell und
schmutziggelb gefärbten Flocken; sie konnten sofort im frischen
Quetschpräparat besichtigt werden. Die mehr eiförmigen Gebilde waren zwischen 6—10 μ breit und meist 12 μ lang, die
peitschenschnurähnliche Geißel etwa $1^1/_2$—$2^1/_2$ mal so lang, wie
das ganze Körperchen.

Das Protoplasma ist entweder ganz homogen oder — und
dies ist der häufigere Fall — mit Körnchen und kleinen Vakuolen durchsetzt; eine Mundöffnung ist nicht wahrzunehmen.
An der einen Längsseite des Tierchens ist bisweilen ein deutlich undulierender (gezähnelter) Saum zu beobachten.

Die Peitsche wird entweder zu kreisförmigen Drehungen
der Zelle oder zum Festhalten, scheinbar auch zum Einfangen
benutzt. Hat sich das Infusorium mit der Peitsche fixiert, so
führt der Zellleib oft die lebhaftesten Kreisbewegungen aus.
Dabei erscheint die Zelle mehr kuglig und auf ihrer Oberfläche der konzentrisch geringelte, bewegliche Geißelfaden. In
meinem den Tonsillareiter betreffenden Falle nahm der helle
Protoplasmaklumpen beim Durchzwängen durch das aus dichten
Leptothrixfäden gebildete Geflecht vielfache Formänderungen an.

Eine **Färbung** der Gebilde ist unnötig und schwierig. Kannenberg gibt dafür folgende Vorschrift. Der dünn ausgebreitete
Pfropf wird mit etwas 1 % Kochsalzlösung verrieben. Davon ein
Tropfen am Deckgläschen frei ausgebreitet und getrocknet. Färbung
mit wäßriger Methylviolettlösung, Abspülen mit Wasser und Behandeln des nicht abgetrockneten Präparats mit konzentrierter essig-
saurer Kalilösung. Der Protoplasmaleib zeigt deutliche Blaufärbung.

Marchand empfiehlt nach vorausgehender Essigsäurebehand-
lung Färbung mit schwacher Methylenblaulösung und bringt mit
konzentrierter Sublimatlösung die Geißeln und den Schwanzfaden
besser zur Anschauung.

Eine andere. Infusorienart, **Megastoma entericum**, von 15—18 μ
Länge und 8—12 μ Breite wird hin und wieder in diarrhoischen
Stühlen, besonders in dem geleeartigen Schleim bei Kindern beobachtet. Es hat eine birnförmige Gestalt mit spitzzulaufendem Hinter-
teil und als Bewegungsorgan 4 Paar zierlicher, oft erst mit Ölimmersion und nach Zusatz 10 % Sodalösung sichtbare Geißeln.
Bei der Untersuchung am erwärmten Objekttisch sieht man lebhafte
Bewegungen der Tierchen, die sowohl beim Erkalten, als auch
beim Erhitzen des Präparats über 50° aufhören. Außerhalb des
Körpers sterben die Tierchen bald ab. Gewöhnlich kommen sie
„encystiert" als zierliche, ovale, von deutlicher Hülle umgebene Eier
im Stuhl vor, die etwa 10—13 μ lang und 8—9 μ breit sind (Moritz).
Eine pathogene Bedeutung ist nicht bekannt; sie sind gelegentlich
auch bei völliger Gesundheit und tadelloser Verdauung massenhaft
im Stuhl gefunden.

II. Die Eingeweidewürmer.

Wir unterscheiden bei diesen, vorzugsweise im Darm und
in seinen Entleerungen zu beobachtenden Parasiten
a) die Rund- oder Fadenwürmer, *Nematoden* ($\nu\eta\mu\alpha$ Faden)

b) die Bandwürmer, *Kestoden* (κεστος Gürtel),

c) die Saugwürmer, *Trematoden* (τρημα Loch, Saugnapf).

Während die Jugendformen der bisher beschriebenen Parasiten an Ort und Stelle für den Wirt sofort schädlich wirken können, sind die Embryonen der Eingeweidewürmer nicht dazu im stande, sondern müssen erst mehr oder weniger eigenartige Wanderungen durchmachen. Ziemlich einfach sind diese bei den Trichinen, wo die Embryonen den Körper des Wirts gar nicht verlassen, sondern nur in andere Organe einwandern oder dahin fortgeführt werden; ebenso bei Oxyuris, deren Eier — aber stets per os wieder — in den Darm des Wirts gelangen müssen, um von neuem lebensfähige Embryonen zu liefern. Umständlicher ist schon das Verhalten bei Ascaris lumbricoides, dessen Eier erst eine Zeitlang in feuchter Erde bleiben müssen, ehe sie in den Darm gelangen dürfen. Ähnlich liegen die Verhältnisse bei Anchylostomum und Trichocephalus, viel komplizierter bei den Filarien.

a) Nematoden.

Die Würmer sind drehrund, schlank und ungegliedert; ihre stets endständige Mundöffnung ist mit weichen oder etwas festeren Lippen besetzt. Der gerade, in Pharynx und Chylusmagen zerfallende Darm mündet selten am hinteren Körperpole, meist etwas davor an der Bauchseite. Die an den großen Formen bemerkbaren 2—4 Längslinien leiten die Exkretionsorgane und Nerven. Die Männchen zeigen meist ein gerolltes Schwanzende und zusammenfallende After- und Genitalöffnung. Die meist zahlreicheren und größeren Weibchen haben etwa in der Mitte des Bauches die Vulva. Ihre .sehr resistenten Eier sind von einer durchsichtigen, aber festen Chitin- oder Kalkschale umgeben, die bisweilen von einer höckrigen gefärbten Eiweißhülle bedeckt ist (Ascaris). Zuweilen sind an den Polen kleine Pfröpfchen vorhanden (Nahrungszufuhr?). Die Entwicklung ist eine direkte, die Embryonen sind gleich als Rundwürmer zu erkennen.

Von den Nematoden erwähne ich folgende:

Anguillula intestinalis kommt im Dünndarm vor, lebt vom Chymus, nicht vom Blut. Sie wurde früher als Erreger

der Cochinchina-Diarrhoe angesehen, scheint aber allein nicht
schaden zu können; wohl aber ist hervorzuheben, daß sie oft
mit Anchylostomum zusammen vorkommt.

Oxyuris vermicularis. Fig. 16. Das Männchen ist
4 mm lang mit abgestutztem, das Weibchen 10 mm lang
mit pfriemenartigem Schwanz. Am Kopfende 3 kleine Lippen;

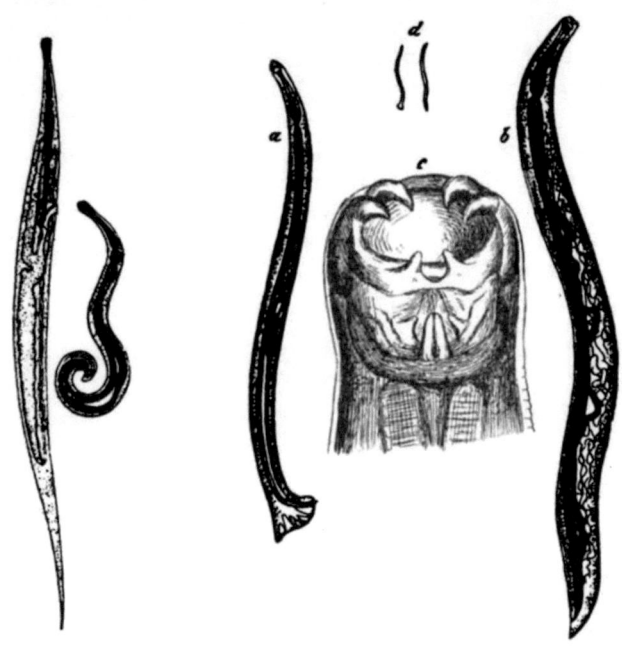

Fig. 16.

Oxyuris vermicularis.
Weibchen und Männchen
(nach Leuckart).

Fig. 17.

Anchylostomum duodenale (nach Leuckart).
a Männchen, b Weibchen, c Kopf,
d natürliche Größe.

das Männchen besitzt ein stäbchenförmiges Spiculum (festes
Kopulationsorgan). Die Eier sind 0,05 mm lang und etwa
halb so breit, Fig. 18, b. Der Embryo ist bei der Ablage
des Eies schon völlig entwickelt. Die Würmer leben vom Kot
im Dickdarm, wandern abends und nachts aus dem
After. Mit den beschmutzten Fingern gelangen ihre
Eier in den Mund und werden später durch den

Magensaft ihrer Hülle beraubt. Die freigewordenen Embryonen wandern in den Dickdarm.

Die Untersuchung auf Oxyuris ist bei Pruritus ani et vulvae, Reizzuständen der Geschlechtssphäre u. a. geboten! Eier werden nur äußerst selten gefunden, da die Weibchen im Darmkanal keine Eier ablegen; nur wenn Weibchen abgestorben sind, findet man außer deren Leibern auch Eier in den Fäces.

Anchylostomum duodenale s. Strongylus (s. Dochmius) duodenalis. Fig. 17.

Die Strongyliden zeigen am vorderen Körperende eine bauchige Mundkapsel mit kieferartigen Verdickungen und 4

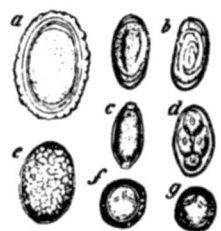

Fig. 18.

Eier von a Ascaris, b Oxyuris, c Trichocephalus, d Anchylostomum, e Bothriocephalus, f Taenia saginata, g Taenia solium (nach Leuckart).

klauenförmigen kräftigen Haken und 2 schwächeren Zähnen. Der Schwanz der Männchen endigt in der den Strongyliden eigentümlichen Bursa copulatrix, einer dreilappigen, etwas breiten Tasche, in deren Grunde das von 2 langen, dünnen Spiculis begleitete Vas deferens und der Darm ausmünden. Die Vulva der Weibchen liegt hinter der Körpermitte.

Die Männchen findet man bis zu 10 mm, die Weibchen bis zu 18 mm lang, die Eier (Fig. 18, d) 0,023 mm breit, 0,044 mm lang.

Die in den oberen Dünndarmabschnitten lebenden Parasiten sind gefährliche, tödliche Anämien hervorrufende Blutsauger, wozu sie die kräftige Mundbewaffnung befähigt. Sie wurden von Griesinger 1851 als Ursache der ägyptischen Chlorose entdeckt, sind in den Tropen sehr verbreitet, ebenso in Italien, und sind nach Deutschland seit dem Bau des Gott-

hardtunnels verschleppt. Nach Aachen und Cöln kamen sie
durch wallonische Grubenarbeiter in den Ziegelbrennerlehm,
der bekanntlich feucht verarbeitet wird. In den letzten Jahren
ist die Krankheit im rheinisch-westfälischen Kohlengebiet bei
zahlreichen Grubenarbeitern festgestellt, sodaß die Kenntnis
des Leidens auch für die deutschen Ärzte notwendig geworden
ist. Das morphologische und biologische Verhalten der Würmer

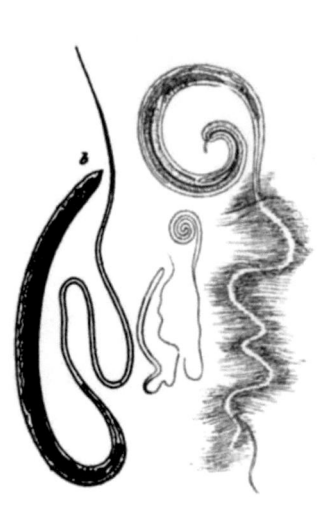 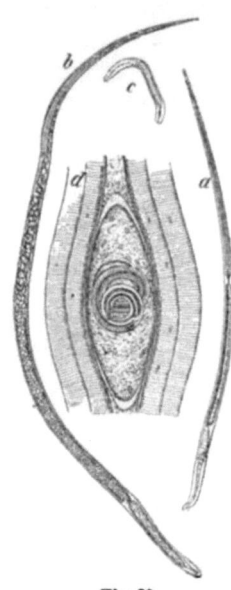

Fig. 19.

Trichocephalus dispar (nach Leuckart),
a Männchen, b Weibchen in natürlicher
und vervielfachter Größe.

Fig. 20.

Trichina spiralis (nach Claus),
a Männchen, b Weibchen, c Embryo,
d Muskeltrichine.

und ihre Beziehungen zu manchen Formen schwerer chronischer
Anämien sind besonders von Perroncito, Bizzozero,
Bäumler, Sahli, Mayer, Leichtenstern u. a. erforscht.

Die im Kote der Kranken massenhaft vorhandenen Eier
bedürfen zu ihrer Entwicklung des Wassers oder feuchter Erde.
Die jungen Würmer verlassen die Eischale und kriechen überall
umher, kommen an die Hände der Erd- (Ziegellehm!) und
Grubenarbeiter und von dort in den Mund oder werden gleich
mit dem Wasser getrunken.

Die Parasiten sind von Bäumler noch 2 Jahre nach der Infektion, von Perroncito sogar 4 Jahre später im Darm gefunden.

Trichocephalus dispar. Fig. 19. Das Männchen 40 bis 45 mm lang, das Weibchen bis zu 50 mm lang. Die Eier 0,05 bis 0,054 mm (Fig. 18, c) groß. Der vordere Körperteil ist fadenförmig, der kürzere, hintere angeschwollen. Die weibliche Geschlechtsöffnung liegt an der Grenze zwischen beiden. Die Männchen haben ein 2,5 mm langes Spiculum.

Der Wurm findet sich meist im Blinddarm zu 4—12 Exemplaren. Das peitschenartige Vorderende ist in die Schleimhaut eingebohrt. Bei massenhaftem Auftreten sind heftige reflektorische Hirnerscheinungen beobachtet. Der Nachweis der sehr charakteristisch gelben oder rotbraunen Eier in den Fäces sichert die Diagnose.

Trichina spiralis. Fig. 20. Die Infektion des Menschen erfolgt durch den Genuß „trichinenhaltigen" Schweinefleisches, das roh oder zu wenig gekocht gegessen wird. Durch den menschlichen Magensaft werden die Kapseln der „Muskeltrichine" aufgelöst. Die befreiten Trichinen entwickeln sich in 2—3 Tagen zu „geschlechtsreifen" Formen, die sich begatten und während ihres etwa 5 wöchentlichen Verweilens im Dünndarm eine ungeheure Menge von Jugendformen hervorbringen. Die „Geschlechtstiere" sind haardünne Würmer mit etwas verdicktem und abgerundetem Körperende. Die Männchen 1,5 mm, die Weibchen bis 3 mm lang. Der Pharyngealteil des Darms ist stark ausgebildet und nimmt beim Männchen $^2/_3$ der Körperlänge ein. Der After befindet sich am hinteren Körperpol. Am männlichen Schwanzende sind 2 konische Zapfen und zwischen diesen 4 kleinere Papillen sichtbar. Spiculum fehlt. Die Vulva liegt im vorderen Körperdrittel.

Die Embryonen durchsetzen sehr bald nach ihrer Geburt die Darmwand[1]), wandern in die verschiedenen Körpergebiete

---

[1]) Nach den Untersuchungen Askanazy's ist es ziemlich wahrscheinlich, daß die Darmtrichinen sich selbst in die Darmschleimhaut einbohren und ihre Jungen dort (bez. in die Chylusgefäße) absetzen. Der Lymphstrom führt die Embryonen weiter.

und verursachen durch ihre Niederlassung in den Muskeln die
Erscheinungen der oft tödlichen „Trichinose", deren Allgemein-
erscheinungen hier nicht berücksichtigt werden können. Von
der Muskulatur werden Zwerchfell-, Brust-, Bauch-, Hals-,
Kehlkopf-, Gesichts- und Augenmuskeln in der Regel besonders
schwer betroffen und in ihrer Funktion mehr oder weniger
behindert. Die reichste Einwanderung findet in die Nähe der
Sehnenansätze statt. In den Primitivbündeln der Muskeln entwickeln sich die Jugendformen in etwa 14 Tagen zu den ausgewachsenen „Muskeltrichinen", die sich spiralig aufrollen.
In dem umgebenden Muskelgewebe kommt es in den nächsten
2—3 Wochen zu degenerativen und entzündlichen Störungen,
in deren Gefolge eine spindelförmige Kapsel um die Muskeltrichine gebildet wird. Am Ende der 5. Woche nach der be-
gonnenen Einwanderung pflegt die Encystierung fertig zu sein;
in den nächsten Monaten tritt deutliche Verdickung und nach
und nach eine von den Enden der spindelförmigen Auftreibung
gegen die Mitte fortschreitende Verkalkung ein, wobei die
Längsachse der Cysten in der Richtung der Muskelfaser liegt.
Die eingekapselten Trichinen bleiben Jahre (11 und mehr)
entwicklungsfähig. In dieser 0,3—0,4 mm langen, mit bloßem
Auge eben sichtbaren Kalkkapsel findet man in der Regel nur
eine, bisweilen aber 3—4 Trichinen vor.

Die Kenntnis dieses Verhaltens verdanken wir den Untersuchungen von Zenker, Leuckart und Virchow.

Die Diagnose der Trichinose wird gesichert durch den
Nachweis der mit den Stuhlentleerungen abgehenden Geschlechtstiere und der kleinen freien Jugendformen, denen die Durch-
bohrung der Darmwand nicht geglückt ist (s. o.), sowie durch
die Untersuchung entnommener Muskelstücke. Zu diesem Zweck
holt man aus den besonders schmerzhaften und geschwollenen
Halsmuskeln entweder mit der Harpune etwas hervor oder
legt den Muskel frei und schneidet mit einer gebogenen Schere,
dem Faserverlaufe der Muskeln entsprechend, flache Stücke
ab und untersucht sie bei etwa 80 — 100 facher Vergrößerung,
nachdem man sie fein zerzupft und mit Glyzerinessigsäure aufgehellt hat.

Für die in Deutschland obligatorische Trichinenschau
ist die Entnahme mehrerer (6—8) Muskelproben von dem frisch

geschlachteten Schwein vorgeschrieben. Die verschiedenen behördlichen Bestimmungen schwanken sowohl bez. der Zahl der Proben als auch betreffs der zu würdigenden Muskeln. In jedem Fall ist es notwendig, daß mehrere Proben von beiden Körperhälften des Tieres genommen werden, so besonders aus dem muskulösen Teile des Zwerchfells, den Bauch- und Kaumuskeln (oder Augen- und Zungenmuskeln); je eine Probe ist dann noch aus den Kehlkopf- und Zwischenrippen- muskeln zu nehmen. Die mit einer gekrümmten Schere aus- geschnittenen Muskelstücke müssen etwa 5—6 cm lang und 2,5 cm breit sein; aus diesen werden dann etwa 0,5 cm breite und 1 cm lange durchsichtige Präparate angefertigt, die bei Wasserzusatz vorsichtig zu zerzupfen und bei 80—100 facher Vergrößerung sorgfältig durchzumustern sind.

Ascaris lumbricoides. Die Männchen bis zu 250 mm lang und 3,2 mm dick, Weibchen bis zu 400 mm lang und 5 mm dick. Der zylindrische, vorn und hinten verjüngte Wurm zeigt am Kopfende 3 Lippen. Vulva im 2. Körper- drittel. After am hinteren Körperpol. Das Männchen hat 2 keulenförmige Spicula. Die Würmer leben vorwiegend im Dünndarm und sind bei Kindern und Geisteskranken sehr häufig. Ihre Eier sind 0,05 bis 0,06 mm dick (Fig. 18, a); sie befinden sich zunächst noch nicht in Furchung, gehen sehr zahlreich im Kot ab. Die Infektion des Menschen erfolgt, wenn die Eier etwa 4—6 Wochen in feuchter Umgebung zu- gebracht haben, wo der Embryo sich entwickelt und die ge- buckelte, bräunliche Außenschale nicht verloren geht (wie dies im Wasser möglich ist). Der Embryo entwickelt sich zwar auch im Ei, dessen äußere Schale zerstört ist; er wird aber dann im Magen durch den Saft vernichtet. Von der Außen- schale geschützt, gelangt er (ohne Zwischenwirt!) im Ei durch den Magen hindurch und bohrt sich im Dünndarm vermöge eines Embryonalstachels durch die Schale (Lutz). Ist der Embryo noch nicht entwickelt, so verlassen die in den Darm- kanal per os gelangten Eier wieder unzerstört den Körper.

Filaria Bankrofti. Filaria sanguinis hominis. Der reife, bis zu 10 cm lange, fadenförmige Wurm sitzt im Unterhautzellgewebe des Scrotums oder der Beine und bewirkt starke Anschwellungen, besonders auch der Drüsen. Für den Arzt sind fast ausschließ-

lich die Embryonen (Fig. 21) von Interesse, weil sie im
Blute kreisen und außer durch andere Sekrete besonders
mit dem Harn ausgeschieden werden und die charakteristische
Chylurie und Hämaturie (s. diese) erzeugen. Es sind zarte,
durchscheinene, zylindrische Gebilde mit abgerundetem Kopf und

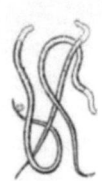

Fig. 21.
Filaria-
Embryonen
(nach v. Jaksch).

zugespitztem Schwanzende. Eine strukturlose Scheide
überragt Kopf- und Schwanzende, bald geißel-, bald
kappenartig. In derselben bewegen sich die Embryonen meist lebhaft. Sie sind nach Scheube
0,2 mm lang, 0,004 mm dick. Im Blute sollen sie
nur nachts gefunden werden; bei Tage nur dann,
wenn man die Menschen am Tage schlafen läßt. Dies
scheint nach den Untersuchungen von Manson mit
der Weite der Kapillaren zusammenzuhängen, die
nachts für gewöhnlich größer ist. Uns gelang das Auffinden jedoch am Tage auch ohne diese Vorbedingung.

Die Wanderung der Embryonen ist sehr eigenartig. Sie gelangen beim Blutsaugen in den Darm der Moskitos und bei dem
Tode der Mücken, der bald nach der Eiablage erfolgt, ins Wasser.
Ob sie dann noch ein Wassertier als Wirt benutzen oder unmittelbar
durch das Trinken in den menschlichen Darm gelangen, ist noch
nicht aufgeklärt.

b) Kestoden.

Gemeinsame Kennzeichen und Eigenschaften. Es
sind mund- und darmlose Plattwürmer, die aus einer oft sehr
langen Reihe von Einzeltieren gebildet sind. Das vorderste
Glied, der Kopf oder Skolex, zeigt besonderen Bau; er
trägt Saugnäpfe, die zum Festhalten dienen, und mitunter einen
Hakenkranz. Dieses erste Glied ist als die Mutter aller
übrigen anzusehen, da es durch Knospung und Teilungs-
erscheinungen die ganze Kette, Strobila, hervorbringt, so
daß also das älteste Glied am entferntesten, das jüngste unmittelbar dem Kopf benachbart ist. Darauf beruht auch der
Unterschied in der geschlechtlichen Entwicklung der Einzelglieder. Die jüngsten zeigen keinerlei Geschlechtsdrüsen, die
mittleren beherbergen vollentwickelte Sexualorgane, die an den
Endgliedern wieder rückgebildet sind bis auf den ursprünglich
viel kleineren Uterus, der hier zu einem mächtigen, oft stark
verästelten Eibehälter ausgewachsen ist.

Die einzelnen Glieder sind stets zwitterig. Die Ausmündung der Geschlechtswege befindet sich entweder seitlich (Taenia) oder in der Mittellinie (Bothriocephalus); hier und da sieht man auch den ausgestülpten Penis.

Die reifen Glieder (Proglottiden) sind imstande, den Darm selbständig zu verlassen und bieten dann auffallend starke Muskulatur (T. saginata) oder gelangen nur mit den Fäces nach außen (T. solium). Sie enthalten viele tausend Eier, in denen der Embryo schon völlig entwickelt ist. Sind die Eier in einen passenden Wirt (Rind, Schwein, Hecht) gelangt, so werden die Embryonen frei, durchbohren mit Hilfe ihrer 6 Häkchen die Darmwand des Wirtes und gelangen durch den Blutstrom in dessen übrige Organe. Sie entwickeln sich zu einem oft ansehnlich großen Bläschen, das sich durch Knospung fortpflanzt; es treibt meist nur eine, nicht selten auch viele 100 Knospen in sein Inneres hinein, wovon jede die Organisation des Skolex darbietet. Gelangt eine solche Blase (Cysticercus, Echinococcus) in den Darm des ursprünglichen Bandwurmwirts, so wird die Blase verdaut und der Skolex beginnt durch Knospung wieder eine Gliederkette zu erzeugen. Die Kestoden ernähren sich vom Chymus durch Endosmose. Durch ihre Stoffwechselprodukte oder durch die bei ihrem Absterben und der folgenden Fäulnis entwickelten Toxine wirken sie wahrscheinlich schädlicher als durch die Säfteentziehung.

Taenia solium (Fig. 22). Der 3—3¹/₂ m lange und bis zu 8 mm breite Wurm zeigt 800 Glieder und mehr, wovon 80 bis 100 reif sind. Er ist durch einen vor den nicht besonders stark entwickelten Saugnäpfen gelegenen Hakenkranz ausgezeichnet. Nach Leuckart kann derselbe bisweilen abgefallen sein. Im Vergleich mit der Saginata ist der Uterus auffallend wenig verästelt. Die Eier sind rundlich in dicker Schale.

Die mit dem Stuhl abgehenden Proglottiden gelangen in den Darmkanal des Schweines. Die aus den massenhaften Eiern freigewordenen Embryonen siedeln sich in dessen Muskelfleisch an und entwickeln sich zu 8—10 mm großen Bläschen, die Cysticercus cellulosae, Schweinefinne, genannt werden.

Aber auch der Mensch selbst ist für die Entwicklung des Cysticercus geeignet. Gelangen abgegangene
reife Proglottiden (durch Selbstinfektion) per os wieder in den
menschlichen Magen (auch Antiperistaltik beim Brechakt
wird beschuldigt (?)), so können die freiwerdenden Embryonen
in die verschiedensten Körperteile einwandern. Außer den
Cysticerken der Haut sind die zu ernsten Störungen führenden
Blasen in Herz, Gehirn und Augen gefunden. An den (z. B.

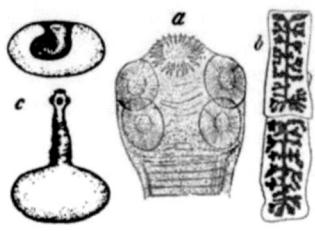

Fig. 22.

Taenia solium (nach Leuckart).
a Kopf, b Proglottiden, c Cysticercus cellulosae (ein- u. ausgestülpt).

aus der Haut entfernten) Cysticercusblasen ist der Kopf stets
eingestülpt. Durch sanftes oder stärkeres Drücken und Streichen mit einem in Wasser getauchten Pinsel erreicht man aber
meist die Vorstülpung des Skolex (Fig. 22, c).

Die *Taenia saginata* (Fig. 23) ist 7—8 m lang und besitzt bisweilen 1200—1300 Glieder von 12—14 mm Breite,
wovon 150—200 reif sind. Der Kopf zeigt in der Mitte
eine grubenförmige Vertiefung (keine Haken) und 4 auffallend
stark muskulöse Saugnäpfe. Gelegentlich ist an den Köpfen
mehr oder weniger ausgebreitete und starke Pigmentierung zu
beobachten, die man auf die Aufnahme von Eisensalzen (aus
Arzneien) zurückführt; ob diese Anschauung berechtigt ist,
steht dahin. Auch die reifen Glieder, die häufig spontan
oder mit dem Stuhl abgehen, sind sehr muskelstark; ihr Uterus ist reich verästelt. Die ovalen Eier besitzen außer der
kräftigen Schale meist noch eine helle (Dotter-) Haut. Die
ausgeschiedenen Glieder vermögen an den Grashalmen hoch
zu klettern, werden vom Rindvieh gefressen, worin sie sich
zum Cysticercus entwickeln, der äußerlich dem Cysticercus

cellulosae gleicht, aber natürlich den Kopf der Taenia saginata
besitzt. Eine Entwicklung desselben im Menschen ist bisher
nicht beobachtet.

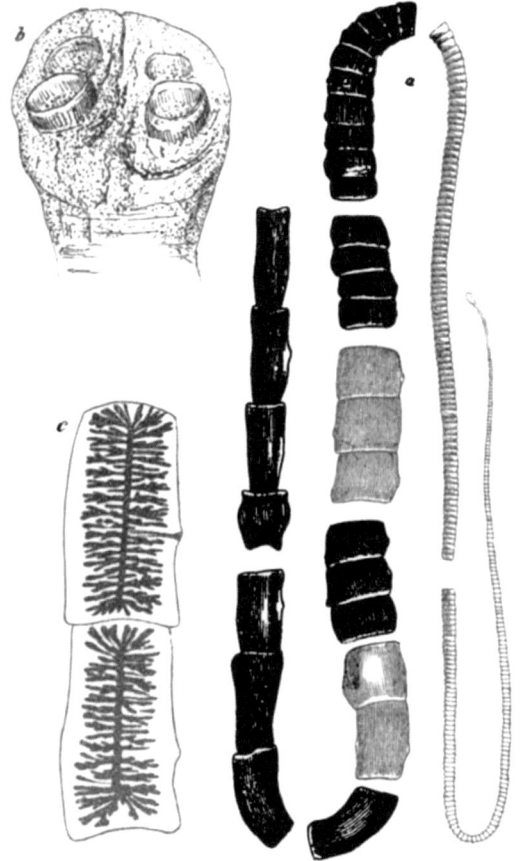

Fig. 23.

Taenia saginata. a natürliche Größe des in verschiedenen Abschnitten
dargestellten Wurms, b Kopf (mit Pigmentkanälchen), c Proglottiden
(z. T. nach Leuckart).

Die Taenia saginata wächst (nach Perroncito's durchaus glaubwürdigen Beobachtungen) im ersten Monate täglich
um etwa 3 cm, im zweiten Monate, wo der Parasit zur Reife

gelangt, um 14 cm; es werden also jeden Tag etwa 13 Proglottiden angesetzt.

Die *Taenia nana* (Fig. 24) stellt den kleinsten bisher bekannten menschlichen Bandwurm dar, der bei 0,5 mm Breite
höchstens 15 mm lang wird. Man findet 150—170 Glieder,
wovon 20—30 reif sind. Ihr Kopf zeigt 4 rundliche Saugnäpfe
und einen einstülpbaren Rüssel, der einen Hakenkranz trägt.

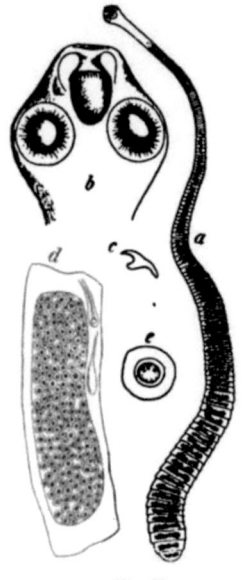

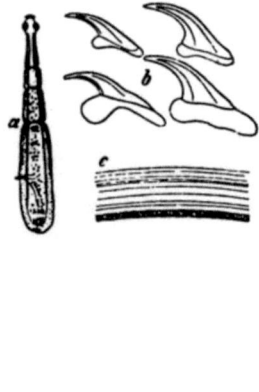

Fig. 24.
Taenia nana (nach Leuckart).
a der ganze Wurm, V. 9. b Kopf, V. 50.
c Haken, V. 300. d Glied, V. 50.
e Ei, V. 125.

Fig. 25.
a Taenia echinococcus des Hundes.
b Haken, c Membranstück
(nach Leuckart).

Der Wurm kommt häufig in großen Mengen im Darm vor
und kann dann zu schweren nervösen Störungen führen. Lutz
beobachtete bei kleinen Kindern anhaltende Durchfälle mit
zeitweiligen Fieberanfällen, die nach der Abtreibung der meist
in mehreren Exemplaren vorhandenen Würmer aufhörten. Bei
den abgetriebenen Bandwürmern vermißt man häufig den Kopf;
die Untersuchung auf schwarzem Teller ist durchaus nötig.
Der Bandwurm ist zuerst in Egypten und Serbien, dann viel-

fach in Italien, neuerdings auch 3 mal bei uns von Leichtenstern in Köln beobachtet. Die Entwicklung ist noch unbekannt (der Cysticercus vielleicht in Schnecken, die ja hier und da roh gegessen werden).

Von der *Taenia echinococcus* (Fig. 25), einem nur 3 bis 5 mm langen Bandwurm, leben oft viele Tausende im Darm des Hundes. Die Embryonen entwickeln sich, wenn die Taeniaeier durch „Anlecken" u. s. f. vom Hunde in den Magendarmkanal des Menschen gelangt sind, in Leber, Lungen und allen übrigen Organen desselben zu einer oft mächtigen Wasserblase, die von einer weißen elastischen, verschieden dicken und deutlich geschichteten Wand umhüllt ist. An der Innenseite dieser Membran knospen ein oder mehrere kleine Scolices hervor, die aber nicht immer so direkt, sondern häufig erst in Tochterblasen gebildet werden. Untersucht man eine solche unter dem Mikroskop, so sieht man zwischen den 4 Saugnapfanlagen einen eingestülpten Hakenkranz, der aus 2 Reihen von Häkchen gebildet wird. Sonst enthält die Blase eine wasserklare Flüssigkeit, die durch das Fehlen jeden Eiweißgehalts ausgezeichnet ist, aber Kochsalz enthält.

Für die Diagnose der Echinococcusblasen ist der Abgang ganzer Blasen absolut entscheidend; nächstdem ist auf Membranteile, Häkchen und die Flüssigkeit zu achten.

(S. hierzu auch den letzten Abschnitt: Untersuchung der Punktionsflüssigkeiten.)

Der *Bothriocephalus latus* (Fig. 26) kann eine Länge von 8—9 m erreichen, ist in der Regel aber kürzer; er besitzt 3000 Glieder und mehr, ist 10—20 mm breit und in der Mittellinie dicker als an den Rändern. Die Geschlechtsöffnung liegt in der Mittellinie. Sein Kopf ist abgeflacht und besitzt an den Seiten 2 seichte Sauggruben.

Die ovalen Eier (Fig. 18, e) sind 0,05 mm lang, 0,035 mm breit und nur von einer Schale mit aufspringendem Deckel umhüllt. Nachdem sie ins Wasser gelangt sind, entwickelt sich der mit Flimmerkleid besetzte Embryo, der im Wasser schwimmend in den Hecht und seine Muskulatur gelangt und zu einem Skolex auswächst, der eine Länge von 10 mm erreichen kann.

Im Stuhl der mit Bothriocephalus behafteten Personen

findet man die relativ großen Eier leicht auf (s. Stuhlunter-
suchung). Neben zahlreichen unversehrten Eiern begegnet

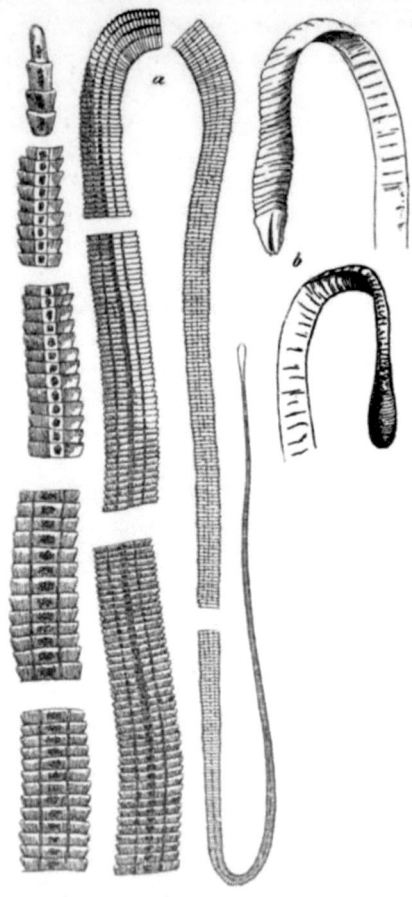

Fig. 26.
Bothriocephalus latus (nach Leuckart).
a Wurm, abschnittweise natürliche Größe, b Kopf in Seiten- und Vorderansicht.

man nicht wenigen, bei denen der Deckel aufgesprungen ist.
An anderen schließt der Deckel so fest, daß, wahrscheinlich
durch Druck gegen das Deckglas, ein Einriß den Deckel und
die anstoßende Eischale trennt.

Die Infektion des Menschen erfolgt durch den Genuß von mangelhaft geräuchertem oder gekochtem, bez. gebratenem Hecht. Außer den örtlichen Darmstörungen sind schwere Anämien (s. diese) als Folgen der Bothriocephaluseinwanderung bekannt, weshalb in zweifelhaften Fällen auf die Eier oder nach einer eingeleiteten Abtreibungskur auf die charakteristischen Bandwurmglieder zu fahnden ist.

c) Trematoden.

Die Trematoden sind parenchymatöse Saugwürmer mit afterlosem Darm und mehreren Saugnäpfen: für uns haben ein beschränktes Interesse das Distomum hepaticum und lanceolatum, deren Eier in den Fäces vorkommen. Wichtiger sind (wegen der durch ihr Verweilen im Körper verursachten bemerkenswerten Störungen) die in außereuropäischen Ländern, besonders in Japan, China und Indien, sehr verbreiteten Formen: Distomum haematobium s. Bilharzia haematobia und das Distomum pulmonale.

1. **Bilharzia haematobia** (Fig. 27). Die Geschlechter getrennt. Das Weibchen 16—20 mm lang, zylindrisch, wird in einer tiefen, an der Bauchhöhle des 12—15 mm langen Männchens gelegenen Rinne (Canalis gynaecophorus) getragen. Die ausgebildeten Würmer bewohnen den Stamm und die Verzweigungen der Pfortader und die Venenplexus von Harnblase und Mastdarm. Dagegen werden ihre Eier außer an diesen Orten auch in der Blasenwand, frei in der Blase und, das ist für den Arzt besonders wichtig, im Harn gefunden, der in der Regel die Zeichen von Cystitis mit Hämaturie darbietet. Da die venösen Gefäße oft dicht mit den Parasiten angefüllt sind, kommt es zu Stauungen und Austreten von Blut und Eiern. Diese sind 0,05 mm breit, 0,12 mm lang und tragen einen 0,02 mm langen Enddorn (während in der Blasenwand selbst oft Eier mit Seitenstachel vorkommen), die Eischale ist mäßig dick und ohne Deckel. An den abgelegten Eiern ist der entwickelte Embryo durchscheinend und zeigt oft lebhafte Beweglichkeit. Er schlüpft erst aus, wenn das Ei in Wasser gelangt, und sprengt dann die Eischale der Länge nach. Er hat eine kegelförmige Gestalt mit Kopfzapfen und Flimmerkleid. Im Harn erscheinen sie unbeweglich und gehen darin nach 24 Stunden zu Grunde. Die Übertragung findet sehr wahrscheinlich durch das Trinkwasser statt, in dem, wie bemerkt, die Embryonen schon

nach wenigen Minuten zum Ausschlüpfen veranlaßt werden. (Ob
sie erst noch in ein anderes Tier eindringen, ist unbekannt.)

Der Parasit wurde in den 50 er Jahren von Bilharz in Kairo
entdeckt. Außer ihm haben Chatin, Sonsino und insbesondere
Leuckart unsere Kenntnis über das biologische Verhalten u. s. f.
gefördert.

2. *Distomum pulmonale* (Fig. 28). Der 8—11 mm lange Wurm
sitzt meist in den oberen Luftwegen, bisweilen in kleinen Hohlräumen
der Lungen, die von ihm selbst veranlaßt werden; er hat eine

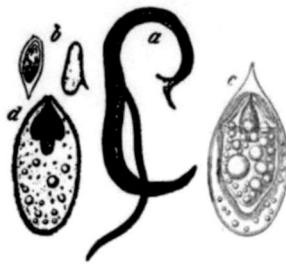
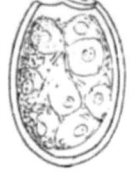

Fig. 27.

Bilharzia haematobia (nach Leuckart).
a Männchen u. Weibchen in Kopulation, V. 10. b Eier
mit End- u. Seitendorn, V. 12. c Embryohaltiges Ei, V. 40.
d Freier Embryo mit Flimmerkleid, V. 50.

Fig. 28.

Ei von Distomum
pulmonale. Deckel auf-
gesprungen.
(Sputum-Präparat.)

walzenförmige Gestalt, ist vorn stark, hinten etwas weniger abgerundet und besitzt einen Mund- und einen Bauchsaugnapf.

Die Eier, oval, besitzen eine $^{1}/_{2}$—1 μ dicke, braungelbliche
Schale, worin der Embryo noch nicht ausgebildet, die Furchung
aber schon eingeleitet ist. Bei Druck gegen das Deckglas springt
die Schale, und die Klümpchen treten aus. Sie sind schon mit der
Lupe als hellbraune Punkte zu sehen und im Mittel 0,04 mm breit
und 0,06 mm lang (Scheube); an einem älteren, mir (von Herrn
Sanitätsrat Scheube) zur Verfügung gestellten Präparat fand ich
mehrere nur 0,016 mm breit und 0,026 mm lang.

Die mit diesem Wurm behafteten Kranken leiden an häufig
wiederkehrender Haemoptoe. Das meist nur frühmorgens durch
Räuspern entleerte Sputum ist bald nur zäh schleimig und mit Blutstreifen durchsetzt, bald rein blutig. Stets enthält es zahlreiche
(in einem Präparat 100 und mehr) Eier der oben beschriebenen
Art (und in der Regel massenhafte Charcot-Leydensche Krystalle).

II. Die Untersuchung des Blutes.

A. Das Blut bei Gesunden.

Physiologische Vorbemerkungen.

Das gesunde arterielle Blut zeigt die helle Röte des Oxyhämoglobins, der Sauerstoffverbindung des Hämoglobins. Es
wird um so dunkler, je mehr es an O einbüßt. Sauerstoff-
freies Blut ist dichroitisch; es erscheint bei durchfallendem
Licht dunkelrot, bei auffallendem grün. Das Oxyhämoglobin
bildet sich schon durch Schütteln der Hämoglobinlösung an
der Luft, gibt aber den Sauerstoff auch leicht ab, vor allem
an reduzierende Substanzen, wie Schwefelammonium und
Kupfersalze.

Das Blut reagiert im Leben stets alkalisch.

Zieht man einen vorher mit konzentrierter Kochsalzlösung stark
angefeuchteten Streifen roten Lackmuspapiers mehrmals durch das
zu untersuchende Blut und spült das anhaftende Blut rasch mit der
Kochsalzlösung ab, so zeigt sich in der Regel die alkalische Reaktion deutlich an.

Zu gleichem Zweck benutzt man mit Lackmustinktur getränkte
feine Alabaster- oder Tonplättchen, auf die man ein Tröpfchen Blut
flüchtig einwirken läßt, ehe man mit Wasser wieder abspült. Zur
Bestimmung des Alkaleszenzgrades ist die Landoissche Methode
recht zweckmäßig, auf die hier nur hingewiesen werden kaun.

Das spezifische Gewicht schwankt in engen Grenzen. Es
beträgt im Mittel 1055.

Man bestimmt es am sichersten nach der Schmaltzschen
(pyknometrischen) Methode, bei der man nur 0,1 g, etwa 2 Tropfen
Blut braucht. Eine feine Glaskapillare, etwa 12 cm lang, 1,5 mm
weit, an den Enden auf 0,75 mm verjüngt, wird auf einer chemischen

Wage genau gewogen und, nachdem sie mit destilliertem Wasser
gefüllt ist, von neuem gewogen. Darnach wird die Kapillare ge-
reinigt, mit Blut gefüllt und ihr Gewicht abermals bestimmt. Die
gewonnene Zahl wird nach Abzug des Gewichts der Kapillare durch
das genau bestimmte Gewicht der gleich großen Menge destillierten
Wassers dividiert. Der Quotient zeigt das spezifische Gewicht des
Blutes an.

Während man bei dieser Methode sehr feiner, nur in gut
eingerichteten Laboratorien vorhandener Wagen bedarf, gestattet die von Hammerschlag eingeführte Methode jedem
Arzte die Gewichtsbestimmung. Sie beruht auf dem Gesetze,
daß ein Körper, der in einer Flüssigkeit eben schwimmt,
das gleiche spezifische Gewicht wie die Flüssigkeit besitzt. Als
zweckmäßig hat sich eine Mischung von Chloroform (spez.
Gew. 1485) und Benzol (spez. Gew. 0,889) ergeben, mit der
das hineingegebene Blutströpfchen sich nicht mischt.

Ausführung der Methode von Hammerschlag.

Man füllt einen etwa 10 cm hohen Zylinder zur Hälfte mit einer
Chloroform-Benzol-Mischung, die ein spez. Gewicht von 1050—1060
zeigt. In die Flüssigkeit läßt man den durch einen Lanzettstich
gewonnenen frischen Blutstropfen hineinfallen, ohne daß er die
Glaswand berührt. Der Tropfen sinkt dann als rote Perle zu Boden
oder strebt an die Oberfläche. In ersterem Fall setzt man, da die
umgebende Flüssigkeit leichter als das Blut ist, tropfenweise Chloroform, im anderen Falle Benzol. zu, während man durch vorsichtige
Bewegungen des Glases zu erreichen sucht, daß der Tropfen eben
in der Flüssigkeit schwimmt. Wird dies erreicht, so ist das spezif.
Gewicht von Blut und Mischung gleich und kann entweder in dem
gleichen oder einem höheren Gefäß (nach vorausgehendem Filtrieren
der Flüssigkeit) mit einem Aräometer bestimmt werden. Die Chloroform-Benzol-Mischung bleibt völlig brauchbar.

Schon Hammerschlag gibt gewisse Vorsichtsmaßregeln
an, die ich nur bestätigen kann. Man nehme keinen zu großen
Tropfen, da dieser sich leichter in mehrere kleine teilt, ferner
achte man bei dem Umschwenken des Gefäßes darauf, daß
das zugesetzte Chloroform oder Benzol sich gut mischt und
keine Spaltung des Blutstropfens eintritt. Endlich empfiehlt es
sich, falls das Blut von Anfang an auf der Oberfläche schwimmt,
auf jeden Fall durch einen Überschuß von Benzol das Herab-
sinken des Blutstropfens zu bewirken und dann durch Zu-
mischen von Chloroform das Schweben des Blutes anzustreben.

Durch öftere Wiederholung der Bestimmung kann man sich bald eine große Fertigkeit erwerben, so daß die Methode auch für jeden Arzt, der sorgfältige Blutuntersuchungen pflegt, sehr empfehlenswert ist.

Die **Gesamtblutmenge** beträgt beim Menschen $1/13$ seines Körpergewichts.

Zusammensetzung: Das Blut besteht aus dem Plasma, das den Faserstoff noch in Lösung hält, und den körperlichen Gebilden: roten und farblosen Blutkörperchen und Blutplättchen.

Die **roten Blutkörper**, Erythrozyten, bestehen aus dem quellungsfähigen, in Äther und Chloroform leicht löslichen Stroma und dem die Farbe bedingenden Hämoglobin. Dies ist ein mit einem Farbstoff verbundener, dem Globulin nahestehender Eiweißkörper, von dem der eisenhaltige Farbstoff durch Säuren· und starke Alkalien als Hämatin leicht abzutrennen ist. Während dies in der Regel nur als amorphes, braunes Pulver gewonnen werden kann, ist seine Chlorverbindung, das Hämin, in charakteristischen Krystallen darzustellen (s. u.). Das Hämoglobin ist von dem Stroma der Blutzellen durch hohe Wärme, Elektrizität, Dekantieren mit kohlensaurem Wasser, Einleiten von Serum einer anderen Tierspezies in die Blutbahn u. a. Vorgänge abzutrennen. Das Blut wird „lackfarben". Geschieht dies im lebenden Körper, so droht demselben durch das freigewordene Stroma schwere Gefahr (Alex. Schmidt).

Das gesunde Blut zeigt ein bemerkenswertes **spektroskopisches** Verhalten, das man mit dem Handspektroskop (Zeiss) (Fig. 29) schnell und bequem prüfen kann. Man mischt einige Blutstropfen in einem Reagensglas mit Wasser und hält das Glas vor den Spalt des gegen das Licht gewandten Spektroskops. Sofort fallen die (zwischen den Linien D und E) im Gelb und Grün des Spektrums gelegenen Absorptionsstreifen auf (Fig. 30, a).

Gibt man zu der Mischung einige Tropfen einer Schwefelammonium- oder Kupfersulfatlösung, so verschwinden die Streifen und es tritt an ihrer Stelle ein breiter, dem O-freien, reduzierten Hämoglobin eigener Streifen auf (Fig. 30, b). Durch Schütteln an der Luft oder Umrühren der Mischung mit

8*

einem Glasstabe können die Oxyhämoglobinstreifen wieder hervorgerufen werden.

Die mikroskopische Untersuchung des Blutes geschieht 1. am feuchten, soeben dem Körper entnommenen oder in feuchter Kammer aufbewahrten Blut, 2. am Trockenpräparat.

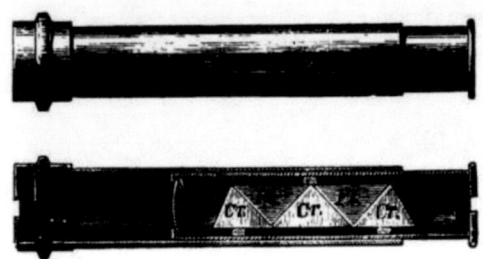

Fig. 29.
Handspektroskop von Browning (Zeiss).

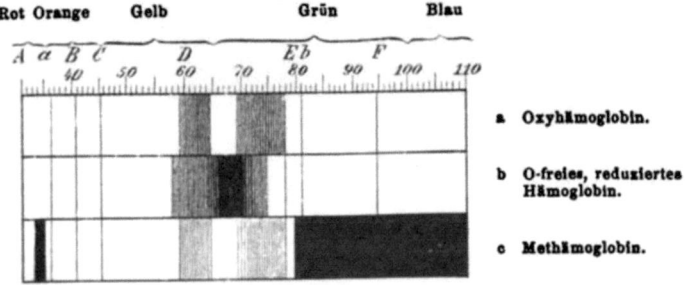

Fig. 30.
Spektrum mit dem Zeissschen Handspektroskop.

Mikroskopie des frischen Präparats. Man entnimmt durch einen Lanzettenstich in die vorher gereinigte Fingerkuppe oder, was ich zur Vermeidung der an den Fingern eher zu befürchtenden Infektion meist vorziehe, aus dem Ohrläppchen ein kleines Tröpfchen Blut und benetzt damit ein mit der Pinzette gefaßtes Deckglas, das man möglichst rasch auf einen Objektträger gleiten läßt. Es ist ratsam, den Tropfen gerade so zu wählen, daß der ganze Raum zwischen den beiden Gläsern von dem Blut in gleichmäßig zarter Schicht eingenommen wird; besonderes Andrücken des Deckglases ist durchaus zu vermeiden.

Bei einer Vergrößerung von etwa 250—350 sieht man die roten Blutkörper einzeln oder in Geldrollenanordnung, dazwischen vereinzelte farblose Blutzellen, endlich kleine, blasse, runde oder elliptisch geformte Gebilde, die zuerst von Bizzozero beschriebenen Blutplättchen.

Die roten Blutkörper[1]) sind bikonkave Linsen mit abgerundetem Rand; sie erscheinen als kreisrunde Scheiben, wenn sie auf der Fläche, als biskuitförmige Gebilde, wenn sie mit der Kante aufliegen. Die flach zugekehrten Zellen zeigen bei genauer Einstellung in den Brennpunkt die zentrale Delle als matten, gegen den Rand zu verstärkten Schatten, während sonst die Mitte hell und der Rand der Zelle dunkler wird. Durch Anlagerung mehrerer Blutzellen aneinander wird stets deutliche Geldrollen- oder Säulenbildung bewirkt. Die einzelnen Zellen sind blaßgelbliche, mit einem Stich ins Grünliche gefärbte, homogene, kernlose Gebilde. Je nach der Dicke des Präparates beobachtet man, bald früher, bald später, in der Nähe des Deckglasrandes oder kleiner Luftblasen, das Auftreten von roten Blutzellen mit gezacktem Rand oder in Stechapfelform; ein Zeichen, das auf Verdunstungserscheinungen hinweist. Auch durch Zusatz von schwefelsaurem Natron

---

[1]) Anm. Virchow's Ausspruch: „Die Geschichte der roten Blutkörper ist immer noch mit einem geheimnisvollen Dunkel umgeben" besteht auch heute leider noch zu Recht. Die größte Berechtigung hat wohl die Anschauung, daß rote und farblose Blutzellen von Anfang an als zwei getrennte Zellengruppen bestehen.

Nach der älteren, jüngst durch H. Müller wieder verteidigten Anschauung sollen die roten und farblosen Blutzellen aus einer einzigen farblosen Zellart entstehen, die sich sowohl zu Leukozyten, als auch unter Hämoglobinaufnahme zu Erythrozyten entwickele. Andererseits nehmen Denys und Löwit 2 verschiedene farblose Grundzellen (Leuko- und Erythroblasten) an und weichen nur bez. des Orts, an dem die Umwandlung der farblosen in farbige Zellen stattfindet, voneinander ab. Nach Denys, der beiden Arten die Karyomitose (indirekte Kernteilung) zuspricht, geht die Umwandlung nur im Knochenmark, nach Löwit erst im zirkulierenden Blut vor sich. Hayem wiederum erkennt als einzige Vorstufe der roten Blutkörper die Hämatoblasten (Blutplättchen) an, während Neumann und Bizzozero alle diese Ansichten verwerfen und die Entstehung roter Blutzellen lediglich durch Mitose jugendlicher, kernhaltiger, roter Zellen im Knochenmark zu stande kommen lassen.

werden sehr rasch solche Bilder erzeugt, während durch
Wasserzusatz eine kuglige Aufblähung der Körperchen mit
Verschwinden der zentralen Delle bedingt wird.

In der Regel sind die roten Blutkörper von ziemlich
gleicher Form und Größe. Diese beträgt nach zahlreichen
Untersuchungen von Gram, Laache, Graeber u. a. im Mittel
7,8 μ und ist bei Männern und Frauen gleich. Am häufigsten
fand Gram den Durchmesser von 7,9 μ, am seltensten 9,3 μ.
Der kleinste Durchmesser darf zu 6,5 μ angenommen werden.

Die weißen oder farblosen Blutscheiben, Leukozyten,
treten stets nur vereinzelt im Gesichtsfeld auf und lassen schon
ohne jeden Zusatz feine Körnung und Unebenheiten der Oberfläche erkennen. Die meist schon am frischen Präparat deutliche Kernfigur tritt bei Zusatz verdünnter Essigsäure lebhafter
hervor. Bei der Untersuchung am geheizten Objekttisch zeigen
sie oft lebhafte Eigenbewegungen.

Je nach der Größe der Zellen, die zwischen 3—15 μ
wechseln kann, und der Form und Zahl ihrer Kerne unterscheidet man im allgemeinen 4 verschiedene Leukozyten-
arten.

1. Kleine, einkernige, runde Zellen mit verhältnismäßig
großem, rundem Kern und schmalem, nicht kontraktilem Protoplasmasaum. Die Zellen sind durchweg kleiner als die roten
Blutkörper. Man bezeichnet sie als „kleine Lymphozyten".
(s. Taf. III, Fig. 16.)

2. Größere, ebenfalls einkernige Zellen mit blassem Zellleib, mindestens von der Größe roter Blutkörper oder etwas
darüber. Der meist ei- oder halbmondförmige Kern zeigt
manchmal beginnende Lappung. Große Lymphozyten. (s.
Taf. III, Fig. 16.)

3. Leukozyten mit etwas stärker lichtbrechendem, feinkörnigem, kontraktilem Protoplasma und mannigfach ge-
formtem Kerne. Die Größe der Zellen übertrifft den Durchmesser der Erythrozyten um mehrere Mikra. Polymorph-
kernige Leukozyten. (s. Taf. III, Fig. 14.)

Ist die Kernfigur derart geteilt, daß die einzelnen Abschnitte nicht mehr miteinander verbunden sind, so spricht
man auch von „Polynukleären Leukozyten"

Diese beiden Zellformen bilden die überwiegende Mehrzahl der farblosen Blutkörper; sie kann man als Leukozyten im engeren Sinne ansehen.

Eine kleine Zahl der unter 3 beschriebenen Formen ist durch auffallend stärker glänzende Körnung des Zellleibes ausgezeichnet. **Grobgranulierte Leukozyten** (Max Schultze) oder **eosinophile Zellen** (Ehrlich). (s. Fig. 34, e.)

Die von Bizzozero entdeckten **Blutplättchen** sind sehr unbeständige, zu raschem Zerfall geneigte Gebilde. Da sie sich rasch nach dem Einstich an den Wundrand ansetzen, so muß man stets den ersten vorquellenden Blutstropfen zur Untersuchung verwenden. Gleichwohl werden sie leicht übersehen, weil sie in dem in der gewöhnlichen Weise angefertigten Blutpräparat rasch zerfallen.

Um sie unverändert hervortreten zu lassen, empfiehlt es sich, den ersten Tropfen Blut ohne Luftzutritt direkt in einen auf die Hautstelle gebrachten Tropfen einer Konservierungsflüssigkeit aufzufangen. Als solche sind folgende anzuraten: 1. 1 % wäßrige Osmiumsäurelösung, 2. ein Gemisch aus 1 Teil derselben und 2 Teilen physiologischer Kochsalzlösung, 3. eine 14 % Magnesiumsulfatlösung oder 4. eine Lösung von 1 Teil Methylviolett in 5000 physiol. Kochsalzlösung. Bei Anwendung der letzteren treten die Gebilde gleich gefärbt hervor.

An den ungefärbten Präparaten zeigen sich die Plättchen als 1,5—3,5 μ große, schwach rosig leuchtende Scheibchen von kreisrunder oder mehr eiförmiger Gestalt, sie liegen meist in Gruppen zusammen.

Eine diagnostische Bedeutung kann ihnen zur Zeit noch nicht beigemessen werden, da bislang die Ansichten darüber geteilt sind, ob die Plättchen als integrierender Bestandteil des normalen Blutes gelten dürfen (Bizzozero, Hayem, Afanassiew u. a.) oder als Zerfallsprodukte farbloser Blutzellen zu betrachten sind (Löwit, Weigert u. a.). Das eine steht aber wohl unzweifelhaft fest, daß die Ansicht Hayem's, der in den Plättchen die Vorstufen der roten Blutkörper erblickt und sie deshalb als Hämatoblasten bezeichnet, unbedingt zurückgewiesen werden muß.

Nicht selten begegnet man in den ohne Konservierungsmittel angefertigten Blutpräparaten feinen blassen Gebilden,

die weit kleiner als die Blutplättchen sich darstellen und in
der Regel als **Elementarkörnchen** bezeichnet werden. Es sind
eiweißhaltige, nicht selten zu kleinen Haufen gruppierte Gebilde, die wohl mit Recht als Zerfallsprodukte der Leukozyten
und Plättchen betrachtet werden, da sie in den unter den
oben genannten Kautelen angelegten Präparaten nicht auftreten.

Auf die Herstellung und ·Färbung der „**Bluttrockenpräparate**" werden wir bei der Untersuchung des kranken
Blutes eingehen.

Die **Zählung** der im normalen Blut vorkommenden Zellen
ist von großer Bedeutung. Man berechnet in der Regel nach
dem Vorgange von Vierordt, Welcker u. a. die Zahl der
Blutscheiben in 1 cmm. Da das unverdünnte Blut wegen der
Massenhaftigkeit der roten Blutscheiben, ihrer Neigung zu Geldrollenbildung und raschen Gestaltsänderungen zu diesem Zweck
völlig ungeeignet ist, muß jede Zählung mit mehr oder weniger
stark verdünntem Blut ausgeführt werden. Zur Verdünnung
eignen sich folgende Flüssigkeiten:

1. Eine 3 % Kochsalzlösung,
2.   -   15—20 % Magnesiumsulfatlösung,
3.   -   5 % schwefelsaure Natronlösung,
4. die Hayemsche Flüssigkeit:
       Hydrarg. bichlor.   0,5
       Natrii sulf.   5,0
         - chlorat.   2,0
       Aq. destill.   200,0,
5. die Pacinische Flüssigkeit:
       Hydrarg. bichlor.   2,0
       Natrii chlorat.   4,0
       Glycerini   26,0
       Aq. destill.   226,0.

Jede Lösung ist brauchbar; die Hayemsche Lösung verdient vielleicht aus dem Grunde eine besondere Empfehlung,
da bei ihr Form und Farbe der roten Blutscheiben unverändert bleiben und eine kaum nennenswerte Verkleinerung
bewirkt wird.

Die Zählung wird am zweckmäßigsten mit dem Thoma-
Zeissschen Zählapparat ausgeführt. Derselbe ist als eine Kom-

bination der von Malassez, Hayem und Gowers angegebenen
Apparate zu betrachten. Er besteht aus dem Mischer (Fig. 31,
MS), dem mit eingeschliffener Zählkammer versehenen Objekt-
träger O und dem plangeschliffenen Deckglas D.

Zur Zählung der roten Blutzellen saugt man durch das am Mischer
befindliche Gummirohr in den Mischer, an dem die Zahlen 0,5, 1
und 101 eingeschliffen sind, das Blut bis zur Marke 0,5 oder 1, sodann nach flüchtigem Abwischen der Pipettenspitze ohne jeden
unnötigen Zeitverlust von der Verdünnungsflüssigkeit bis zur Marke

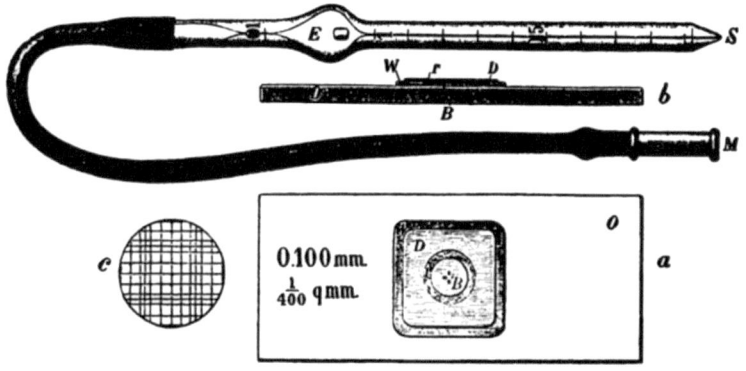

Fig. 31.
Blutkörperchenzählapparat von Thoma-Zeiss.

101 an. Das Ansaugen ist besonders vorsichtig auszuführen, da
neben dem Blut leicht mal Luftblasen mit angezogen werden und
bei mangelnder Sorgfalt die Verdünnungsflüssigkeit über die Marke
101 hinausdringt. Ist die Hohlkugel E bis zu dieser Marke gefüllt,
so muß man sofort die Flüssigkeit möglichst gut mischen, was
durch die flottierenden Bewegungen der in der Kugel befindlichen
Glasperle wesentlich gefördert wird. Bei dem Schütteln ist die
untere Mündung der Pipette mit dem Finger zu schließen und der
Schlauch dicht über der Marke 101 zu komprimieren. Je nachdem
man bis zu 0,5 oder 1 Raumteil Blut aufgezogen hat, ist die Verdünnung von 1 : 200 oder 1 : 100 bewirkt, da der Raumgehalt der
Kugel zwischen den Marken 1 und 101 genau 100 mal größer ist
als der Inhalt der Kapillare von der Spitze bis zur Marke 1.

Bevor man jetzt einen Tropfen der Blutmischung in die Zählkammer bringt, hat man die in der Kapillare des Mischers befindliche Flüssigkeit — die ja nur aus der ungemischten Verdünnungs-

flüssigkeit besteht — durch Ausblasen zu entfernen. Sodann beschickt man die Zählkammer vorsichtig mit einem Tropfen und schließt sie mit dem Deckglas derart ab, daß jede Luftblase vermieden wird und das Deckglas gleichmäßig anliegt. Hat man einige Minuten gewartet, um das Absetzen der Blutzellen in Ruhe vor sich gehen zu lassen, so beginnt man mit der Zählung, indem man sich einer 120—200 fachen Vergrößerung bedient.

Die Zählkammer (b) zeigt folgende Einrichtung. Auf dem starken, glattgeschliffenen Objektträger O ist die viereckige Glasplatte W angekittet, die einen kreisrunden Ausschnitt trägt. Auf dem Grunde der hierdurch bewirkten Vertiefung ist das feine Glasplättchen B eingelassen, das genau um 0,1 mm geringere Dicke besitzt als die sie umgreifende angekittete Scheibe W und auf ihrer der „Kammer" zugewandten Oberfläche eine mikroskopische Feldereinteilung, wie bei c, zeigt. Diese ist aus 16 größeren Vierecken gebildet, deren jedes wieder 16 kleinere Quadrate umschließt. Mit Ausnahme der an der äußeren Grenze gelegenen Quadrate ist jedes größere Viereck der besseren Orientierung wegen von einer doppelten Reihe von Rechtecken umgeben.

Bei der Zählung nimmt man am besten je 4 übereinanderliegende kleine Quadrate reihenweise in der Art durch, daß man stets alle Körperchen zählt, die auf dem oberen und linken Rande und im Innern jedes kleineren Vierecks liegen, und zum Schluß die am untersten und rechten Rande jedes, 16 kleine Quadrate umschließenden, großen Vierecks gelegenen Zellen hinzurechnet. Man beginnt am besten, um Wiederholungen zu vermeiden, mit dem obersten linksgelegenen Vierecke und zählt soviel Einzelquadrate durch, daß man im ganzen mindestens 1200 rote Zellen ausgezählt hat.

Da nun die Tiefe der Zählkammer $^1/_{10}$ mm und der Flächengehalt jeden Quadrats $^1/_{400}$ qmm mißt, mithin der Rauminhalt eines jeden $^1/_{4000}$ cmm beträgt, so hat man, um die Zahl der roten Blutkörper in 1 cmm zu berechnen, die gefundene Gesamtzahl der Blutkörper durch die Zahl der ausgezählten Vierecke zu teilen und den Quotienten mit 4000 und je nach der Verdünnung noch mit 100 oder 200 zu multiplizieren.

Beispiel. Nehmen wir an, es hätte die Zählung aus 128 Quadraten 1580 rote Zellen ergeben, so würden wir bei einer Verdünnung von 1:100 folgende Rechnung aufzustellen haben:

$$\frac{1580}{128} = 12,3 \times 4000 \times 100 = 4\,920\,000,$$

mithin würde das untersuchte Blut in 1 cmm 4,92 Millionen rote Blutscheiben führen.

Die nach der Thoma-Zeissschen Methode gewonnenen Zahlen ergeben als Mittel für den Mann 5 Mill., für die Frau 4—4$\frac{1}{2}$ Mill. rote Blutkörper. Die Fehlergrenzen schwanken bei dieser Methode — bei sorgfältiger Ausführung und Übung — höchstens zwischen 1—2%. Nennenswerte Vermehrung der Erythrozytenzahl kommt im allgemeinen nur selten zur Beobachtung, indes sind bei völlig Gesunden 6—7 Millionen rote Blutkörper in 1 cmm beobachtet (Plethora polycythaemica).

Eine exakte Zählung ist nur möglich, wenn außer der Zählkammer vor allem der Mischer in sauberster Verfassung bei der Untersuchung benutzt wird. Eine Reinhaltung desselben ist nur dadurch zu erzielen, daß man nach dem Gebrauch den noch vorhandenen Inhalt ausbläst und der Reihe nach mit der Verdünnungsflüssigkeit, Wasser, Alkohol und Äther durchspült, indem man dieselben ansaugt und wieder herausbläst. Durch mehrmaliges Durchsaugen von Luft ist der Mischer völlig auszutrocknen.

Anm. Die von Hedin empfohlene Methode zur Bestimmung der Blutkörperzahl mit dem Hämatokriten bietet m. E. keine Vorteile; sie ist bei allen Krankheiten, bei denen zahlreiche Größenunterschiede der Blutzellen bestehen, überhaupt nicht anwendbar.

Zur **Zählung der farblosen Blutzellen** wird dieselbe Zählkammer, aber eine andere Mischpipette benutzt. An derselben findet man die Zählmarken 0,5, 1 und über der Hohlkugel 11. Rieder hat bei Zeiss eine kürzere Pipette konstruieren lassen, die für 21 Raumteile abgepaßt ist. Zur Verdünnung benutzt man $\frac{1}{3}$—$\frac{1}{2}$% Essigsäure, wodurch die roten Blutkörper gelöst werden. Auch kann man derselben etwas Gentianaviolettlösung zusetzen, um durch die Färbung der Leukozyten die Zählung zu erleichtern. Man verdünnt aber nur im Verhältnis von 1:10 oder 1:20; bei starker Vermehrung der Leukozyten, wie bei der Leukämie, ist eine Verdünnung von 1:25—1:50 zu raten. Die Zählung selbst wird sonst in gleicher Weise ausgeführt; bei der Schlußrechnung hat man entsprechend der geringeren Verdünnung mit 10, 20 oder 50 zu multiplizieren.

Die auf diese Weise gefundenen Werte für die absolute Menge der Leukozyten in 1 cmm schwanken zwischen 6000 bis 10000; im Mittel ergibt die Zählung für den Erwachsenen 8000, für Kinder 9500.

Die Fehlerquellen sind größer wie bei der Bestimmung der Erythrozytenzahl. Schon die Weite der Kapillare begünstigt manchen Fehler. Immerhin wird auch hier durch große Übung und Sorgfalt eine ziemlich exakte Ausführung ermöglicht.

Auf indirektem Wege gelingt die Leukozytenzählung in folgender Weise: Man sucht durch eine möglichst sorgfältige Zählung der roten und farblosen Blutzellen mit Hilfe des Zeissschen Netzmikrometers am gefärbten Trockenpräparat das Verhältnis der beiden Arten zu bestimmen und berechnet nach dem Thoma-Zeissschen Verfahren die Gesamtzahl der roten Blutkörper in cmm. Sind diese beiden Größen ermittelt, so gelingt es leicht, die Zahl der Leukozyten im cmm festzustellen. Man hat einfach die für den cmm genau bestimmte Erythrozytenzahl (s) durch den Nenner des das Verhältnis von weiß zu rot ergebenden Bruches zu teilen.

Es sei $s = 5\,000\,000$, das Verhältnis von weiß : rot $\frac{1}{700}$,

so ist die Leukozytenzahl in cmm $\frac{5\,000\,000}{700} = 7142$.

Eine exakte Methode zur **Zählung der Blutplättchen** gibt es nicht, denn die vorgeschlagene Zählung derselben in der Thoma-Zeissschen Zählkammer fördert nur unsichere Resultate. Will man sie versuchen, so ist eine der oben angegebenen Konservierungsflüssigkeiten unbedingt anzuwenden. Als Normalzahl hat Hayem 240000 im cmm angegeben, während ihre Zahl nach anderen zwischen 2—350000 schwanken soll. Darnach könnte man sie etwa 35 mal größer als die Zahl der in 1 cmm enthaltenen Leukozyten annehmen.

Zur Bestimmung des (relativen) Hämoglobingehalts ist für klinische Zwecke Fleischls Hämometer geeignet.

Der Apparat (Fig. 32) besteht aus dem von einem kräftigen Fuß getragenen Tisch (t), der in seiner Mitte eine kreisrunde Öffnung besitzt, durch die das vom Spiegel (s) aufgefangene Gas- oder Wachsstocklicht reflektiert werden kann. Unter der Tischplatte ist ein Metallrahmen (r) durch Schraubendrehung hin- und herzubewegen, der einen mit Cassiusschem Goldpurpur gefärbten Glaskeil (g) in der dem Beobachter zugekehrten Hälfte führt. In die

runde Öffnung des Tischchens kann ein zylindrischer, unten durch
Glas geschlossener Behälter (b) eingelassen werden, der durch eine
metallene Scheidewand in zwei gleiche Hälften geteilt ist. Der
Behälter wird so eingesetzt, daß die Scheidewand parallel dem vorderen Tischrand und die hintere, dem Beobachter zugewandte Hälfte
der Kammer genau über dem Glaskeil steht. Der dicht am Glaskeil gelegene Schenkel des Rahmens trägt die Marken 0—120, die
beim Hin- und Herbewegen des Rahmens in einem kleinen Aus-
schnitte (a) am Tischchen abgelesen werden können.

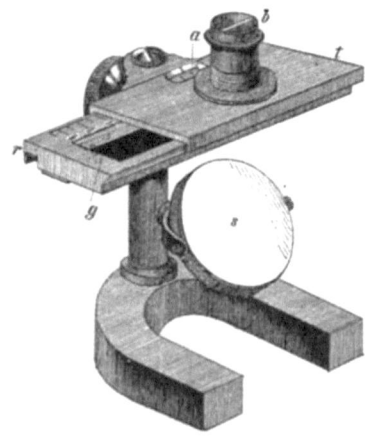

Fig. 32.
Fleischls Hämometer.

Die Untersuchung wird in der Weise ausgeführt, daß man die
beiden Kammerhälften mit Wasser füllt und in der vorderen, frei
über dem Spiegel befindlichen etwas Blut auflöst, dessen Menge
durch die beigegebenen kleinen Pipetten genau bestimmt ist. Nach
Schmaltz fassen sie etwa 0,0054 Aq. dest. Die Färbung des Glas-
keils bei der Einstellung der Zahl 100 entspricht dem Farbenton,
den normales Blut bei der beschriebenen Auflösung in der vorderen
Kammer anzeigt. Die links von der Zahl 100 angegebenen Zahlen
drücken aus, wieviel Prozent des normalen Hämoglobingehaltes (der
im Mittel bei Männern 13,7, bei Frauen 12,6 g in 100 ccm beträgt)
in dem untersuchten Blut enthalten ist.

Nach Untersuchungen von Dehio können dieser Bestimmung
manche Fehler anhaften, die mit dem Sinken des Farbstoffgehaltes
anwachsen. Dehio fand bei einem Gehalt von 20 % der Norm ein

fehlerhaftes Absinken um 5,5%. Er empfiehlt die Prüfung jedes
einzelnen Instrumentes in der Weise, daß man sich eine Art Stammlösung herstellt, d. h. eine Blutlösung, die genau mit der Marke 100
des Hämometers zusammenfällt. Diese für das zu prüfende Instrument „geeichte" Lösung wird nun fortlaufend mit 10—90 Teilen
Wasser verdünnt und bei jeder Verdünnung die etwaige Differenz,
die das Hämometer dem bekannten Prozentgehalt gegenüber anzeigt,
aufgezeichnet. Auf diese Weise gelingt es fast völlig, soweit dies
bei der kolorimetrischen Bestimmung möglich ist, die Fehlerquellen
auszumerzen.

Auch die Bestimmung des Hämoglobingehalts nach Gowers
beruht auf kolorimetrischer Schätzung. Der kleine Apparat[1])
hat vor dem Fleischlschen den Vorzug großer Einfachheit,
Handlichkeit und Billigkeit voraus, weshalb ich ihn sehr
empfehle. Ich selbst benutze ihn seit etwa 10 Jahren ausschließlich.

Er besteht aus einem fast 11 cm hohen Glaskölbchen, an dem
eine Skala mit 135 feinen Teilstrichen eingeritzt ist, die ein Volum
von je 20 cmm anzeigen. Ein zweites zugeschmolzenes Röhrchen
enthält die „Musterlösung" (Pikrokarminglyzerin), die der Farbe
einer 1% normalen Blutlösung entspricht, wie sie in dem Meßzylinder sich darstellt.

Man saugt nun in eine beigegebene Kapillare bis zu der ein-
geritzten Marke genau 20 cmm Blut aus einem Einstich der Finger-
kuppe an und mischt die Menge sofort mit einer geringen Menge
Wasser in dem Meßröhrchen. Alsdann hält man dieses und die
Musterlösung bei auffallendem Licht nebeneinander gegen weißes
Papier, um Täuschungen durch verschiedenartige Beleuchtung der
Röhrchen auszuschalten, und fügt dann mit einer Pipette tropfenweise unter Schütteln soviel Wasser zu, bis der Farbenton der
Flüssigkeiten in den beiden Röhrchen genau übereinstimmt. Wird
dies bei einer Verdünnung bis zum Teilstrich 100 erreicht, so ist
der Hämoglobingehalt des untersuchten Blutes normal; gleichen sich
die Farbentöne schon früher, so zeigt der jeweilige Teilstrich den
Prozentgehalt an, den das untersuchte Blut an normalem Hämoglobin besitzt.

Wie jeder kolorimetrischen Bestimmung haften auch dieser
Methode gewisse Fehler an, die nach vielfachen Kontrollproben bis
zu 5% ausmachen. Zu einer sorgfältigen Ausführung ist es nötig,

---

[1]) Von Hotz & Sohn in Bern für 8 Mark zu beziehen, während der
Fleischlsche bei Reichert in Wien 71½ Mark kostet.

(nach dem raschen Abwischen des etwa außen anhaftenden Bluts) das Kapillarblut vorsichtig in das im Meßröhrchen befindliche Wasser zu entleeren, indem man die Spitze der Pipette eben in das Wasser eintaucht, die Blutsäule ausbläst und sofort frisches Wasser in die Kapillare nachsaugt und wieder in das Röhrchen einbläst, da sonst der an der Innenwand der Kapillare haftende Blutfarbstoff bei der Bestimmung fehlt.

Änderungen des Oxyhämoglobingehalts beobachtet man nicht selten. Viel häufiger Verminderung als Erhöhung; erstere sehr gewöhnlich bei Chlorose und schweren anämischen Zuständen, während man eine Überfärbung eigentlich nur bei gleichzeitiger Erhöhung der Blutkörperzahl antrifft. Bemerkt sei, daß gerade bei der Pulmonalstenose neben der auffälligen Vermehrung der Erythrozyten bis zu 9,5 Mill. eine Steigerung des Hb-Gehalts auf 160% einige Male beobachtet worden ist.

Die Bestimmung der **Trockensubstanz** des Blutes nach Stintzing.

Im allgemeinen besteht zwischen der Blutkörperzahl, dem spez. Gewicht und Hb-Gehalt des Blutes ein bestimmtes Abhängigkeitsverhältnis. Der Parallelismus ist aber kein absoluter, wie dies schon dadurch wahrscheinlich ist, daß bei der Bestimmung des Hb die übrigen Eiweißkörper des Blutes (die nach Bunge beim Schwein etwa 7,57% ausmachen) unberücksichtigt bleiben. Es verdient daher die erst seit kurzem von klinischer Seite angestrebte Bestimmung der Trockensubstanz des Blutes — bei Verwendung möglichst kleiner Blutmengen — volle Beachtung. Weitere Nachprüfungen sind hier sehr erwünscht.

Ausführung der Methode. Aus einem tiefen (quer zur Längsachse des Fingers gerichteten) Einstich in die Kuppe läßt man (wenn nötig unter mäßigem Druck auf das Mittelglied) 5 Tropfen (0,2—0,3 g) Blut in ein Glasschälchen fallen, das bei möglichster Festigkeit etwa 6 g schwer und durch einen Deckel fest zu schließen ist. Sofort nach der Blutentnahme wird der Deckel aufgelegt, das gefüllte Gläschen gewogen, dann im Trockenschrank bei 65—70° C. etwa 24 Stunden offen getrocknet, schnell wieder zugedeckt und aufs neue gewogen. Die Ausrechnung ergibt sich von selbst.

Gewisse Fehlerquellen sind unvermeidbar, spielen aber praktisch keine Rolle. (Unter 139 Doppelbestimmungen fand Stintzing eine mittlere Differenz von 0,14%.) Es ist nötig, stets 2 Parallelbestimmungen zu machen und die einzelnen Wägungen möglichst schnell auszuführen, um der Wasserverdunstung des frischen Blutes und der Wasseranziehung der Trockensubstanz möglichst vorzubeugen.

Bei Gesunden stellten Stintzing und Gumprecht für die Trockensubstanz (T.) folgende Werte fest:

	im Mittel	Maximum	Minimum	also	mittlerer Wassergehalt
bei Männern	21,6	23,1	19,6		78,4 %
bei Frauen	19,8	21,5	18,4		80,2 -

Regelmäßige und oft starke Verminderung von T. findet man bei chronischer Anämie. Bei Chlorose ist T. ebenfalls vermindert, aber nicht so stark wie Hb. Bei Leukämie ist T. relativ hoch infolge der vermehrten Leukozytenzahl. Inkompensierte Herzfehler sind durch erhöhten Wassergehalt ausgezeichnet.

Die molekulare Konzentration des Blutes.

Gefrierpunktsbestimmung. Es bedarf noch eine wichtige Eigentümlichkeit des Blutes der Erwähnung, da dieselbe in neuester Zeit in der Klinik eine besondere Bedeutung gewonnen hat. Es ist nämlich zuerst von Korányi die interessante Tatsache festgestellt worden, daß die molekulare Konzentration des Blutes unter normalen Verhältnissen eine konstante ist, daß dieselbe aber Veränderungen bei gewissen Krankheiten erfährt, und zwar fast ausschließlich bei Erkrankungen der Nieren.

Dasjenige Organ, welches in erster Linie als Regulator der molekularen Zusammensetzung des Blutes dient und sie konstant erhält, sind eben die Nieren, und zwar erklärt sich der Ausgleich durch die Lehre vom osmotischen Druck. Letztere zeigt, daß zwischen zwei Lösungen von verschiedener Konzentration, wenn diese übereinander geschichtet werden oder durch eine durchlässige Membran getrennt sind, ein Diffusionsprozeß in dem Sinne stattfindet, daß die Moleküle der stärker konzentrierten Lösung nach der minder starken so lange hindrängen, bis ein Ausgleich der molekularen Zusammensetzung erreicht ist.

Da nun der osmotische Druck einer Lösung der Zahl der Moleküle proportional ist, so würde die Bestimmung des ersteren zu einer Feststellung des Molekulargewichtes führen.

Praktisch erreicht wird dies Ziel auf indirektem Wege. Auf Grund der Tatsache, daß die Erniedrigung des Gefrierpunktes eines Lösungsmittels (z. B. Wasser), welche durch Zusatz fremder Substanzen herbeigeführt wird, dem osmotischen Druck der Lösung proportional ist, erhält man durch die Messung jener Erniedrigung unmittelbar eine Molekulargewichtsbestimmung.

Die Bestimmung des Gefrierpunktes geschieht im Beckmannschen Apparat. Derselbe besteht in der Hauptsache aus einem sehr feinen 100 teiligen Thermometer, wobei je 1 Grad Celsius wiederum in 100 Teilgrade zerlegt ist. Das Thermometer taucht in einen Glaszylinder, in dem die zu untersuchende Flüssigkeit mittels eines Platinrührers in Bewegung gehalten wird. Glaszylinder + Thermometer + Flüssigkeit wird in eine Kältemischung von -4^0 C. gebracht, unter fortwährendem Rühren wird die Flüssigkeit unterkühlt. Es tritt dann ein Moment ein, wo die Flüssigkeit plötzlich erstarrt. Bei diesem Übergang von dem flüssigen in den festen Aggregatzustand wird Wärme frei, die die Quecksilbersäule in die Höhe schnellen läßt bis zu einem gewissen Punkt, wo sie längere Zeit stehen bleibt, dem physikalischen Gefrierpunkt. Bei längerem Stehen sinkt sie dann wieder und nimmt allmählich die Temperatur der umgebenden Kältemischung an.

Bestimmt man nun in derselben Weise den Gefrierpunkt des destillierten Wassers — die Skala des Beckmannschen Thermometers ist eine willkürliche und der Nullpunkt ist nicht besonders bezeichnet — und zieht den Gefrierpunkt der Lösung von dem des Wassers ab, so hat man die Zahl, die angibt, wieviel tiefer die Lösung gefriert als das Wasser. Beim Blute beträgt diese Differenz -0.56^0 C.; man sagt nun kurz: Der Gefrierpunkt des Blutes beträgt 0,56 und hat als besonderes Zeichen dafür ein „δ" gewählt, während „$\varDelta$" den Gefrierpunkt des Urins bezeichnet.

Darnach gestaltet sich das Verfahren bei der Blutuntersuchung wie folgt: Aus einer gestauten Armvene des Kranken werden — selbstverständlich unter aseptischen Kautelen — mittels Einstoßens einer scharfen Kanüle 15—20 ccm Blut entnommen, in dem zur Gefrierung zu benutzenden Glaszylinder aufgefangen und durch Schütteln mit dem Platinring defibriniert, woran sich unmittelbar die Gefrierung anschließt. In einem zweiten Glaszylinder wird jedesmal der Gefrierpunkt des destillierten Wassers bestimmt. Letzteres Verfahren ist notwendig, da der Quecksilberstand in dem oben U-förmig gebogenen Beckmannschen Thermometer leicht Schwankungen unterworfen ist und die später angegebenen Thermometer mit festgelegtem Nullpunkt nicht zuverlässig erscheinen. Bei einiger Übung dauert die ganze Untersuchung — den Venenstich eingerechnet — etwa 30 Minuten.

Während die molekulare Konzentration des Blutes bei Gesunden ihren Ausdruck in einer Gefrierpunktserniedrigung von 0,55—0,57° C. findet, erleidet dieser Wert eine wesentliche Veränderung, d. h. der Gefrierpunkt liegt tiefer, wenn es zu einer Erkrankung beider Nieren gekommen ist, und zwar richtet sich die Größe der Differenz im Vergleich zum normalen Blutgefrierpunkt nach dem Grade der Nierenveränderung. Während bei leichter Nephritis noch normale Werte gefunden werden, sinkt bei zunehmender Insuffizienz der Nieren der Gefrierpunkt immer tiefer. Es sind Erniedrigungen bis unter 0,70 beobachtet worden. Demgegenüber ist die differentialdiagnostisch und prognostisch wichtige Tatsache hervorzuheben, daß bei einseitiger Nierenerkrankung, selbst wenn sie bis zur völligen Zerstörung des Organs geführt hat, der Gefrierpunkt die normale Höhe zeigt, sofern nur die andere Niere gesund ist. (Kümmell-Rumpel u. a.)

Es ergibt sich also der wichtige Satz, daß eine Blutgefriererniedrigung unter —0,58 fast ausnahmslos auf eine doppelseitige Nierenerkrankung hinweist.

B. Das Blut bei Kranken.

Die Veränderungen, mit denen wir uns in diesem Abschnitt zu beschäftigen haben, spielen sich vorwiegend an den körperlichen Elementen des Blutes ab, weshalb ihre genaue Untersuchung hier vor allem eingehend abgehandelt wird.

Die Mikroskopie des Blutes ist für die Diagnose der Krankheit oft allein entscheidend, sie gibt über Abweichungen in der Zahl, Farbe und Größe der Blutkörper, über Störungen in dem Verhältnis von roten und farblosen u. a. Aufschluß. Nötig ist die Untersuchung des frischen Blutes (s. o.) und der gefärbten Bluttrockenpräparate.

Herstellung der Bluttrockenpräparate.

1. Es gilt, eine möglichst gleichmäßige dünne Blutschicht auf dem Deckglas zu verteilen. Dazu ist es zunächst unbedingt nötig, nur gut gereinigte, und zwar entfettete Deckgläser zu benutzen, die am besten mit absolutem Alkohol oder verdünnter Salpetersäure abgespült und mit weichem Leder poliert sind. Die Gläser sind mit Pinzette anzufassen, da schon der von den haltenden Fingern ausgehende warme Luftstrom die ohnehin leicht eintretenden und sehr störenden Verdunstungserscheinungen in unbequemer Art fördert. Auch ist aus dem gleichen Grunde der Ausatmungshauch gegen das Präparat zu vermeiden. Alsdann fängt man ein kleines, aus einem Stich der Fingerkuppe oder des Ohrläppchens vorquellendes Tröpfchen mit einem Deckglas oder Objektträger auf, legt ein zweites Glas unter Vermeidung jeden Druckes darauf und zieht es glatt am ersten hin. Oder man streicht den möglichst an einer Ecke oder am Rande des Objektträgers aufgefangenen Tropfen rasch und glatt aus, indem man mit der Kante eines zweiten, möglichst geschliffenen, über die Fläche des ersten hinfährt.

Dies Ausstreichen kann endlich auch mit einem eigens dazu konstruierten Glimmerplättchenspatel oder einem armierten Gummiplättchen oder einem feinen Haarpinsel in der Weise ausgeführt werden, daß man mit diesen Instrumenten den auf einem Glase aufgefangenen Tropfen glatt ausstreicht.

Jede Methode kann zum Ziel führen; es ist gleichgültig, welche man benutzt. Die Hauptsache ist und bleibt die Herstellung einer

9*

feinen, der Höhe des gewöhnlichen Erythrozytendurchmessers ent-
sprechenden Schicht. Dazu gehört vor allem Sorgfalt und Übung.

2. Das völlig lufttrockene Präparat wird der weiteren
Fixierung unterworfen. Will man es möglichst rasch untersuchen, so folgt die Fixierung durch die Wärme, und
zwar für einige Minuten bei etwa 110—115⁰ C. oder in
einem Gemisch von absolutem Alkohol und wasser-
freiem Äther, oder endlich in absolutem Alkohol
allein. In letzterem bleiben die Präparate mindestens $\frac{1}{2}$,
besser 1 Stunde. Schon in 1 Minute gelingt die Fixierung mit
Formol, einer Mischung von 40 % Formaldehyd in Methylalkohol und Wasser.

1 Teil Formol wird zunächst 10 fach mit Wasser verdünnt und
von dieser Mischung wiederum 1 Teil mit dem 10 fachen Volum
Alkohol versetzt. Hierin werden die Trockenpräparate schon durch
1. Min. langes Verweilen tadellos fixiert. Darnach können sie den
meisten Färbungen ausgesetzt werden, ohne daß die Form und Zusammensetzung der Elemente Änderungen erleiden, weil sowohl
das Protoplasma als das Hämoglobin in einen unlöslichen und un-
quellbaren Zustand übergeführt wird und die Färbefähigkeit der
Zellen ungestört erhalten bleibt.

Färbung der Bluttrockenpräparate[1]).

1. **Färbung** mit 0,1—0,5 % wäßriger Eosinlösung, auf der die
Trockenpräparate 10—20 Minuten schwimmen. Abspülen in Wasser.
Trocknen. Canadaxylol. Durch Erwärmen der Farblösung ist die
Färbung erheblich abzukürzen.

Alkoholische Eosinlösung (0,25—0,5 %) färbt die Präparate in
$\frac{1}{2}$—1 Minute.

Die roten Blutzellen werden lebhaft und gleichmäßig rot gefärbt.
Das Protoplasma der farblosen erscheint nur ganz schwach tingiert.
Die eosinophilen Granula (s. diese) treten als auffällig stark ge-
färbte Kügelchen hervor.

2. **Färbung** mit Ehrlich's Hämatoxylin - Eosinlösung 12 bis
24 Stunden (Taf. III, Fig. 15), die in folgender Weise gewonnen wird:

> Aq. destill., Alkohol, Glyzerin ãã 100,0
> Hämatoxylin 4,0—5,0
> Eisessig 20,0
> Alaun im Überschuß.

------

[1]) Vortreffliche Farbstoffe liefern Dr. Grübler in Leipzig und
J. Klönne & Müller in Berlin, Luisen-Straße.

Die frische Lösung bleibt 4—6 Wochen in der Sonne stehen, dann wird etwa 1 % Eosin hinzugefügt. Nach 24 stündiger Färbung, die am besten im verschlossenen Schälchen an der Sonne vorgenommen wird, erscheinen — nach reichlichem Abspülen in Wasser, Trocknen und Einlegen in Balsam — die roten Blutkörper erdbeerrot (ab und zu mit leicht orangenem Ton), ihre etwa vorhandenen Kerne tief schwarz, der Zellleib der Leukozyten hell-, ihre Kerne dunkellila, die eosinophilen Kugeln lebhaft rot, die kleinen Lymphozytenkerne meist schwärzlich, um eine Nuance heller als die der Erythrozyten, ihr Protoplasmasaum kaum gefärbt.

3. **Färbung** mit Ehrlich's Triacidlösung (Taf. III, Fig. 14), die in folgender Weise dargestellt wird:

Aq. destill. 100,0, Orange G 135,0, Säurefuchsin 65,0, Aq. destill. 100,0, Alkohol. absol. 100,0, Methylgrün 125,0, Aq. destill. 100,0, Alkohol. absol. 100,0, Glycerini 100,0 werden allmählich miteinander gemischt. Die Mischung ist erst nach längerem Stehen verwendbar.

Die Präparate schwimmen nach Ehrlichs Vorschrift nur 2 Minuten, m. E. am besten 6—8 Minuten auf der Lösung, werden dann mit reichlichem Wasser abgespült, getrocknet und eingebettet. Die Erythrozyten werden gelb, ihre Kerne grünblau gefärbt. Die Leukozyten zeigen in der Mehrzahl neutrophile, feine violette Körnung und grünlich blauen Kern. Die eosinophilen Granula sind leuchtend rot gefärbt.

Die Färbung ist wegen der raschen Ausführbarkeit sehr empfehlenswert. Es gelingt aber nicht jedesmal — mit einer nach obiger Vorschrift zusammengesetzten Flüssigkeit —, die feinen Differenzierungen zur Anschauung zu bringen. Offenbar hat der Entdecker dieses Farbengemisches selbst oft solche Erfahrungen gemacht, denn die hier wiedergegebene Vorschrift, die ich Herrn Kollegen Ehrlich unmittelbar verdanke, weicht merklich von anderen, schon von ihm veröffentlichten ab.

4. Die Ehrlichsche Triacidlösung haben Aronson und Philip in folgender Art abgeändert.

Es werden zuerst gesättigte wäßrige Lösungen von Orange G extra, Säurerubin extra und krystallisiertem Methylgrün bereitet. Nach der durch Absetzen erfolgten Klärung geschieht die Zusammenstellung wie folgt:

Orangelösung 55 ccm, Säurerubinlösung 50 ccm, Aq. destill. 100 ccm, Alkohol 50 ccm; dazu Methylgrünlösung 65 ccm, Aq. destill. 50 ccm, Alkohol 12 ccm. Die Mischung muß 1—2 Wochen ruhig stehen.

Ein Tropfen dieser Lösung auf einer Petrischale mit Wasser genügt, um in 24 Stunden das Präparat distinkt zu färben. Vor dem Einbetten werden die Präparate in Wasser und kurz in absolutem Alkohol abgespült, in Origanumöl aufgehellt und in Xylol-canadabalsam eingebettet.

Der Farbenton entspricht den mit Triacid gefärbten Objekten. Rieder lobt diese Färbung; ich selbst ziehe die Ehrlichsche Triacidlösung unbedingt vor.

5. **Färbung** mit Chenzinsky-Plehnscher Lösung:

Konzentrierte wäßrige Methylenblaulösung	40 g
0,5 % (in 70 % Alkohol angefertigte) Eosinlösung	20 g
Dazu Aq. dest.	40 g

Färbung der Deckgläser 24 Stunden lang; unter Umständen im Wärmeschrank. Die erhitzte Lösung färbt schon in 15 Minuten übersichtlich, aber nicht so zart.

Die roten Blutscheiben eosinrot, die eosinophile Körnung leuchtend rot. Kerne blau. (Taf. III, Fig. 10.)

Auch durch die nacheinander folgende Färbung mit alkohol. Eosinlösung und wäßriger (konz.) Methylenblaulösung sind scharfe Bilder zu erzielen. Z. B. 2—3 Minuten lange Färbung in erwärmter 0,5 % alkohol. Eosinlösung und ebenso langer Färbung mit gesättigter wäßriger Methylenblaulösung.

Neben der Ehrlichschen Triacidlösung glaube ich diese Farbmischung für ärztliche Zwecke am meisten empfehlen zu dürfen; sie eignet sich sowohl für die Untersuchung der konstitutionellen Bluterkrankungen, wie ganz besonders zum Nachweis der im Blut auftretenden Parasiten.

6. **Färbung** mit Jennerscher Lösung.

Man färbt mit der von diesem Autor angegebenen (von Grübler, Leipzig zu beziehenden) Eosin-Methylenblaulösung etwa 2 bis höchstens 4 Minuten lang und spült dann 20 Sekunden in destilliertem Wasser ab. Man erzielt mit dieser Methode überaus anschauliche Bilder, wie Tafel III, Fig. 14 zeigt; auch ist als ein Vorzug zu rühmen, daß man die einfach lufttrockenen Präparate — ohne folgende Härtung — sofort färben kann. Nach meiner Erfahrung treten die Körnungen bei dieser Färbung besonders scharf hervor.

Änderungen des Blutbefundes bei Krankheiten.

a) Allgemeine Übersicht.

Durch die farbenanalytische Untersuchung des Blutes sind unsere Kenntnisse über die an den roten und farblosen Blutzellen in Krankheiten auftretenden Änderungen, gegenüber den früheren nur am frischen Präparat gewonnenen, entschieden erweitert. Jede Blutuntersuchung ist, wenn irgend möglich, sowohl am frischen, wie am gehärteten und gefärbten Präparat auszuführen.

Folgende Abweichungen sind bis jetzt erkannt:

I. An den roten Blutzellen.

1. Dieselben bieten am frischen Präparat nicht selten auffällige **Formänderungen** dar, die man nach Quincke's Vorschlag unter der Bezeichnung der Poikilozytose (ποικίλος bunt) zusammenfaßt (Fig. 33). Die Erythrozyten sind birn- oder flaschenförmig ausgezogen oder mit einem längeren stielartigen Fortsatz versehen, oder sie erscheinen amboß-, zwerchsack- oder posthornförmig, oder ähneln der Kreuz- oder Sternform. Während einige äußerst klein sind, erscheinen andere wiederum ungewöhnlich groß, bisweilen wellenförmig gezackt. Alle, auch die kleinsten Elemente, bieten deutliche Dellenbildung dar. Sie sind wohl unzweifelhaft als Teilungsgebilde anzusehen, die aus alten reifen Erythrozyten durch Abschnürungsvorgänge entstanden sind. (Dieser Auffassung gemäß bezeichnet sie Ehrlich als „Schistozyten".) Nur Hayem spricht sie als Übergangsformen seiner Hämatoblasten (Bizzozero's Plättchen) zu Blutzellen an, ohne indes den wirklichen Übergang in ein farbiges Blutkörperchen je gesehen zu haben.

Da die Poikilozytose verhältnismäßig am häufigsten mit gleichzeitiger hochgradiger Verminderung der Zahl der roten Blutzellen einhergeht, so darf man in ihr, wie dies von einigen Seiten ausgesprochen ist, vielleicht einen zweckmäßigen Vorgang zur Vergrößerung der respiratorischen Blutkörperoberfläche erblicken.

2. Ferner ist das **Auftreten kernhaltiger roter Blutzellen** bemerkenswert. Dieselben kommen in 2 Formen vor: als Normoblasten, das sind kernhaltige, farbige Gebilde von der Größe der normalen roten Blutkörper, und als Megalo- oder Gigantoblasten, das sind solche kernhaltige Erythrozyten, die 3—5 mal größer als gewöhnliche rote Scheiben sind. (Taf. II u. III, Fig. 12—14.)

Der nicht selten in Teilung begriffene Kern der Normoblasten ist in der Regel zentral, bisweilen auch rein peripher
gelegen und zeichnet sich durch seine überraschend starke
Färbbarkeit aus, die an den Megaloblasten meist etwas schwächer
ist, aber immer noch die Färbung der Leukozytenkerne übertrifft.

Bei der Färbung mit Hämatoxylin-Eosin treten die Kerne als
homogene oder grobgekörnte, gleichmäßig schwarze Gebilde hervor
und zeigen in der Regel scharfen Umriß; während sie sich bei der
Triacidfärbung als stark grünblaue oder dunkel pfaublaue Gebilde

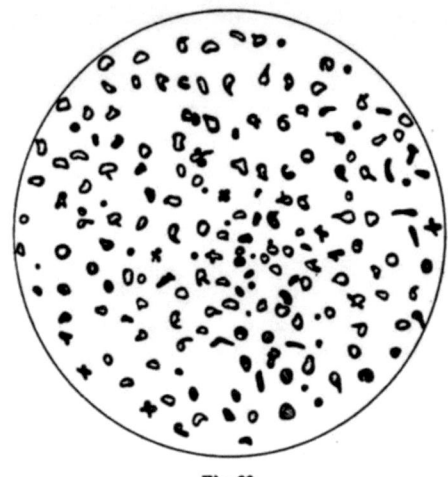

Fig. 33.
Poikilozytose.

von dem gelbgefärbten Stroma abheben und bei der Chenzinskyschen Färbung durch den dunkel- oder schwarzblauen Farbenton
sich auszeichnen.

Man begegnet den kernhaltigen roten Blutzellen, außer
bei Neugeborenen, niemals im normalen, dagegen häufig im
krankhaft veränderten Blut. Ganz besonders bei perniziöser
Anämie und Leukämie. Seltener bei schweren akuten Anämien
nach Blutverlusten und bei Chlorose.

Den Kernen der Normoblasten im Farbenton auffällig
gleichende Gebilde findet man oft auch frei ohne jede Stroma-
hülle; diese Erscheinung und der Umstand, daß der rand-
ständig gelagerte Kern der Normoblasten bisweilen nur noch

eine ganz schmale Berührungsfläche mit dem Zellleibe zeigt, sprechen dafür, daß die Kerne der Normoblasten wohl ausgestoßen werden können.

Ehrlich erblickt hierin ein bedeutsames Zeichen von Regeneration, insofern diese Kerne wieder Protoplasma ansetzen sollen (?). Anders bei den Megaloblasten, die stets nur einen Kern enthalten, der, wie schon erwähnt, weniger intensiv färbbar ist und nicht ausgestoßen werden soll. Die Normoblasten kommen im normalen Knochenmark des Erwachsenen vor, die Megaloblasten nur in dem des Embryo. Dies scheint anzudeuten, daß das Auftreten der letzteren im Blut des Kranken einen „Rückschlag ins Embryonale" darstellt. Ihr ausschließliches Vorkommen weist stets auf schwere perniziöse Formen von Anämie hin.

3. Von größtem diagnostischen Wert ist das Vorkommen abnorm großer, kernloser Erythrozyten. Man bezeichnet sie als **Megalozyten** oder Riesenblutkörperchen; sie sind 10 — 14 μ groß und zeigen einen sehr verschiedenen Hämoglobingehalt. Auf ihre Bedeutung für die Diagnose perniziöser Anämieformen hat besonders Laache hingewiesen; ich stimme ihm durchaus bei. Nur selten und im Einzelfall immer nur spärlich beobachtet man die abnormen großen roten Blutzellen bei schwerer Chlorose.

4. Von geringerer Bedeutung ist das Auftreten kleinster, 2—5 μ großer, rundlicher, den Plättchen nahestehender Gebilde, die wegen ihres deutlichen Hämoglobingehalts als Erythrozyten zu deuten sind, aber keine Dellung zeigen. Man nennt sie Zwergblutkörperchen oder Mikrozyten. Sie sind wohl als neugebildete rote Blutzellen zu betrachten, da sie verhältnismäßig am häufigsten kurz nach akuten schweren Blutverlusten auftreten (Gram). (Taf. II, 12, b u. c, III, Fig. 13, b u. c.)

5. Wichtig ist jedenfalls die sog. **anämische** oder **polychromatophile Degeneration** der roten Blutscheiben. Dieselbe zeigt sich dadurch an, daß man bei der Färbung mit Eosinhämatoxylin oder Eosinmethylenblau keine homogene Hämoglobinfärbung, sondern einen verwaschenen violetten Farbenton erhält, da infolge der degenerativen Veränderungen des Stromas die Kernfarben einwirken.

Es ist sehr wohl möglich, daß es sich hier um ein Absterben älterer Gebilde handelt, obwohl derselbe farbenanalytische Vorgang sich zuweilen auch an kernhaltigen Gebilden abspielt (Taf. III,

14, a_2), die mit Recht als Jugendformen, als Vorstufen der roten
Blutzellen anzusehen sind. Hier deutet aber schon die Schwere
des gesamten Krankheitsbildes auf den perniziösen Charakter der
Störungen hin, als deren Ausdruck wiederum die Fortsetzung der
Degeneration auf die frisch aus dem Knochenmark zugeführten
Elemente aufzufassen ist. Andererseits ist auch die Annahme zulässig, daß die Polychromatophilie der Blutkörperchen nicht als
Degeneration anzusehen ist, sondern daß diese Gebilde vielmehr
einer frühen Entwicklungsstufe angehören und ihr Auftreten als ein
Ausdruck forcierter Regeneration aufzufassen ist. Dafür spricht
einmal die Angabe C. S. Engel's, welcher die fraglichen Gebilde
im embryonalen Blute fand, und zweitens die Tatsache, daß man
den polychromgefärbten Blutkörperchen sehr häufig bei Malaria-
anämie begegnet, die doch lediglich auf Zerstörung einzelner von
Parasiten befallener Erythrozyten zurückzuführen ist und bei der
es sich nicht um eine Krankheit handelt, welche alle Blutkörperchen
gleichzeitig schädigt. Gerade diejenigen Erythrozyten, welche einen
Parasiten beherbergen und schon mehr oder weniger der Zerstörung
anheimgefallen, also in Degeneration begriffen sind, zeichnen sich
aber durch blasse Färbung aus.

6. Noch weniger geklärt sind die Färbungsveränderungen roter
Blutzellen, die Ehrlich als punktierte bezeichnet und sich durch
Färbung mit Methylenblaugemischen durch das Auftreten sehr zahl-
reicher dicht stehender blauer Punkte charakterisieren. Man findet
sie nicht so selten bei Anämien aus verschiedenster Ursache. Mit
Malariaparasiten, wie Plehn will, haben sie jedenfalls nichts zu tun.

II. An den Leukozyten.

Schon Max Schultze, Virchow, Erb u. a. hatten verschiedene Formen von Leukozyten beschrieben. Das rein morphologische
Verhalten, ihre verschiedene Größe, die mehr oder weniger grobe
Körnung und wechselnde Gestalt des Kerns legten eine Trennung
nahe. Auch bezüglich der Herkunft hatte man gewisse Vermutungen
geäußert; so sollten nach Virchow die kleinen einkernigen Gebilde
den Lymphdrüsen, die großen einkernigen der Milz entstammen.

Durch Ehrlich's farbenanalytische Untersuchungen, die
gerade bei dem Studium der Leukozyten einsetzten, ist folgendes bis zu einem gewissen Grade sichergestellt.

Außer der durch die Zahl der Kerne und Größe der Zelle
nahegelegten Einteilung in kleine und große einkernige und

fein- und grobgekörnte mehrkernige'Zellen erlaubt die mikro-
chemische Verschiedenartigkeit der Körnungen folgende Trennung:

1. Eosinophile Zellen. (Taf. III, 13, d.)

Dieselben sind schon am frischen, ungefärbten Präparat
durch die stark lichtbrechende, gröbere Körnung des kontrak-
tilen Protoplasmas ausgezeichnet (Fig. 34, e.). Da jedoch eine
Verwechslung mit den später zu beschreibenden basophilen
nicht völlig ausgeschlossen ist, so erlaubt, streng genommen,
erst die Färbung des fixierten Trockenpräparates die Diagnose.

Die eosinophilen α-Granula sind durch ihre eigenartige Ver-
wandtschaft zu den sauren Anilinfarben ausgezeichnet. Sie nehmen
den Farbstoff äußerst begierig auf und treten bei der Färbung mit
Eosin als glänzend rot gefärbte Kügelchen der erdbeerartig geformten Zelle hervor. Eosin, Aurantia und Nigrosin färben die
Granula in konzentrierter Glyzerinlösung (bei mehrstündiger Dauer),
Fluoreszin, pikrinsaures Ammon und Orange nur in wäßriger Lösung.

Die am frischen Präparat sich leicht aufdrängende Vermutung,
daß die Granula aus Fett bestehen konnten, wird durch die Widerstandsfähigkeit gegen absoluten Alkohol, Äther und Schwefelkohlenstoff widerlegt. Auch sind sie in Wasser und Glyzerin löslich und
durch Osmiumsäure nicht zu färben. Daß sie endlich auch nicht
als Hämoglobintröpfchen angesprochen werden dürfen, lehrt die
Beobachtung, daß bei der Färbung des Bluttrockenpräparates mit
einer 5 %, mit Eosin und pikrinsaurem Ammon gesättigten Karbollösung die hämoglobinhaltigen, roten Blutzellen rein gelb, die
eosinophilen Granula lebhaft rot gefärbt werden.

Die eosinophilen Zellen des normalen Blutes zeigen stets
die Größe der gewöhnlichen (mehrkernigen) Leukozyten und
bieten am erwärmten Objekttisch lebhafte amöboide Bewegungen dar. Das numerische Verhältnis zu den übrigen Leukozyten schwankt sowohl bei verschiedenen völlig gesunden
Personen als bei ein und demselben Individuum zu verschiedenen Zeiten in ziemlich weiten Grenzen. Ob der Ursprung
der eosinophilen Zellen im Knochenmark ruht (Ehrlich), ist
nicht erwiesen. Die im Knochenmark vorhandenen eosinophilen Zellen unterscheiden sich zu einem großen Teile sehr
wesentlich von den im zirkulierenden Blut des Gesunden vorkommenden sowohl durch ihre Größe als Kernfigur. Andrerseits ist die allmähliche Entwicklung feingranulierter

in grobgranulierte (d. h. eosinophile) Zellen unzweifelhaft
zu beobachten, s. S. 142.

Nicht das gehäuftere Auftreten der (normalen)
eosinophilen Zellen beansprucht das wesentliche
diagnostische Interesse, sondern das Vorkommen
solcher eosinophiler Zellgebilde, die im Knochenmark zahlreich, im Blut aber für gewöhnlich nicht
vorkommen. Ihnen wird bei der Schilderung des leukämischen Blutbefundes besondere Berücksichtigung zuteil werden.

Die Angaben über vermindertes oder vermehrtes Auftreten
eosinophiler Zellen im Blut lassen erkennen, daß es sich um
ganz unregelmäßige Erscheinungen handelt. Eine gewisse
Übereinstimmung zeigt sich nur darin, daß bei schwerer Anämie
und den meisten akuten Infektionskrankheiten die Zahl der
(normalen) eosinophilen Zellen gering ist.

2. **Neutrophile Zellen.**   (Taf. II u. III, Fig. 12, 13, 15.)

Als neutrophile (ε-) Granula bezeichnet man nach Ehrlich
diejenigen Körnungen, welche bei der Färbung mit dem
Triacidgemisch eine charakteristische Violettfärbung darbieten.

Die Leukozyten mit neutrophiler Körnung zeigen meist
eigentümlich gestaltete Kernfiguren in Form von S, V, F, M
u. a. oder mehrere einzelne Kerne. Sie bilden bei weitem die
Mehrzahl der im Blut vorkommenden mehrkernigen Leukozyten
und gehen wohl ohne Zweifel aus den einkernigen Zellen hervor. Alle Eiterzellen zeigen nach Ehrlich die charakteristische Violettkörnung (s. aber S. 36 eosinophile Zellen bei
Gonorrhoe!).

Während die eosinophile und die gleich zu besprechende
basophile Körnung bei allen Tieren von Ehrlich beobachtet
wurde, scheint die neutrophile Körnung, deren Ursprung in
Knochenmark und Milz zu suchen ist, nur beim Menschen
vorzukommen.

3. **Basophile** oder **Mastzellen** (Ehrlich's γ- und δ-Granula)
werden durch basische Anilinfarben stark gefärbt, u. a. sehr
lebhaft durch eine konzentrierte wäßrige Methylenblaulösung,
die man 5—10 Minuten lang einwirken läßt.

Für die isolierte Mastzellenfärbung (γ-Granula) gibt Ehrlich
folgende Vorschrift: 100 ccm Wasser, 50 ccm Alkohol. absol., der mit
Dahlia gesättigt ist. Zu der durch Absetzen völlig klar zu er-

haltenden Lösung werden noch 10—12,5 Eisessig gegeben. Die Lösung färbt außer den Bakterien nur die Mastzellen (rot), während die Eiterzellen kaum tingiert sind.

Die basophilen Granula sind meist nicht so dicht im Protoplasma verteilt wie die erstgenannten Körnungen; die γ-Granula nähern sich in der Größe meist den eosinophilen Granulis, die feineren werden als δ-Granula unterschieden. In der Regel sind die Körner der einzelnen Zelle nicht gleichgroß.

Neuere Untersuchungen haben erwiesen, daß spärliche basophile Zellen auch bei völlig Gesunden zu finden sind. Im Sputum traf ich sie oft zahlreich bei Asthmatikern an (s. u.). Sie sollen nach Ehrlich von den fixen Bindegewebszellen, zum Teil auch aus dem Knochenmark (Ehrlich) stammen.

Über das **prozentuale Vorkommen** der verschiedenen Formen von Leukozyten im normalen Blut ist folgendes festgestellt.

Für gewöhnlich findet man unter den ausgezählten Leukozyten etwa 25 % kleine, einkernige Zellen, Lymphozyten, während die übrigen 75 % mehrkernige Zellen von größerer Art darstellen. Von diesen bieten etwa 2—4 % eosinophile und kaum $1/2$ % basophile Körnung dar. Alle übrigen mehrkernigen Gebilde zeigen neutrophile Körnung.

In sehr bestimmter Form hat Ehrlich wiederholt betont, daß die „Einzelzelle nie Träger zweier verschiedener Körnungen" sei. Nach meinen eigenen Erfahrungen kann ich dieser „Lehre" nur mit Einschränkungen beipflichten (s. Leukämie). Auf Taf. III, Fig. 14 ist z. B. eine Zelle mit zwei verschiedenen Körnungen aus einem leukämischen Blutpräparat wiedergegeben. Auch kann man sich jeden Tag davon überzeugen, daß beispielsweise die Zellen des gonorrhoischen Eiters (Ehrlich's Paradigma) bei einfacher Eosin-Methylenblaufärbung sehr oft die doppelte Körnung erkennen lassen. Ferner kann ich der neutrophilen Körnung nicht die hohe Bedeutung beimessen, die ihr von Ehrlich und seinen Schülern zugesprochen wird. Anders steht es wohl mit den eosinophilen Granulis. Daß wir es hier mit einer sehr bemerkenswerten spezifischen Reaktion zu tun haben, unterliegt kaum einem Zweifel. Schon die Größe und stark lichtbrechende Beschaffenheit der ungefärbten Kügelchen, ganz besonders aber die rasche und intensive Färbung mit den sauren Anilinfarblösungen zeichnen sie in hervorragender Weise aus. Indes trifft man auch Bilder an, wo einzelne Zellen neben kleinen, eben sichtbaren und schwach gefärbten Granulis zweifellos eosinophile, grobe Körnungen enthalten. Man wird diese Zellen mit Recht als Übergangsformen auffassen dürfen. Schon Max Schultze hat darauf aufmerksam gemacht, daß Übergänge von fein- in grobgranulierte Zellen am heizbaren Objekttisch zu beobachten seien. Gerade hier aber muß man doch annehmen, daß Zellen mit feiner — d. i. neutrophiler Körnung — nebenher eosinophile Granula führen.

Welche Bedeutung kommt den Körnungen zu? Es ist zur Zeit nicht möglich, diese naheliegende Frage auch nur einigermaßen sicher zu beantworten. Ehrlich erblickt in den Granulis nur die Sekretionsprodukte der Zellen, Altmann hält sie für die eigentlichen Elementarorganismen (Bioblasten), die erst durch ihre Aneinanderlagerung die Zelle, Kern und Protoplasma bilden und im Leben der Zelle eine höchst bemerkenswerte, aktive Rolle spielen. Für seine Theorie hat Altmann die Beobachtungen der Fettresorption und -sekretion herangezogen. Dieselben haben gezeigt, daß die „Bioblasten" sich allmählich mit Fett beladen und durch Osmiumsäure als zarte, graue oder schwarze Ringelchen bis „schwarze Vollkörner" darzustellen sind. Es ist sehr wahrscheinlich, daß z. B. das Fett in gelöster Form aufgenommen und durch die Granula durch Synthese in Neutralfett übergeführt wird. Jahrelanges Studium wird zur Lösung der Frage nötig sein; aber schon jetzt wird man den verschiedenen Körnungen für die klinische Diagnose eine gewisse semiotische Bedeutung zuerkennen dürfen.

b) Bei speziellen Erkrankungen.

Nachdem wir im vorigen Abschnitt das Untersuchungsverfahren und die zu beobachtenden Änderungen des Blutbefundes im allgemeinen beschrieben haben, wollen wir jetzt das spezielle mikroskopische Bild, das den Einzelkrankheiten zukommt, schildern. Der Einfachheit wegen flechten wir die Beschreibung der übrigen Eigenschaften des Blutes mit ein.

I. Die Anämien.

Wir trennen dieselben in die Gruppen
der einfachen primären,
-   -   sekundären und
der schweren perniziösen Anämien.

1. Bei der **Chlorose** oder **einfachen, primären** Anämie ist
das Blut schon oft makroskopisch deutlich blasser, der Hämoglobingehalt auf 50, 40 % und darunter (bis 15 %) gesunken
und das spezifische Gewicht nicht selten auffällig, im Mittel
bis 1040, vermindert. Die Zahl der Erythrozyten ist in der
Regel ganz normal, auch die Form meist unverändert. Die
farblosen Blutzellen sind nicht vermehrt; ab und zu ist das
Prozentverhältnis der eosinophilen Zellen zu Gunsten derselben
verschoben.

Schwere Fälle von Chlorose zeigen indes manche Abweichungen. Man findet die Zahl der roten Scheiben auf 3,5
bis 2,4 Mill., den Hämoglobingehalt bis zu 20 und 15 % (!)
und infolge davon das spezifische Gewicht auf 1033—1028
gesunken. Vor allem aber zeigen die roten Blutzellen derartige Formänderungen, daß man mit vollstem Recht von
hochgradiger Poikilozytose (Fig. 33) sprechen kann. Ihr
Vorkommen bei Chlorose ist oft bestritten; die „bunten"
Formen sollten unter dem Einfluß der „Verdunstung" entstanden sein, zu der das chlorotische Blut eher neige. Ich
möchte diesen Einwand — der an sich ja schon eine Alte-
ration des Blutes zugibt — nicht gelten lassen, da man sowohl
in dem frischen, unter Luftabschluß gewonnenen Blute, als
auch am Trockenpräparat die Poikilozytose antrifft. Aber man
soll wohl beachten, daß dieselbe meist nur den schwersten
Formen der Chlorose zukommt, bei denen Neigung zu Throm-
bosen besteht und gefährliche Zufälle, Embolie der Pulmonal-
arterie, Sinusthrombose und dergl. eintreten können. Zu gewisser vorsichtiger Prognose muß ihr Auftreten daher mahnen.
Nur einmal bin ich zahlreichen „bunten" Formen bei einem
Fall von Chlorose begegnet, wo das subjektive und objektive
Allgemeinbefinden keineswegs schwer gestört war. Graeber
und Gram sahen die Poikilozytose relativ häufig, auch fanden

beide, ebenso wie Laache, nicht selten den Durchmesser der
Erythrozyten etwas verkleinert. Einige seltene Male fand ich
bei schwerer Chlorose auch kernhaltige, rote Blutkörper;
relativ häufig begegnet man etlichen abnorm großen, kernlosen
roten Blutzellen und ab und zu auch typischen „Markzellen".

2. **Bei den einfachen sekundären Anämien** richtet sich die
Blutveränderung in der Regel nach der Art und Dauer der
Primärerkrankung (Phthise, Karzinom, Lues, Nephritis chron.,
Malaria u. s. f.). Fast stets findet sich eine mehr oder weniger
starke Verminderung der Erythrozytenzahl und eine
dieser parallel verlaufende Abnahme des Hämoglobingehalts.
Dabei ist die Zahl der Leukozyten nicht herabgesetzt, viel-
mehr oft ziemlich beträchtlich vermehrt.

Die Form der roten Blutzellen ist gewöhnlich nicht verändert; nennenswerte Größenunterschiede fehlen. Ab und zu
wird aber eine ausgesprochene Poikilozytose und das Auftreten
kernhaltiger roter Blutkörperchen beobachtet. Ist in solchen
Fällen auch die Zahl der Erythrozyten sehr erheblich herabgesetzt, so erhebt sich die Frage, ob die Diagnose der einfachen sekundären Anämie nicht fallen gelassen werden muß.
In diesen Zweifelfällen ist das numerische Verhalten der Leukozyten, sowie die Art der kernhaltigen roten Blutkörperchen
von Bedeutung. Sind die ersteren vermehrt, die letzteren
vorwiegend in normalen Blutkörperchengrößen vorhanden, so
wird für gewöhnlich die sekundäre Form anzunehmen sein.

Der Übergang in die chronische perniziöse Form ist selten,
kommt aber zweifellos vor.

3. **Progressive perniziöse Anämie.** (Taf. II, 12.)

Seit Biermer 1868 das Bild dieser Krankheit in mustergültiger
Weise gezeichnet hat, trifft die Diagnose dieser eigenartigen Erkrankung in der Regel nicht auf ernste Schwierigkeiten. Die
hochgradige Blässe der äußeren Haut und Schleimhaut, zunehmende
Schwäche, Magen - Darmstörungen, Haut- und Netzhautblutungen,
Fieber u. s. w. sichern neben dem Blutbefund meist die Diagnose.
Aber selbst für den Erfahrenen, der einige Dutzend autoptisch
bestätigter Fälle gesehen hat, bleibt intra vitam die Entscheidung
nicht selten schwer, ob es sich um eine essentielle progressive
perniziöse Anämie oder um eine auf dem Boden einer malignen
Neubildung oder einer anderen ernsten Krankheit entstandene Form

handelt. Besteht ein Neoplasma, so ist die Lösung der Frage so gut wie immer ohne praktischen Wert; anders liegt die Sache, wenn durch Eingeweidewürmer (Bothriocephalus, Anchylostomum u. a.) oder durch Syphilis die bedrohliche Anämie hervorgerufen wird, da hier nach Beseitigung der Ursache Heilung erzielt werden kann. Leider reichen auch heute unsere Blutuntersuchungsmethoden nicht aus, um im Zweifelsfalle diese wichtige Differentialdiagnose z. B. aus den Blutbildern zu sichern. Was in dieser Beziehung beachtenswert ist, findet man in der folgenden Darstellung.

Unter den Hilfsursachen spielen wiederholte kleine Blutungen (Uterusmyome), seltner eine einmalige große Blutung, dyspeptische Störungen, Darmschmarotzer, Schwangerschaft und Geburt, insbesondere die puerperale Sepsis, endlich chron. Infektionskrankheiten, wie Dysenterie, Malaria und Syphilis, seltener akute, wie Typhus abdominalis, eine mehr oder weniger durchsichtige Rolle.

Die Autopsie ergibt außer schweren degenerativen Veränderungen in Leber, Herz (getigertes Endokard) und Nieren, außer der nur selten fehlenden Umwandlung des Fettmarks in rotes Knochenmark als sehr interessanten Befund die von Quincke zuerst gewürdigte starke Eisenablagerung in der Leber und mehr oder weniger reichlichen Pigmentgehalt (Pigmentinfarkte) in Leber, Milz und Nieren (Eichhorst, Hunter, Birch-Hirschfeld). Gerade diese Erscheinungen weisen unmittelbar auf reichlichen Zerfall roter Blutzellen hin, der schon intra vitam durch die Blutuntersuchung wahrscheinlich gemacht wird.

Blutbefund. Das Blut ist normalfarben oder auffällig blaß, bisweilen dunkler als normal, dünnem Kaffee gleichend, oder gar teerfarben; es ist oft sehr dünnflüssig, so daß es weniger gut auf dem Deckglas in dünner Schicht auszustreichen und zu trocknen ist.

Die Zahl der Erythrozyten ist stets, oft in kaum glaublichem Grade vermindert. Zahlen von 4—800000 sind nicht selten. Quincke zählte in einem Falle nur 143000 im cmm, ich selbst fand 375000 als unterste Grenze. Dementgegen bleibt die Zahl der Leukozyten normal, eine Vermehrung ist sehr selten.

Der Gesamthämoglobingehalt ist bis 15, 12% u. s. f., der des einzelnen roten Blutkörpers jedoch nicht gesunken, nicht selten sogar erhöht, wie dies aus einem Vergleich der die Verminderung von Zahl und Hämoglobingehalt in Prozenten wiedergebenden Zahlen sofort erhellt. So kann z. B. die Ery-

throzytenzahl auf 16 %, der Farbstoffgehalt aber nur auf 20 %
gesunken sein.

Die Mikroskopie des Blutes zeigt in der Regel hochgradige Poikilozytose, geringe Neigung zu Geldrollenbildung, häufige Mikrozyten, auffällig zahlreiche Megalozyten,
meist auch kernhaltige rote Zellen und anämische (polychrome)
Degenerationsbilder. Sehr häufig liegen die Zellen in einer
matt gefärbten homogenen (Eiweiß-?) Schicht, wie man sie
sonst bei gefärbten Bluttrockenpräparaten nicht zu sehen bekommt.

Für die mikroskopische Diagnose der perniziösen Anämie
lege ich mit das Hauptgewicht auf das gehäufte Auftreten
der abnorm großen roten Blutzellen.

Für die Unterscheidung zwischen essentieller und der auf
dem Boden einer bösartigen Neubildung entstandenen Form ist
von Bedeutung, daß bei letzterer die vielkernigen Leukozyten
in der Mehrzahl der Fälle vermehrt sind, während bei der
ersteren eher eine Verminderung auffällig wird. Ausnahmen
kommen aber vor!

Die Blutplättchen fand Hayem stets sehr vermindert, oft
ganz fehlend; sollte dies als Regel bestätigt werden, so würde man
darin eine Erklärung für die, tatsächlich wohl stets vorhandene,
verminderte Neigung des perniziös anämischen Bluts zur
Gerinnung suchen können. Ich selbst habe in einem rasch verlaufenden typischen Fall, in dem ich auf diese Verhältnisse besonders achtgegeben habe, nicht den Eindruck einer auffälligen
Verminderung der Plättchen gewinnen können. Man ist eben auf
„Schätzungswerte" angewiesen, da die Zählung der Plättchen nicht
exakt ausführbar ist.

Zur Färbung des Trockenpräparats empfehle ich vor allem Ehrlich's
Triacid- und Eosin-Hämatoxylinlösung.

1. An den mit dem Triacid etwa 6—8 Min. lang gefärbten Bildern
erscheinen die roten Blutscheiben dunkelgelb, die Kerne der kernhaltigen
grün- oder pfaublau. Die Leukozyten vorwiegend polynukleär mit deutlicher violetter Körnung. Die eosinophilen Zellen im Mittel 12—14 μ
groß. Auch vereinzelte große, mononukleäre Leukozyten mit zweifellos
dichter neutrophiler Körnung kommen vor, während andere blasses Protoplasma zeigen. Die Kerne der Leukozyten schwach bläulich. Manche
(offenbar) rote Blutzellen sind blaß, andere zeigen verwachsenen rötlich-
blauen Farbenton.

2. Bei der Färbung mit Eosin-Hämatoxylin, die am besten 20 bis 24 Stunden dauern soll, sind die roten Scheiben erdbeerrot mit einem Stich ins Orangefarbene, ihre event. Kerne schwärzlich. Megalozyten und -blasten bis zu 19,5 μ konnte ich beobachten. Die Leukozyten, selten und dann stets nur schwach vermehrt, zeigen im helllilafarbenen Leib dunkellila gefärbte Kerne, die besonders an den großen einkernigen deutliche Netzform darbieten, deren hellere Lücken als Vakuolen oder Altmannsche Kerngranula zu deuten sind. Der Kern der Lymphozyten ist viel dunkler, nähert sich dem Farbenton der Normoblastenkerne, sodaß es bisweilen, wenn der Protoplasmasaum nur eben und zwar erdbeerfarben angedeutet ist, zweifelhaft bleiben kann, ob es sich um Lymphozyten oder ausgestoßene Erythrozytenkerne handelt. An manchen roten Blutkörpern ist mehr oder weniger deutlich ein bläulich roter Farbenton des ganzen Leibes wahrzunehmen.

Auch die Chenzinskysche und Jennersche Färbung gibt gute Bilder.

Kernhaltige rote Blutscheiben von oft ungewöhnlicher Größe kommen bald nur in spärlicher, bald in reichlicher Menge vor und fehlen nur äußerst selten (s. u.); die anämische Degeneration ist nach meinen eigenen Erfahrungen etwas seltener. Das Verhalten der eosinophilen Zellen ist durchaus uncharakteristisch, sowohl Verminderung als geringe Vermehrung kann beobachtet werden, völliges Fehlen scheint ein prognostisch übles Zeichen zu sein.

Kernhaltige rote Blutkörper können bei allen schweren Anämien vorkommen. Ihrer Größe schreibt Ehrlich eine wesentliche Rolle zu, indem die Normoblasten eine günstigere Prognose zulassen sollen, da er sie auf eine gesteigerte Produktion normalwertiger Elemente aus dem Knochenmark zurückführt. Durch Neumann und Bizzozero ist der hervorragende Anteil, der dem Knochenmark für die Blutbildung zukommt, sichergestellt. Man findet bei schweren Anämien eine mehr oder weniger vorgeschrittene Umwandlung des gelben Fett- in rotes Knochenmark. Auf diese Weise ist eine gesteigerte Regeneration der rascher zu Grunde gehenden roten Blutzellen ermöglicht. Bei dieser Sachlage müßte man aus dem völligen Fehlen kernhaltiger roter Blutzellen auf das Ausbleiben der bedeutsamen Umwandlung in rotes Mark schließen dürfen. Das stimmt aber nicht mit den Tatsachen. Ich fand mehrfach die denkbar vorgeschrittenste Umwandlung des Marks in eine gleich-

mäßig rote geleeartige Masse in solchen Fällen, bei
denen die sorgfältigste Untersuchung des Blutpräpa-
rates kein einziges kernhaltiges rotes Blutkörperchen
ergeben hatte. Wohl aber war die Diagnose der perniziösen
Anämie durch den sonstigen Blut- und autoptischen Befund
gesichert!

Als ein äußerst seltener Befund — wenigstens bei uns in
Deutschland — muß das Vorkommen von Flagellaten im Blut
bei perniziöser Anämie bezeichnet werden. Nach den übereinstimmenden Angaben von Klebs, Frankenhäuser und Neelsen
darf aber als sicher gelten, daß bisweilen lebhaft bewegliche, bald
ohne, bald mit Geißelfäden ausgestattete Infusorien im Blut auftreten. Ob sie als ursächliche Erreger gelten dürfen, muß fraglich
bleiben, obschon ihr fast regelmäßiges Vorkommen in mehreren,
von Klebs in Zürich und Prag beobachteten Fällen auf eine unmittelbare Blutinfektion hinweist.

Wir haben schon oben hervorgehoben, daß die Zeichen des
Zerfalls, der Degeneration, im Blutbefund bei perniziöser Anämie
ein charakteristisches Bild erzeugen. Ob aber dieser Zerfall stets
das Primäre ist, oder ob nicht etwa schwere Störungen des Plasmas
der Degeneration der körperlichen Elemente vorausgehen, ist noch
eine offene Frage. Jedenfalls ist die Möglichkeit, daß der Vorgang
sich im letzteren Sinne abspielen kann, nach den Untersuchungen
von Wooldridge u. a. nicht abzuweisen.

Die Beobachtung einiger weniger Fälle von perniziöser Anämie,
bei denen ein primäres Osteosarkom oder im Gegensatz zu dem
gewöhnlichen Befund eine mächtige Milzschwellung den schweren
Allgemeinstörungen vorausging, legt die Vermutung nahe, daß die
Erkrankung der beiden „blutbildenden" Organe den Anlaß zur Ausbildung echter perniziöser Anämie geben könne. Aber selbst in
diesen Fällen, die übrigens schon wegen ihres äußerst seltenen
Vorkommens allgemeinere Schlüsse verbieten, fehlt uns der klare
Einblick in den Zusammenhang der krankhaften Vorgänge.

Bei allen Anämischen ist der Blutbefund größeren Schwankungen unterworfen als bei Gesunden. Im allgemeinen soll
man sich daher bei der Diagnose nicht auf eine einmalige
Blutuntersuchung stützen. Ganz besonders gilt dies von der
Menge der Leukozyten, der wir bis zu einem gewissen Grade
eine wichtige Rolle bei der Unterscheidung der gewöhnlichen
sekundären und perniziösen Form zugesprochen haben. Aber

auch bei dieser letzteren hat v. Noorden bisweilen eine starke, mit anderweiter Besserung rasch vorübergehende Leukozytose beobachtet.

II. Leukämie. (Taf. III, 13—16.)

Im Vergleich mit den bisher besprochenen Blutkrankheiten ist die Diagnose der ausgebildeten Leukämie meist rascher und bestimmter zu stellen. Oft genügt schon ein einziger flüchtiger

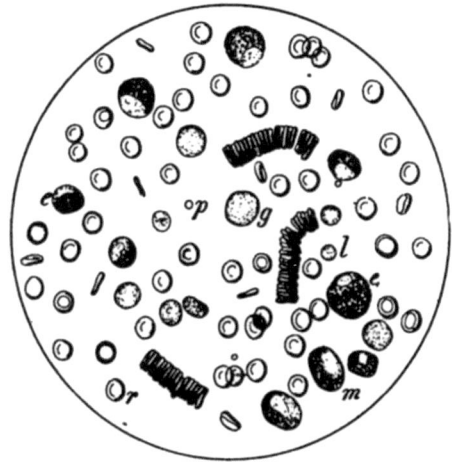

Fig. 34.

Leukämie mit großem Milztumor. V. 350.
r rote Blutkörper, e normale, e₁ patholog. eosinophile Zellen,
g fein granulierte Leukozyten, m Markzellen, l Lymphozyt, p Blutplättchen.

Blick in das Mikroskop, um mit aller Sicherheit die durch die übrigen Zeichen nahegelegte Diagnose zu bestätigen. Immerhin kommen Fälle vor, wo diese oberflächliche Untersuchung keineswegs genügt, vielmehr eine sorgfältige Prüfung geboten ist. Hier ist nicht allein die Zählung der roten und farblosen Blutzellen notwendig, sondern auch die Färbung von Trockenpräparaten aus vielen Gründen wünschenswert, wenn nicht geboten.

Die charakteristische Eigenschaft des leukämischen Bluts beruht in einer dauernden, mehr oder

weniger hochgradigen Vermehrung der Leukozyten. Es
ist schon oben erwähnt, daß in der Norm das Verhältnis
zwischen den roten und farblosen Zellen zwischen 1 : 500 bis
1000 schwankt und ein Verhältnis von 1 : 400 bei öfterer,
außerhalb der Verdauungszeit wiederholter Zählung Bedenken
erwecken muß. Bei der Leukämie ist dies Verhältnis derart
verschoben, daß in vielen Fällen schon auf 8—10—20 rote
1 farbloses kommt, ja ein Verhältnis von 1 : 2, selbst von 1 : 1
ist von zuverlässigsten Autoren beschrieben worden. Fleischer und Penzoldt fanden sogar ein Verhältnis von 1,15
weißen zu 1,05 roten und Sörensen von 1,70 weißen zu 1,175
roten Blutkörpern.

Die zuerst von Virchow 1845 als eine besondere Krankheit
beschriebene, von Vogel im Jahre 1849 zum ersten Male am Lebenden
diagnostizierte Bluterkrankung befällt in der Mehrzahl das männliche Geschlecht zwischen dem 30.—40. Lebensjahre. Unter den
Ursachen werden chronische Infektionskrankheiten, wie Syphilis und
Malaria, ferner chronische Darmkatarrhe, Alkoholismus und ganz
besonders traumatische Einflüsse genannt. Die Dauer der Krankheit beträgt in der Regel 1—2 Jahre; es kommt aber auch ein rapider
Ablauf in wenigen Tagen oder Wochen vor. Das Bild auf Taf. III, 15
stammt von einem solchen, 1892 von mir beobachteten Falle. Der
68jähr. Mann sollte etwa ¼ Jahr vor der Krankmeldung einige
Male starke Durchfälle gehabt haben; er besorgte aber seinen an-
strengenden Briefträgerdienst bis 2½ Wochen vor seinem Tode. Es
handelte sich um eine fast rein lymphatische Form — alle Lymphdrüsen zeigten Hyperplasie —, die Milz war normal groß, das
Knochenmark kaum verändert. Besonders bemerkenswert war ausgebreitete Lymphombildung im Herzen. v. Jaksch sah bei
einem Fall von primärem Thymussarkom ein rasch letal endigendes
Krankheitsbild entstehen, das der lymphatischen Leukämie entsprach;
ich beobachtete das gleiche bei einem 50jähr. Manne, der an einem
mächtigen Magenkrebs zu Grunde ging. Ich halte es aber nicht
für richtig, solche Fälle der „Leukämie" zuzurechnen.

Seither sind von A. Fraenkel u. a. mehrere gleichartige Fälle
beschrieben worden; ich selbst habe schon über 4 eigene Beobachtungen berichtet, deren stürmischer fieberhafter Verlauf die Annahme einer akuten Infektionskrankheit aufdrängte; im Oktober 1899
sah ich den 5. Fall.

Eine sichere Diagnose der Leukämie ist nur durch die
mikroskopische Untersuchung des Bluts möglich. Der ent-

nommene Blutstropfen erscheint bisweilen normal, öfter aber blaßrötlich, dünn fleisch-wasserfarben, seltener schokoladenartig. In ausgesprochenen Fällen belehrt der erste Blick über die beträchtliche Vermehrung der farblosen Blutkörper. Auch fallen an diesen sofort große Verschiedenheiten auf. Es zeigen sich sowohl mehr oder weniger erhebliche Größenunterschiede, als Abweichungen in der sonstigen morphologischen Erscheinung. In der Regel findet man neben kleinen und mittelgroßen Leukozyten, die eine zarte Granulierung darbieten, manche Zellen, die deutlich stärker lichtbrechende, gröbere Körnungen enthalten.

Die roten Blutzellen sind blasser als gewöhnlich und nicht selten in ihren Größenverhältnissen wechselnd. Blutplättchen sind meist reichlicher als normal vorhanden.

Bei einiger Übung ist man, nach Ansicht zahlreicher Autoren, denen ich durchaus beipflichte, meist im stande, schon aus der genaueren Betrachtung des frischen Präparats eine Diagnose der speziellen Form zu stellen, je nachdem die Beteiligung von Milz, Knochenmark oder Lymphdrüsensystem überwiegt. Handelt es sich zur Hauptsache um eine Vermehrung jener farblosen Gebilde, die etwa so groß wie die normalen Erythrozyten sind, so wird man in der Annahme nicht fehlgehen, daß das Drüsensystem vorwiegend betroffen ist (Taf. III, Fig. 15) „lymphatische Form"; erscheinen dagegen die großen Zellen in der Mehrzahl, so muß man in erster Linie an eine Beteiligung des Knochenmarks und der Milz denken (Taf. III, Fig. 13, 14, 16) „myelogene und lienale Form", an die letztere Möglichkeit, wenn in jedem Gesichtsfeld eine größere Zahl (3—5 und mehr) der mit stark lichtbrechenden Kügelchen gefüllten Zellen auftritt, während das Knochenmark seinen Anteil besonders durch die großen einkernigen Leukozyten wahrscheinlich macht.

Aber gerade der Einblick in die verschiedenartigen Bilder der Leukozyten und das Verhältnis der kleinen, mittleren und abnorm großen zu einander wird erst durch die gefärbten Trockenpräparate ermöglicht, die andererseits auch über die genauere Struktur der fast nie fehlenden kernhaltigen, roten Blutzellen aufklären.

Färbungen.

1. **Schnellfärbung** mit erwärmter 0,5 % wäßriger oder alkoholischer Eosin- und konzentrierter wäßriger Methylenblaulösung, die nicht erwärmt wird. Die wäßrige Eosinlösung läßt man etwa 8—10 Minuten, die alkoholische 3 Minuten einwirken.

Ähnliche Bilder erhält man bei etwa 15—30 Minuten langer Behandlung mit erwärmter **Chenzinsky**scher Lösung. Läßt man diese Farblösung bei 24 Stunden im warmen Raum oder in der Nähe des Ofens einwirken, so erhält man ein sehr unterrichtendes Bild. Eosinophile und basophile Körnungen treten gut hervor, ebenso die Kerne der roten Blutzellen. Die so gewonnenen Bilder unterscheiden sich durch die schärferen Umrisse der einzelnen Zellen von den schnellgefärbten.

2. **Färbung mit Ehrlichs Triacidlösung 2—6 Minuten lang, ohne zu erwärmen.** Nach meiner Erfahrung treten bei 2 Minuten langer Färbung die eosinophilen Körnungen kaum, die neutrophilen noch garnicht hervor; nach 4 Minuten werden erstere deutlich, letztere eben sichtbar. Nach 6 Minuten ist ein sehr scharfes Bild gewonnen. Dasselbe gibt über das Verhältnis der roten und farblosen und der verschiedenen Formen der letzteren zueinander vortrefflichen Aufschluß und läßt, wie schon oben erwähnt, außer den Kernen der roten Blutzellen die neutrophile Körnung der polynukleären und großen einkernigen Zellen, sowie die eosinophilen Granula der gleichen Gebilde sehr prägnant hervortreten. (Taf. II, Fig. 12 und Taf. III, Fig. 13.)

3. In 20—24 Stunden liefert die Färbung mit **Ehrlichs Eosin-** und **Hämatoxylinlösung** (Taf. III, Fig. 14) hervorragend instruktive Bilder. Die Umrisse aller Elemente sind sehr scharf, die Farben der verschiedenartigen Zellen und Kerne derart different abgetönt, wie dies mit anderen Methoden kaum zu erreichen ist. Ganz besonders zart und aufgelöst sind die Kernfiguren, vor allem die Chromatinnetze an den Kernen der großen einkernigen Zellen. Über die Färbung der einzelnen Blutzellen habe ich schon oben gesprochen. Ich empfehle diese Methode besonders warm.

4. Durch 6—8stündiges Färben in 5 % Karbolglyzerin, das mit Eosin und pikrinsaurem Ammon gesättigt ist, werden die roten Blutzellen gelb, die eosinophilen Granula intensiv rot gefärbt. Hierdurch ist der Beweis erbracht, daß letztere nichts mit Hämoglobin zu tun haben.

5. Die Färbung nach **Jenner** (S. 134 und Taf. III, Fig. 14) ergibt besonders lehrreiche Bilder.

Färbung des frischen Blutpräparats.

Von Interesse ist es, gelegentlich auch mal auf das frische, eben dem Kranken entnommene Blutpräparat die Farblösungen einwirken zu lassen. Beschickt man zunächst den Rand des Deckgläschens mit 2—3 Tropfen 0,1—0,5 % wäßriger Eosinlösung und saugt behufs rascheren Durchfließens an der gegenüberliegenden Kante mit Fließpapier an, so sieht man sehr bald die roten Blutzellen einen deutlich gelblichen Ton annehmen; vor allem aber beobachtet man nach und nach eine oft intensiv werdende Färbung der eosinophilen Granula. Wechselt man nun und läßt auf gleichem Wege verdünnte Methylenblaulösung nachfließen, so sieht man hier und da begierige Aufnahme des Farbstoffes von andern Granulis. Verschiedene Male hatte ich in solchen Präparaten differente Körnungen in einer Zelle vor Augen. Ich hebe dies ausdrücklich hervor, da Ehrlich ein solches Vorkommen in einer Zelle (am Trockenpräparat!) ausschließt. Aber auch Rieder hat, wie ich später fand, ähnliche Bilder bei akuter, durch Injektion proteïnhaltiger Bakterienextrakte erzeugter Leukozytose an Trockenpräparaten beobachtet und solche Zellen als „ambophile" bezeichnet.

Diagnostische Schwierigkeiten. Die Diagnose der ausgebildeten Leukämie ist durchaus leicht und sicher zu stellen; man begegnet aber von Zeit zu Zeit Fällen, wo der Verdacht der Leukämie durch eine Reihe grob klinischer Symptome nahegelegt wird, ohne daß die Untersuchung des frischen und mancher gefärbten Präparate die Diagnose sichert. In solchen Fällen haben wiederholte sorgfältige Blutkörperchenzählungen stattzufinden. Zu diesen gehört aber in der Regel noch mehr Übung wie zur Färbetechnik, ganz abgesehen davon, daß die Zählung der farblosen Blutkörper mehr Fehlerquellen einschließt als die der roten; hat man es mit einem wohlgelungen gefärbten Präparat zu tun, so ist schon hiermit eine ziemlich genaue Schätzung des Verhältnisses der weißen zu den roten möglich. Man muß dann eine große Reihe von einzelnen Gesichtsfeldern mit Hilfe des Okularnetzmikrometers durchzählen, also mindestens 1200 Stück. Das ist sehr wohl ausführbar. Auf diese Weise kann man auch, wie ich dies vorhin schon bei einem Falle angab, das Zahlenverhältnis der verschiedenen Leukozytenformen mitbestimmen.

Wesentlich vereinfacht würde die Diagnose, wenn es gelänge, eine bestimmte Art von Zellen als charakteristisch für Leukämie nachzuweisen. Kurz nach der Entdeckung der eosinophilen Zellen und der Beobachtung ihres gehäufteren Vorkommens bei der Leukämie glaubte man in ihrem Auftreten ein wichtiges differentialdiagnostisches Zeichen erblicken zu dürfen. Jahrelange Nachprüfungen haben den Wert dieses

Symptoms sehr eingeschränkt. Es hat sich gezeigt, daß auch unter vielfachen anderen Bedingungen die eosinophilen Gebilde reichlich im Blute Nichtleukämischer, z. B. bei Asthmatikern, auftreten können. Auch die Annahme, daß die Mastzellen nur bei Leukämischen zu beobachten seien, hat sich als trügerisch erwiesen. Dagegen hatte schon Ehrlich in den großen mononukleären, neutrophilen Zellen (Myelozyten) ein bemerkenswertes Zeichen für die Diagnose der Leukämie erblickt, zumal wenn daneben eosinophile Zellen und kernhaltige rote Blutkörperchen zu beobachten sind. Lange vor ihm hatten Eberth u. a. die auffälligen Eigenschaften der großen einkernigen Leukozyten hervorgehoben. Schon im ungefärbten Präparate — u. U. erst nach Essigsäurezusatz —, weit charakteristischer an gefärbten, besonders an den Eosin-Hämatoxylin-Bildern fallen dem aufmerksamen Beobachter Leukozyten auf, die im normalen Blute gar nicht oder doch nur äußerst selten sich zeigen. Es sind große Zellen, um das Doppelte und mehr größer, als ein gewöhnliches, farbloses Blutkörperchen, die in der Regel nur einen auffallend großen, häufiger wandständig als in der Mitte gelegenen Kern führen; derselbe nimmt meist sichelförmig den Hauptteil des Zellleibes ein. Bisweilen ist er auch gelappt, zwerchsackähnlich, weit seltener von vielgestalteter Art. Die mit Hämatoxylin gefärbten Kerne zeigen fast durchweg ein ausgebildetes Netzwerk, dessen chromatinreiche Balken lebhaft gefärbt sind und das hellere Protoplasma in den Lücken durchscheinen lassen. Von H. F. Müller wurde zweifellos indirekte Teilung dieser Zellen nachgewiesen. Da diese schon im normalen Knochenmark vorkommenden Zellen im leukämischen Knochenmark in großer Zahl angetroffen werden, so ist es wohl nicht ungerechtfertigt, diese ein- und großkernigen Zellen als „Knochenmarkzellen" (Myelozyten) zu betrachten und anzunehmen, daß sie bei der Leukämie von hier ausgeschwemmt werden (Mosler, Neumann u. a.). (Siehe hierzu Taf. III, Fig. 14, d und 15, c.) Ebenso wie die polynukleären Leukozyten zeigen die Markzellen ein deutlich gekörntes Protoplasma um den Kern und ebenso gibt es auch drei Arten: neutrophile, basophile und eosinophile Myelozyten.

Es fragt sich, ob das Auftreten dieser „Markzellen" im Blut im Zweifelsfalle als unbedingt ausschlaggebend für die Diagnose der Leukämie anzusehen ist. Ich glaube die Frage mit Vorbehalt bejahen zu dürfen. Eine einzige gegenteilige Beobachtung muß zwar den Wert dieses Zeichens einschränken. Ich selbst habe schon oben einen Fall berührt, der eine sehr blasse, mit lebhaften Knochenschmerzen behaftete Frau betraf. Hier zeigte das mikroskopische Bild in jedem Gesichtsfeld einzelne „Markzellen", die sogar hier und da eine schwache neutrophile Körnung führten, auch bestand deutliche Poikilozytose. Und doch ist hier angesichts der raschen und dauernden, durch Schonung und Eisenarsenwasser herbeigeführten Heilung der Schluß geboten, den Fall als eine mit Anämie kombinierte Chlorosis gravis zu deuten.

Weder das vermehrte Auftreten eosinophiler Zellen noch das Erscheinen einer mäßigen Anzahl der sogenannten Markzellen darf daher als unbedingt ausschlaggebend für · die Diagnose der Leukämie gelten. Wohl aber ist ein gehäuftes Vorkommen dieser im gesunden Blute selten oder gar nicht auftretenden einkernigen großen Zellen in Verbindung mit deutlicher Vermehrung der eosinophilen Zellen von größter Bedeutung für diese Diagnose. Daß die Markzellen ebenfalls eosinophile Körner führen können, hoben wir schon hervor; diese Art scheint bisher nur im leukämischen Blute beobachtet zu sein.

Endlich verdienen die Bewegungserscheinungen der Leukozyten besondere Beachtung. In der Norm zeichnen sich die mehrkernigen Leukozyten durch ihre lebhaftere Beweglichkeit vor den einkernigen aus. An den gewöhnlichen mehrkernigen eosinophilen Zellen bemerkt man die gleiche Beweglichkeit. Dagegen zeigen die „Markzellen" am warmen Objekttisch keinerlei Bewegung.

Als einen ziemlich seltenen Befund trifft man im leukämischen Blute vereinzelte Charcotsche Krystalle an. Im ganz unveränderten Blute habe ich sie auch nicht gefunden, wohl aber sah ich sie mehrere Male in größerer Zahl im frisch entnommenen Blute auftreten, nachdem ich wäßrige Eosin- und Methylenblaulösung zugesetzt hatte. Eine Bedeu-

tung für die Diagnose kommt dieser Erscheinung nicht zu.
Für gewöhnlich werden sie nur im faulenden leukämischen
Blut angetroffen. Die faulige Zersetzung des Blutes ist aber,
wie die obige Beobachtung zeigt, keine notwenige Vorbedingung für ihr Auftreten.

Als Leukanämie hat Leube ein Krankheitsbild bezeichnet,
bei dem im Blut die Zeichen der perniziösen Anämie und Leukämie
vergesellschaftet sind. Ich kann nicht finden, daß wir diese Namen
nötig haben, und möchte nach meiner eigenen Beobachtungsreihe
annehmen, daß derartige Mischformen gar nicht so selten sind.

Akute Leukämie.

Bei der sog. „akuten Leukämie" trifft man vorwiegend
die einkernigen Leukozyten in großer Zahl an. Nach sechs
eigenen Beobachtungen scheint es mir nicht richtig, eine besondere Art von Lymphozyten als charakteristisch anzusprechen.
In dem Bilde (Taf. III) habe ich den Befund von zwei Fällen
wiedergegeben, die sich klinisch sehr ähnelten; bei dem einen
sind vorwiegend die kleinen, beim anderen die mittleren und
großen einkernigen Zellen vermehrt. Wichtig ist, daß in allen
Fällen die mehrkernigen Leukozyten an Zahl zurücktreten.
Und ich hebe ausdrücklich hervor, daß ich auch bei meiner
letzten Beobachtung fast ausschließlich die Lymphozyten vermehrt fand, obwohl in dem Falle neben allgemeiner starker
Lymphdrüsenschwellung eine enorme Leber- und Milzschwellung bestand (s. Fig. 35).

Ob das Krankheitsbild, das wir als akute Leukämie bezeichnen, wirklich als akute Form dieser Krankheit anzusehen
ist, scheint mir sehr fraglich.

Über die Ursachen der leukämischen Blutveränderung sind wir
noch nicht aufgeklärt. Die Frage, ob es sich um eine selbständige
Bluterkrankung mit verzögertem Zerfall oder vielleicht an sich
schon widerstandsfähigeren Leukozyten handelt (Löwit), oder ob
die blutbereitenden Organe selbst undicht geworden und nicht mehr
im stande sind, den frühzeitigen Austritt unfertiger Elemente zu
verhindern (Virchow), ist zur Zeit noch ungelöst. Vielleicht sind
beide Annahmen zutreffend, und handelt es sich sowohl um eine
Hyperplasie und abnorme Durchlässigkeit der blutbereitenden

Organe, als um verminderten Leukozytenzerfall im zirkulierenden
Blute. Fest steht, daß an den Blutbildungsstätten selbst eine
rege Zellenbildung durch Teilung zu beobachten ist (Bizzozero),
ein Umstand, der gegen die Löwitsche Theorie spricht. Auch
findet man fast in jedem Fall von Leukämie eine mehr oder weniger
vorgeschrittene Hyperplasie der 3 blutbildenden Organe, der Milz,
der Lymphdrüsen und des Knochenmarks. Letzteres ist besonders
in den langen Röhrenknochen und Sternum, aber auch an den
Rippen und Wirbeln stark verändert. Es erscheint nach Neumann,
dem wir in erster Linie die Kenntnis verdanken, entweder eiter-

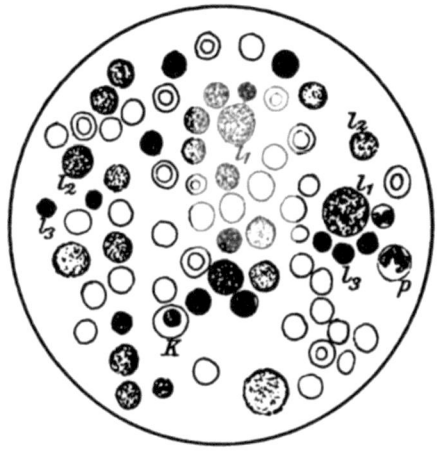

Fig. 35.
Akute Leukämie. V. 350.
l_1, l_2 u. l_3 große, mittlere und kleine Lymphozyten; p polynukleärer Leukozyt;
k kernhaltiges rotes Blutkörperchen.

ähnlich (blaß-grünlich) oder von mehr homogener Himbeerröte —
pyoide oder lymphadenoide Form. In der Regel handelt es sich um
Mischformen, bei denen alle blutbildenden Systeme Veränderungen
darbieten, es wechselt nur die Intensität des Krankheitsprozesses an
den verschiedenen Orten, indem an der einen Stelle ein Nachlaß,
an einer anderen ein heftigerer Fortschritt zu beobachten ist. Die
Frage, welches Organ am meisten ergriffen ist, wird in der Regel
aus dem Blutbefund beantwortet werden können.
    Zu Gunsten der Löwitschen Theorie wird meist der Fall von
Leube und Fleischer herangezogen, der bei der Autopsie keinerlei
Abweichungen in Milz und Drüsen, wohl aber die lymphadenoide

Veränderung des Knochenmarks darbot. Aber auch diese Beobachtung ist keineswegs eine feste Stütze für jene Theorie. Denn es
bleibt die Frage ungelöst, weshalb hier die Ablagerung der im
Blute angehäuften Leukozyten in Drüsen und Milz unterblieben ist,
die doch sonst stets sekundär — nach Löwit — bei Leukämie
eintreten soll. Daß selbst bei hochgradiger Leukämie die Mark-
erkrankung ganz fehlen kann, haben Fleischer und Penzoldt
erwiesen.

III. Leukozytose.

Im Anschluß an die Leukämie wollen wir kurz noch der
Krankheitsbilder gedenken, die zu Verwechslungen mit ihr
Anlaß geben können. Außer manchen gröberen, palpablen,
der Leukämie ähnelnden Erscheinungen, von denen später die
Rede sein wird, kann eine nur vorübergehende Vermehrung
der Leukozyten den Verdacht einer bestehenden Leukämie
nahelegen. Zahl und Art derselben muß die Frage entscheiden.

Bei der Leukozytose beobachten wir eine mehr oder
weniger bedeutende, meist nur vorübergehende Vermehrung der auch im normalen Blut zirkulierenden farblosen Zellen. Die Vermehrung ist selten hochgradig, indes
hat v. Jaksch eine Leukozytose bei Kindern mit dem Verhältnis von 1 : 12 beschrieben.

Die Bedingungen, unter denen die Leukozytose auftreten
kann, sind teils physiologischer, teils pathologischer Art.

1. Physiologische Form.

Während der Verdauungsperiode tritt in der Regel eine
deutliche Vermehrung der farblosen Elemente ein. Nach den
übereinstimmenden Untersuchungen wird dieselbe aber weder
regelmäßig, noch bei demselben Individuum in gleichem Grade
beobachtet.

Bei gesunden Menschen beginnt die Vermehrung der Leukozyten in der Regel kurz nach der Mahlzeit und erreicht nach
3—4 Stunden die Höhe, die etwa um 3000 die gewöhnliche,
in 1 cmm enthaltene Zahl von 8000 überragt. Das Verhältnis
der mononukleären und polynukleären Zellen bleibt dabei meist
unverändert.

Die Verdauungsleukozytose ist bei Gesunden mehr aus-

gebildet als bei Kranken, zumal solchen, die an Verdauungs-
störungen leiden; insbesondere hat man beim Magenkrebs
häufig die physiologische Leukozytose vermißt, während sie
beim Ulcus ventr. stets vorhanden zu sein scheint. Nachprüfungen von vielen Seiten sind hier wünschenswert. Zweifellos
festgestellt erscheint die Tatsache, daß die Verdauungsleukozytose bei Kindern weit höhere Grade erreicht als bei Erwachsenen, und daß sie bis zu einem gewissen Grade der Eiweiß-
zufuhr parallel geht.

Hierin darf man vielleicht die Erklärung für das Zustandekommen der Verdauungsleukozytose suchen; es ist sehr wohl
möglich, daß von den Umwandlungsprodukten des Eiweißes,
besonders von dem Pepton, ein Reiz auf die Leukozyten aus-
geübt wird.

Durch Versuche an Hunden, die Pohl mit Beobachtung einer
18 stündigen Fastenzeit anstellte, um die allmähliche Resorption der
im Darm noch enthaltenen Nahrungsmittel abzuwarten, wurde ermittelt, daß nur nach der Einfuhr eiweißartiger Substanzen in
der Regel eine deutliche Leukozytose auftrat. Dieselbe begann
1 Stunde nach der Nahrungsaufnahme und erreichte spätestens in
der 3. Stunde das Maximum.

Ferner ist die physiologische Leukozytose in der Schwangerschaft, und zwar besonders in der zweiten Hälfte, zu
beobachten. Erstgebärende zeigen sie regelmäßig, während bei
Mehrgebärenden Ausnahmen vorkommen. Schon Virchow
stellte eine von Monat zu Monat ansteigende Vermehrung der
Leukozyten bei Schwangeren fest und brachte die Erscheinung
mit der zunehmenden Erweiterung der Lymphgefäße des Uterus,
dem lebhafteren Stoffwechsel und dem Anwachsen der Inguinal-
und Lumballymphdrüsen in Verbindung. Sorgfältige Zählungen
Rieder's, der 31 Schwangere nach 14—16 stündiger Nahrungs-
enthaltung untersuchte, ergaben bei 20 Schwangeren lebhafte
Leukozytenschwankungen von 10—16000 und im Mittel eine
Steigerung der Zahl auf etwa 13000 im cmm. Etwa $\frac{1}{3}$ aller
Leukozyten gehörte den mononukleären Formen an.

Regelmäßige, oft beträchtliche Leukozytose kommt endlich
bei Neugeborenen vor. Die Zahl der farblosen Zellen übertrifft nach Hayem, Rieder u. a. die für den Erwachsenen
geltende Norm um das 2—3 fache. Die höchsten Zahlen finden

sich in den ersten 3—4 Tagen nach der Geburt, alsdann beginnt eine Verminderung, so daß bisweilen die Zahl der Erwachsenen erreicht wird. In der Regel findet aber bald wieder rasches Ansteigen statt, und hält sich die Zahl auch in der 2. und 3. Woche noch auf einer um 50% vermehrten Höhe. Die Vermehrung betrifft sowohl die ein- wie mehrkernigen Formen, in der Regel die ersteren, besonders die kleineren in auffällig höherem Grade. Auch zeigt sich meist eine merkliche Steigerung der eosinophilen Zellen.

Außerdem ist bei den Neugeborenen die Zahl der Erythrozyten, die zum Teil noch kernhaltig sind, und der Hämoglobingehalt mehr oder weniger auffällig (um 25—30%) erhöht. Auch treten nicht selten „bunte" Formen und Mikrozyten auf.

Eine ausreichende Erklärung für diese höchst bemerkenswerten Abweichungen steht noch aus. Der Umstand, daß sowohl die Zahl der roten als farblosen Blutzellen, sowie der Hämoglobingehalt beträchtlich erhöht sind, legt die Vermutung nahe, daß wir es beim Neugeborenen mit einer allgemeinen Überproduktion zu tun haben, die dazu dienen soll, die Widerstandsfähigkeit des eben dem mütterlichen Organismus entschlüpften jungen Wesens zu erhöhen, und ihm einen Reservefonds zur Verfügung läßt, der bei den plötzlich veränderten Lebensbedingungen und bei der stets zu beobachtenden relativ bedeutenden Gewichtsabnahme vielleicht notwendig ist.

2. Pathologische Form.

Die krankhafte Leukozytose kommt regelmäßig bei chronisch-kachektischen Störungen, nach schweren Blutverlusten und kurz vor dem Exitus vor. Weit wichtiger aber ist die Tatsache, daß sie auch als Begleiterscheinung vielfacher, insbesondere der mit Eiterung einhergehenden Entzündungen nachweisbar wird. Demnach kann man eine kachektische und entzündliche Leukozytose unterscheiden.

Die kachektische Leukozytose.

Bei kachektischen Zuständen bietet das Blut mehr oder weniger deutlich die Erscheinungen der Hydrämie dar; diese bildet sich nach Blutverlusten eher aus, wenn mehrere kleine, als einmalige große Blutungen stattgefunden haben. Bei jeder Hydrämie kommt es zu einer vermehrten

Lymphzufuhr (Cohnheim und Lichtheim), die zu einer Erhöhung der Leukozytenziffer im Blute führt. Lymphdrüsenschwellungen spielen wohl kaum eine Rolle. Die chronische hydrämische Leukozytose kann in weiten Grenzen schwanken. Erhöhungen auf 20—30000 im cmm sind beobachtet. Der Anteil, den die verschiedenartigen Leukozytenformen an der Vermehrung nehmen, wechselt, insofern bald die einkernigen, bald die polynukleären auffällig vermehrt sind. Das letztere scheint bei der karzinomatösen Kachexie die Regel zu bilden.

Worauf die terminale Leukozytose beruht, ist nicht klar. Möglicherweise spielt das Sinken des Blutdrucks, vielleicht auch die Einwirkung gewisser toxischer Produkte dabei eine Rolle. Jedenfalls steht ihr Vorkommen außer Zweifel und ist hierauf auch die Beobachtung zurückzuführen, daß in manchen Fällen von perniziöser Anämie, bei der sonst die Leukozytenzahl eher eine Einbuße erleidet, gegen das Lebensende hin ein Ansteigen der Ziffer eintritt.

Die entzündliche Leukozytose.

Das Verhalten der entzündlichen Leukozytose ist besonders in den letzten Jahren eingehender erforscht worden, seitdem Curschmann das Interesse für diese Erscheinung von neuem durch die Mitteilung der Tatsache belebt hat, daß bei perityphlitischen Eiterungen regelmäßig eine nennenswerte Leukozytose einsetzt. Curschmann glaubte aus seinen Beobachtungen folgern zu können, daß die Bildung eines (perityphlitischen) Abszesses mit Sicherheit anzunehmen sei, wenn die Zahl der Leukozyten über 22000 steige. Zahlreiche Nachprüfungen von anderer und unserer Seite haben diese Annahme im wesentlichen bestätigt. Nur will ich nicht unterlassen darauf hinzuweisen, daß ich nach beiden Richtungen Ausnahmen beobachtet habe und — was in praktischer Beziehung wichtig ist — vor allem bei vorhandenem, durch Inzision gesichertem Abszeß niedrige Leukozytenwerte.

In einem Falle hatte ich auf Grund einer niedrigen Leukozytenzahl die Diagnose auf Intussuszeption gestellt, während die Operation einen kleinen Abszeß mit Nekrose des Coecums ergab, und bei einem zweiten perityphlitischen Senkungsabszeß

wurden 40 ccm Eiter durch Inzision entleert, und war dieser
Eingriff empfohlen worden, obwohl die Zahl der Leukozyten
nie die Grenze von 15000 überschritten hatte.

Andererseits haben wir in mehreren Fällen Leukozytenwerte bis zu 23200 gefunden und die Inzision nicht angeraten
— obwohl wir bei gesichertem Abszeß die Inzision grundsätzlich zu befürworten pflegen — weil die sonstigen klinischen
Zeichen nicht im geringsten zu dem Eingriff auffordern konnten.
Trotz solcher Ausnahmen kann man es aber als Regel auf-
stellen, daß bei perityphlitischem Abszeß die Leukozytenzahl
22000 und darüber beträgt. Nach unseren eigenen zahlreichen Beobachtungen schwankten die Werte in der Regel
zwischen 26000—42000.

Auch bei andersartigen (bakteriellen) Eiterungen findet
man ganz gleichartige Steigerung der Leukozytenzahl. Bei
zahlreichen Untersuchungen fanden wir folgende Werte:

bei Tonsillarabszeß   bis 26000
-   Empyem   30500—35700
-   subphren. Abszeß   42900—46000 (2 mal nur 12—15000!)
-   Leberabszeß   24400
-   parametr. Abszeß   28000 und darüber.

Es ist aber von Bedeutung, daß die entzündliche Leukozytose auch bei solchen akuten Infektionskrankheiten beobachtet wird, bei denen es nicht zur Abszedierung kommt.
Es ist längst bekannt, daß bei der akuten kroupösen Pneumonie eine erhebliche Leukozytose auftritt. Die Vermehrung
setzt hier schon wenige Stunden nach dem Schüttelfrost ein,
erreicht rasch die Höhe von 20—30, ja 60000 Zellen im cmm,
sinkt dann bisweilen, hält sich aber bis zur Krise stets erheblich über der Norm und geht erst mit dem Temperaturabfall
noch weiter herab, um bald und häufiger unmittelbar nach der
Krise bald erst einige Tage später die normale Zahl wieder
zu erreichen. In letal verlaufenden Fällen ist die Vermehrung bisweilen nicht so stark ausgebildet, immerhin sah
ich einen Fall von Dreilappen-Pneumonie tödlich enden, obwohl die Leukozytenzahl bis auf 72000 stieg! Ein bestimmter
Parallelismus zwischen dem Grade der Leukozytose und der
lokalen und allgemeinen Krankheitserscheinungen ist bisher
nicht sichergestellt. Die Vermehrung selbst betrifft in der über-

wiegenden Mehrzahl die mehrkernigen Formen, während die
eosinophilen Zellen in der Regel fehlen, die Lymphozyten sogar
relativ vermindert sein können. Ein Wiederansteigen der
nach der Entfärbung abgesunkenen Leukozytenzahl
ist neben leichten Temperaturerhebungen oft das erste
Zeichen eines beginnenden Empyems.

So gut wie regelmäßig findet man ferner eine beträchtliche
Leukozytose bei der akuten Nephritis; mir sind hier häufig
Werte von 22500—41200 begegnet. Endlich ist hervorzuheben,
daß die epidemische Cerebrospinalmeningitis stets von akuter
Leukozytose begleitet ist.

Mehr oder weniger starke Vermehrung der Leukozyten ist ferner
konstant beobachtet bei Sepsis, Puerperalfieber, Erysipel, akutem
Gelenkrheumatismus, Diphtherie, Febris recurrens und Osteomyelitis.
Von manchen Autoren ist ferner auf eine lebhafte Leukozytose nach
der Injektion von Tuberkulin aufmerksam gemacht (Botkin)
und besonders eine auffällige Vermehrung der eosinophilen Zellen
hervorgehoben.

Im Gegensatz hierzu ist durch zahlreiche Untersuchungen
erwiesen, daß bei Typhus abdominalis eine entzündliche
Leukozytose nicht nur fehlt, sondern eine Verminderung der
Leukozyten (auf 5000—3300 im cmm) die Regel ist. Die Verminderung betrifft vor allem die mehrkernigen Zellen; sie
findet sich in allen Stadien des Unterleibstyphus und schwindet
erst mit der Genesung.

Eine Erklärung dieses Verhaltens ist um so schwieriger,
als Buchner das Typhusbazillenproteïn als stark chemotak-
tisch bezeichnet.

Widersprechend lauten die Angaben für Scharlach, bei dem
v. Limbeck und Pick nie, Rieder fast regelmäßig Leukozytose
festgestellt. Ohne jede Andeutung von Leukozytose verlaufen
ferner die tropische Malaria (4300—7600), die tuberkulöse Pleuritis, Meningitis und die allgemeine Miliartuberkulose, sowie nach
der Untersuchung von 3 eigenen die Fälle von chronischer Lymphomatose. Bei tuberkulöser Meningitis beobachteten wir nur 1 mal ein
Ansteigen der Leukozyten bis zu 20000.

Als diagnostisch wichtiges Moment ist also zu betonen, daß
die bisherigen Ermittelungen gerade zur Entscheidung der
nicht selten sich aufdrängenden Differentialdiagnose zwischen

kroupöser Pneumonie und Typhus abdom. einerseits und eitriger
und tuberkulöser Meningitis andererseits beitragen können. In
beiden Fällen wird ein eben normaler oder subnormaler Befund
an Leukozyten die Diagnose zu Gunsten des Typhus, bez. der
tuberkulösen Erkrankung entscheiden können.

Um einen Einblick in das Wesen der entzündlichen Leukozytose
zu gewinnen, hat man das Experiment zu Rate gezogen. v. Limbeck sah hochgradige Leukozytose nach Injektion von Bakterien-
kulturen, besonders des Staphylococcus eintreten, Binz und Meyer
lehrten den Eintritt erheblicher Leukozytenvermehrung nach der
Darreichung ätherischer Öle, Pohl nach Gewürzen u. s. f. kennen,
Buchner u. a. machten es wahrscheinlich, daß nicht die toxischen
(Zersetzungs-) Produkte der Bakterien, sondern in erster Linie oder
gar ausschließlich die Proteïne (Eiweißstoffe) derselben, die von
Pfeffer erforschte positive Chemotaxis, d. h. eine Anlockung
der Leukozyten bewirken. Der Umstand, daß nach der Exstirpation
der Milz ebenso wie bei obigen Versuchen, neben dem Auftreten
kernhaltiger roter Blutzellen, auch eine beträchtliche Leukozytose
beobachtet wird, könnte für die oft empfohlene Annahme einer
Reizwirkung sprechen, von der die „blutbereitenden“ Organe betroffen würden. Immerhin könnte die Vermehrung der Leukozyten
aber auch durch die Aufnahme der Wanderzellen oder durch eine
rasche — innerhalb der Blutbahn, Löwit — stattfindende Zellteilung
bewirkt sein. Mit ersterer Hypothese würde Ehrlich's Lehre in
Widerspruch stehen, da nach ihm stets nur einkernige Zellen dem
Blute zugeführt werden, die überwiegende Mehrzahl der bei akuter
Leukozytose gefundenen farblosen Zellen aber zweifellos polynukleärer Art ist. Indes wissen wir, daß die Umwandlung der ein-
in mehrkernige Zellen ziemlich rasch erfolgt.

Der Umstand, daß der Ausgang derjenigen Krankheiten, bei
denen die entzündliche Leukozytose überhaupt vorkommt, bei beträchtlicher Vermehrung günstig, bei Verminderung der Leukozyten
ungünstig verläuft, legt die Vermutung einer „heilsamen“ Einrichtung nahe. Eine befriedigende Erklärung der akuten entzündlichen
Leukozytose steht aber noch aus.

Beobachtungen des Blutes am warmen Objekttisch zeigen
bei Leukozytose durchweg eine lebhafte Beweglichkeit
der Leukozyten, die zur Hauptsache polynukleärer Art sind.
Im Gegensatz dazu zeichnen sich die meist großen einkernigen
granulierten Zellen, deren gehäuftes Vorkommen für Leukämie
bis zu einem gewissen Grade charakteristisch ist, durch nahe-

zu völliges Fehlen jeglicher amöboider Bewegungserscheinungen aus.

IV. Pseudoleukämie. Lymphomatosis.

Die grob palpabeln Veränderungen, die bei dieser Krankheit zu beobachten sind, ergeben nicht selten eine überraschende Ähnlichkeit mit dem Bilde der echten Leukämie. Gerade hier ist die mikroskopische Untersuchung des Bluts in vielen Fällen von ausschlaggebender Bedeutung für die Diagnose. Trotz der oft bedeutenden Hyperplasie zahlreicher, nicht verkäsender Lymphdrüsen und der nicht selten ansehnlichen Vergrößerung der Milz und Druckempfindlichkeit der Knochen ergibt die Mikroskopie des Bluts entweder, zumal im Beginn, nicht die geringste Abweichung von der Norm oder später eine dem Grade der Anämie entsprechende Verminderung der Erythrozyten auf 1,5—2 Millionen bei nur geringer Vermehrung der farblosen Elemente. Der Hämoglobingehalt ist der gesunkenen Blutkörperzahl entsprechend herabgesetzt. Die Veränderung entspricht also den Zeichen, die der sekundären Anämie zukommen. Von Interesse ist, daß wir selbst bei zwei monatelang beobachteten Fällen von Lymphomatose stets abnorm niedrige Leukozytenzahlen gefunden haben; dieselben bewegten sich meist um 3000, selten bis zu 3500.

Ab und zu beobachtet man Kranke mit Drüsen und Milzschwellung, bei denen der mikroskopische Blutbefund zweifeln läßt, ob man es mit einer Leukämie oder Pseudoleukämie zu tun hat. Auf den ersten Blick erkennt man eine beträchtliche Vermehrung der farblosen Zellen. Die genauere Zählung ergibt aber nur ein Verhältnis z. B. von 1 : 160; sieht man dann im gefärbten Präparat kernhaltige rote und den Markzellen ähnliche Bilder, so ist die Entscheidung nicht leicht oder sogar unmöglich.

Die Pseudoleukämie kommt 2—3 mal häufiger bei Männern als bei Frauen vor und kann jedes Lebensalter befallen. Der von manchen Seiten als möglich bezeichnete Übergang in echte Leukämie ist durchaus nicht sicher erwiesen. Die sehr zutreffende Bezeichnung der Pseudoleukämie wurde dem (zuerst von Hodgkin beschriebenen) Krankheitsbilde von Wunderlich gegeben.

V. Hämoglobinämie.

Bei dieser erst in den letzten Jahrzehnten genauer studierten Krankheit treten höchst charakteristische Veränderungen des Bluts auf, die einen mehr oder weniger bedeutenden Zerfall roter Blutkörper anzeigen. Sie ist beobachtet nach Vergiftungen mit chlorsauren Salzen, Naphthol, Pyrogallussäure, Salzsäure, Arsenwasserstoff, Sulfonal, Phenacetin, Antifebrin, Antipyrin, frischen Morcheln, oder im Anschluß an akute und chronische Infektionskrankheiten (Scharlach, Typhus, Malaria und Syphilis), ferner nach der Einwirkung hoher Hitze- und Kältegrade und nach der Transfusion von Tierblut auf den Menschen, endlich spontan als sog. paroxysmale oder intermittierende Form. Besonders disponierte Personen werden nach heftigeren Muskelanstrengungen (und zwar nur nach Fußtouren!) oder bei plötzlicher Kälteeinwirkung von der Krankheit betroffen, die mit Frost und großer Hinfälligkeit beginnt, rasch zu anscheinend schweren Allgemeinstörungen und zu deutlicher Hämoglobinurie (s. u.) führt, aber in der überwiegenden Mehrzahl der Fälle mit rascher Genesung endet, bis nach einiger Zeit durch ähnliche Ursachen ein neuer Anfall hervorgerufen wird.

Läßt man das mit einem blutigen Schröpfkopf oder einer Spritze (S. 16, Blutkultur) entnommene Blut solcher Kranken in einem Reagensglas — am besten im Eisschrank — 20 bis 24 Stunden ruhig stehen, so zeigt das Serum statt des gewöhnlichen hellgelblichen Farbentons eine deutlich rubinrote Farbe.

Bei den an „paroxysmaler Hämoglobinurie“ leidenden Personen ist auch eine rein lokale Blutveränderung hervorzurufen. Umschnürt man den Finger eines solchen Kranken und taucht denselben je $^1/_4$ Stunde lang in eisgekühltes und darnach in laues Wasser, so kann man schon in einer dünnen, kapillaren Schicht nach der Abscheidung des Serums den rubinroten Farbenton wahrnehmen (Ehrlich).

Es kann keinem Zweifel unterliegen, daß die Rotfärbung des Serums durch das aus den roten Blutzellen ausgetretene Hämoglobin bedingt ist.

Mikroskopisch findet man in dem frisch entnommenen Blute — auch in dem des abgeschnürten Fingers — geringe Neigung der Erythrozyten zu Säulenbildung, deutliche Poikilozytose und mehr oder weniger zahlreiche, auffällig blasse oder ganz entfärbte Scheiben, die sog. (Ponfickschen) Schatten. Auf diese ist besonders zu achten, da sie bei keiner anderen Bluterkrankung vorkommen, also als sichere Zeichen der hämoglobinämischen Veränderung aufzufassen sind.

Nach Ponfick's Untersuchungen kann die Poikilozytose ganz fehlen und nur die Schattenbildung auftreten, indem das Hämoglobin gleich aus den unzerfallenen Scheiben ausgelaugt wird.

In den meisten klinischen Fällen ist die Blutveränderung so bedeutend, daß Milz und Leber, die zunächst zur Aufnahme der Zerfallselemente dienen, nicht mehr ausreichen und der Überschuß auch den Nieren zugeführt wird. In der Leber erfolgt die Umsetzung des Hämoglobins in Gallenfarbstoff, der in abnorm reicher Menge im Harn — ohne gleichzeitiges Auftreten von Hämoglobin! — erscheinen kann. Ist die Auflösung des Hämoglobins beträchtlicher, so erscheinen neben dem vermehrten Gallenfarbstoff auch die Blutkörperschlacken im Harn; es kommt zur Hämoglobinurie!

Spektroskopisch wird durch den Nachweis der in dem abgeschiedenen rubinroten Blutserum deutlich vorhandenen O-Hb-Streifen die Diagnose gesichert.

In nicht seltenen Fällen von Hämoglobinämie, besonders in denen, die auf Vergiftungen mit chlorsauren Salzen u. a. Körpern folgen, kommt es mit der fortschreitenden Blutkörperchenauflösung zur Entwicklung einer ausgesprochenen Methämoglobinämie. Das (von Hoppe-Seyler, Külz und Hüfner genauer erforschte) Methämoglobin stellt eine Sauerstoffverbindung des Blutfarbstoffs dar, bei der zwar gleiche Mengen Oxygens, aber in erheblich festerer Anordnung vorhanden sind.

· Der Körper ist besonders durch einen kräftigen Absorptionsstreifen in der Mitte des roten Spektrumteils (Fig. 30 c) charakterisiert, neben dem gleichzeitig die beiden O-Hb-Streifen noch erhalten sein können. Der nach rechts von dem im Grün gelegenen Streifen befindliche Abschnitt des Spektrums ist meist ganz ausgelöscht. Man findet den Streifen in der frisch entnommenen und mit Wasser versetzten Blutprobe, in dem in der Kälte abgeschiedenen Serum und im Harn.

Sein Auftreten ist durch die sepia- oder schokoladen-
farbene Blutbeschaffenheit schon für das bloße Auge
wahrscheinlich.

Bei Tieren (Hunden) habe ich 1887 nach Vergiftung mit chlorsauren Salzen die Methämoglobinämie schon im zirkulierenden
Blut der Ohrgefäße zuerst spektroskopisch nachgewiesen. Ich halte
es sehr wohl für möglich, daß man auch beim Menschen in ausgesprochenen Fällen dieselbe Beobachtung am Ohr machen kann.
Eine solche Feststellung hat außer dem unmittelbaren diagnostischen
Werte eine hohe wissenschaftliche Bedeutung, da Stokvis die Entwicklung des Methämoglobins nur außerhalb des zirkulierenden
Bluts als möglich zugibt, eine Annahme, die zwar schon von
Marchand auf Grund großer Versuchsreihen durch ein umständlicheres Verfahren widerlegt war, sich aber durch die Spektro-
skopie des zirkulierenden Bluts im Ohr rasch und sicher als irrig
erweisen läßt.

Die Demonstration des Methämoglobinspektrums kann man für
klinische Übungen einfach und rasch so vorbereiten, daß man zu
einer frischen Blutlösung ein Stückchen rotes Blutlaugensalz zusetzt. Es tritt dann meist sofort der Absorptionsstreifen im Rot
auf, während die O-Hb-Streifen schwächer werden oder ganz verschwinden.

VI. Kohlenoxydvergiftung.

Bei der Diagnose dieser Vergiftung spielt das Spektroskop
eine noch bedeutungsvollere Rolle. Bei dieser wird der Sauerstoff aus seiner Hämoglobinverbindung verdrängt und CO-
Hämoglobin erzeugt, das zur O-Aufnahme unfähig ist. Sowohl
das arterielle, als venöse Blut nehmen dabei eine hellkirsch-
rote Farbe an.

Mikroskopisch finden sich keine unzweideutigen Veränderungen des Bluts; wohl aber kann man mit dem Spektroskop charakteristische, für die CO-Vergiftung absolut
beweisende Erscheinungen feststellen. Während die beiden
zwischen den Linien D und E liegenden Absorptionsstreifen
des Oxyhämoglobins bei Zusatz verdünnter Schwefelammoniumlösung sofort verschwinden und einem einzigen Streifen Platz
machen, der dem O-freien, reduzierten Hämoglobin entspricht,
bleiben die beiden bei CO-Vergiftung sichtbaren, ebenfalls in Gelb und Grün liegenden, aber einander genäherten

Absorptionsstreifen bei Schwefelammoniumzusatz unverändert erhalten (s. Fig. 30, a u. b). Bei allen spektro-
skopischen Untersuchungen ist es zweckmäßig, das zu untersuchende Blut mit Kontrollproben zu vergleichen. Daher erwähne ich, daß man sich CO-haltiges Blut jeden Augenblick
dadurch verschaffen kann, daß man mittels einer gebogenen
Glasröhre Leuchtgas für einige Augenblicke durch normale
Blutlösung streichen läßt.

Die CO-Vergiftung wird am häufigsten durch die aus unvoll-
kommenen Heizungsanlagen, in Eisenhütten und bei der Koksfabri-
kation entweichenden Gase und durch Leuchtgas bewirkt. Dyspnoe,
Sopor, Krämpfe sind die Haupterscheinungen, die in erster Linie
auf die infolge O-Mangels eintretende Erstickung zurückzuführen sind.

VII. Mikroorganismen im Blut.

Über die im zirkulierenden Blut vorkommenden Bakterien
und tierischen Parasiten ist in dem 1. Abschnitt alles Wissens-
werte angegeben. Hier sei nur kurz darauf hingewiesen, daß
im menschlichen Blut folgende Mikrobien bisher sicher gefunden
sind: die Spirillen der Febris recurrens, die Eiter- und Pneumokokken, Friedländer's Diplobacillus Pneumoniae, der
E. Fraenkelsche Gasbazillus und andere anaërobe Bazillen
(eigene Beobachtung bei Puerperalfieber), Tetragenus, Proteus
(eigene Beobachtung), Diphtherie-Bazillen, Meningocòccus intracellularis Weichselbaum (eigene Beobachtung), Lepra-, Rotz-,
Milzbrand-, Typhus- und Paratyphusbazillen, Bacterium coli;
die Tuberkelbazillen sollen gefunden worden sein; wir haben
sie stets vermißt; ferner die Plasmodien der Malaria und die
Embryonen der Filaria sanguinis.

Seltene Blutbefunde:

Bei Lipämie sind ab und zu kleine Fetttröpfchen im Blute
gesehen worden, die sich durch ihr stark lichtbrechendes Verhalten,
Färbbarkeit mit Osmiumsäure u. s. w. sicher als Fett erwiesen.

Bei Melanämie, die nur als Folge perniziöser Malaria zur
Beobachtung kommt, treten während und lange nach dem eigentlichen Anfall kleine Pigmentkörper und große Schollen im Blute auf.

Forensischer Nachweis von Blutspuren.

———

Die zu gerichtlichen Zwecken bisweilen nötige Unter-suchung hat festzustellen, ob gewisse an Kleidungsstücken, Fußböden, Wänden u. dergl. gefundene rote Flecke von Blut und insbesondere von menschlichem Blut herrühren. Diese Frage ist durch den mikroskopischen Nachweis noch vor-handener Blutkörper oder des Blutfarbstoffs in der Mehrzahl der Fälle zu entscheiden.

Rote Blutkörper sind in der Regel nur in verhältnismäßig frischen Blutspuren zu erkennen. Während frisches, an den oben genannten Gegenständen haftendes Blut einfach dadurch nachzu-weisen ist, daß man einige vorsichtig abgeschabte Bröckelchen oder die mit Blut durchsetzten Fäden u. dergl. in physiologischer Koch-salzlösung aufweicht und die allmähliche Entwicklung unter dem Mikroskope verfolgt, ist bei älteren Flecken die mehrstündige Er-weichung der Blutspuren in 30 % Kalilauge oder in Pacinischer, von Hofmann modifizierter Flüssigkeit notwendig. Letztere be-steht aus 1 Teil Sublimat, 2 Teilen Kochsalz und je 100 Teilen Wasser und Glyzerin.

Handelt es sich um stark eingetrocknete Blutspuren, so bringt man Teilchen davon in ein Uhrschälchen und setzt sie der event. mehrstündigen Einwirkung dieser Reagentien aus, oder man schabt mit einer Nadel eine kleine Menge ab, die man unmittelbar auf den Objektträger fallen läßt, setzt 1—2 Tropfen jener Lösungen hinzu und verfolgt unter dem Mikroskop die allmähliche Auflockerung der meist dicht zusammengeklebten Blutscheiben. Gerade die Beobach-tung der fortschreitenden Entwicklung einer Reihe rund geformter Scheiben aus der anfänglich ungeformten Masse ist charakteristisch. In der Regel ist mit dem Mikroskop eine Entscheidung aber nur dahin zu treffen, ob es sich um rote, von Mensch oder Säugetier stammende Blutkörper handelt, da diese stets kernlos sind, die der übrigen Wirbeltiere (Vögel, Fische, Frösche) aber Kerne führen. Dagegen bleibt es wegen der großen Formähnlichkeit der roten Blutkörper des Menschen und der besonders in Betracht kommenden Haustiere unentschieden, ob es sich um menschliches Blut handelt.

Nur bei frischerem Blut ist diese Entscheidung aus dem Größen-vergleich zu führen, da die roten Blutkörper des Menschen (7,9 μ)

größer sind als die der Säugetiere, von denen wieder Hunde (7—7,4 μ), Rinder (6,0 μ) und Pferde (5,8 μ) verhältnismäßig die größten Erythrozyten zeigen. Handelt es sich um ältere Blutflecke, so wird man beim Mazerieren mit 30 % Kalilauge noch am ehesten der Möglichkeit nahe kommen, die Messung des Durchmessers der entwickelten Blutzellen verwerten zu können. Auffällige Größenunterschiede sind hin und wieder selbst bei jahrelanger Eintrocknung noch sehr wohl zu erkennen, z. B. die Diameterdifferenz zwischen den Blutkörpern des Menschen und denen vom Schafe (4,5 μ). Gerade für solche Fälle ist es aber unbedingt geboten, eine große Zahl von Blutkörpern mikrometrisch zu bestimmen, da ja auch im normalen Blute nennenswerte Größendifferenzen vorkommen.

Rindfleisch hat den bemerkenswerten Rat gegeben, auch auf die Verwechslung kleiner Blutzellen mit den Sporen niederer Pilze (Achorion Schoenleinii) Obacht zu geben. Durch ihre größere Widerstandsfähigkeit gegen Säuren und Alkalien sind sie, außer anderen von dem Geübten aus dem mikroskopischen Habitus schon wahrzunehmenden Unterschieden, vor den Blutzellen ausgezeichnet.

Das biochemische Verfahren zum Nachweis von Blutspuren nach Uhlenhuth.

Die vorstehende Darstellung zeigt, daß es u. U. sehr schwierig oder gar unmöglich ist, Menschen- und Tierblutspuren sicher zu unterscheiden. Die Uhlenhuthsche Methode tritt hier als wichtiges Hilfsmittel ein; ihre Beweiskraft ist aber bis jetzt auch nur beschränkt. Sie beruht auf der Erkenntnis, daß durch wiederholte Einspritzung des Blutserums eines bestimmten Tieres, z. B. eines Hundes, in das Blut eines anderen Tieres, z. B. eines Kaninchens, sich im letzteren bestimmte Stoffe (Praecipitine) bilden, denen die Eigenschaft zukommt, nun aus dem Blutserum desselben Tieres (Hundes) eine Eiweißfällung zu bewirken, während das Blutserum anderer Tiere klar bleibt.

Man wird nicht daran zweifeln können, daß der Methode eine Zukunft beschieden ist; z. Zt. bedarf sie aber noch der sorgfältigsten Ausarbeitung.

Die Schwierigkeiten, die sich der einwandfreien Deutung der Erscheinungen bisher entgegenstellten, rühren daher, daß 1. das Blut verwandter Tiere, z. B. Hammel und Ochse, Pferd und Esel, Mensch und Affen u. s. w., und in sehr geringem Grade auch Blut nicht verwandter Tiere sich bei der biologischen Prüfung ähnlich verhält, und daß 2. durch die Untersuchungen von Kister

und Wolff u. a. festgestellt worden ist, daß sogar in heterologen
Blutlösungen ziemlich rasch — innerhalb 20 Minuten — deutliche
Trübung und weiterhin Flockenbildung und Bodensatz beobachtet
werden können. Bei der Prüfung eines frisch gewonnenen pech-
artigen Serums, das von einem mit Pferdeblut vorbehandelten
Kaninchen stammte, trat schon nach 20 Minuten eine positive
Reaktion in Hammel-, Menschen-, Ochsen-, Pferde- und Schweine-
blut ein. Allerdings war die Trübung im homologen Blut von
Anfang an viel stärker und deutlicher als in den anderen Blutarten.
Immerhin war sie auch bei diesen deutlich vorhanden.

Bei dieser Sachlage wird man erklären müssen, daß es heute
noch nicht möglich ist, in jedem Falle die Frage nach der Herkunft bestimmter Blutspuren in foro nach der Uhlenhuthschen
Methode mit absoluter Sicherheit zu entscheiden.

Der mikroskopische Nachweis des Blutfarbstoffes wird
durch die Darstellung der von Teichmann entdeckten
Häminkrystalle erbracht. Die Bildung derselben beruht
darauf, daß das Hämatin mit Chlorwasserstoff, selbst bei Gegenwart geringster Blutspuren, in sehr charakteristischen Krystallformen auftritt. Die Teichmannsche Methode wird am besten
folgendermaßen ausgeführt:

Man läßt einen kleinen Tropfen physiologischer Kochsalzlösung
auf einem Objektträger bei mäßiger Wärme völlig verdunsten, legt
sodann auf die zarte Krystallschicht eine Spur des abgeschabten
Bluts oder der mit demselben durchsetzten, möglichst fein zerzupften
oder zerriebenen Substanzen und bedeckt sie mit dem Deckglas.
Alsdann läßt man zwischen die beiden Gläser vorsichtig soviel Eisessig einfließen, daß der Zwischenraum gerade ausgefüllt ist. Jetzt
erwärmt man etwa $^3/_4$—1 Minute lang über der Flamme, bis sich
Bläschen entwickeln, und setzt bei fortschreitendem Verdunsten
tropfenweise weiter Eisessig zu, bis sich ein zarter, rotbrauner
Farbenton zeigt. Sobald dies erreicht ist, läßt man in größerer
Entfernung von der Flamme die letzten Spuren des Eisessigs abdunsten und bettet zum Schluß, der Aufhellung und Konservierung
wegen, das Präparat in Glyzerin ein, das man vom Rande des
Deckgläschens zufließen läßt.

Schon mit bloßem Auge erkennt man bei Gegenwart von
Blut hier und da unter dem Deckglas verteilte, blutig oder
mehr braunrot gefärbte Punkte und Streifen. Nachdem man
diese Stellen bei schwacher Vergrößerung eingestellt hat, sucht

man bei 250—400 facher Vergrößerung die feineren Eigenschaften festzustellen. (Taf. III, 17.)

Die Hämin- oder salzsauren Hämatinkrystalle sind hell- oder dunkelbraune, oft mehr braunrötliche, rhombische Tafeln oder Säulen von sehr wechselnder Länge und Breite. Hin und wieder begegnet man auch wetzsteinähnlichen Gebilden von gleichem Farbenton. Die Größe der Krystalle hängt zum Teil von der Art der Darstellung ab; je langsamer und behutsamer man den Eisessig verdunsten läßt, um so zahlreicher trifft man große, bis zu 15 und 18 μ lange Stücke an. Aber in jedem Falle sieht man die verschiedensten Größen, von eben wahrnehmbaren bis zu den eben angegebenen Maßen. Sie liegen teils einzeln, teils in Haufen, oft in der Form des Andreaskreuzes zusammen; sehr häufig lagern sie quer übereinander. Sie sind in Äther, Alkohol und Wasser unlöslich, leicht löslich in Kalilauge, schwer in Säuren und Ammoniak.

Nicht in jedem Fall gelingt ihre Darstellung; ganz abgesehen davon, daß bei mangelnder Vorsicht leicht mal das Deckglas zerspringt, kann die Bildung durch nebenher vorhandenes Fett, Rost oder durch vorgeschrittene Veränderungen des Blutfarbstoffes selbst gehemmt oder unmöglich gemacht werden. Stört das Fett, so muß man dasselbe zunächst mit Äther ausziehen.

Von gleich großer Bedeutung wie der Befund der Häminkrystalle ist für die Diagnose alter Blutspuren der spektroskopische Nachweis des Blutfarbstoffes. Es ist schon wiederholt von den beiden, zwischen den Linien D und E des Sonnenspektrums gelegenen Absorptionsstreifen gesprochen, die eine Oxyhämoglobinlösung jederzeit erkennen läßt. Die beiden Bänder treten selbst bei kaum wahrnehmbarer Färbung der Lösung noch deutlich auf und beweisen mit aller Sicherheit die Gegenwart des Hämoglobins. Vor einer Verwechslung, die nur durch das ähnliche Spektrum des karminsauren Ammoniaks geboten werden könnte, schützt der Versuch, daß bei Zusatz von Schwefelammoniumlösung statt der beiden Streifen des Sauerstoffhämoglobins ein einziges breites, dem reduzierten Hämoglobin eigenes Absorptionsband auftritt, das bei Schütteln der Lösung mit sauerstoffhaltiger Luft wieder den ersteren Platz macht, sowie der andere, daß bei Zusatz von wenig Essigsäure die beiden Streifen verschwinden, die ihnen in Lage und Breite ähnelnden Absorptionsstreifen des karminsauren Ammoniaks unverändert fortbestehen. Sind diese beiden Versuche für Hämoglobin positiv ausgefallen, so ist der unumstößliche Beweis erbracht, daß die vermeintliche Blutspur Blutfarbstoff enthält.

Eine Vorbedingung für das Zustandekommen des eben beschriebenen spektralen Verhaltens ist die Löslichkeit der Blutspur in Wasser, sowie das Vorhandensein einer gewissen Menge, die zur Mischung einer 1½—2 cm hohen Wasserschicht in einem gewöhnlichen Kochröhrchen ausreicht. Man bringt dann das Taschenspektroskop mit dem Spalt möglichst dicht an das Reagensglas und läßt möglichst helles Licht durch die Lösung hindurchgehen.

Handelt es sich nur um minimale, in Wasser lösliche Blutspuren, so ist die Untersuchung mit dem Mikrospektroskop vorzunehmen, das statt des Okulars in den Tubus eingesetzt wird. Die Lösung der Blutspur ist dann in einem möglichst kleinen, von planparallelen Wänden umschlossenen Glaskästchen vorzunehmen und die oft getrübte Mischung durch spurenweisen Zusatz von Ammoniak zu klären. (Globulin wird gelöst.)

Von dem Spektrum des Methämoglobins, das neben den Streifen des Oxyhämoglobins noch einen solchen im Rot führt, haben wir schon S. 167 gesprochen. Gerade bei der forensischen Untersuchung muß man sich daran erinnern, daß das Methämoglobin zu den häufigeren, durch den Einfluß von Sonnenlicht und Luft bedingten Umwandlungserscheinungen des Oxyhämoglobins gehört. Auf Zusatz einer geringen Menge von Schwefelammonium oder Ammoniak verschwindet der charakteristische Streifen im Rot; dagegen erzeugt Schwefelammon statt der beiden Oxyhämoglobinstreifen das breite Band des reduzierten Hämoglobins, während bei Ammoniakzusatz die beiden Streifen nicht nur fortbestehen, sondern noch deutlicher werden.

Handelt es sich um sehr alte, durch Luft und Licht noch mehr zersetzte, in Wasser unlösliche Blutreste, so kann die spektrale Darstellung des „reduzierten Hämatins" noch zum Ziele führen.

Die fragliche Blutspur wird zu diesem Zweck in 10—20 % Kali- oder Natronlauge (Stokes) oder gesättigter Cyankalilösung (E. Hofmann) so lange, als zur Lösung notwendig, behandelt, und die gewonnene *Mischung* (unverdünnt oder mit Wasser verdünnt) in der schon besprochenen Weise vor den Spalt des Spektroskops gebracht. Bei Gegenwart des reduzierten Hämatins erscheint ein dem Bande des reduzierten Hämoglobins wohl ähnelndes Absorptionsband, das aber 1. mehr nach dem gelben Teil verschoben ist, 2. dadurch sofort seine spezifische Art anzeigt, daß bei Zusatz von etwas Schwefelammoniumlösung — bei der, wie wir wissen, die beiden Oxyhämoglobinstreifen in einen breiten Streifen zusammenfließen — hier umgekehrt das eine breite Band in 2 Teile zerfällt, die schon durch ihre Lage im Grün als besondere Streifen charakterisiert sind.

III. Die Untersuchung des Auswurfs.

Die Erkrankungen der Atmungsorgane und Lungen sind meist von Auswurf begleitet. Hierunter fassen wir alles Sekret zusammen, das durch Räuspern und vorzugsweise durch Husten zum Munde herausbefördert wird. Für gewöhnlich stehen Auswurf und Husten in einem unmittelbaren Abhängigkeitsverhältnis, insofern lebhafter Husten meist reichlichen, seltener und schwacher Husten spärlichen Auswurf befördert. Aber es kommen vielfache Abweichungen vor.

Oft ist der Husten sehr stark, aber „es löst sich nicht", weil tatsächlich wenig oder nur sehr zähes Sekret vorhanden ist. Oder es erscheint auch bei lebhaftem Husten deshalb nur spärlicher Auswurf, weil die Kranken den größten Teil sofort verschlucken, wie es bei Kindern (bis zum 6. oder 7. Jahre) die Regel, aber auch bei alten schwachen Leuten oder Schwerkranken (Typhösen, Pneumonikern, Deliranten u. a.) oft der Fall ist. Andererseits werden gar nicht selten schon durch gelinden Husten oder durch einfache Preßbewegungen große Auswurfmengen herausbefördert. (Bronchoblennorrhoe, Bronchiektasien.)

Dem Auswurf kommt meist eine große semiotische Bedeutung zu, da er uns Kunde über die im Innern der Atmungswerkzeuge stattfindenden Krankheitsvorgänge geben kann. Aber es ist klar, daß er außer solchen wesentlichen Bestandteilen eine Reihe unwesentlicher mit sich führen wird, die ihm auf der langen Bahn, die er oft fortbewegt wird, beigemengt worden sind. Zu den ersteren rechnen wir solche Teile, die zum anatomischen Bau gehören und bei entzündlichen und nekrotisierenden Prozessen abgestoßen werden

können, ferner die Gebilde, die lediglich bei der Krankheit
als ursächliche Erreger oder Folgeerscheinung der besonderen
Krankheit auftreten; zu der 2. Gruppe solche Elemente, die
z. B. aus der Mundhöhle erst dem Auswurf beigemengt oder
außerhalb des Körpers durch Unsauberkeit der Speigläser u. s. f.
zu dem Sekret gelangt sind.

Für die Beurteilung der wesentlichen Bestandteile
des Sputums ist die genaue Kenntnis des anatomischen Auf-
baues der Atmungswege durchaus notwendig. Wir lassen
daher zunächst eine kurze histologische Skizze vorausgehen.

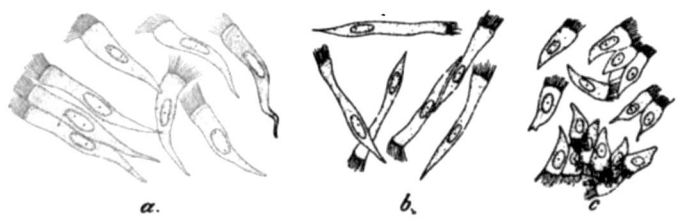

Fig. 36.

Flimmerepithel aus einem Hauptbronchus a, einem feinen Bronchus b,
einer Bronchiole c. (Durch vorsichtiges Abschaben der Schleimhaut gewonnen.) V. 350.

Die Nasenschleimhaut ist in dem beweglichen Teil der Nase
von geschichtetem Pflaster-, in der Pars respiratoria von flimmerndem
Zylinderepithel ausgekleidet. Ebenso besteht der Überzug der
Schleimhaut des Kehlkopfs, der Luftröhre und der größeren Bron-
chien aus geschichtetem Flimmerepithel, das von schleimbereitenden
Becherzellen unterbrochen wird. Nur die hintere Fläche des Kehl-
deckels, die vordere Fläche der Gießbeckenknorpel und die wahren
Stimmbänder sind von geschichtetem Plattenepithel überdeckt.

Das Epithel der Bronchialschleimhaut (Fig. 36) verliert nach und
nach an Schichten und stellt an den feineren Ästen nur eine Lage
Flimmerepithels dar, die sich auch auf den Anfang der Bronchiolen
fortsetzt. Allmählich aber geht das Flimmerepithel in ein aus
kubischen und großen kernhaltigen und kernlosen Zellen gemischtes
Epithel über, das in der Nähe der Alveolengänge schon vorwiegend
aus dem großen polygonalen Platten-, sog. respiratorischen
Epithel besteht. Es ist entwicklungsgeschichtlich festgestellt, daß
das Epithel erst bei der Atmung allmählich abgeplattet wird.
Bei totgeborenen Kindern findet man an den Alveolen nur kubisches
Epithel.

Glatte Muskelfasern begleiten das Bronchialrohr bis zu den Alveolengängen und bilden besonders an den Abgangsstellen der Alveolen einen zarten Ring; außer diesen Muskelfasern ist die Wandung der Alveolengänge reich an elastischen Fasern, die als Ringfasern angeordnet sind, auch den Eingang jeder Alveole ringförmig umspinnen und von da die ganze Alveole durch abgehende Ästchen stützen. Durch den stetigen Übergang benachbarter elastischer Faserringe kommt es zur Bildung der alveolären Septa. Durch Bindegewebe wird der respiratorische Abschnitt der Lungen in kleine und kleinste Läppchen geteilt; in den interlobulären Faserzügen findet man schwarzes Pigment und feinste Kohlepartikel, die durch die Atmung und den Säftestrom dahin gefördert sind.

Die wesentlichen Teile des Auswurfs sind trotz der Errungenschaften der physikalischen Diagnostik oft erst für die Diagnose entscheidend. Bald gelingt es schon mit bloßem Auge, bald erst mit Hilfe des Mikroskops die charakteristischen Merkmale zu gewinnen. So gibt uns ein stinkendes, mit Gewebsfetzen untermischtes Sputum oft sofort Aufschluß über eine bestehende Lungengangrän, während die physikalischen Erscheinungen über den Lungen vielleicht nur wenig ausgebildet sind, und es kann andererseits die mikroskopische Untersuchung des gefärbten Sputumpräparates die Diagnose der Lungentuberkulose zu einer Zeit sichern, wo die Perkussion und Auskultation die Diagnose dieser Krankheit nicht erlauben. Da solche Fälle durchaus nicht selten vorkommen und das Sputum auch sonst durch mannigfache Eigenschaften, die wir noch kennen lernen werden, den Arzt bei der Diagnose auf den richtigen Weg lenkt, so ist auch heute, wie wir schon hervorhoben, die semiotische Bedeutung des Auswurfs nicht gering zu achten.

Das oben berührte Beispiel deutet schon an, daß sowohl das makroskopische, wie das mikroskopische Verhalten des Auswurfs bei der Untersuchung zu berücksichtigen ist. Das erste gibt uns über die gröbere Zusammensetzung des Sputums aus Schleim, Eiter oder Blut, über seine Menge und Form, über Geruch und Reaktion, das andere über die wesentlichen elementaren Bestandteile und unwesentlicheren Beimengungen Aufschluß. Bald kommt der makroskopischen, bald der mikroskopischen Untersuchung die größere Bedeutung

zu. Gar nicht so selten macht das Ergebnis der gröberen Methode die Ausführung der feineren überflüssig. Jede sorgfältige
Sputumuntersuchung hat daher mit der genauen Prüfung des
m a k r o s k o p i s c h e n Verhaltens zu beginnen.

Eine zuverlässige Prüfung ist nur möglich, wenn
der Auswurf unvermischt in einem sauberen Gefäß
aufgefangen wird. Vor den mit Deckel versehenen Por-
zellannäpfen verdienen die gewöhnlichen Speiwassergläser den
Vorzug, da sie am schnellsten und bequemsten ein Urteil über
die Menge, Farbe und Schichtenbildung des Sputums zulassen.
Nur in manchen Fällen empfiehlt es sich, den Auswurf in
höheren, zum Teil mit Wasser gefüllten Standgläsern zu gewinnen, um die Form und Schwere, bez. den Luftgehalt der
einzelnen Sputa rasch überblicken zu können, im allgemeinen
ist es ratsam, den Auswurf ohne jeden Wasserzusatz rein zu
gewinnen. Den nicht ans Bett oder Haus gebundenen Kranken
ist das Mitführen der Dettweilerschen Speigläser zu raten.

Nachdem man das Sputum im Speiglas besichtigt hat, wird
es zur genaueren Untersuchung auf einem Porzellanteller
ausgebreitet, der zur Hälfte mit schwarzem Asphaltlack überzogen ist. Man hat stets nur kleine Mengen aus dem Sammel-
glas zu entnehmen, damit die Ausbreitung in dünnster Schicht
auf dem Teller möglich ist. Bei der Durchmusterung hat man
mit 2 Präpariernadeln (die unter Umständen nicht aus Metall
sein dürfen) die einzelnen Sputa auseinanderzuziehen und die
noch zu beschreibenden makroskopisch charakteristischen Unterschiede zu beachten. Jede untersuchte Menge wird abgespült, jede neue in gleicher Weise durchsucht.

Bei der Untersuchung ist im allgemeinen auf folgende Punkte zu achten:

.1. Die **Menge** des Sputums. Diese schwankt in weiten
Grenzen; von einzelnen Sputis bis zu 1 und mehreren Litern
in 24 Stunden. Die größten Mengen werden bei der Bron-
chorrhoe, beim Lungenabszeß und -brand und beim durchgebrochenen Empyem beobachtet; gerade bei letzterem kann
die ausgeworfene Menge bis zu 4 und 5 Litern betragen.

Auch bei starken Hämoptysen ist die Menge nicht selten recht groß.

2. Die **Farbe**, die von der gröberen Zusammensetzung aus Schleim, Eiter, Blut und Serum abhängt.

Hieraus ergibt sich die wichtige Einteilung des Auswurfs in schleimige, eitrige, seröse und blutige Sputa, und je nach der Art der aus ihrem Mischungsverhältnis abzuleitenden Formen in schleimig-eitrige oder mehr eitrig-schleimige, schleimig-blutige u. s. w. Sputa. Die Farbe ist um so heller und durchscheinender, je schleimiger und wäßriger, um so undurchsichtiger, je zellenreicher das Sputum, mögen überwiegend rote Blutkörper oder Eiterzellen zu seiner Bildung beitragen.

Am häufigsten sind folgende Formen des Auswurfs:

Das einfach schleimige Sputum — das *Sputum crudum* der Alten — ist von glasigem oder mehr grauweißem Aussehen und bald von dünnflüssiger, bald von zäherer, fadenziehender Beschaffenheit. Je nachdem es leicht oder erst nach stärkerem Husten entleert wird, ist sein Luftgehalt verschieden. Es tritt bei jedem akuten Katarrh der oberen Luftwege und beim Asthma bronchiale auf, wird aber auch bei älteren Katarrhen der Nasenrachenhöhle in zäher, bisweilen mit eingetrockneten Borken untermischter Art entleert.

An dem schleimig-eitrigen Auswurf, dem *Sputum coctum* der Alten, ist zu unterscheiden, ob er einen mehr homogenen Charakter darbietet oder die aus Schleim und Eiter bedingte Zusammensetzung schon auf den ersten Blick an der gröberen Trennung dieser Bestandteile erkennbar ist. Das erstere, innig gemischte, schleimig-eitrige, gelblich weiße Sputum, bei dem der Schleimgehalt überwiegt, wird bei Ablauf jedes einfachen Katarrhs der oberen Atmungswege, die andere Form in vielen Fällen chronischer Bronchitis und besonders bei der Phthisis pulmonum beobachtet. Hier aber macht sich meist das Überwiegen des Eiters stärker bemerkbar. Man spricht daher von einem eitrig-schleimigen Sputum.

Dasselbe kommt in 2 Formen vor, deren bemerkenswerter Unterschied darauf beruht, ob der Eiter zusammenfließt oder in getrennten Einzelsputis abgegrenzt zu Boden sinkt. Im ersten Falle zeigt der frische Auswurf die gröbere Zusammensetzung aus eitrig geballten, gelben oder mehr gelbgrünlichen Sputis und Schleim; erst nach einiger Zeit tritt eine Trennung ein, der Eiter senkt sich zu Boden und fließt zu einer mehr homogenen Masse zusammen, während sich die Schleimschicht darüber fast klar absetzt oder der dünnere Schleim von dickeren Fäden durchzogen ist.

Dies Verhalten wird am häufigsten bei Bronchiektasien und bei der Blennorrhoe beobachtet, kommt aber auch bei den Formen chron. Lungenphthise vor, die mit schwerer allgemeiner Bronchitis u. s. f. verlaufen.

Kann darnach diese Art des eitrig-schleimigen Sputums nicht als charakteristisch für einen Krankheitsprozeß bezeichnet werden, so erlaubt die Beobachtung der zweiten schon eher eine bestimmtere Diagnose. Schon von alters her sind die „münzenförmigen" (nummulata) Sputa als bemerkenswerte Äußerungen der Phthise angesehen. Diese Bedeutung ist ihnen auch heute noch zuzuerkennen, denn sie kommen fast ausschließlich bei dieser Krankheit vor. Am deutlichsten ist der Befund, wenn nur der Kaverneninhalt ausgeworfen wird und die katarrhalischen Erscheinungen zurücktreten. Die münzenförmigen Sputa haben oft ein äußerst großes Volum, sodaß $\frac{1}{2}$—1 Eßlöffel von einem einzigen nahezu gefüllt wird; ihre Farbe ist meist schmutziggelb oder gelbgrünlich.

Rein eitriger gelber Auswurf wird am häufigsten beim Lungenabszeß und durchgebrochenen Empyem entleert, kommt aber auch bei der Bronchoblennorrhoe vor; meist sondert sich der Eiter in 2 Schichten mit oberer seröser, unterer rein eitriger Lage.

Blutiger Auswurf findet sich, hellrot und nicht selten etwas schaumig, bei Blutungen aus Lungenkavernen oder aus den in die Trachea oder einen Bronchus durchgebrochenen Aortenaneurysmen. Mit Schleim gemischt bei Fremdkörpern in den Luftwegen. Grob mit Schleim oder Eiter gemischte blutige Sputa werden regelmäßig nach Ablauf einer stärkeren phthisischen Blutung beobachtet. Mehr gleichmäßig blutig gefärbte, eitrige Sputa kommen bei Phthisikern mit stärkerer Infiltration vor; dagegen können einzelne Blutstreifen schon dem gewöhnlichen „Nasenrachensputum" vom Pharynx her

beigemengt sein, besonders wenn starker Hustenreiz vorherrscht.
Schmutzig braunrote, durch Zersetzung des Blutfarbstoffes
mißfarbene Sputa finden wir bei Lungengangrän. Häufiger
als diese wird das innig mit Schleim gemischte blutige
Sputum der Pneumoniker beobachtet, das als rostfarbenes,
rubiginöses, pathognomisches Interesse beanspruchen kann.
Es nimmt bisweilen bei verzögerter Lösung der Entzündung
durch Umwandlungen des Blutfarbstoffes einen mehr gesättigt
gelben oder grasgrünen Farbenton an, oder es geht, wenn
die gefürchtete Komplikation des (entzündlichen) Ödems zur
kroupösen Pneumonie hinzutritt, in ein mehr bräunliches bis
zwetschenbrühfarbenes Sputum über. Reinblutig oder zäh-
schleimig, mit Blut vermischt ist der Auswurf bei Lungen-
infarkten, er gleicht häufig genau dem von Pneumonikern.

Himbeergeleeartig erscheint das Sputum nicht selten
bei Neubildungen der Bronchien oder des Lungengewebes,
seltner auch bei Hysterie (E. Wagner).

Rein seröses Sputum ist durchscheinend weißlich-flüssig
und zeichnet sich durch seinen hohen Eiweißgehalt aus. Es
ist infolge der mühsamen Entleerung durch die beigemengte
Luft oft grob oder fein schaumig. Es wird am häufigsten bei
dem gewöhnlichen Lungenödem, seltner bei der *Expectoration
albumineuse* nach Pleurapunktion, bei Herzfehlern und Geschwülsten der Brusthöhle beobachtet. Bei dem entzündlichen Lungenödem ist es mehr oder weniger blutig gefärbt
und erscheint dann „zwetschenbrühartig" (s. o.).

3. Die **Zähigkeit** des Sputums wird vorwiegend durch
den beigementen Schleim bedingt. Äußerst zähe ist
in der Regel das Sputum bei Pneumonie, Asthma und Neubildungen. Es hängt so fest zusammen, daß man die einzelnen der Untersuchung zu unterwerfenden Teile oft ab-
schneiden muß.

4. Der **Geruch** ist meist fade, bei der fötiden Bronchitis
mehr oder weniger übelriechend, bei Gangrän geradezu aashaft
stinkend. Der aus einem durchgebrochenen Empyem entleerte
Eiter riecht, Leyden zufolge, oft nach altem Käse.

5. Die **Reaktion** ist meist alkalisch.

Makroskopische Untersuchung.

Breitet man das Sputum in der oben beschriebenen Weise auf einem Teller aus, so kann man mit bloßem Auge eine Reihe weiterer Eigentümlichkeiten erkennen.

1. „Linsen". In den eitrig-schleimigen, besonders in und zwischen den münzenförmigen, zu Boden gesunkenen Sputis der Phthisiker finden sich diese Körper, „die berühmten Corpuscula oryzoidea" der Alten. Es sind stecknadelkopf- bis linsengroße, weißgelbliche, undurchsichtige Gebilde, die bald mehr abgeplattet, bald bikonvex erscheinen und völlig abgeglättet sind. Sie lassen sich aus der Umgebung leicht mit Nadeln oder der Pinzette herausnehmen und zwischen Objektträger und Deckglas durch mäßigen Druck in eine durchsichtige Schicht abplatten. Es empfiehlt sich, nur ein kleines Bröckelchen, höchstens von Stecknadelkopfgröße, zu dem Präparat zu verwenden. Schleimig überzogene Semmelkrümchen können zu Verwechslungen Anlaß geben[1]). In der Regel bemerkt man schon bei dem Zerdrücken unter dem Deckglas den Irrtum. Die echte „Linse" läßt sich wie Käse zerdrücken, die Brotkrume gleitet unter dem Deckglas heraus. Auch kleine Dittrichsche Pfröpfe (s. u.) können linsenartig erscheinen. Das Mikroskop entscheidet. Durch ihren Gehalt an elastischen Fasern und Tuberkelbazillen sind die Linsen von hohem diagnostischen Wert (s. Mikroskop. Befund).

2. **Fibringerinnsel.** Diese finden sich fast bei jeder kroupösen Pneumonie vom 3.—7. Tage der Krankheit, also während der Hepatisation. Es sind schmale, weißgelbliche oder mehr ·gelbrötliche Fäden von 2—3 mm Dicke und ¹/₂ bis mehreren Zentimetern Länge. Nicht selten zeigen sie öftere Verästelung. (So fand ich bei einer typischen Pneumonie ein baumartig verästeltes Gerinnsel von 12 cm größter Länge). Die kürzeren Fäden sieht man bei aufmerksamem Durchsuchen verhältnismäßig leichter als die längeren, weil diese nicht

---

[1]) Anm.: Diesem Irrtum war s. Zt. Gruby verfallen, der Stärkemehlkörner als „eigentümliche Tuberkelsphären" beschrieb. Schon F. Simon deckte den Fehler auf. (Virchow.)

selten etwas zusammengerollt sind; durch Schütteln mit Wasser
im Reagensglas kann man die Gerinnsel bisweilen eher auffinden. Die Zahl der Gerinnsel ist sehr wechselnd; nicht selten
findet man 20—30 und mehr in 24 Stunden. Durch ihre Aufquellung und Lösung in Essigsäure wird der Faserstoffcharakter
erwiesen.

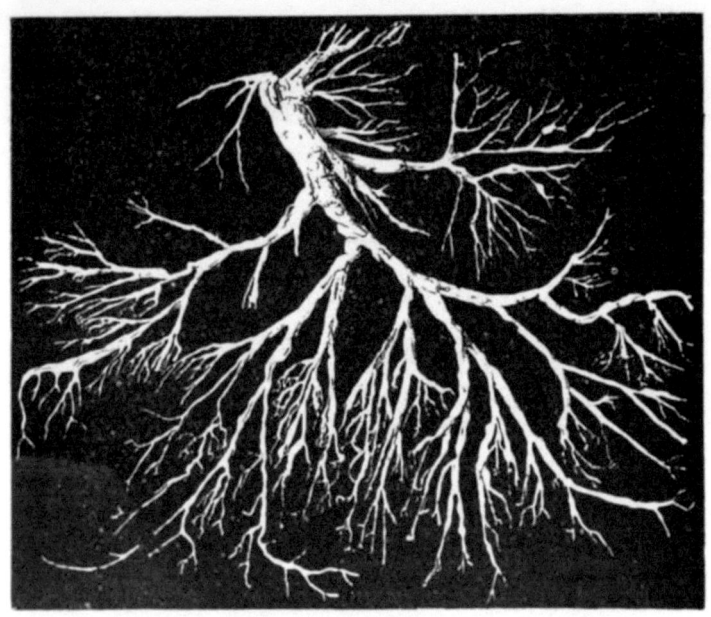

Fig. 37.
Gerinnsel bei kroupöser Bronchitis. Natürl. Größe.
Nach einem Photogramm gezeichnet.

In höchst imposanten Formen, „Bronchialbäumen", Fig. 37,
treten diese Gerinnsel bei der kroupösen oder fibrinösen Bronchitis auf. Sie sind hier in der Regel nur spärlich vorhanden,
erreichen aber gelegentlich eine solche Größe, daß man mit
Sicherheit auf die Verlegung eines erheblichen Abschnittes des
Röhrensystems schließen kann. Diese baumartig verzweigten,
meist weißen, hin und wieder mehr weißrot gefärbten Gerinnsel
stellen sich häufiger als röhrenförmige, selten als solide oder
wandartig glatte Gebilde dar. Sowohl der Hauptast wie die

Verzweigungen zeigen gar nicht selten Ausbuchtungen, die zum Teil wohl von Luft herrühren. Ab und zu findet man in den Röhren selbst blutigen oder doch blutuntermischten Inhalt; häufiger sind sie einfach lufthaltig. Sie sind regelmäßige Begleiter der oben genannten Krankheit, die häufiger idiopathisch oder primär, seltner bei Diphtherie vorkommt. Vom Ungeübten werden sie leicht übersehen, da sie oft nicht als deutliche Gerinnsel, sondern in einen mehr oder weniger dicken Knäuel aufgerollt im Sputum erscheinen, sie zeigen dem Kundigen schon durch ihre eigentümliche fleischklumpenähnliche Beschaffenheit ihre Bedeutung an. Durch Schütteln in Wasser gelingt es leicht, den Knäuel zu entwirren und den verästelten Gerinnselbaum freizulegen. Findet man beim Durchmustern des Sputums weder diese Knäuel, noch einzelne fadenförmige Gebilde, so ist in jedem Fall von kroupöser Bronchitis oder Pneumonie das vorsichtige Auswaschen des Sputums in einem Speiglase anzuraten.

3. **Curschmannsche Spiralen.** In dem glasig-schleimigen oder mehr zäh-serösen, schleimig-schaumigen Auswurf der an Bronchialasthma leidenden Kranken, sehr selten bei anderen Krankheiten der Bronchien, findet man mit einer gewissen Regelmäßigkeit kleinflockige oder fein zylindrische Gebilde, die sich durch ihre grauweiße oder mehr weiß-gelbliche Farbe und oft schon mit bloßem Auge wahrnehmbare spiralige Drehung oder Querstreifung von der Umgebung abheben.

Die genauere Beschreibung u. s. f. siehe bei „Sputum beim Bronchialasthma".

4. **Dittrichsche Pfröpfe.** In dem gelb- oder mehr grünlich-eitrigen Bodensatz des Sputums bei fötider Bronchitis und Lungengangrän (seltener beim chronischen Lungenabszeß und im phthisischen Sputum) finden sich meist zahlreiche, weißgelbliche, zugeglättete, stecknadelkopf- bis bohnengroße Bröckel, die sich leicht aus der Umgebung mit einer Nadel herausnehmen lassen. Sie sind äußerst übelriechend, haben käsige Konsistenz und lassen sich ziemlich leicht zerdrücken. Außer einer üppigen Mundhöhlen-Pilzflora enthalten sie vorwiegend Fettkrystalle und bisweilen Monaden.

5. Größere **Gewebsfetzen** findet man fast ausschließlich beim Lungenbrand. Sie erscheinen als graugelbe oder miß-

farbene, bisweilen deutlich schwarze, in schleimigen Eiter eingebettete Fetzen, deren Natur erst durch das Mikroskop festzustellen ist, da sie in der Regel nur ein bindegewebiges,
seltener ein elastisches Gerüst erkennen lassen.

6. **Verkalkte Konkremente,** Membranfetzen des Blasenwurms u. s. f. sind seltener im Sputum zu beobachten. Sie
sollen im Anhang Berücksichtigung finden.

Mikroskopische Untersuchung.

Diese führt nur dann zu einem günstigen Ergebnis, wenn
eine sorgfältige Durchmusterung vorangegangen ist, und sichert
erst manche Deutung, die bei der bloßen Besichtigung nur als
wahrscheinlich gelten konnte.

Im mikroskopischen Bilde können wir finden:

1. **Rote Blutzellen.** Nach einer wirklichen Blutung erscheinen diese nicht nur unverändert in der Form, sondern
auch in ihrer geldrollenartigen Gruppierung. Im rubiginösen
Auswurf liegen sie seltener in der Säulenform, sondern mehr
getrennt nebeneinander. In älteren Sputis kommen außer den
normalen vielfach „Schatten" vor.

2. **Farblose Blutzellen** bez. Eiterkörperchen bilden die
Mehrzahl aller das Sputum zusammensetzenden Elemente. Ihre
Größe wechselt, ebenso die Form. Sie sind fast durchweg
mehrkernig und bieten überwiegend die neutrophile Körnung
dar; nur in dem Sputum der Asthmatiker sind massenhafte
eosinophile und ziemlich zahlreiche basophile Leukozyten
regelmäßig anzutreffen (s. o. S. 139 — 140). W. Teichmüller
schreibt dem vermehrten Auftreten von eosinophilen Zellen im
Sputum Tuberkulöser eine prognostisch günstige Bedeutung
zu, eine Ansicht, die nicht unwidersprochen geblieben ist.

Die Leukozyten haben die Eigenschaft, verschiedenartige
Stoffe in ihren Zellleib aufzunehmen. Kohlepigment, veränderten Blutfarbstoff u. a. sieht man häufig intracellular.
Außerdem ist es nicht unwahrscheinlich, daß der größte Teil
der als „Alveolarepithelien" angesprochenen Zellen mannigfach veränderte Leukozyten darstellt. Das Protoplasma zeigt
sehr häufig feine oder grobkörnige, durch die starke Licht-
brechung charakteristische Verfettung. Andere Zellen bieten

ebenfalls eine bemerkenswerte Grobkörnung dar; hier zeigen
aber die Kügelchen einen auffallend matteren, dem zerdrückten Nervenmark ähnlichen Glanz. Deshalb wurden sie
von Virchow als Myelintröpfchen bezeichnet. Auch außerhalb von Zellen kommen diese großen matten Kügelchen vor.
Die Gestalt der sie beherbergenden Zellen ist bald rund, bald
eiförmig, andermal mehr polygonal. Neben den Tröpfchen
sind ein oder mehrere bläschenförmige Kerne sichtbar. (S.
Taf. III, 18.)

Derartige Zellen kann man fast in jedem Sputum, auch in dem
Nasenrachensputum sonst völlig Gesunder antreffen. Mit Recht ist
daher gegen die Deutung dieser Zellen als Alveolarepithel immer
von neuem Widerspruch erhoben. Namhafte Kliniker und pathologische Anatomen (E. Wagner, Cohnheim) haben auf die Unzu-
verlässigkeit der für den epithelialen Charakter geltend gemachten
Gründe mit Nachdruck hingewiesen. Gleichwohl scheint auch heutzutage größere Neigung zu bestehen, die epitheliale Deutung für
die richtigere zu halten. Bei der Besprechung der „Herzfehlerzellen" werden wir auf diese Streitfrage zurückkommen.

3. **Epithelien.** Entsprechend dem verschiedenartigen Epithel der in Betracht kommenden Schleimhäute finden wir sowohl Platten-, als Zylinder- und Flimmerepithel im
Auswurf. Ersteres kommt schon reichlich in dem Nasenrachensputum (Morgen- oder Choanensputum) vor; Zylinderzellen
sind besonders im ersten Stadium bei akutem Katarrh der
oberen Luftwege und heftigen Hustenanfällen häufig, Flimmerzellen zwar selten, aber im allgemeinen nicht so selten anzutreffen, wie dies meist angegeben wird. In den ersten Tagen
des akuten Katarrhs (Schnupfenfieber u. dgl.) und noch eher
bei einem heftigen Asthmaanfall begegnet man häufig auch
dem Flimmerepithel. Man darf das Präparat nur nicht zu
rasch verschieben, weil die Flimmerbewegung erst nach längerer Beobachtung des Bildes zur Wahrnehmung zu kommen
pflegt, auch muß man möglichst frisch ausgehustete Sputa
durchsuchen. Bei der mehr chronischen Bronchitis wird Zylinderepithel selten, Flimmerepithel fast niemals gefunden.

Während die Plattenepithelien ihre Größe und den stark
lichtbrechenden Kern fast stets unverändert behalten, zeigen
die Zylinder- und zylindrischen Flimmerzellen die mannig-

fachsten Gestaltsänderungen. Bald sind sie stark aufgequollen
und verglast, bald sind sie in sonderbare Formen verzerrt und
mit mehr oder minder großen schwanzartigen Fortsätzen versehen. Dabei ist ihr Protoplasma in der Regel verändert,
gröber granuliert, verfettet u. s. f., der Kern aber meist deutlich erhalten.

Die „Alveolarepithelien" habe ich schon bei Punkt 2
berührt. Ich halte ihren sicheren Nachweis für äußerst
schwierig. Man versteht darunter gewöhnlich die fast in jedem
Sputum vorkommenden großen, ovalen oder runden, auch
polygonalen Zellen, die ein farbloses Blutkörperchen um das
3—6 fache übertreffen. Ihr meist großer Zellleib ist grobkörnig
und enthält einen oder mehrere „bläschenförmige" Kerne.
Sehr häufig bietet das Protoplasma die — bei den Leukozyten
— schon erwähnten feinen, stark lichtbrechenden Fett- oder
matt durchscheinenden Myelinkügelchen. Nicht selten sind
diese zu eigentümlichen Formen ausgezogen oder zu großen
Tropfen zusammengeflossen. Sowohl das Fett und Myelin, wie
die in das Protoplasma aufgenommenen Pigmentkörnchen sind
oft so dicht angehäuft, daß die Kerne verdeckt werden. Wir
kommen bei der Besprechung der Herzfehlerzellen nochmals
auf ihre Herkunft und Bedeutung zurück.

4. **Fettiger Detritus,** durch den Zerfall fettig degenerierter
Zellen gebildet, kommt häufig in Form feinster und gröberer
Fetttröpfchen vor; diese findet man besonders reichlich, wenn
das Sputum einen mehr eitrigen Charakter darbietet. Massenhaft tritt der Detritus u. a. im pneumonischen Sputum zur Zeit
der Lösung des Infiltrats auf. Eine diagnostische Bedeutung
kommt ihm nicht zu.

5. **Elastische Fasern.** (Fig. 38.) Diese kommen bald als
vereinzelte, häufiger zu zierlichem Netzwerk angeordnete Fasern
zur Beobachtung. Durch ihre scharfen, dunkeln Umrisse —
„doppelten Kontur" —, ihr hohes Lichtbrechungsvermögen und
die hervorragende Widerstandsfähigkeit gegen Säuren und
Alkalien sind sie vor anderen ähnlichen Gebilden, besonders
den Bindegewebsfasern, ausgezeichnet. Der Ungeübte ist
Verwechslungen mit Fettkrystallnadeln und fremd-
artigen Beimengungen (Woll- und Leinenfasern) ausgesetzt. Die Fettnadeln fließen beim Erwärmen zu Fetttröpf-

chen zusammen, während die elastischen Fasern unverändert
bleiben.

Unter Umständen können elastische Fasern von den im
Munde zurückgebliebenen Nahrungsresten herrühren; in der
Regel sind diese Gebilde gröberer Art und zeigen weder den
geschlängelten Verlauf, noch die für die Abstammung aus den
Lungen charakteristische alveoläre Anordnung.

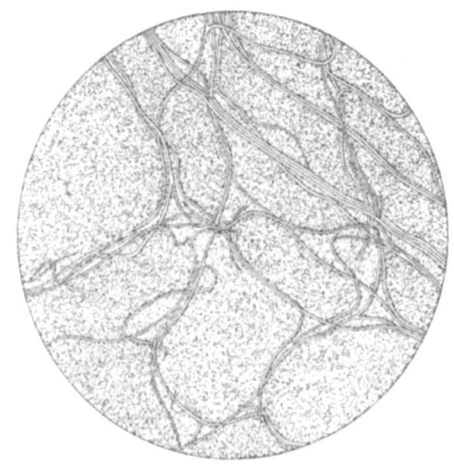

Fig. 38.

Elastisches Faserngespinst aus einer zerdrückten „Linse". V. 350.

Am dichtesten kommen die elastischen Fasern in
den oben beschriebenen „Linsen" vor. Hier erscheinen
sie im Quetschpräparate meist ohne jeden Zusatz von Essigsäure schon deutlich. Fehlen die Bröckel, so muß man bei
der Untersuchung verschiedene Teile des Auswurfs durchsuchen, indem man besonders aus den dichten, grünlich-gelben
Massen stecknadelkopfgroße Teile herausnimmt und zwischen
Deckglas und Objektträger zerdrückt. Oder man setzt zu
einem solchen Präparat etwas 10 % Kali- oder Natronlauge.

Läßt auch diese — event. an einigen Präparaten wiederholte — Untersuchungsmethode im Stich, so muß man eine
beliebige Menge Sputum, etwa 1 Eßlöffel voll, mit der gleichen
Menge 10 % Kali- (oder Natron-) Lauge bis zur Lösung kochen-

sodann mit der 4 fachen Wassermenge verdünnen und die
Mischung im Spitzglas absetzen. Nach 24 Stunden gießt man
die obere Flüssigkeit ab und entnimmt aus dem krümligen
Satz einige Flocken zur Untersuchung. Die elastischen Fasern
leiden bei diesem Verfahren etwas in der Schärfe der Umrisse.

Außer bei der Phthise sind elastische Fasern, abgesehen
von den selteneren Ulzerationsprozessen der oberen Luftwege
infolge von Lues, hauptsächlich beim Lungenabszeß, seltener
bei der Lungengangrän zu erwarten. Beim Abszeß kommen
sie bald in weiß- oder graugelblichen, kleinen Pfröpfen oder
Flocken des semmelfarbenen oder eitrigen Auswurfs, bald, und
das ist in gewissem Grade charakteristisch, in längeren Gewebsfetzen vor, die neben manchen dickeren Bündeln stets
ein zierliches alveoläres Netz darbieten.

Beim Brand fehlen die elastischen Fasern sehr häufig, da
sie durch ein von Filehne zuerst in diesem Sputum nach-
gewiesenes trypsinartiges Ferment aufgelöst (verdaut) werden.
Indes sind unzweifelhafte Ausnahmen von zuverlässigen Autoren
beobachtet, die außer den von Traube zugelassenen Bindegewebsfasern auch dicke, aus elastischen Fasern gebildete
Gewebsfetzen beim Lungenbrand feststellten. Ich selbst habe
sie beim Lungenbrand wiederholt angetroffen und bei einer
metapneumonischen Lungengangrän etwa 8—10 Tage hindurch
die Ausstoßung 5—10 cm langer, grauschwärzlicher Gewebsfetzen beobachtet, worin die elastischen Fasern durchweg
gut erhalten waren. „Notwendig ist nur, daß man das fragliche Sputum so frisch wie möglich untersucht."

Dagegen habe ich die elastischen Fasern bei Bronchiektasien, wobei sie hin und wieder im Sputum auftreten
sollen, stets vermißt, es sei denn, daß der Brand hinzu-
getreten war.

6. **Fibrinöse** (Faserstoff-) **Gerinnsel.** (Fig. 39.) Die bei kroupöser Pneumonie und Bronchitis mit bloßem Auge wahrnehmbaren Gerinnsel (s. o.) zeigen mikroskopisch deutliche Faser-
stoffstruktur. Sie bestehen aus sehr zarten und dickeren,
stark lichtbrechenden Fäserchen, die meist parallel zu dichten
Bündeln angeordnet, nicht selten zu einem dichten Filz mit
einander verflochten, und von mehr oder weniger reichlichen
Leukozytenhaufen umgeben sind. Rote Blutkörper sind gleich-

falls oft reichlich vorhanden, nicht selten auch Charcotsche Krystalle.

Die durch die streifige Anordnung nahegelegte Frage, ob es sich nicht um gewöhnliche, fein zusammengelagerte Schleimfädchen handele, wird durch die Fibrinreaktion entschieden. Lösen sich die Fäden bei Essigsäurezusatz oder werden sie durchsichtig, so ist die Diagnose des Fibrins gesichert.

Während die pneumonischen Faserstoffgerinnsel ziemlich leicht zu zerzupfen und zu einem Quetschpräparat zu verarbeiten sind,

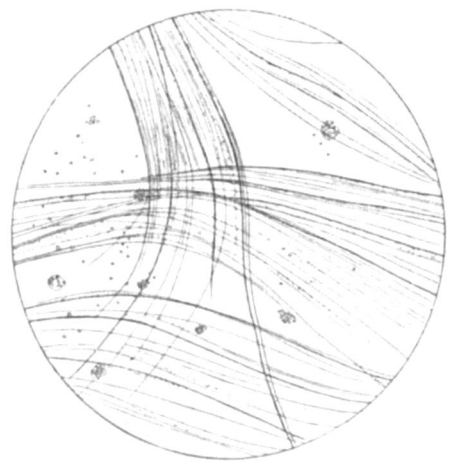

Fig. 39.
Zartes Fibringerinnsel (bei kroup. Pneumonie). V. 350.

stellen die derberen, bisweilen geschichteten Gerinnsel beim Bronchialkroup diesem Verfahren einen größeren Widerstand entgegen. Meist gelingt es nur, sie in immer kleinere Bröckel zu zerteilen, die aber gewöhnlich nur an einigen Stellen so durchsichtig sind, um die Zusammensetzung aus einem homogenen, glänzenden Balkennetzwerk erkennen zu lassen. Durch Essigsäurezusatz werden die Schollen zum Aufquellen gebracht. (Der feinere, fibrilläre Bau kann aber nur an Schnitten, die von der in Alkohol gehärteten Membran angefertigt sind, erkannt werden.)

7. Curschmannsche Spiralen. (Fig. 45—47.) Die mikroskopische Beschreibung wird beim Asthmasputum gegeben, worin sie fast ausschließlich vorkommen. Gelegentlich sind

sie auch im Sputum bei kroupöser Pneumonie und Bronchitis,
sowie beim Lungenödem gefunden.

8. **Krystalle**, und zwar
>> die Charcot-Leydenschen Krystalle,
>> Fettsäurenadeln und Drusen,
>> Cholesterintafeln und
>> Hämatoidin- oder Bilirubinkrystalle,

viel seltener Tyrosin, Leucin und einige andere.

Die **Charcot-Leydenschen** Krystalle (Fig. 47) stellen zarte,
sehr spitz ausgezogene Oktaëder vor, die in sehr verschiedenen
Größen erscheinen. Sie bieten bald einen wasserhellen, durchsichtigen, bald einen leicht gelbgrünlichen rheinweinähnlichen
Farbenton; sie treten entweder nur vereinzelt oder in dichten
Lagern auf, die hier und da wirr durcheinander liegen, oder
in regelmäßigen Zügen den Schleimstreifen folgen. Meist
führen sie wohlgebildete Spitzen. An manchen Krystallen
bemerkt man deutliche Querrisse, andere lassen an Kante oder
Fläche Ausbuchtungen oder eigentümliche wellige Umrisse
oder das Fehlen einer Spitze erkennen. Wieder andere zeigen
statt der glatten Flächen feinkörnige Unebenheiten, die auf
die beginnende Auflösung hinweisen. Manche Zerfallsformen
sind nur durch die Gruppierung matter Tröpfchen als Ab-
kömmlinge der Krystalle zu erklären.

Die Krystalle sind im Sputum zuerst von Friedreich bei kroupöser Bronchitis gefunden worden. Dagegen hat Leyden auf ihr
häufiges Vorkommen im asthmatischen Auswurf aufmerksam gemacht. Da Charcot ganz die gleichen Gebilde bei Leukämie im
Blut und in der Milz gesehen, sind den Krystallen die Namen der
beiden um ihre Entdeckung verdienten Forscher beigelegt.

Wie eben schon kurz erwähnt, finden sich die Krystalle
im Sputum sehr häufig bei Asthma bronchinale in den Spiralen
eingebettet. Aber auch bei der fibrinösen Bronchitis sind
sie keine allzu seltenen Erscheinungen. Der Umstand, daß
die Krystalle besonders in den älteren, schlauchförmigen
Gebilden auftreten, legt die Vermutung nahe, daß es sich um
Bildungen handelt, die mit der „regressiven Metamorphose der
Rundzellen" in Beziehung stehen (Curschmann). Mir selbst
ist die Entstehung aus den Zylinder- (Flimmer-) Zellen

wahrscheinlicher. Hierfür spricht auch die Untersuchung Salkowski's, der mit Berücksichtigung der optischen (physikalischen) und chemischen Eigenschaften der Krystalle zu dem Schluß kommt, daß sie eine krystallisierte, mucinähnliche Substanz darstellen. Je länger bei Asthmatikern die anfallsfreie Pause, je mehr Zeit zur Bildung der Krystalle geboten ist, um so dichter sind die wurstförmigen Bröckel mit Krystallen durchsetzt. Die frischeren Schleimgerinnsel, die in der feuchten Wärme der Bronchien nur kurze Zeit verweilt haben, zeigen keine oder nur spärliche Krystalle. Daß aber auch in ihnen sich die Krystalle hätten entwickeln können, lehrt der Versuch Ungar's, der durch das Stehenlassen der Asthmasputa in der feuchten Kammer Krystallbildung hervorrufen konnte, die vorher fehlte. Die von Curschmann daher wohl mit Recht als „akzidentelle Gebilde" bezeichneten Krystalle gleichen sonst in jeder Beziehung den im Blut und in der Milz der Leukämischen, sowie im Stuhl gefundenen spitzen Oktaëdern. Sie sind sehr unbeständige, im Präparat schwer zu konservierende Gebilde, halten sich aber im faulenden Sputum monatelang unverändert. Sie lösen sich leicht in warmem Wasser, Säuren und Alkalien, sind aber in Alkohol nicht löslich.

Als Dauerpräparat sind sie auf folgende Weise zu fixieren: Das in zarter Schicht ausgebreitete krystallführende Gerinnsel wird in 5 % Sublimatlösung etwa 5 Minuten lang, oder ½ Stunde in absolutem Alkohol gehärtet, sodann in schwach fuchsinhaltigem Alkohol gefärbt (event. noch in Xylol aufgehellt) und in Xylolcanadabalsam eingebettet. Auch die etwa einstündige Fixierung des lufttrockenen Präparats in absolutem Alkohol und darauffolgende kurze Färbung mit Chenzinsky scher Eosin-Methylenblaulösung gibt gute Bilder.

Fettsäurekrystalle (Fig. 40) kommen hauptsächlich in Form der Margarinnadeln vor. Dies sind zierliche, durchscheinende, meist hübsch geschwungene, lange Nadeln, die selten vereinzelt, in der Regel zu dichten, besen- oder garbenartigen Bündeln vereint im Präparate auftreten. Hin und wieder liegen sie durcheinander und erscheinen mehr netzartig angeordnet, sodaß sie zu Verwechslungen mit elastischen Fasern Anlaß bieten können, besonders dann, wenn ihre Um-

risse sehr scharf und stark lichtbrechend erscheinen. Sie sind
aber nie verästelt wie die elastischen Fasern. Erwärmt man
den Objektträger, so tritt rasche Auflösung der Nadeln ein.
Sie bieten dann in ihrem Verlauf „aufgeblähte" Stellen dar
(wo die Lösung beginnt). Durch starkes Andrücken des Deckglases sind derartige Ausbuchtungen auch ohne vorheriges
Erwärmen hervorzurufen. Wasser und Säuren lassen die
Nadeln unberührt; kaustische Alkalien vermögen sie nur schwer
zu lösen. Durch Äther und erwärmten Alkohol wird eine
völlige Auflösung der Nadeln bewirkt.

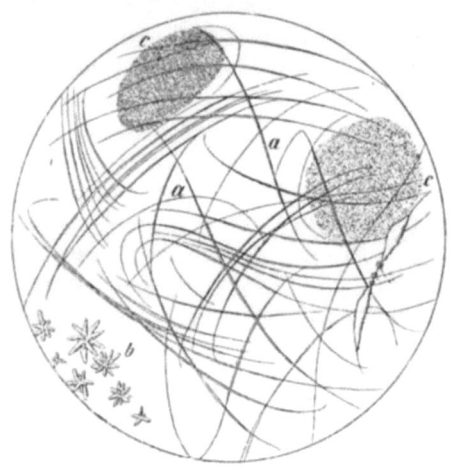

Fig. 40.
Fettkrystallnadeln (a) und Drusen (b) und Kokkenhaufen (c). V. 350.

Die Krystalle finden sich regelmäßig in den Dittrich-
schen Pfröpfen bei fötider Bronchitis und Lungengangrän.
Sie kommen aber auch in kleinen gelblichen Bröckeln vor,
die von manchen völlig gesunden Personen durch einfaches
Räuspern entleert werden und den Geruch und die Konsistenz
von Käse darbieten. Diese bilden sich in dem stagnierenden
Sekret der kleinen Schleimdrüsen zwischen den wallförmigen
Papillen und dem Kehldeckel, sowie in den Lakunen der
Tonsillen.

Drusige Fettkrystalle (Fig. 41) findet man weit seltener
im Auswurf. Sie zeigen sich als drusenförmig angeordnete

Gebilde, die bisweilen große Ähnlichkeit mit Aktinomyces darbieten können. Sie bilden aber niemals größere Rasen, meist nur ganz vereinzelte kleine Drusen, haben mattgelblichen Farbenton und sind etwas durchscheinend. Erhitzen des Prä-

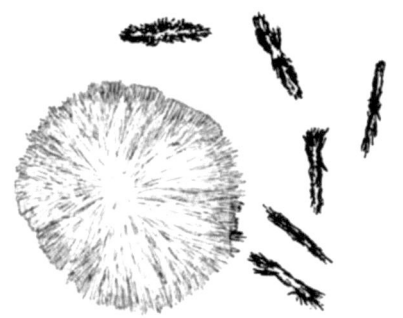

Fig. 41.
Drusige Fettkrystalle.

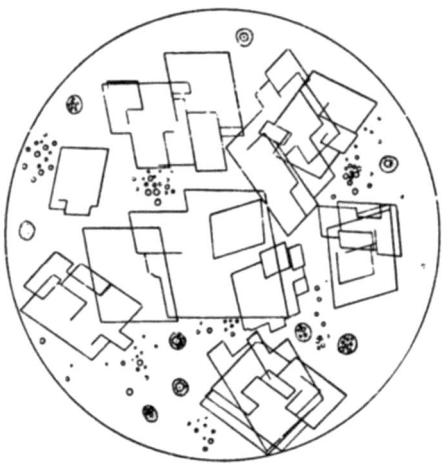

Fig. 42.
Cholesterintafeln. Quetschpräparat. V. 350.

parats, Äther und Alkohol bewirken rasche Lösung und sichern dadurch sofort die Diagnose des Fettkrystalles.

Cholesterin (Fig. 42) kommt in den bekannten kleinen und großen rhombischen Tafeln vor, die vielfach neben und übereinander liegen und nicht selten abgestoßene Ecken und treppenartige Absätze zeigen. Es wird nur selten im Auswurf gefunden. Wohl am häufigsten findet man es in den steck- nadelkopf- bis linsengroßen, graugelblichen Bröckeln bei sub- akutem oder mehr chronischem Lungenabszeß. Zweimal fand ich die Krystalle in einem sehr fade riechenden, dick- eitrigen, tuberkulösen Sputum.

Sie sind in Äther und heißem Alkohol leicht löslich, in Wasser, Alkalien und Säuren nicht löslich. Bei Zusatz von

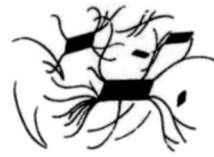

Fig. 43.

Hämatoidinkrystalle. Lungenabszeß. V. 350.

Schwefelsäure tritt eine Lösung von den Rändern her ein und zeigt sich ein rotbraun leuchtender Saum, bis das ganze Häufchen in einen so gefärbten Tropfen verwandelt ist. Schickt man zunächst Lugolsche Lösung voraus, so werden die braunen Krystalle blaurot, grün, blau.

Hämatoidin-Krystalle (Fig. 43) treten in Form ziegelbraun- oder rubinroter rhombischer Täfelchen oder Säulen und als zierlich geschwungene und ebenso gefärbte Nadeln auf. Letz- tere liegen selten vereinzelt, meist zu mehreren neben- oder übereinander. Oft hat es den Anschein, als wenn sie in un- mittelbarer Berührung mit den Täfelchen ständen. Man sieht sie von den 4 Ecken der Tafel oder von deren Mittelpunkt nach beiden Seiten büschel- oder pinselförmig abgehen. Sie kommen im allgemeinen selten zur Beobachtung. Man hat in jedem Falle von Lungenabszeß darauf zu fahnden. Hier werden sie am ehesten in grau- oder mehr braungelben (semmel- farbenen) Bröckeln, aber auch in dem dicken gelben Eiter gefunden. Ich selbst fand sie je 1 mal in einem durchge- brochenen Empyem und bei einer kroupösen Pneumonie mit verzögerter Lösung. Hier lenkten die eitrigen Sputa durch ihren eigentümlich safrangelben Farbenton sofort die Aufmerksamkeit auf sich. Ockergelben Auswurf mit zahlreichen Hämatoidin- (Bilirubin-) Krystallen findet man bei Durchbruch von Leberechinokokken in die Lunge und gleichzeitiger Eröffnung der Gallenwege, seltener bei Durchbruch von alten pleuritischen Exsudaten. In solchen Fällen zeichnet sich das Sputum durch einen gallenbittern Geschmack aus. Die Krystalle sind am reichlichsten in kleinen braunen Bröckeln am Boden des Speiglases anzutreffen.

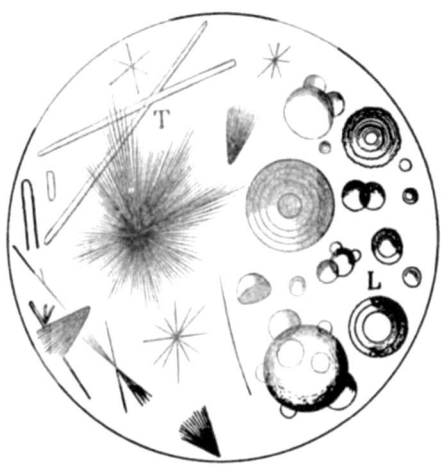

Fig 44.
Tyrosin (T) und Leucin (L) nach Bizzozero

Auf die Genese dieser Krystalle und ihr sonstiges Verhalten werden wir bei der Beschreibung des Herzfehlersputums zurückkommen.

Seltenere krystallinische Bildungen:

Das **Tyrosin** (Fig. 44) tritt in Form feiner glänzender, farbloser, vielfach mit einander verfilzter Nadeln auf, die in der Regel Doppelbüschel bilden. Sie entstehen bei der durch Spaltpilze oder Fermente bewirkten Eiweißfäulnis und werden im Sputum eigentlich nur bei älteren, in die Lunge durchbrechenden Eiterherden gefunden (v. Leyden-Kannenberg). Daß eine gewisse Zeit zu ihrer Bildung nötig ist, lehrt eine aus der v. Leydenschen Klinik mitgeteilte Beobachtung, wo bei rasch folgender Eiterentleerung das Tyrosin fehlte, während es regelmäßig vorhanden war, wenn die Eitermassen einige Zeit (bei Luftabschluß) verhalten gewesen waren.

Nachweis: Man läßt etwas Eiter am Objektträger eintrocknen; die bisher meist gelösten Krystalle entwickeln sich in charakteristischer Form und sind meist am Rande besonders deutlich zu sehen.

Das Tyrosin ist in heißem Wasser und Ammoniak und verdünnter Salz- und Salpetersäure leicht löslich, sehr schwer in Essigsäure, unlöslich in Alkohol und Äther.

Leucin (Fig. 44) kommt fast stets mit Tyrosin zusammen, aber seltener als dieses vor, entsteht ebenfalls bei der Eiweißfäulnis durch die Einwirkung uns unbekannter Fermente im eitrigen Sputum. Es bildet mattglänzende Kugeln, die ab und zu eine deutliche radiäre oder konzentrische Streifung darbieten und in heißem Wasser, verdünnten Säuren und Alkalien leicht, in Äther nicht löslich und dadurch von großen Fetttropfen zu unterscheiden sind.

Wie zum Nachweis des Tyrosins läßt man den zu untersuchenden Eiter auf dem Objektträger eintrocknen oder dampft ihn ein.

Krystalle von Tripelphosphat in den bekannten Sargdeckelformen, von oxalsaurem Kalk in der Art des Briefumschlags (bei Asthma von Ungar, bei Diabetes von Fürbringer gefunden), endlich von kohlensaurem und phosphorsaurem Kalk sind als seltene Bestandteile des Auswurfs nur kurz zu erwähnen (s. V. Abschnitt).

Pflanzliche Parasiten im Sputum.

Hier sind zunächst kurz die Leptothrix buccalis und Soorvegetationen zu nennen, die dem Auswurf als unwesentliche Gebilde beigemengt sein können. Das morphologische Verhalten dieser Pilzformen ist schon im 1. Abschnitt geschildert. Findet man lange fadenförmige Pilze im Sputum, so hat man in erster Linie an die beiden obigen Formen zu denken.

Sehr viel seltener kann man Pilzelementen im Sputum begegnen, die dem Aspergillus (fumigatus) und Mucor (corymbifer), also den schon oben besprochenen Schimmelpilzen angehören, die kaum je in den gesunden Luftwegen, wohl aber, wenn auch selten, bei Kranken sich ansiedeln können, bei denen Zerfallsvorgänge im Lungengewebe infolge tuberkulöser Verkäsung oder im Anschluß an Pneumonie und hämorrhagischen Infarkt sich ausgebildet haben.

In dem bald mehr blutig-eitrigen, bald nur schleimig-eitrigen Auswurf können käsige Bröckel die Aufmerksamkeit anziehen. Man findet mikroskopisch neben elastischen Fasern die aus Mycel und Fruchthyphen bestimmbaren Schimmelpilze.

Unter Umständen ist auch auf die Elemente von Aktino- myces zu achten. Das einfach schleimig-eitrige, viel seltener blutig-schleimige, bisweilen rein himbeergeleeartige Sputum zeigt hier und da zerstreut kleinste grießliche, weißlich- oder mehr grüngelbliche Körnchen, die beim Zerdrücken unter dem Deckglas neben zahlreichen matten oder stärker lichtbrechenden kokkenähnlichen Gebilden wellige, zum Teil verzweigte und gegliederte Fäden mit kolbig verdickten Enden darbieten. Auch typische Aktinomycesdrusen mit dichten Fäden und Keulen kommen vor. Außerdem bisweilen elastische Fasern, stets viele verfettete Leukozyten und Fettkörnchen- zellen. Über die Färbung u. s. f. ist oben nachzusehen.

Außerdem kommt eine große Zahl der verschiedensten Spaltpilze in der Mundhöhle vor, deren Beimengung zum Sputum als durchaus unwesentlich bekannt sein muß. Will man sich über diese mannigfachen Formen orientieren, so hat man nur mit einem Spatel über Zahnfleisch und Zungengrund hinzufahren und das ungefärbte Präparat unter dem Mikroskop zu betrachten. Kokken, Bazillen und Spirillen sehen wir in lebhafter Bewegung, die bei letzteren besonders durch Eigen- schwingungen, bei den übrigen nur durch Brownsche Mole- kularbewegung bewirkt sind.

In dem Abschnitt über die Bakterien ist auch schon kurz erwähnt, daß Diplokokken von derselben Art wie der Frän- kelsche und Friedländersche Coccus im Nasen- bez. Mund- schleim völlig Gesunder bisweilen vorkommen. Dieser Ver- hältnisse muß man eingedenk sein, wenn man die Unter- suchung des Sputums auf pathogene Bakterien vornimmt.

Von diesen sind hauptsächlich folgende zu beachten:

1. Der R. Koch sche Tuberkelbazillus.

Er findet sich in „Reinkultur" in den linsenförmigen nekrotischen Pfröpfen, die durch ihren Gehalt an elastischen Fasern ihre Abstammung aus dem Lungengewebe anzeigen. Für gewöhnlich muß er aber aus dem gelblichen oder grüngelben Eiter dargestellt werden. Mit verschwindenden Ausnahmen ist er in jedem eitrigen oder eitrig-schleimigen, von einem Tuberkulösen stammenden Sputum nachzuweisen. Häufiger läßt die Bazillenuntersuchung bei dem überwiegend schleimigen Sputum im Stich.

Daß die Bazillen gelegentlich mit dem Tetragenus zusammen im Präparat erscheinen, ist ebenfalls oben ausgeführt.

2. Der Fränkel sche Pneumococcus.

In dem rubiginösen Auswurf der Pneumoniker kommt derselbe sehr häufig vor, ohne eine differential-diagnostische Stütze zu sein.

3. Streptokokken und Staphylokokken sind nicht selten. Den ersteren ist, wie wir wissen, gerade für manche Pneumonien eine gewisse ätiologische Rolle zugeschrieben (Weichselbaum), die anderen finden sich gelegentlich im Abszeß- und durchgebrochenen Empyemeiter.

4. Auf Rotzbazillen ist in solchen Fällen zu achten, wo es sich um eigenartige Erkrankungen von Kutschern, Pferdeknechten u. s. f. handelt.

5. Milzbrandbazillen sind bei Wollzupfern, Lumpensammlern u. a. beobachtet als Begleiter der Lungenmykose.

6. Diphtheriebazillen kommen nur insofern in Frage, als sie an den im Sputum bei sekundärem Kroup ausgeworfenen Membranen haften.

7. Influenzastäbchen findet man ziemlich regelmäßig in dem eitrig geballten Sputum der Grippekranken.

Über den Nachweis und die sonstigen Eigenschaften der Mikrobien ist alles Nähere im 1. Abschnitt zu finden.

Von **tierischen Parasiten** erscheinen im Auswurf Echinococcusblasen, Distomum und Cercomonas.

Die ersteren werden als wohlerhaltene Blasen gefunden oder verraten ihre Anwesenheit nur durch Membranfetzen oder Haken. Sie stammen entweder aus der Lunge selbst, wo sie hauptsächlich im rechten Unterlappen sich ansiedeln, oder aus einem in die Lungen durchgebrochenen vereiterten Echinococcus, der in der Regel in der Leber, seltener in der Pleura seinen Sitz hat.

Das Sputum ist bei Lungenechinococcus stets blutig gemischt, bei Kommunikation mit der Leber gallig oder ockergelb gefärbt.

Die Membranfetzen zeichnen sich durch ihre gleichmäßige weiße Farbe und ihre Neigung zum Einrollen der Ränder aus.

Mikroskopisch sieht man an den fein zerzupften, älteren Lamellen regelmäßige parallele Streifung, die für die Echinococcusmembran durchaus charakteristisch, an den jüngeren zarteren Gebilden gewöhnlich aber nicht deutlich ist. In solchen Fällen ist man umsomehr auf die Ermittlung der Hakenkränze und Haken angewiesen, die als unbedingt sichere Zeichen für die Diagnose des Blasenwurms anzusprechen sind.

Die Scolices findet man äußerst selten und nur im beschädigten Zustande; viel eher die Haken, deren Widerstandsfähigkeit weit größer ist. Auf die genaue Beschreibung können wir hier verzichten und verweisen auf die S. 108 gegebene Darstellung und Fig. 25. Nicht selten wird man genötigt sein, mit der Zentrifuge das Sputum zu behandeln.

Der Inhalt der Blasen ist eine völlig wasserhelle Flüssigkeit, die eiweißfrei ist, aber Bernsteinsäure und Kochsalz enthält (s. u. Punktionsbefund).

Distomum pulmonale (Bälz) äußert seine Anwesenheit in den Luftwegen oder Lungen durch meist geringen, zähschleimigen, hell- oder dunkelroten Auswurf, in dem das Blut in Punkt- oder Streifenform eingelagert ist oder erheblich die übrigen Bestandteile überwiegt; stärkere Hämoptoe ist selten.

Mikroskopisch findet man außer weißen und roten Blutkörpern und zahlreichen Charcotschen Krystallen zweifellose Parasiteneier, die schon mit der Lupe als braune Punkte zu erkennen sind. Sie zeigen Eiform und dünne, braune Schale. Über die sonstigen Charaktere s. S. 112, Fig. 28.

Über das Vorkommen von Cercomonas in dem von einem geöffneten Tonsillarabszeß herrührenden Auswurf, sowie über ihr öfteres Erscheinen im Sputum bei Lungengangrän habe ich schon das Genauere erwähnt. (S. 94.) Wagner sah ähnliche Gebilde gelegentlich in dem hysterischen Sputum (s. dieses).

––––––––

Äußerst selten werden „Lungensteine" im Auswurf beobachtet. Sie werden in Linsen- bis Bohnengröße mit ausgehustet und haben ein steinhartes Gefüge; sie sind bisweilen

glatt, andremale mit kleinen und größeren, stumpfen oder
spitzen Fortsätzen versehen oder etwas verästelt. Sie bilden
sich im verhaltenen Bronchialsekret, wahrscheinlich in kleinen
Ausstülpungen des Bronchialrohrs; seltener bei Verlegung des
luftzuführenden Bronchus in dem eingedickten stagnierenden
Kaverneninhalt. Auch die Verkalkung des infiltrierten Gewebes, die so häufig die tuberkulöse Schwielenbildung begleitet, kann zur Bildung steinharter gröberer Konkremente
führen, die sich allmählich bei Zerfall der Umgebung ablösen
und durch angestrengte Hustenstöße herausbefördert werden
können. Als ganz sicher ist endlich die Exfoliation ver-
kalkter Bronchialdrüsen und ihr Erscheinen im Sputum
beobachtet.

Kratzt man kleinere Proben von solchen Steinchen ab und
beobachtet unter dem Mikroskop die durch Zusatz von Salzsäure
hervorgerufene Reaktion, so nimmt man regelmäßig deutliche CO_2-
Entwicklung wahr, zum Beweise, daß es sich um kohlensaure Kalk-
bildungen handelt.

Von den in das Röhrensystem der Lungen eingedrungenen
Fremdkörpern können manche wieder durch Hustenstöße herausbefördert werden. Das Sputum solcher Kranken ist — falls
es sich um akute Fälle handelt — meist hellblutig schaumig,
nimmt aber oft einen deutlich fötiden Charakter an. Außer
den mannigfachsten Fremdkörpern kommen ganz besonders
Obstkerne, Erbsen, Kornähren, Grashalme u. dergl. in Betracht.
In einem Falle meiner Beobachtung war ein Stückchen Kalmus,
das sich der betreffende Kranke zur Beruhigung in einen hohlen
schmerzhaften Zahn gesteckt hatte, über Nacht in die Luftwege geraten und hatte rasch die höchste Erstickungsnot mit
profusem, hellblutig schleimig-schaumigem Auswurf angeregt.
In einem anderen Fall gab eine in die Bronchien eingedrungene
Ähre zu über 10 jähriger, zeitweise fötid werdender Bronchitis
Anlaß. Gerade die Kornähren führen häufig zum Lungenabszeß. Israel sah Lungenaktinomykose durch ein aspiriertes
Zahnfragment entstehen. Aus einer von mir operierten Lungen-
brandhöhle wurden mehre aashaft stinkende Zahnbröckel
zur Fistel ausgestoßen.

Verhalten des Auswurfs bei besonderen Krankheiten.

Bei den **akuten Katarrhen der Luftwege** richtet sich die Menge und Art des Sputums nach der Heftigkeit und Ausbreitung der Krankheit. Das Sekret ist in den ersten Tagen meist glasig und dünnflüssig wie beim gewöhnlichen Schnupfen, um im 2. Stadium mit der „Lösung" dicker und zäher schleimig-eitrig zu werden. (Sputum crudum et coctum.) Die Zähigkeit wechselt mit dem Gehalt an Schleim, der durch die Gerinnung bei Essigsäurezusatz sicher erwiesen wird. Mikroskopisch findet man neben den transparenten Schleimfäden mannigfach gestaltete Epithelien, besonders zahlreiche Zylinder- und Becherzellen in mehr oder weniger vorgeschrittener Verschleimung, sowie massenhafte Rundzellen, die die oben schon beschriebenen Bilder wahrnehmen lassen. Je dicker und je weniger durchsichtig das Sekret, um so massenhafter der Gehalt an Eiterzellen.

Bei **chronischen Katarrhen** hat der Auswurf fast dauernd den schleimig-eitrigen Charakter. Die Menge ist bald nur gering, z. B. trotz starken, quälenden Hustens beim „Catarrhe sec" (Laennec), bald überraschend groß. Letzteres ist der Fall bei der Bronchoblennorrhoe, die auf akuten Steigerungen des chronischen Katarrhs beruht und durch Erkältungen, Einatmung mechanisch oder chemisch reizender Stoffe oder, was das Wahrscheinlichste, durch infektiöse oder von Zersetzungen des Sekrets ausgehende toxische Einflüsse hervorgerufen wird. Der Auswurf wird dann in großen, $1/2$—1 Liter und mehr betragenden Mengen entleert. Die einzelnen schleimig-eitrigen Sputa sind voluminös und gelangen meist leicht zur Expektoration. In der Regel tritt deutliche Schichtenbildung ein, indem der Eiter sich unten, und darüber eine trübe serös-schleimige Schicht absetzt. In manchen Fällen sondert sich letztere noch in 2 Schichten, sodaß über der rein eitrigen die seröse und darüber eine schleimig-schaumige Schicht steht.

Während hier ohne große Anstrengung reichliche Sputummengen herausbefördert werden, ist die Expektoration bei dem

„pituitösen" Katarrh, auch Blennorrhoea serosa genannt, mit großen, asthmatischen Beschwerden verknüpft. Das Sputum ist ebenfalls sehr massig, 1—1¹/₂ Liter in 24 Stunden, aber weit zellenärmer, mehr serös-schleimig (Asthma humidum). Plötzliche Exazerbationen chronischer Bronchitis (durch heftige Erkältungen) geben zur Entwicklung dieses Zustands Veranlassung; auch die gemeine Schrumpfniere soll den Eintritt begünstigen. (Strümpell.)

Eine gewisse Sonderstellung kommt dem Sputum bei **Bronchiektasien** zu.

Bekanntlich entwickeln sich dieselben in zylindrischer und sackiger Form infolge einer chronischen, von häufigen akuten Nachschüben begleiteten Bronchitis oder bei Schrumpfungsvorgängen in der Nachbarschaft der Röhren, sei es, daß schwielige Verwachsungen der Pleurablätter, oder daß entzündlich verdickte, interlobuläre Bindegewebe Druck- und Zugwirkungen auf deren Lumen äußern und eine gleichmäßige Verteilung der Atmungsluft hindern. Die Stagnation des von der entzündeten Schleimhaut meist in reichlichen Mengen gelieferten Sekretes ruft eine weitere Verschlimmerung hervor. Die Schleimhaut ist zum Teil atrophisch, oft stark verdickt; das Epithel meist verändert: neben gut erhaltenen Zylinderzellen finden sich vorwiegend stark verschleimte, ihrer Flimmerhaare entblößte Epithelien vor. Bei jauchiger Zersetzung des bronchiektatischen Inhalts kann es zu ulzerösen Prozessen kommen und die Ausbildung einer geschwürigen Kaverne die Folge sein.

Der Auswurf zeichnet sich dadurch aus, daß das Einzelsputum sehr voluminös und durch geringe Hustenstöße oder Preßbewegungen rasch hintereinander massig heraufzubefördern ist (man spricht daher von „maulvoller Expektoration"); es ist dünneitrig-schleimig, meist fade, zeitweise bei Zersetzungen übelriechend. Es sondert sich gewöhnlich in eine eitrige und schleimig-seröse, nicht selten auch — z. Z. der Zersetzung des Sekrets — in 3 Schichten.

Außer den meist stark verfetteten Eiterkörpern, verschleimten Epithelien und massenhaften Fäulnisbakterien kommen nicht selten Margarinkrystalle vor. Weit seltener sind Leucin und Tyrosin in dem eingedampften oder getrockneten Präparate zu finden. Elastischen Fasern bin ich nie in diesem Sputum begegnet; blutige Beimengungen findet man nicht selten. Bisweilen beobachtet man starke Hämoptysen.

Durch Zersetzung des bronchiektatischen Sekretes kommt es oft zur Entstehung der **fötiden** oder **putriden Bronchitis.**

Das von dieser gelieferte Sputum ist meist sehr reichlich, schmutzig-grünlich oder mehr grau-grünlich gefärbt, meist dünnflüssig und äußerst übelriechend. Es sondert sich bei längerem Stehen stets in 3 Schichten, deren obere schmutzig-schleimig-schaumige, vielfach zottige Vorsprünge in die mittlere mißfarbene, grünlich-gelbe, dünnflüssige Schicht hineinschickt, während die untere dicklich-eitrig erscheint. In ihr schwimmen die meist stinkenden Dittrichschen Pfröpfe, deren Form und wesentlicher Inhalt (Fettnadeln, Bakterien u. s. f.) S. 185 schon genauer beschrieben worden sind.

Durchaus charakteristische Beschaffenheit bietet das Sputum der **fibrinösen Bronchitis** dar, die als primäre Form vorzugsweise Leute im jugendlichen und mittleren Alter und doppelt so oft das männliche als das weibliche Geschlecht befällt, im ganzen aber nur selten, und dann in der Regel als chronisches Leiden beobachtet wird, das nach sehr verschieden langen Pausen anfallsweise auftretende Verschlimmerung hervorruft. Unzweifelhaft sind viele, wenn nicht alle Fälle der akuten fibrinösen Bronchitis durch Diphtherie hervorgerufen; ich sah selbst 5 solcher Fälle, bei denen die bakteriologische Untersuchung die Diagnose sicherte. Das Sputum, meist reichlich, schleimig schaumig, enthält als wesentlichen Bestandteil die S. 183 u. 184 beschriebenen kroupösen, verästelten Gerinnsel, die bisweilen auf den ersten Blick erkennbar, häufiger aber darin versteckt sind. Da die Herausbeförderung oft mit großer Anstrengung verknüpft ist, so sind die Sputa meist blutig gefärbt. Neben den Gerinnseln kommen bei sehr vielen Fällen nicht selten Charcot-Leydensche Krystalle vor, seltener Curschmannsche Spiralen und körniger Blutfarbstoff, noch seltener Flimmerepithel. Da die kroupöse Bronchitis ab und zu bei Tuberkulösen beobachtet wird, so ist auch auf Bazillen zu achten.

Das Sputum bei akuter kroupöser Pneumonie zeigt einen, mit den verschiedenen Stadien der Erkrankung einigermaßen parallel verlaufenden, wechselnden Charakter.

Wir unterscheiden bei der lobulären Pneumonie 3 Stadien, je nachdem der betroffene Lungenabschnitt mehr oder weniger hoch-

gradige Hyperämie (Anschoppung) zeigt, oder in den Alveolen und
Bronchiolen bereits die Exsudatbildung begonnen hat, oder endlich
diese in Lösung übergeht. Die Kapillaren sind im Beginn strotzend
mit Blut gefüllt, das Exsudat in den Alveolen ist anfangs mehr
serös, später mit massenhaften Leukozyten, roten Blutkörpern und
zahlreichen feineren und derberen, meist scharf umrissenen Fibrinfäden durchsetzt. Im Stadium der Lösung erscheinen die roten
Blutzellen entfärbt, die Leukozyten größtenteils fettig degeneriert,
das Fibrin in fortschreitender Auflösung begriffen.

Das Sputum ist im Beginn der Krankheit spärlich, sehr
zähe und klebrig, gelbrötlich gefärbt. In mäßig dünner Schicht
ist es durchsichtig. Wegen der klebrigen Beschaffenheit kann
es nur mit Mühe ausgespieen werden. Mikroskopisch besteht es aus dem durch Essigsäure fällbaren Schleim, roten,
meist nebeneinander gelagerten Blutkörpern und frischen und
älteren (mehr granulierten) Rundzellen.

Im 2. Stadium verkleben die rostfarbenen (rubiginosa)
oder safranfarbenen (crocea) oder mehr blutig-schleimigen
(sanguinolenta) Sputa zu einer innig zusammenhängenden,
zähen Masse, die am Speiglas haftet und nur mit einer Nadel
oder Schere getrennt werden kann. Neigt man das Glas, so
bleibt der Auswurf oft an der Wand kleben, oder die ganze
Masse gleitet sehr langsam heraus. Die Sputa enthalten wegen
der schweren Ablösung teilweise viele große Luftblasen und
bieten, entsprechend dem jetzt in die Alveolen ergossenen
faserstoffhaltigen Exsudat, kleine, hellgelbe, fibrinöse Klümpchen oder die oben schon genauer beschriebenen, nicht selten
ein- oder vielfach geteilten Fibrinfäden dar, die von den
gelegentlich auch hier zu beobachtenden Curschmannschen
Spiralen leicht zu unterscheiden sind.

Neben den charakteristischen rostfarbenen Sputis zeigen
sich als Folge des begleitenden Bronchialkatarrhs auch schleimig-
eitrige Streifen und Flocken.

Mit der Lösung des Exsudats (3. Stadium) macht sich eine
fortschreitende Entfärbung des Auswurfs geltend; er wird von
Tage zu Tage mehr blaßgelb, einfach schleimig-eitrig, klebt
wenig oder gar nicht mehr an der Wand des Speiglases, läßt
sich leichter in einzelnen Teilen aus demselben herausgießen.
Die Gesamtmenge nimmt zu, die Gerinnsel verschwinden. Das

mikroskopische Bild zeigt zur Hauptsache vorgeschrittene
fettige Umwandlung der Rundzellen; auch Körnchenzellen und
freies, in kleineren und größeren Tröpfchen einzeln oder in
Häufchen zusammengelagertes Fett.

Nicht selten sind mancherlei Abweichungen von dem
hier entworfenen Bild des Auswurfs zu beobachten, ohne daß
die Gründe jederzeit durchsichtig sind.

Das rostfarbene Sputum kann durch ein stärker blutiges
ersetzt werden. Dies kommt bei der sog. traumatischen (Kon-
tusions-) Pneumonie und bei Säufern vor. Auch bei der zu
Stauungen im kleinen Kreislauf hinzutretenden Pneumonie ist
der Blutgehalt des Sputums stärker, die schleimige Beimengung
und demzufolge der zähe. Zusammenhang geringer. Die (anfangs „ziegelrote“) Farbe und Beschaffenheit nähern sich
später oft dem Bilde, wie wir es beim entzündlichen Ödem
kennen lernen werden. Oder es werden nur ganz vereinzelte
Sputa ausgeworfen, ohne daß dadurch die Prognose nach
irgend einer Richtung hin verändert wird, es sei denn, daß
der mangelnde Auswurf durch große allgemeine Schwäche des
Kranken bedingt ist. Von Anfang an stärker getrübte, undurchsichtige Sputa zeigen sich, wenn die Pneumonie Leute
mit schon bestehendem Bronchialkatarrh befallen hat. Hier
können oft nur bei sorgfältiger Untersuchung rostfarbene Beimengungen bemerkt werden.

Auch die kroupöse Pneumonie bei Grippe bietet einen
ähnlichen Befund. Der Auswurf besteht hier von Anfang an
aus schleimig-eitrigen oder gar eitrig-schleimigen, oft klein-
bröckeligen Einzelsputis, denen nur selten ein leichter rosa-
oder rostfarbener Ton anhaftet.

Besteht neben der Pneumonie gleichzeitig ein Icterus
catarrhalis, so zeigt das Sputum oft einen deutlich grünen
Farbenton, der durch den in das Gewebe übergetretenen und
im Sputum mit den bekannten Reaktionen leicht nachweisbaren Gallenfarbstoff bedingt ist.

Ausgesprochen grasgrüne Färbung beobachtet man aber
außerdem auch bei verzögerter Lösung des pneumonischen Exsudats. Meist kommt dieser Färbung keine weitere prognostische
Bedeutung zu. In manchen unregelmäßig verlaufenden Fällen aber
geht diese Verfärbung der späteren Abszedierung voraus, worauf

schon Traube (nach meiner eigenen Erfahrung mit vollem Recht) aufmerksam gemacht hat. Die grüne Färbung ist in beiden Fällen auf die, unter dem „Einfluß des Sauerstoffes sich vollziehende Umwandlung des in der Grundmasse des Sputums gelösten Blut-farbstoffes zurückzuführen", wie wir ja auch die nach Quetschungen der Haut auftretenden Blutflecke rostfarben, gelb und grün werden sehen.

Bei verzögerter Lösung kommt ferner hin und wieder ein ungewöhnlich intensiv safrangelber Auswurf zum Vorschein. Ich habe oben schon hervorgehoben, daß ich in einem solchen Falle prächtig ausgebildete Hämatoidinkrystalltäfelchen und Nadeln beobachtet habe. Für die Annahme eines Ab-szesses lag kein Grund vor.

Bei der Pneumonie der Kinder bekommt man in der Regel gar keinen Auswurf zu Gesicht, da er meist verschluckt wird. Der herausbeförderte zeigt aber auch bei echter lobulärer Pneumonie oft einen einfach katarrhalischen Charakter und ist nicht rostfarben. Ein ähnliches Verhalten ist nicht selten bei der Pneumonie der Greise und bei Säufern und Geisteskranken zu beachten.

Der leider nicht selten tödliche Ausgang der kroupösen Pneumonie erfolgt oft durch den Eintritt des „entzündlichen Lungenödems", das von charakteristischem Auswurf begleitet ist.

Das Sputum wird auffallend dünnflüssig, dunkelbraun, serös-schleimig-schaumig, zwetschenbrühähnlich (jus de pruneaux, Andral) und reichlicher. Zwischen den serös-schaumigen Teilen sieht man oft noch zähere, von der eigent-lichen kroupösen Entzündung herrührende Sputa, die sich zu einer festen zusammenhängenden Masse verkleben und in der braunrötlich gefärbten Flüssigkeit schwimmen. Mikrosko-pisch findet man in dieser außer roten Blutkörpern nur spär-liche Zellen, während jene beim Entwirren fibrinöse Gerinnsel und zahlreiche farblose Blutkörper zeigen. Essigsäurezusatz gibt in dem aus der flüssigen Menge entnommenen Präparate nur einen schwachen Niederschlag, während beim Kochen einer Probe aus derselben Schicht eine mehr oder weniger dicke Gerinnung zum Zeichen des reichlichen Eiweißgehalts hervorgerufen wird.

Das eben beschriebene Sputum bedingt in jedem Fall eine ernste, wenn nicht letale Prognose.

Der Ausgang in Lungenbrand oder -abszeß ist im allgemeinen selten.

Beim **Brand** bietet das Sputum eine gewisse Ähnlichkeit
mit dem eben beschriebenen dar. Gar nicht selten beobachtet
man, daß beim Eintritt des Lungenbrandes das bisher zähe
rubiginöse Sputum dünnflüssiger und mißfarben braun gefärbt
erscheint, ohne daß es zunächst den bald so charakteristischen
jauchig-stinkenden Charakter darbietet. Mikroskopisch zeigen
sich im Gegensatz zu der vorigen Auswurfsart die roten Blutkörper fast durchweg zerstört, so daß sie in der Mehrzahl nur
als Schatten aufzufassen sind. Daneben können kleinere und
größere Gewebsfetzen vorhanden sein, die meist in den mehr
schwärzlich gefärbten Bröckelchen zu finden sind.

Sehr bald wird der Auswurf, wie schon erwähnt, äußerst
übelriechend. Die braunrote Farbe weicht einer mehr schmutzig-
grauen oder grünen, die Menge ist beträchtlich vermehrt auf
$^1/_4$—$^1/_2$ Liter in 24 Stunden; die Konsistenz vermindert, meist
dünnflüssig. In der Regel tritt rasche Dreischichtung ein.
Die obere schmutzig-graue zeigt mit Luft untermischte, zähschleimige Mengen, die zum Teil zapfenförmig in die mittlere,
breite, schmutzig-grünliche, flüssige Schicht hineinragen. Die
unterste, wechselnd hohe Schicht ist aus dickem, zusammen-
geflossenem Eiter gebildet, in dem außer den schon beschriebenen Dittrichschen Pfröpfen schmutzig-graugelbe, unregelmäßig zerklüftete Fetzen eingebettet sind. Mikroskopisch
stellen sich diese in der Regel als bindegewebige, in Essigsäure aufquellbare, zarte Stränge dar, die von massenhaften
Bakterien und fettigem Detritus, Fetttropfen, Fettnadeln und
dunkelschwärzlichem Pigment und Hämosiderin umgeben sind.
Sehr selten finden sich Hämatoidinkrystalle. Aber auch die
oft fehlenden elastischen Fasern kommen, wie ich oben schon
erwähnt habe, unzweifelhaft beim Lungenbrand vor.

Die im Sputum auftretenden Bakterien erinnern sofort an
die Bilder, die man jederzeit aus schlecht gepflegter Mundhöhle
gewinnen kann. Außer massenhaften Kugelbakterien kommen
Stäbchen, Spirillen und die zu den Algen gehörenden Lepto-
thrixstäbchen, seltener Cercomonasformen vor. Dieselbe Flora
findet man in den Bröckeln, die man der zu Heilzwecken
geöffneten Brandhöhle frisch entnimmt.

Als diagnostisch wichtig ist das Vorkommen von Pseudo-
tuberkelbazillen hervorzuheben, die erst durch sorgfältige
Färbung von Kochschen Tuberkelbazillen zu unterscheiden
sind (s. S. 42 u. f.).

Aus der Beschreibung erhellt, daß das Sputum bei der
Gangrän Ähnlichkeit mit dem fötid-bronchitischen Auswurf
zeigt. In der Tat kann die Übereinstimmung derart sein, daß
man in der Diagnose schwanken muß. In solchen Fällen ist
die Auffindung der gröberen Gewebspfröpfe, mögen sie
elastische Fasern enthalten oder nicht, von entscheidendem
Wert. Abstoßung von Gewebe kommt bei der fötiden Bronchitis nie, bei der Gangrän in der Regel vor. Gar nicht selten
gesellt sich aber zu dem Brand noch eine fötide Bronchitis in
anderen Lungenabschnitten hinzu.

Der Lungenbrand schließt sich gelegentlich an eine Pneumonie an; ob es sich dabei meist um die echte kroupöse Form
handelt, erscheint mir sehr zweifelhaft, wahrscheinlicher geht
die Aspiration von Fremdkörpern voraus oder nebenher.
Größere Fremdkörper (Knochenstücke, Fischgräten, Obstkerne,
Knöpfe u. dgl.) können selbst nach langem Verweilen zur
Pneumonie und Gangrän führen. Ferner kommt die Entstehung
des Lungenbrandes bei fötider Bronchitis und bei Eiterungs-
und Verjauchungsprozessen in der Umgebung der Luftwege
in Frage. Endlich führen embolische Vorgänge bei septischen
Zuständen und Verletzungen des Brustkorbes zu Gangrän.

Der Hauptcharakter des Sputums ist in allen Fällen der gleiche:
übelriechender, dünnflüssiger, mit Gewebsfetzen und Pfröpfen untermischter Eiter, der stets die Neigung zu dreifacher Schichtenbildung zeigt.

Anders beim **Lungenabszeß.** Hier zeigt der Auswurf eine
rein eitrige, nur fade riechende Beschaffenheit und wird besonders im Beginn äußerst reichlich, anfallsweise, in der Menge
von $\frac{1}{2}$—1 Liter in 24 Stunden entleert. Beim Stehen tritt deutliche Zweischichtung ein; unter der leicht grünlich gefärbten, dünnflüssigen, oberen Schicht hat sich eine gleichmäßig zusammengeflossene Eitermasse abgesetzt, in der beim
Ausbreiten bald größere graugelbliche, unregelmäßig zackige
oder mehr zugeglättete Fetzen oder kleine, weißgelbliche oder
schwärzliche Krümel und gelbbräunliche Flocken zu finden sind.

Mikroskopisch zeigen die Fetzen elastische Fasern in alveolärer Anordnung und derbere, nur wenig geschwungene Fäden; ferner findet man eine große Menge von Mikrokokken, besonders den Staphylococcus pyogenes aureus, Fettkrystalle in Nadel- und Drusenform (s. o.), stark verfettete Eiterzellen, endlich in den braunen Flocken nicht selten prächtige Hämatoidinkrystalle in Nadel- und Tafelform.

Schließt sich der Abszeß an eine kroupöse Pneumonie an, so ist der Auswurf öfter mit Blut gemischt und dann schokoladenbraun.

Das beim chronischen Lungenabszeß vorkommende Sputum zeigt einen ähnlichen Charakter. Der Eiter ist reichlich, enthält meist aber keine Gewebsfetzen oder nur mikroskopisch nachweisbare Zerfallserscheinungen (elastische Fasern). Hämatoidinkrystalle kommen nicht vor, wohl aber hat v. Leyden bisweilen Cholesterin gefunden.

Daß das Sputum bei dem Durchbruch eines Empyems große Ähnlichkeit mit dem oben beschriebenen zeigen muß, liegt auf der Hand. Das ebenfalls anfallsweise entleerte, aber stets viel massigere (die Menge von 4—5 Litern in 24 Stunden erreichende), rein eitrige Sputum bietet dieselbe Schichtenbildung und fast den gleichen mikroskopischen Befund dar. Wohl aber fehlen in der Regel die Gewebsfetzen und sind die elastischen Fasern nur vereinzelt aufzufinden. Fettkrystalle und dergl. kommen vor. Daß bei älteren Eiterungen in der Pleurahöhle, die zeitweise in freier Verbindung mit den Bronchien stehen, Tyrosin beobachtet worden ist, habe ich schon oben erwähnt.

Angesichts der Tatsache, daß der Aktinomyces zu multiplen Abszessen in dem Lungengewebe führen kann, ist in jedem Falle von Lungenabszeß, dessen Entstehung nicht anderweit klargestellt ist, auf die Strahlenpilzkörner zu achten. Sie stellen weißgelbliche bis hirsekorngroße Krümel dar, deren mikroskopisches Bild Seite 71 geschildert ist.

Auch auf Rotzbazillen ist zu fahnden. Daß Leptothrix und Cercomonas in dem Abszeßhöhleneiter vorkommen können, ohne daß damit ihre pathogene Beziehung etwa erwiesen ist, haben wir S. 94 u. 95 erwähnt.

Endlich ist hier des eitrigen Sputums zu gedenken, das

14*

bei Durchbruch von Echinococcussäcken in der Umgebung
der Lungen zum Vorschein kommt. Hier zeigt das Sputum
bei vorhandener Kommunikation mit den Gallenwegen eine
deutliche ockergelbe Farbe, schmeckt gallenbitter und gibt
deutliche Gallenfarbstoffprobe. Mikroskopisch findet man
außer den von den Parasiten herrührenden Fetzen und Haken
schöne Hämatoidin- oder Bilirubinkrystalle. In einem Falle
meiner Beobachtung enthielt es auch neben Membranfetzen
zahlreiche Cholesterintafeln.

Ich hebe besonders hervor, daß ich ein ockergelbes Sputum
auch einmal bei einem chronischen ockerfarbenen Pleuraexsudat
gefunden habe, das zeitweise mit den Bronchien kommunizierte
und die eigenartige, glitzernde, cholesterinreiche Flüssigkeit mit
austreten ließ (s. S. 195). Echinococcus lag sicher nicht vor.

Der Auswurf bei Lungentuberkulose.

Obwohl man von jeher bestrebt gewesen ist, gewisse Merkmale als charakteristische Zeichen des phthisischen Sputums
aufzustellen, hat man sich immer mehr von der Unzulänglich-
keit derselben für die exakte Diagnose überzeugt. Der einzig
sichere Beweis der Tuberkulose wird durch die Färbung der im Sputum enthaltenen Tuberkelbazillen
erbracht. Alle übrigen Eigenschaften des Sputums haben nur
einen relativen Wert, da auch Nichttuberkulöse ein ganz ähnliches Sputum liefern können. Gleichwohl erfordert der Auswurf Tuberkulöser oder der Tuberkulose Verdächtiger aus
mannigfachen Gründen eine sorgfältige Berücksichtigung.

Das Sputum ist schleimig-eitrig und ziemlich innig gemischt oder mehr eitrig-schleimig. Ersteres findet sich dann,
wenn noch kein stärkerer Gewebszerfall vorliegt, und ist ganz
uncharakteristisch; dagegen bietet die zweite Art, die bei
Gegenwart von Kavernen auftritt, gewisse typische Erscheinungen dar, die einer näheren Beschreibung wert sind. Dies
Sputum ist ausgezeichnet durch mehr oder weniger zahlreiche
geballte, großkugelige, rein eitrige Klumpen, die eine viel-
höckerige und zerklüftete Oberfläche darbieten. Auf ebener
Unterlage breiten sie sich fast kreisrund aus und werden daher als münzenförmig bezeichnet. Sind sie in ein Gefäß mit
Wasser entleert, so sinken sie oft rasch zu Boden (fundum

petens); andere werden an demselben Bestreben durch schleimige Fäden gehindert, an der Oberfläche zurückgehalten und
flottieren nun als eiförmige oder mehr kugelige Gebilde (globo-
sum). Gerade an dieser Art ist der zerklüftete Bau der
Kavernensputa ausgezeichnet zu erkennen. Die dichtgeballte,
fast luftleere Beschaffenheit solcher Sputa erlaubt den Schluß,
daß ihr Ursprung in Hohlräume zu verlegen ist, da andernfalls,
bei der allmählichen Ausbildung solcher Ballen in den Bronchien,
sicher ein größerer Luftgehalt beigemengt sein würde. Aber
neben diesen globösen Sputis kommen oft reichlich schleimig-
eitrige Mengen vor, die das charakteristische Bild verdecken.
Und weiterhin bilden sich ähnliche kugelige Sputa in andersartigen, nicht tuberkulösen Räumen, besonders in sackigen
Bronchiektasien.

Gar nicht selten kommt es ferner zur Vereinigung der
sonst getrennt bleibenden münzenförmigen Sputa. Dann ist
es erst recht schwer, aus dem makroskopischen Verhalten des
Auswurfs die Diagnose zu stellen. Denn so besteht kaum ein
Unterschied zwischen dem tuberkulösen Auswurf und dem bei
ausgebreiteter schwerer Bronchitis oder Bronchiektasie.

Von großem Wert sind in solchen Fällen **die häufigen
Blutbeimengungen.** Wie schon erwähnt, kommt das Blut nicht
selten unvermischt zum Vorschein; bald nur in Form einzelner
oder mehrerer rein blutiger Sputa (Hämoptoe), bald in größeren,
$1/_2$ Liter selten übersteigenden Mengen (Hämoptysis). Viel öfter
ist es in Klümpchen oder Streifenform dem schleimigen Eiter
beigemengt oder noch inniger mit ihm verbunden, sodaß das
Sputum schokoladenartig erscheint. Sicher verdienen alle diese
Arten kleiner und größerer Blutung sorgfältige Beachtung, da
erfahrungsmäßig gerade die Tuberkulose den häufigen Blut-
austritt begünstigt, sei es, daß das Blut aus größeren, den
Hohlraum durchziehenden oder in der Wandung befindlichen
Gefäßen, die bei dem fortschreitenden Zerfall angenagt werden,
stammt, oder mehr auf dem Wege der allmählichen „Dia-
pedese“ austritt. Nicht selten aber hat gerade die öftere Blutbeimengung irregeführt. Man soll sich daher in nicht ganz
klaren Fällen stets gegenwärtig halten, daß genau die gleichen
Sputa auch bei anderen Erkrankungen vorkommen können.
Neubildungen, auf die wir unten noch zurückkommen,

Echinokokken der Lungen, die stets zu „Blutspeien" Anlaß
geben, Aktinomyces, Hysterie u. a. begünstigen den Eintritt
blutiger Sputa in mannigfachen Mischungen. Auch ist daran
zu denken, daß Geschwüre in Kehlkopf und Luftröhre (Syphilis)
und manche Formen hämorrhagischer Diathese u. s. f. zu
Lungenblutungen führen können.

Größere Bedeutung kommt dem Nachweis der „Linsen"
zu. Oben haben wir schon erwähnt, daß sie durch ihren
reichen Gehalt an alveolär geordneten, elastischen Fasern und
an Bazillen „in Reinkultur" ausgezeichnet sind. Ihr Nachweis erlaubt mit aller Sicherheit die Annahme destruk-
tiver (verkäsender) Prozesse im Gewebe der Lunge.

Über die Herkunft und Bedeutung dieser zugeglätteten, weißgelblichen, undurchsichtigen Pfröpfe verschafft man sich am besten
dadurch Aufschluß, daß man bei der Sektion tuberkulöser, mit
Kavernen durchsetzter Lungen sorgfältig auf den Inhalt und die
Wandungen der Hohlräume achtet. Es wird kaum ein solcher Fall
vorkommen, bei dem man jene Gebilde vermißt. Oft findet man
sie zu 6—10 und mehr in einem einzigen Raum; meist liegen sie
völlig frei verschieblich der Wandung an, bisweilen haften sie noch
zu einem kleinen Teil an derselben. Mit besonderer Vorliebe lagern
sie in den kleinen Ausbuchtungen, die fast jede Kavernenwand darbietet. Schon mit dem bloßen Auge ist die absolute Ähnlichkeit
dieser Gebilde mit den im Sputum erscheinenden „Linsen" unverkennbar, mit voller Sicherheit erwiesen wird sie durch die mikroskopische Untersuchung.

Dieses Verhältnis beleuchtet den hohen Wert ihres Nachweises, den schon Virchow (im Jan. 1851) gebührend hervorgehoben hat. Leider ist ihr Befund nicht gerade häufig.
Wohl sind solche Linsen bei den meisten mit Kavernen behafteten Lungenkranken aufzufinden; aber die Durchmusterung
der Sputa erfordert oft viel Zeit. Auch kann der Zerfall des
Gewebes ja in der Regel aus dem physikalischen Lungen-
befunde geschlossen und der tuberkulöse Charakter des
Leidens durch den Nachweis der Bazillen oft rascher erbracht
werden.

Einzelnen elastischen Fasern begegnet man nicht selten,
wenn man beliebige grünlich-eitrige Teile des Eiters unter
das Mikroskop bringt. Erleichtert wird der Nachweis durch

den Zusatz von 3 % Natronlauge zum Präparat. Gelingt er
nicht, so ist das Aufkochen mit Natronlauge nötig (s. o.).
Verwechslungen mit Fettnadeln können sicher vermieden werden
(S. 193 und 194).

Nur durch den **Nachweis der Tuberkelbazillen** im Sputum
wird der tuberkulöse Charakter gesichert. Durch den Gehalt
an spezifischen Bazillen, deren Eigenschaft als Erreger der
Tuberkulose unzweideutig erwiesen ist, zeichnet sich das tuberkulöse Sputum vor allen anderen Auswurfsarten aus. Daher
kommt der Bazillenuntersuchung der vornehmste
Platz zu. In ihr haben wir ein Unterscheidungsmittel kennen
gelernt, das alle anderen von früher her bekannten weit übertrifft. „Die Tuberkelbazillen sind nicht bloß eine Ursache der
Tuberkulose, sondern die einzige Ursache derselben; ohne
Tuberkelbazillen gibt es keine Tuberkulose." Diese Worte
Koch's gelten auch heute, nachdem eine langjährige Prüfung,
die seit der Mitteilung jenes Satzes (1882) verflossen ist, sie
immer von neuem bestätigt hat. Und daran können die seltenen
Fälle, bei denen trotz bestehender Tuberkulose der Nachweis
der Bazillen im Sputum auch bei sorgfältiger Untersuchung
nicht zu erbringen war, nichts ändern. Gegenüber der über-
wältigenden Mehrzahl positiver Befunde lehren jene Fälle, daß
das negative Ergebnis einer ein oder mehrere Male ausgeführten
Untersuchung des Sputums nicht dazu berechtigen darf, die
Tuberkulose mit Sicherheit auszuschließen. Von diesem Standpunkte aus wird man es allerdings nicht verstehen können,
wenn aus Heilstätten berichtet wird, daß die Untersuchung
des Auswurfs bei den Jahr für Jahr aufgenommenen Pfleglingen
in *58—66* % der Fälle negativ ausgefallen sei!

Den größten praktischen Wert darf die Untersuchung auf
Bazillen in solchen Fällen beanspruchen, wo der Verdacht der
Tuberkulose besteht, aber durch die physikalische Untersuchung in keiner Weise gestützt werden kann. Hier ist durch
den Nachweis der Bazillen in dem oft nur ganz spärlichen
Sputum die Diagnose mit einem Schlage entschieden. Und in
nicht wenigen Fällen anderer Art, z. B. bei den unter dem
Bilde einer akuten kroupösen Pneumonie einsetzenden Formen,
ist die Bazillenuntersuchung von ausschlaggebender Bedeutung
für die Diagnose und Prognose.

Über die im Sputum auftretenden B a z i l l e n f o r m e n   u n d
-M e n g e n kann ich mich kurz fassen. In dem ersten Abschnitt ist
schon erwähnt, daß gerade die Sputumbazillen sehr häufig helle
Lücken in ihrem Verlauf darbieten, die früher mit Unrecht als
Sporen gedeutet wurden. Die Zahl der Bazillen richtet sich o f t
nach der Ausdehnung und der Heftigkeit des Krankheitsprozesses;
hektisch fiebernde Kranke bieten in der Regel zahlreichere Bazillen
dar. Ausnahmen kommen aber unzweifelhaft vor: es gibt Schwer-
kranke mit einem nur spärliche Bazillen enthaltenden Auswurfe
und nicht fiebernde Individuen, die bei gutem Kräftezustand recht
viele Bazillen aushusten. Solcher Ausnahmen muß man gedenken,
ehe man sich ein prognostisches Urteil erlaubt; dazu müssen die
übrigen Krankheitszeichen stets mit berücksichtigt werden.

Beachtenswert ist das Vorkommen von P s e u d o t u b e r k e l -
b a z i l l e n im Sputum, weshalb im Zweifelsfalle die sorgfältigste
Färbung vorzunehmen ist. (S. 42 u. 43.) Ferner sei nochmals betont,
daß n e u e Deckgläser und sauberste Untersuchungsteller und aus-
geglühte Nadeln zu verwenden sind.

Das Sputum bei Bronchialasthma. (Fig. 45 — 47.) Die
Menge des in den Anfallszeiten entleerten Auswurfs schwankt
in ziemlich weiten Grenzen, bald werden nur 1 — 2 Eßlöffel
voll, bald bis zu $1/_2$—$3/_4$ l herausbefördert. Die grauweißlichen,
äußerst zäh-schleimigen Sputa fließen zu einer homogenen
Masse zusammen, die eine weiße, geschlagenem Hühnereiweiß
ähnliche Schaumschicht an der Oberfläche zeigt. Versucht
man einen Teil auszuschütten, so stürzt in der Regel die gesamte Masse nach; man ist daher genötigt, mit der Nadel am
Rande des Glases hinzustreichen und den zu untersuchenden
Teil abzutrennen. Die Art des Sputums ist verschieden, je
nachdem es sich um heftige, in 1 — 2 Tagen vorübergehende
Anfälle oder um bald häufiger, bald seltener folgende Verschlimmerungen einer monatelang bestehenden Atemnot handelt.
Im ersteren Fall hört der Auswurf, dessen Menge u. U. rasch
auf $1/_2$ l und mehr steigen kann, meist nach einigen Tagen
auf, während in den anderen Fällen seine Menge zwischen
50 — 100 ccm schwankt und nur im eigentlichen Anfall rasch
vermehrt wird. Aber auch hier herrscht der grauweißliche
Farbenton und die Zähigkeit des Sputums stets vor. Bei längerem Stehen wird der Asthmaauswurf flüssiger und erscheint
nicht selten grasgrün gefärbt.

Breitet man abgeteilte kleine Mengen des Auswurfes auf einem schwarzen Teller aus, so findet man in der Mehrzahl der Fälle neben und zwischen den grau-weißlichen — seltener von Eiter durchzogenen — Ballen und Schleimfäden eigentümliche, sagoähnlich durchscheinende Gebilde (Curschmannsche Spiralen). Es sind. teils graue Klümpchen, hier und da gelblich gefleckt, teils grauweißliche, quergestreifte oder mehr gedrehte Fäden von $\frac{1}{2}$ bis $1\frac{1}{2}$ mm Dicke und $\frac{1}{2}$—8 cm Länge.

Mikroskopisch erscheinen die oft nur mit Mühe unter dem Deckglas zu fixierenden Gebilde als zierlich gedrehte Spiralen von

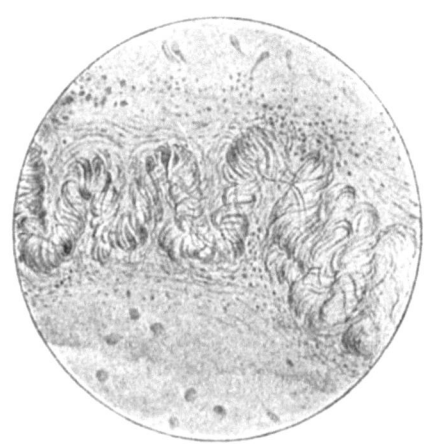

Fig. 45.
Curschmannsche Spirale. V. 110.
Durchgepaustes Photogramm.

glasig durchscheinender Beschaffenheit. An den Enden sieht man häufig, wie sich die zahlreichen, zusammengedrehten Fäden auflösen, bezüglich zur Vereinigung anschicken. Die aus verschieden zahlreichen Einzelfäden gebildete Schnur ist von einer durchscheinenden Schleimschicht umhüllt, die oft von zahlreichen runden oder langgeschwänzten und zierlich spindelförmigen Zellen durchsetzt ist. Außer den Spiralwindungen der Einzelfäden kommen vielfach gröbere Windungen, sowie Knoten- und Schleifenbildungen der ganzen Schnur vor. (S. Fig. 45—47.)

An manchen Spiralen fällt auf den ersten Blick ein gleichmäßig zarter, weißglänzender Faden auf, der genau in der Achse des Gebildes verläuft und nur hier und da bei einer stärkeren Windung

(Knotenbildung) der Spirale etwas unterbrochen erscheint. An der in Fig. 45 nach einem Photogramme ausgeführten Zeichnung sieht man, daß um die von mehreren Knoten unterbrochene, helle Achse eine besondere Spirale herumläuft und dieser Zentralteil von einer größeren Spirale (Mantelspirale) aufgenommen ist.

Dieser von Curschmann als Zentralfaden bezeichnete Teil der Spirale ist offenbar als der optische Ausdruck der Schleimfadendrehung, viel seltener als ein homogenes oder aus zierlich gedrehten Fädchen zusammengesetztes Sondergebilde anzusehen. Man kann einen solchen Zentralfaden künstlich hervorbringen, wenn man einen

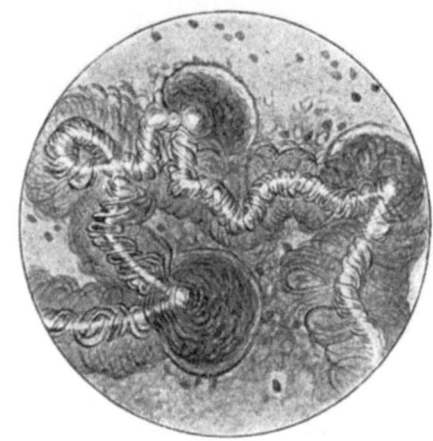

Fig. 46.
Curschmannsche Spirale mit Zentralfaden. V. 110.
Durchgepaustes Photogramm.

beliebigen Schleimfaden, der an dem einen Ende am Objektträger fixiert wird, vom anderen Ende her mit einer Pinzette 30—40 mal um sich selbst dreht. (Sänger.)

Gar nicht selten findet man, und zwar ganz besonders bei dem ersten, nach längerer Pause wieder einsetzenden Asthmaanfall, gelbgesprenkelte oder mehr gleichmäßig gelbgefärbte, etwas granulierte, derbere Fäden im Sputum, die mikroskopisch neben oft undeutlicher, spiraliger Drehung unter dem aus Rundzellen gebildeten Mantel der Spirale dichte Häufchen und Züge von zierlichen Charcotschen Krystallen beherbergen. Außer durch ihre Hellfärbung verraten sich diese krystallführenden Spiralen durch ein oft deutliches Knirschen beim Zusammendrücken unter dem Deckglas.

Manche dieser gelben, gerstenkorngroßen Gebilde sind so dicht mit Krystallen durchsetzt, daß von einer zarten, spiraligen Zeichnung nichts mehr zu sehen ist. Und doch ist aus dem ganzen makroskopischen Eindruck, den diese Formen machen, mit gewisser Wahrscheinlichkeit zu folgern, daß es sich um veränderte Curschmannsche Spiralen handelt. Schon Curschmann hatte diese Ansicht aus-

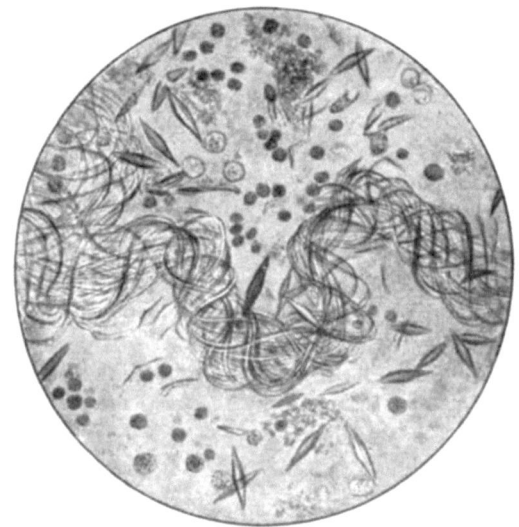

Fig. 47.

Locker gesponnene Spirale und Charcot-Leydensche Krystalle. V. 110.

gesprochen und die Bildung der Krystalle als „Alterserscheinungen" gedeutet, zumal das Auftreten der gelben, krystallführenden Formen besonders bei den ersten, nach längerer Pause einsetzenden Anfällen beobachtet wird. Zur Stütze dieser Ansicht kann ich u. a. selbst folgenden Fall anführen:

Ein 27 jähr. Hausbursche kommt wegen asthmatischer, seit 2 Tagen bestehender Beschwerden in meine Leipziger Poliklinik. Die deutlich exspiratorische Dyspnoe, der Habitus des Brustkorbes weisen auf Asthma hin. In einer Sputumflocke, die der Kranke aushustet, sind einzelne gelbe Pfröpfchen eingebettet, die beim Zerdrücken mit dem Deckglas knirschen. Auf Jodkali folgt in den nächsten Tagen sehr reichliche Expektoration eines äußerst zähen, konfluierten, safrangelben Sputums, bei dem schon

mit dem bloßen Auge die Gelbfärbung auf die massenhaft die äußerst
zähschleimige Grundsubstanz durchsetzenden, fast schwefelgelben Körner
und weizenkorngroßen Bröckel bezogen werden konnte. Deutliche
Eiterstreifen fehlten. Alle Flocken zeigten mikroskopisch massenhafte,
kleinste und überraschend große Oktaëder neben äußerst zahlreichen
eosinophilen und relativ häufigen Mastzellen. Der Kranke hatte früher
öftere, seit 1½ Jahren keinen einzigen Anfall gehabt. Es folgte
rasche Besserung mit völligem Verschwinden der gelben Bröckel; deutliche Spiralen wurden 1 Jahr später beobachtet, als der Kranke mehrere
leichtere Anfälle überstanden hatte und die Poliklinik aufs neue aufsuchte.

Über das Zustandekommen der spiraligen Drehung der Schleimgerinnsel kann man nur Vermutungen äußern. Curschmann führt die
gedrehte Form auf die von F. E. Schultze nachgewiesene spiralige Ein-
mündungsart der feineren in die gröberen Bronchialäste zurück. A. Schmidt
läßt sie durch die Wirbelbewegungen der Ausatmungsluft zu stande kommen.
Das unterliegt jedenfalls keinem Zweifel, daß die Gebilde, so wie wir sie
im Auswurf finden, schon in den Bronchiolen gebildet werden, denn sowohl in diesen, wie in den kleineren Bronchien fand sie A. Schmidt bei
einer im asthmatischen Anfall verstorbenen Patientin; in den Alveolen
selbst waren an dem Schleim noch keine Windungen wahrzunehmen.

Welche Bedeutung kommt den Spiralen zu? Man wird nicht
fehlgehen, wenn man sie mit Curschmann als Zeichen einer exsudativen
Bronchiolitis anspricht. Ihr fast regelmäßiges Auftreten beim Asthma,
ihre eigenartige Gestalt schließen die Annahme einer zufälligen Beimengung zum Sputum aus. Das zeitliche und mit der Häufigkeit und Heftigkeit der Asthmaanfälle parallele Vorkommen der Gebilde, ihr massiges
Auftreten unmittelbar nach den Anfällen und ihr Fehlen in den anfalls-
freien Zwischenräumen lehrt, daß sie zu dem Anfall in ursächliche Beziehung zu bringen sind. Man wird annehmen dürfen, daß eine mehr
oder weniger ausgedehnte Verlegung von Bronchiolen mit diesen Spiralen
die wachsende Dyspnoe bedingt, daß aber erst mit dem durch die Verlegung der Bronchiolen und die (bei der mühsamen Atmung eintretende)
Blähung der Alveolen sympathisch hervorgerufenen Krampf der Bronchiolen-
Ringmuskulatur (Biermer) der eigentliche Anfall beginnt. Daß nebenher
eine gewisse „reizbare" Schwäche der betreffenden Individuen mit anzunehmen sein wird, ist bekannt.

v. Leyden, der in vereinzelten Fällen von Asthma 1872 „schlauch-
artige Gebilde" beobachtete, hatte sich ausdrücklich „jeder Aussprache
über die Natur derselben enthalten" und nur den Krystallen eine
besondere Bedeutung beigemessen. Der Umstand, daß sie in zahlreichen Fällen von Asthma, wo die Spiralen sich finden, fehlen, also zur
Entwicklung des Anfalls unmöglich beitragen können, daß sie andererseits von Scheube u. a. ausnahmslos bei der Hämoptoe parasi-

taria (s. oben) beobachtet wurden, ohne daß es hier je zu Asthma
kommt, spricht aber gegen die ihnen zugewiesene Rolle.

W. Gerlach meint, daß die Spiralen nur in den mittleren und
gröberen Bronchien nach Art einer Wasser- oder Windhose durch starke
Wirbelbewegungen entständen und nicht die Ursache, sondern die Folge
des Asthmas wären. Diese Ansicht scheint mir nicht begründet, obwohl
ich gern zugebe, daß durch obige Ursachen wohl spiralige Schleimgebilde
in den großen Bronchien entstehen können.

So habe ich selbst nach starken Hustenstößen und forcierten Atem-
bewegungen die Bildung einer etwa 13 cm (!) langen, 8—10 mm (!) dicken
Spirale beobachtet, die tadellose Schraubenwindungen und helle Achse
zeigte. Die Dicke und Größe wies hier sofort auf einen groben Bronchus
als Entstehungsort hin.

Das asthmatische Sputum zeichnet sich fast stets
durch seinen reichen Gehalt an eosinophilen Zellen
aus. Durch die Färbung von Trockenpräparaten mit wäßriger
Eosin- und Methylenblaulösung oder mit der Chenzynski-
schen Lösung ist die Tatsache leicht festzustellen.

Auch das frische Sputumpräparat läßt diese Verhältnisse
sehr schön überblicken. Fügt man zu einem solchen Sputumflöckchen einen Tropfen jener Lösung und drückt etwa
$^1/_2$ Minute später das Deckglas sanft an, so erblickt man nach
kurzer Zeit, am besten allerdings erst nach 1 Stunde, äußerst
zahlreiche, kleine und sehr große Leukozyten mit eosinophiler,
stets auch solche mit basophiler Körnung.

Dauerpräparate von Spiralen. Ungefärbte halten sich in Glyzerin oder in einer Mischung von Glyzerin und Lävulose (⁓). Zur
Färbung eignet sich nach meinen Erfahrungen am meisten
Ehrlich's Hämatoxylin-Eosin-Gemisch (S. 132). Man gibt 1—2
Tropfen auf die frische Spirale und drückt erst nach 5—10 Minuten
das Deckglas darauf oder läßt das Gemisch vom Rande her zufließen und wäscht den Überschuß mit Glyzerin aus. Ein Rand
aus Damarlack dient zur Fixierung und hindert jede Verdunstung.
Fig. 45 und 46 sind nach den von den so gefärbten Spiralen ab-
genommenen Photogrammen durchgepaust.

Garnicht selten findet man ferner im asthmatischen Sputum
grob-schwärzlich und fein-braunrot tingierte Pigmentzellen. Schon
mit bloßem Auge kann man vermuten, in welchen Stellen sie anzutreffen sind. Es sind feine, staubartige Beschläge in der schleimigen Grundsubstanz. Wir kommen bei dem Herzfehlersputum auf
diese Zellen zurück.

Das Blut der Asthmakranken zeigt während der Anfälle und besonders in der schweren Form, bei der wochenlang sich hinziehenden, von akuten Exazerbationen unterbrochenen charakteristischen Atemnot, oft starke Vermehrung der eosinophilen Zellen.

Beim **Lungenödem** ist das Sputum dünnflüssig, vorwiegend serös, nur wenig schleimig, grauweißlich, meist stark schaumig, sodaß es geschlagenem Hühnereiweiß ähnelt. Mikroskopisch wird es als ein sehr zellenarmes, dünnschleimiges Sekret erkannt. Es wird meist nur bei sterbenden Kranken beobachtet. Indes trifft man es selbst zu wiederholten Malen bei manchen chronischen Nieren- und Herzkranken an, ohne daß der betreffende Anfall zum Exitus letalis führt. Auch bietet das nicht selten bei günstig verlaufenden Pleurapunktionen auftretende, als *„Expectoration albumineuse"* beschriebene Sputum so große Ähnlichkeit mit dem oben geschilderten dar, daß eine Trennung nicht durchführbar ist.

In beiden Fällen ist das Sputum eiweißreich, wie die Kochprobe lehrt, und enthält nebenher etwas Schleim, wie aus der Opaleszenz bei Essigsäurezusatz zu ersehen ist. Es ist ein sicheres Anzeichen für die in die Alveolen und Bronchiolen, in den terminalen Fällen selbst bis in die größeren luftzuführenden Äste der Lungen erfolgte Transsudation, die meist der Erlahmung der linken Herzkammer folgt und bei der Expectoration albumineuse vielleicht auf eine abnorme Durchlässigkeit der Gefäßwände in der bisher zusammengedrückten Lunge zu beziehen ist.

Von vorzugsweise durchsichtig-schleimiger (schaumiger) Art ist das beim **Keuchhusten** anfallsweise entleerte Sputum; es zeigt meist eine dünne, leimartig zähe, klebrige Beschaffenheit und ist oft ungewöhnlich reichlich, sodaß es am Ende des Anfalles mundvoll herausgegeben wird. Nicht selten ist es mit Erbrochenem vermischt.

Die nähere Untersuchung lehrt, daß es sich um ein sehr zellenarmes — ab und zu Flimmerepithel führendes! —, stark schleimiges (Essigsäurereaktion) Sputum handelt, das echte *Sputum crudum* der Alten. Erst im 3. Stadium wird das Sekret spärlicher, gelber und zeigt mikroskopisch die schon oft erörterte Beschaffenheit des Sputum coctum.

Ob die im Sputum von Czaplewski, Hensel und Koplik gefundenen Bakterien die Erreger des Keuchhustens sind, ist noch ungewiß. Es handelt sich um kleine ovale Gebilde, deren Enden sich meist stärker färben (Polfärbung — Polbakterien) als ihre Mitte, wodurch die Form von Diplokokken vorgetäuscht wird. In Wirklichkeit sind es Kurzstäbchen, die auf den gebräuchlichen Nährböden und am besten auf Löfflerschen Serumplatten in Form zarter, tropfenähnlicher Kolonien wachsen.

Auch bei der **Grippe** beobachten wir anfangs, oft allerdings nur flüchtig, ein Sputum crudum, das bald in das coctum übergeht und neben einigen gemischten, schleimig-eitrigen Mengen rein eitrig geballte Klumpen führt, wenn die tiefen Abschnitte des Bronchialrohres mitbeteiligt sind. Daß gerade in diesen Ballen die von R. Pfeiffer gefundenen Kurzstäbchen aufzufinden sind, habe ich schon oben erwähnt. Auch von der mehr eitrigen Beschaffenheit des Sputums in den mit kroupöser Pneumonie komplizierten Fällen ist bei der Pneumonie (s. o.) schon gesprochen.

Das „**Herzfehlersputum**" (Taf. III, 18) bietet sowohl für das bloße als bewaffnete Auge eine durchaus charakteristische Eigenschaft dar, die schon intra vitam den sicheren Rückschluß auf die Ausbildung der braunen Induration der Lunge gestattet. Bekanntlich finden wir diese Veränderung hauptsächlich bei jenen Formen von chronischem Vitium cordis, die mit mehr oder weniger starken Stauungserscheinungen im kleinen Kreislauf verbunden sind; in erster Linie also bei der Mitralstenose und Insuffizienz, aber auch bisweilen ausgeprägt bei Aortenfehlern und Myocarditis.

Die „Herzfehlerlungen" fühlen sich fester an, sind schwerer, weniger elastisch und zeigen einen ins Gelbe, Bräunliche oder Rotbraune spielenden Farbenton. Auf dem Durchschnitt bemerkt man an vielen Punkten mehr oder weniger große, rote oder dunkelrostfarbene Flecke, während das Gewebe selbst ein gelblich oder mehr rostfarbenes Aussehen darbietet. Die Kapillarschlingen der Arteria pulmonalis, die gewöhnlich von zartem Epithel bedeckt in das Lumen der Alveolen nur leicht vorspringen, wölben sich hier als stark erweiterte Schlingen rankenartig gegen das Innere vor und haben die Alveolen merklich verengert. Die gelben, braunrötlichen, seltener schwarzen Pigmentkörner und Schatten sind teils frei, teils in runden, ovalen oder spindelförmigen Zellen eingeschlossen, sowohl im Bindegewebe als in den Alveolen zu sehen.

Diesem anatomischen Befunde entspricht das Sputum in bemerkenswerter Art. Es zeigt gewisse Verschiedenheiten, je nachdem es in Zeiten leidlichen Wohlbefindens oder stärkerer Stauungserscheinungen, zumal im Anschluß an einen hämorrhagischen Infarkt ausgehustet wird. Im ersteren Fall ist es meist spärlich, und gelangen nur 2—3 einzelne Sputa von geringem Umfang zur Untersuchung. Man findet in einer rein schleimigen, etwas zäh gallertigen, hellen oder schwach gelblich, selten bräunlich tingierten Grundsubstanz vereinzelte oder dicht nebeneinander gelagerte, gelbe oder braunrote, feine und gröbere Körnchen. Hin und wieder zeigen sich auch nur oberflächliche, etwas dunkle, staubartige Beschläge. Bringt man ein solches gelbes oder mehr rötliches gesprenkeltes Schleimflöckchen unter das Deckglas, so sieht man sofort eine große Zahl streifen- oder haufenförmig zusammengelegter Zellen in einer mehr homogenen oder von hellen myelinartigen Tröpfchen durchsetzten Grundsubstanz eingebettet. Die Zellen sind meist scharf konturiert, von der 1—5fachen Größe farbloser Blutzellen, von runder, ovaler, spindelförmiger oder mehr polygonaler Form, mit meist 1 oder mehreren etwas bläschenförmigen Kernen. Oft ist der Kern zum Teil oder ganz verdeckt durch feine und gröbere Körnchen, die das Protoplasma anfüllen. Diese Körnchen sind von der Art des Myelins, ganz selten etwas stärker lichtbrechend wie Fett, größtenteils aber deutliches Pigment. Es erfüllt die Zelle manchmal als diffuses, goldgelbliches Pigment, häufiger ist es in feineren und gröberen Punkten, Bröckeln, Schollen und Kugeln im Zellleib angehäuft. Nicht selten sieht man nur einzelne grobe Körner im myelinartig veränderten Protoplasma. Außer diesen charakteristischen Zellen sind normale rote und farblose Blutkörper und nicht selten freies, fein und grobkörniges Pigment zu sehen.

Kurz nach dem Ablauf eines hämorrhagischen Infarkts finden sich diese Pigmentzellen massenhaft in dem gewöhnlich stärker braunrötlich gefärbten Sputum und sind namentlich die mit grobem, schölligem, braunrotem Pigment sehr zahlreich vorhanden, neben vielen roten Blutkörpern, deren Gegenwart schon aus den makroskopischen, rein blutigen Beimengungen vermutet werden kann.

Bestehen stärkere Stauungserscheinungen, die sich durch vermehrte Dyspnoe, bronchitische Geräusche u. dergl. anzeigen, so ist die Menge des Sputums oft stark vermehrt, auf 80—100 ccm und darüber, die Konsistenz etwas vermindert, aber immer noch dünn leimartig, sodaß bei dem Umwenden des Glases das Sputum die Neigung zeigt, als zusammenhängende Masse herauszugleiten. Auch dreifache Schichtung ist zu beobachten mit oberer schaumig-schleimiger, mittlerer serös-schleimiger und unterer grauweißlicher, Pigment führender Lage. Hier und da sind spärliche eitrige Beimengungen zu finden. Bei genauer Durchmusterung wird man auch in einem solchen Sputum die Pigmentflöckchen nie vermissen, falls die braune Induration sich ausgebildet hat.

In der Mehrzahl der Fälle ist das Pigment von gelber, gelbrötlicher und braunroter Farbe und dadurch von dem fast in jedem Sputum zu findenden Rußpigment unterschieden. Aber in manchen Fällen kommt neben dem braunroten ein fast glänzend schwarzes Pigment vor, das unzweifelhaft auf demselben Wege wie das braunrote entstanden ist. Es findet sich oft massenhaft neben diesem vor und unterscheidet sich von dem in Zellen eingeschlossenen Ruß durch das viel tiefere und krystallinisch glänzende Schwarz.

Für jeden, der die hier beschriebenen Pigmentzellen einmal genauer gesehen und sie mit den in Schnitten der Herzfehlerlunge vorkommenden Zellen verglichen hat, kann es keinem Zweifel unterliegen, daß es sich um ganz gleichartige Gebilde handelt. Deshalb wurde ihnen von E. Wagner die Bezeichnung „Herzfehlerzellen" beigelegt.

Welcher Art ist das Pigment? Die naheliegende Vermutung, daß es von dem Blutfarbstoff herstammt, ist voll berechtigt.

Nach Virchow kommt die Pigmentbildung dadurch zu stande, daß der Farbstoff aus den Blutkörpern austritt, in die Umgebung diffundiert und nun zu Pigmentkörnern oder Krystallen gesammelt wird, oder dadurch, daß die Blutkörper direkt, einzeln oder in Haufen, verkleben und zu Pigment werden. Dasselbe kann in beiden Fällen gelb, rot oder schwarz, diffus, körnig oder krystallinisch sein. Schon in den Kapillaren kann das Blut der Pigmentmetamorphose anheimfallen. Neben dem an Zellen gebundenen oder frei im Gewebe liegenden Pigment fand Orth in Kapillaren, und selbst in größeren Gefäßen, förmliche Pigmentthromben. Es kann also ohne die Mitwirkung kontraktiler Zellen der Blutfarbstoff in Pigment umgewandelt werden. Andrerseits ist die von Langhans zuerst beobachtete Tatsache oft bestätigt worden, daß rote Blutkörper erst nach ihrer Aufnahme in kontraktile Zellen zu einem Pigmentkorn schrumpfen, das durch Zerteilung in mehrere kleine Körner übergehen kann. Im Gegensatz zu dem krystallinischen Hämatoidin, das eisenfrei ist, sind die Pigmentkörner und Schollen fast stets eisenhaltig, und belegt man dies Pigment nach Neumann's Vorgang zweckmäßig mit dem Namen „Hämosiderin".

Es hat sich nun die wichtige Tatsache herausgestellt, daß dies nur unter der Mitwirkung lebender Zellen, bezüglich lebenden Gewebes gebildet werden kann, während das eisenfreie Hämatoidin auf einem chemischen Zersetzungsvorgange beruht, der sich ohne die Tätigkeit des lebenden Gewebes abspielt. (Neumann.) Das Hämosiderinpigment wird besonders häufig in den fixen Bindegewebszellen angehäuft, die auch nach Neumann sehr wohl aus blutkörperhaltigen Wanderzellen hervorgegangen sein können.

Unterwirft man das Pigmentzellen führende Herzfehlersputum der Eisenreaktion, so zeigt sich, daß in der Tat die Mehrzahl der Zellen die charakteristische Berlinerblaufärbung annimmt.

Man führt die Probe entweder am frischen oder besser am Trockenpräparate aus, indem man ein pigmentiertes Sputumflöckchen mit einer Glasnadel (keine Eisennadel!) ablöst und ausstreicht.

Sehr zweckmäßig läßt man dann eine 2% Ferrocyankalilösung, die mit 1—3 Tropfen reiner Salzsäure versetzt ist, längere Zeit, ¼ bis 1 Stunde lang, einwirken. Oder man behandelt das Trockenpräparat zunächst 2 Minuten lang mit Ferrocyankalilösung und darnach mit 1—3 Tropfen ½% Salzsäureglyzerins. Die Reaktion zeigt sich durch die Blaufärbung, die in den nächsten 24 Stunden oft zunimmt, sehr deutlich an.

An einem älteren, ¾ Jahr lang von mir im lose bedeckten Uhrschälchen aufbewahrten Sputum, in dem anfangs nur zahlreiche, körniges Pigment führende Zellen vorhanden waren, hatten sich viele zierliche, gelbe und braunrote Nadeln mit Täfelchen gebildet. Während die Pigmentzellen durchweg eine starke Berlinerblaureaktion zeigten, blieben diese extrazellular gelegenen Gebilde völlig unverändert.

Aber nicht alle Pigmentzellen (im Gewebe der Lungen und im Sputum) zeigen die Eisenreaktion; das hängt offenbar mit Alterserscheinungen zusammen. Weder das ganz frisch gebildete, noch das alte Pigment ist der Eisenreaktion zugänglich.

Andrerseits finden sich nach Neumann und F. A. Hoffmann unter den in Form und Größe der Zellen, Form und Lagerung des Kerns den Herzfehlerzellen gleichenden „Staubzellen" oft einige, die deutliche Eisenreaktion bieten.

Diese Umstände müssen uns bei dem Streit, der sich um

die Herzfehlerzellen, ihre Herkunft und Bedeutung
dreht, gegenwärtig bleiben.

Nach Sommerbrodt, Hoffmann u. a. sollen die Herzfehlerzellen durchweg Alveolarepithelien, nach anderen teils Alveolarepithel, teils Wanderzellen (Lenhartz) sein. Während die meisten
von der Bedeutung für die Diagnose der braunen Induration überzeugt sind, ist hier und da auch nach dieser Richtung hin ein
Zweifel erhoben, da man ihnen auch bei kroupöser Pneumonie,
hämoptoischer Phthise und Asthma hin und wieder begegnet.

Für die epitheliale Abkunft der Herzfehlerzellen und der ihnen
morphologisch durchaus gleichenden „Alveolarepithelien" wird hauptsächlich der morphologische Habitus geltend gemacht. Aber schon
Virchow, Cohnheim, Neumann u. a. haben ihrem Zweifel Ausdruck verliehen und mehr oder weniger bestimmt die ungenügende
Begründung einer solchen Schlußfolgerung betont. Auch hob Neumann bereits die völlige Gleichartigkeit der im gewöhnlichen
Rachenauswurfe zu findenden Staubzellen mit den Herzfehlerzellen
hervor.

Bizzozero sucht den Schwierigkeiten dadurch zu entgehen,
daß er 2 Formen von Alveolarepithel unterscheidet: eine
breitere, dünnere Form mit plattem, ovalem, von wenigen Protoplasmakörnchen umgebenem und Kernkörperchen führendem Kern,
und eine zweite kleinere, weniger abgeplattete, mehr ovale oder
polyedrische, an körnigem Protoplasma reiche, mit 1 oder 2 Kernen
versehene Zellart. Diese sollen zur Aufnahme der Kohlestäubchen
u. s. w. besonders geneigt sein, bei entzündlichen Vorgängen lebhafte Proliferation zeigen und vermöge der leichten Kontraktilität
ihres Protoplasmas Kohle, rote Blutzellen, Fett- und Myelintröpfchen
aufnehmen können. Dem Einwand, daß aber solche Zellen vielfach
bei geringfügigen Erkältungen (und in dem sog. Rachensputum)
gefunden werden, begegnet Bizzozero mit der Bemerkung, daß
hieraus nicht gefolgert werden dürfe, daß sie nicht aus den Lungen
stammen, sondern vielmehr der Schluß berechtigt sei, daß „selbst
leichte Katarrhe der Luftwege sich ohne Schwierigkeiten bis zu den
Lungen fortpflanzen"!

Ich teile diese Ansicht nicht. Mir scheint der Schluß gewagt,
aus dem Auftreten dieser 2. (mit unseren Herzfehlerzellen und den
Staubzellen offenbar identischen) Zellform stets eine Beteiligung
der Alveolen zu folgern. Es steht das mit den sontigen klinischen
Wahrnehmungen in unmittelbarem Widerspruche. Andererseits
sprechen auch experimentell-pathologische Ergebnisse gegen die
Berechtigung der Bizzozeroschen Deutung der Zellen.

Tschistovitsch fand bei jungen Meerschweinchen, die er
2 Stunden lang der Einatmung von Lampenruß ausgesetzt hatte,
nie in den Epithelien irgend welches Pigment; wohl in Leukozyten, die schon nach 2 Tagen „epithelähnlich" erscheinen.

Ferner beobachtete er bei Kaninchen, denen er eine Rotlauf-
kultur intratracheal und zu gleicher Zeit eine Karminaufschwem-
mung in die Jugularvene eingespritzt hatte, nach 24 Stunden in den
Alveolen karminhaltige Lymphozyten und große bazillenhaltige
Zellen, die durchaus für desquamiertes Alveolarepithel
gelten konnten, aber dadurch, daß sie zugleich Karmin
enthielten, ihren leukozytären Charakter wohl bewiesen.
Soll man hier annehmen, daß den Epithelien erst von den Leukozyten das Pigment zugeführt sei? Ist die Annahme nicht viel un-
gezwungener, die auch Tschistovitsch beansprucht, daß die
karminführenden Leukozyten in die Alveolen ausgetreten sind, sich
hier die Bazillen einverleibt und epitheloiden Charakter angenommen
haben?

Seit Ehrlich's Mitteilungen über die den Leukozyten eigene
neutrophile Körnung durfte man hoffen, über die Streitfrage
von dieser Seite her Aufschluß zu erhalten.

Auf meine Anregung versuchte Herr Dr. Schlüter durch zahl-
reiche Färbungsversuche mit den Ehrlichschen Gemischen an
Sputum- und Schnittpräparaten die Sache zu erklären. Sicher ist,
daß man einem Teil der pigmentführenden Zellen weder durch das
Triacid, noch durch die neutrale Farblösung eine deutliche violette
Färbung zuführen kann, daß andrerseits eine gewisse Zahl derselben
lebhaft violett gekörnt erscheint. Aber sehr instruktiv waren die
Bilder keineswegs. Noch am schönsten fielen die nach meinem
Vorschlag an frischen Sputumpräparaten vorgenommenen Fär-
bungen aus. Gleichzeitig mit unseren Untersuchungen hatte
von Noorden in ähnlicher Weise eine Entscheidung angestrebt.
Er kommt zu dem Schluß, daß sowohl Leukozyten als
Alveolarepithel für die Genese der Herzfehlerzellen anzu-
sprechen sind.

Nach allem scheint mir die Annahme unseren jetzigen Kennt-
nissen am meisten zu entsprechen, daß die Herzfehlerzellen
größtenteils Wanderzellen sind, die entweder freies Pigment
aufgenommen oder dies erst aus einverleibten roten Blutzellen in
sich gebildet haben, daß ein anderer Teil möglicherweise Alveolarepithelien entstammt, die entweder selbständig das Pigment in sich
aufgenommen haben, oder denen es, wie bei der äußern Haut, durch
die Chromatophoren (Karg) mit dem Säftestrom oder durch aktiv
zu ihnen vordringende Zellen zugeführt worden ist.

Sind die Herzfehlerzellen für die braune Induration der Lunge von pathognostischem Wert? Unzweifelhaft. Vereinzelte gegenteilige Beobachtungen, die das Auftreten von Hämosiderinzellen bei Pneumonie, Phthise oder Asthma kennen lehrten, kommen gegenüber der Tatsache, daß die Pigmentzellen bei chronischem Vitium cordis regelmäßig und massenhaft zu finden sind, garnicht in Betracht. Dort gelegentlich ein Pigmentpünktchen oder nur der mikroskopische Nachweis etlicher Pigmentzellen, hier schon in dem makroskopisch charakteristischen, schleimigen, vielfach von kleinern und gröbern Schollen und Flocken durchsetzten Sputum massenhafte Pigmentkörnchenzellen. Dort muß man sie mühsam suchen und begegnet im Gesichtsfeld nur spärlichen Gebilden, hier kann man sie gar nicht übersehen und findet sie so dicht vor, daß man oft genug ein Gewebspräparat vor sich zu haben meint. Sehr oft geben die Zellen (sowohl im Sputum wie in der Lunge) die Fe-Reaktion, nicht selten verhalten sie sich indifferent. Aus diesem Grunde scheint auch der vorgeschlagene Name „Hämosiderinzellen" durchaus nicht am Platz.

Schon oben ist erwähnt, daß sich die Herzfehlerzellen einige Zeit, nachdem ein **hämorrhagischer Lungeninfarkt** bestanden hat, besonders reichlich im Sputum finden. Offenbar sind jetzt besonders günstige Bedingungen für die Pigmentbildung gegeben, da es sich in der Regel um Herzkranke mit brauner Induration handelt (Mitralstenose), und eine verbreitete Infiltration des interstitiellen Gewebes und der Alveolen und Bronchiolen mit roten Blutkörpern, entsprechend der Ausdehnung des infarzierten Abschnitts der Lunge, eingetreten ist.

Das Sputum beim frischen Infarkt besteht bisweilen aus reinem, etwas dunklem Blut, häufiger ist es mit Schleim, weniger mit Luft gemischt. Je nach der Ausdehnung des Infarkts hält der Blutauswurf einige Tage an oder geht schon in wenigen Stunden vorüber. Mikroskopisch findet man unveränderte, rote, oft geldrollenartig zusammenliegende Blutkörper und meist einzelne Pigmentzellen, die an Häufigkeit zunehmen, je mehr die reine Blutbeimengung sich vermindert.

Bei **Hysterie** wird gelegentlich ein eigenartiges Sputum beobachtet, das mit Husten meist leicht entleert wird und durch seine deutlich blutige Beschaffenheit zur Annahme einer suspekten Phthise Anlaß geben kann. Das Sputum kann

tagelang einem dünnen Himbeergelee gleichen, in der Regel
erscheint es wochenlang gleichmäßig rötlich, flüssig
oder dünnbreiig und setzt zahlreiche kleinste, graue Krümel
ab; zarte Eiterstreifen können vorhanden sein oder ganz fehlen.
Die Menge schwankt zwischen 25—100 ccm; es wird vorzugsweise nachts oder frühmorgens ausgehustet. Physikalische
Erscheinungen seitens des Respirationstractus fehlen, der All-
gemeineindruck und sonstige Erscheinungen sprechen für
Hysterie.

Mikroskopisch findet man im allgemeinen nicht so zahlreiche rote Blutzellen, als man nach der Farbe erwarten müßte,
wohl aber in großer Menge Pflasterepithelien, Leukozyten und Mikroorganismen. Einmal fand Wagner gleichzeitig Trichomonas ähnliche Gebilde.

Daß bei der Deutung eines solchen blutigen Sputums
immerhin eine gewisse Vorsicht am Platz ist, zeigt die Wag-
nersche Beobachtung, daß bei einer seiner Kranken im Sputum
später Tuberkelbazillen gefunden wurden. Dabei ist aber zu
beachten, daß langjährige Hysterische nicht selten an Tuberkulose zu Grunde gehen. Der wochenlang fortbestehende,
blutig-schleimige Charakter des Auswurfs, die Massenhaftigkeit der beigemengten Pflasterzellen (10—20
fand ich im Gesichtsfeld bei 250—350 facher Vergrößerung!)
und das Fehlen der Tuberkelbazillen sprechen für
hysterisches Sputum.

Es ist am wahrscheinlichsten, daß der eigenartige Auswurf
aus der Mundhöhle stammt und durch Saugbewegungen erzeugt wird.

Zur Diagnose der in den Lungen vorkommenden **Neubildungen** kann die genaue Besichtigung des Sputums oft wesentlich beitragen. Es ist in der Regel spärlich und fast ausnahmslos schleimig-blutig, aber so innig gemischt, daß ein
rosa- oder fleischwasserfarbener Ton, oder eine mit Himbeergelee vergleichbare Beschaffenheit in die Augen fällt. Hin
und wieder ist auch ein olivengrünes oder safrangelbes
Sputum beobachtet.

Zwischendurch kann auch reines Blut in spärlicher oder
reichlicher Menge tage-, wochen- oder gar monatelang aus-
gegeben werden. Eine stärkere Hämoptyse ist nicht selten,

aber nur in verschwindend seltenen Fällen ist eine tödliche
Blutung erfolgt. Sehr spärlich sind auch die Fälle, bei denen
im Sputum Geschwulstteile beobachtet wurden (Ehrlich,
A. Fraenkel) und „multiforme Zellen enthalten waren, die,
zu größeren Klumpen vereint, ab und zu konzentrische Schichtung und große gequollene Kerne zeigen".

Solche Befunde sind selten, und man tut gut, auf
andere Zeichen mitzuachten. Nach meiner Erfahrung, die sich
auf ein Dutzend sezierter Fälle stützt, ist das Auftreten zahlreicher Fettkörnchenkugeln von besonderem Wert. Sie

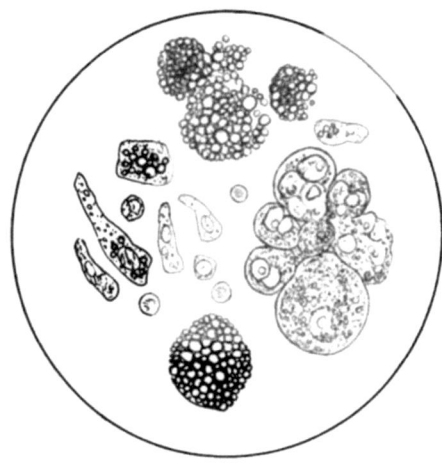

Fig. 48.
Fettkörnchenkugeln bei Lungenkarzinom. V. 350.

sind durch Größe und stark lichtbrechenden Glanz der Innen-
kugeln von den Myelinzellen unterschieden und stammen wohl
sicher von fettig umgewandelten (Krebszellen) Epithelien her.
Fig. 48.

Außer den Körnchenkugeln sind eigenartig gestaltete
Epithelien von Interesse, die man sonst im Sputum nicht antrifft, beim Lungenkrebs aber häufig und nicht selten in größeren
Verbänden sieht. Hampeln hat betont, daß sie stets pigment-
frei sind. Ich lege ihrem Auftreten keine so große Bedeutung
bei wie den Fettkörnchenkugeln.

IV. Die Untersuchung des Mundhöhlensekrets und der Magen- und Darmentleerungen.

Bei den Erkrankungen des Verdauungsapparats werden in den nach oben oder unten stattfindenden Abgängen mannigfache Elemente gefunden, zu deren Beurteilung die Kenntnis der anatomischen Verhältnisse, besonders der Schleimhaut des ganzen Kanals, nötig ist. Wir schicken daher eine kurze Besprechung der normalen Anatomie voraus.

Die Schleimhaut der Mundhöhle besteht aus einem geschichteten Pflasterepithel, das die mit zahlreichen, verschieden hohen Papillen besetzte und von elastischen Fasern und zarten Bindegewebsbündeln gebildete Propria überzieht. In dieser finden sich zahlreiche, zum Teil stark verästelte tubulöse Schleimdrüsen, deren Ausführungsgang ebenfalls geschichtetes Pflasterepithel darbietet.

Die Zunge ist von meist starkgeschichtetem Pflasterepithel überzogen, das auch die Papillae filiformes, fungiformes und circumvallatae in zum Teil mächtigen Lagen bedeckt; nur an den filiformes kommt verhorntes Epithel vor, das sich durch das Fehlen des Kerns in einzelnen Platten anzeigt. An der Zungenwurzel findet man adenoides Gewebe an den sog. Zungenbälgen zwischen den Papillae circumvallatae und dem Kehldeckel; von hier wandern unaufhörlich zahlreiche Leukozyten aus dem adenoiden Gewebe der Propria aus, um sich als sog. Speichelkörperchen dem Mundhöhlenschleim beizumengen.

Während der Pharynx ein mehrschichtiges, über zahlreiche Papillen und Schleimdrüsen ausgebreitetes Plattenepithel besitzt, ist die Schleimhaut des Cavum pharyngo-nasale von mehrschichtigem, zylindrischem Flimmerepithel überzogen. Hier an der Pharynxtonsille sowohl, wie besonders an den eigentlichen Tonsillen findet sich massenhaftes adenoides Gewebe, das für reichliche Absonderung der Speichelkörperchen sorgt.

Das geschichtete Pflasterepithel des Pharynx setzt sich durch die ganze Speiseröhre fort, deren Papillen führende Mucosa von der viele Schleimdrüsen enthaltenden Submucosa und weiterhin von der derben Muskel- und Faserhaut umschlossen ist.

Die Schleimhaut des Magens ist aus Epithel, Propria mit Muskelschicht und Submucosa gebildet. Das Epithel ist ein schleimbildendes Zylinderepithel; die Propria ist von dicht aneinander gestellten Drüsen durchsetzt, die als Fundus- und Pylorusdrüsen unterschieden werden. Sie bieten insofern Verschiedenheiten dar, als in diesen nur den sogenannten Hauptzellen gleichende (Ebstein) Zylinderepithelzellen gefunden werden, während jene in ihrem Innern außer den Hauptzellen noch Belegzellen führen. Die Hauptzellen stellen ein niedriges Zylinderepithel dar, das im granulierten Protoplasma einen scharf hervortretenden Kern einschließt, während die Belegzellen, welche zur Verdauungszeit erheblich an Umfang zunehmen, in mehr rundlicher Form erscheinen. Die Hauptzellen sind in der Höhe der Verdauung stark getrübt und etwas geschwollen, sodaß der am nüchternen Magen deutliche Unterschied etwas verwischt wird. Beide Drüsen zeigen tubulösen Charakter.

Die Darmschleimhaut trägt ein hier und da von (verschleimten) ovalen Becherzellen unterbrochenes Zylinderepithel.

A. Untersuchung der Mundhöhle.

Über das häufige Vorkommen von Kokken, Stäbchen, Spirillen und von Leptothrixvegetationen in der Mundhöhle haben wir schon wiederholt gesprochen. Ihr Auftreten kann als physiologisch gelten, und nur eine übergroße Menge, wie sie zeitweise bei völlig fehlender Mundpflege und zahlreichen hohlen Zähnen beobachtet wird, ist als krankhaft zu betrachten.

Größere Beachtung verdienen die Ansiedelungen des **Soorpilzes** (s. S. 77).

Dieser tritt vorzugsweise bei Kindern und geschwächten Erwachsenen auf und beginnt an der Schleimhaut des weichen Gaumens,

der Zunge oder Wange. Durch das Zusammenfließen vieler einzelner Pilzeruptionen kommt es oft zu ausgedehnten, die Mund- oder
Rachenhöhle auskleidenden Belägen, deren rein weiße oder schmutzig
graugelbe Farbe und leichte, ohne Verletzung der Schleimhaut zu
bewirkende Abhebbarkeit für den Soorpilz schon charakteristisch ist.
Bringt man ein kleines Teilchen der „Pseudomembran" unter das
Deckglas, so ist die Diagnose sofort zu entscheiden (s. Fig. 5).

Gleichzeitig mit dem Soor, aber auch ohne diesen, begegnet
man bei Säuglingen in der Gegend der Hamuli pterygoidei nicht
selten symmetrischen, weißen oder mehr weißgelblichen Stellen, die
gewöhnlich als Bednarsche Aphthen beschrieben werden. Die runden
oder mehr ovalen, 2—4—8 mm im Durchmesser großen Stellen
bluten leicht bei Berührung; schabt man etwas von den nicht selten
erodierten Stellen ab, so findet man in dem gefärbten Trockenpräparat
ausschließlich Staphylo- und Streptokokken.

Auf die seltene Gonokokkeninvasion in der Mundschleimhaut von Neugeborenen ist S. 33 schon hingewiesen
worden.

In den gelblichen oder weißgelben Pfröpfen bei **Angina
tonsillaris acuta** findet man bei der mikroskopischen Untersuchung außer Eiterkörperchen und fettigem Detritus massenhafte Bakterien, die auch sonst in der Mundhöhle angetroffen
werden. Eine spezifische Art ist noch nicht entdeckt.

Aus den **Tonsillen** solcher Leute, die schon öfter lakunäre
Entzündungen überstanden haben, kann man nicht selten gelbliche, meist sehr übelriechende, unter dem Deckglas platt zer-
drückbare Pfröpfe herausnehmen, die mikroskopisch außer
massenhaften Bakterien fettigen Detritus und Fettnadeln erkennen lassen.

Ganz gleichartige Bröckelchen, hin und wieder mit Kalk
inkrustiert, werden von manchen Individuen mit Husten und
Räuspern, allein oder in Schleim eingebettet, ausgespien und
veranlassen oft große Beunruhigung. Sie stammen entweder
aus den Lakunen der Tonsillen oder aus den Schleimhaut-
follikeln der seitlichen Rachenwände. Gewöhnlich haben
die Pfröpfe Hirsekorngröße, bisweilen aber sogar
Bohnengröße! Die größten, die ich selbst beobachtete, hatten
Kleinerbsengröße.

Manchmal sieht man bei solchen Kranken erbsen- bis
kleinkirschengroße **Cystenbildungen an den Tonsillen.** Das

durch oberflächlichen Einstich entleerte Sekret hat bald eine
dünnflüssige, rötliche, bald mehr breiartige, gelbrötlich gefärbte Beschaffenheit. Außer fettigem Detritus und Fettnadeln
fand ich mehrmals in derartigen Cysten Cholesterintafeln
und einmal Hämatoidintäfelchen und Nadeln. Neben dem
Cholesterin sah ich meist große, mattglänzende Gebilde, die
bis zu einem gewissen Grade großen, dotterkugelhaltigen
Eiern glichen. Sie verschwanden auf wiederholten
Ätherzusatz; die Übergangsbilder zeigten oft täuschende
Ähnlichkeit mit Durchschnitten größerer Seemuscheln.

In Tonsillar- und Retropharyngealabszessen findet man
in dem meist ziemlich dicken, gelbweißen Eiter massenhafte,
in mehr oder weniger vorgeschrittener Fettumwandlung begriffene Eiterzellen, viel freies Fett und zahlreiche Bakterien.
Auch kleine Pigmentkörnchen und Schollen sind nicht selten.

In einem Falle beobachtete ich, wie schon S. 83 erwähnt,
eine üppige Leptothrixflora mit zahlreichen Cercomonas-
gebilden (Fig. 9). Auch ziemlich reichliche eosinophile Zellen
waren zugegen.

Bei der großen Bedeutung, die den Tonsillen als Eingangspforte für infektiöse Bakterien wohl unzweifelhaft zukommt,
wird es geraten sein, der bakteriologischen Untersuchung
solcher Pfröpfe eine größere Aufmerksamkeit als bisher zu
widmen. In dieser Richtung ist die schon jetzt vorliegende
Erfahrung Birch-Hirschfeld's wichtig, der 2 mal in solchen
Herden Tuberkelbazillen nachweisen konnte. Außer den Ton-
sillarlakunen kommen auch kariöse Zähne in Betracht.

Zur Diagnose der **kroupösen und diphtherischen Erkrankungen** der Fauces muß die Mikroskopie besonders im Beginn
wesentlich beitragen. Wir verweisen auf die S. 60 gegebene
Darstellung.

Bei der ausgebildeten Erkrankung findet man in den
weißen Belägen ein mehr oder weniges dichtes fibrinöses Filz-
werk (s. S. 191 Fig. 39), dessen Zusammensetzung an den
schwierig zu zerkleinernden Membranen nur in den peripheren
Abschnitten des Bildes einigermaßen erkannt werden kann.
Auf (1—2 %) Essigsäurezusatz treten die in dem allmählich
bis zu völliger Transparenz aufgehellten Flechtwerk ein-
gebetteten Rundzellen und Epithelien mit ihren Kernen deut-

licher hervor. Schreitet die Diphtherie auf die Atmungswege
fort, so werden oft lange Kroupgerinnsel ausgehustet, die schon
oben beschrieben sind (S. 185).

Die **Tuberkulose** der Mund- und Rachenhöhle kommt im
allgemeinen nur selten zur Beobachtung.

Sie tritt anfangs in der Regel unter dem Bilde miliarer Knötchen
auf, die, teils vereinzelt, teils zu Gruppen vereint, bald am Zungenrand,
bald und mit größerer Vorliebe die seitliche und hintere Rachenwand be-
setzen und bei ihrem regelmäßig zu beobachtenden Zerfall zu meist oberflächlichen, unregelmäßig begrenzten, oft wie zerfressenen Geschwüren
führen. Außer dem grauen oder mehr mißfarbenen, speckigen Grunde
ist die Gegenwart grauweißlicher, durchscheinender Knötchen in der Umgebung der Geschwüre von Bedeutung.

Gesichert wird die Diagnose aber erst durch den Nachweis der Tuberkelbazillen.

Man schabe aus dem käsig erscheinenden Geschwürsgrunde
oder dem Rande etwas von dem schmierigen Sekret ab, zerreibe es
im Uhrschälchen, wenn nötig unter Zusatz von einigen Tropfen
physiologischer Kochsalzlösung, und verarbeite es zu Deckglastrockenpräparaten, die in der oben beschriebenen Weise gefärbt werden.

Nicht selten ist man auf diese Weise in der Lage, die spezifischen Bazillen nachzuweisen. Gelingt es nicht, so müssen größere
Gewebsteilchen entnommen, gehärtet und im Schnitt die Färbungen
ausgeführt werden.

B. Befund bei Krankheiten des Magens.

1. Die Mikroskopie des Mageninhaltes.

Die **Mikroskopie** hat bei der Diagnose der Magen-
störungen in der Regel nur selten entscheidenden Wert. Wir
untersuchen mit dem Mikroskop den durch Erbrechen oder
absichtliche Ausheberung (oder Spülungen) zu Tage geförderten
Mageninhalt. (Fig. 49.)

Außer den schon mit bloßem Auge wahrnehmbaren gröberen
Nahrungsresten, Fremdkörpern und abnormen Färbungen durch
Galle oder Blut findet man u. a.:

a) **Speisereste** der animalischen und vegetabilischen Kost. In mehr oder weniger vorgeschrittener Auflösung begriffene **Muskelfasern**, an denen die Querstreifung meist deutlich erhalten, manchmal aber etwas verwischt sein kann. **Milchreste** in Kaseïnflocken, Fetttröpfchen u. s. f., Pflanzenzellen in mannigfachen Formen, die deutliche Stärkereaktion geben.

b) **Schleim,** durch die Essigsäurefällung sicher zu erkennen. Er stammt teils aus dem Magen, teils aus Speiseröhre und Pharynx.

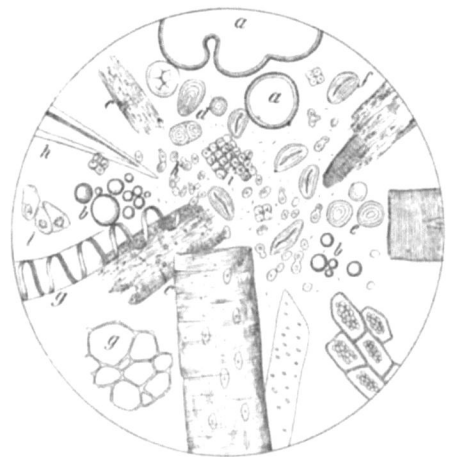

Fig. 49.

Mageninhalt, mikroskopisches Sammelbild. V. 350.
a Luftblase, b Öltröpfchen, c Muskelfasern, meist in Auflösung, d Kartoffelstärke,
e gequollene Roggenstärke, f Leguminosenstärke, g verschiedene Pflanzenzellen,
h Pflanzenhaar, i Sarzine, k Hefepilze, l Magendrüsenzellen.

c) **Blut** kommt in größeren Mengen bei der Magenblutung vor, ist im Anfang meist mit Nahrungsresten untermischt, erscheint bei fortbestehender Blutung rein; sieht bald hell, bald, und zwar in der Regel, dunkelrot aus und zeigt unter dem Mikroskop die roten Blutkörper meist etwas geschrumpft oder zum Teil ausgelaugt. Kommt es in einer braunen, dunkelkaffeesatzähnlichen Beschaffenheit zum Vorschein, so sind die Blutkörper meist gar nicht mehr erkennbar. Dagegen gelingt der Nachweis des Blutfarbstoffes auf chemischem und mikroskopischem Wege (s. Blut, S. 170 u. f.).

d) **Epithelien** und **Drüsenschläuche** werden im erbrochenen fast niemals, hin und wieder im ausgeheberten Mageninhalt gefunden.

Es sind deutliche Zylinderformen oder die aus Drüsenschläuchen
stammenden Haupt- oder Belegzellen (s. Fig. 49).

Äußerst selten begegnet man spezifischen Neubildungszellen,
von denen später die Rede ist (s. Krebs).

e) Parasiten.

1. Pflanzliche sind stets anwesend. Kokken, Stäbchen und Spirillen
finden sich in jedem, auch ganz normalen Mageninhalt; Sarcina ventriculi und Hefe werden sehr häufig bei Stagnation
gefunden, mag freie H Cl vorhanden sein oder fehlen.

Der Nachweis dieser Gebilde wird dadurch leicht geführt,
daß man mit einer Pipette vom Boden des Gefäßes, in dem
der Mageninhalt aufbewahrt ist, etwas aufnimmt und nun ein
Tröpfchen — unverdünnt oder mit etwas Wasserzusatz —
frisch untersucht. Die Sarcina ventriculi (Fig. 49, i) ist
durch ihre deutliche Tetradenform und „warenballenartige"
Zusammenlagerung derart ausgezeichnet, daß eine Verwechslung für jeden, der sie einmal gesehen hat, unmöglich ist.
Die Einzelzellen erscheinen mehr oder weniger fein granuliert.
In jüngster Zeit hat Oppler durch Züchtungsversuche 5 Sar-
zinearten unterschieden, von denen die orangegelbe Sarzine
dadurch ausgezeichnet erscheint, daß sie allein bei saurer
Reaktion des Nährbodens üppig gedeiht, während die anderen
Arten nur auf alkalischem Boden wuchsen. Auf 2 % Trauben-
zucker-Gelatine gelang die Züchtung am besten.

Die Hefepilze (Fig. 49, k) sind schon S. 73, soweit es nötig
ist, besprochen.

Bei Cholerakranken können im Erbrochenen, und zwar in
den Schleimflöckchen, die charakteristischen Bazillen vorkommen.

2. Nur selten zeigen sich tierische Parasiten im Erbrochenen;
eigentlich handelt es sich nur um kleinere und größere Spul-
würmer; doch sind gelegentlich Oxyuris und Anchylostomum,
sowie Hunderte von lebenden Larven der gewöhnlichen Stuben-
fliege gefunden worden.

f) Eiter kann dem Erbrochenen aus zufällig entleerten Abszessen
der Mund- und Rachenhöhle oder bei Erkrankungen des Respirationstractus beigemengt sein. Aus dem Magen stammt er nur in den
seltenen Fällen der phlegmonösen Gastritis nach Verbrennungen,
Ätzungen u. s. f. oder bei Perforationen von Eiterherden in der Umgebung des Magens.

g) Als mehr zufällige Beimengungen sind zu nennen: kleinere
und gröbere Fremdkörper; kleine Steine, Haare, Mohnkörner,

Bilsenkrautsamen, Goldregensamen u. dergl., die entweder
durch spontanes oder künstlich hervorgerufenes Erbrechen zur Beobachtung kommen.

**Aussehen und mikroskopisches Verhalten des Erbrochenen
(oder Ausgeheberten) bei besonderen Krankheiten.**

1. Bei akuten und chronischen Katarrhen ist besonders
der Schleimgehalt auffällig vermehrt, die Bakterienflora in der
Regel reichhaltiger; bei der chronischen Form finden sich sehr
oft Hefe und Sarzine. Rundzellen sind häufig, Epithelien
seltener. Bei Ausheberungen kommen ab und zu halblinsen-
große, oberflächliche Schleimhautlagen zu Gesicht, die mikroskopisch sehr schön eine zusammenhängende Epithelschicht
zeigen, die von mehreren Drüsenmündungen durchbrochen
erscheint. Derartige Schädigungen erfolgen entschieden leichter
bei der Gastritis chronica (sind aber bei Vorsicht zu vermeiden).

2. Bei Ektasie sind diese pathologischen Erscheinungen
gesteigert, Sarzine und Hefe massenhaft anzutreffen, besonders
dann, wenn es sich um Erweiterungen handelt, die nicht durch
Karzinom bedingt sind. Bei letzterem ist das Vorkommen der
beiden Pilze nicht so regelmäßig. Nach mehrstündigem
Stehen tritt deutliche Gärung und „ein Aufgehen" des
Erbrochenen ein.

3. Das Ulcus rotundum führt häufig zu blutigem Erbrechen; außer dem mit Speiseresten gemischten Blut kann
auch reines Blut, und zwar bis zu 1 Liter und darüber herausgegeben werden. Es ist selten hell-, meist dunkelrot, flüssig
oder klumpig geronnen; hin und wieder erscheint es als
braune, kaffeesatz- oder teerartige Masse. Mikroskopisch
finden sich meist noch rote, zum Teil geschrumpfte Blutkörper;
sind sie sämtlich zerstört, so ist der chemische oder spektroskopische Nachweis des Blutfarbstoffes zu führen.

Das Erbrochene reagiert meist sauer.

4. Bei Krebs des Ösophagus und Magens können
ab und zu beim Sondieren mit dem Magenrohr im Fenster
Teile der Neubildung mit entfernt werden und die Diagnose
sicherstellen. Sehr viel seltener glückt es, im Erbrochenen
spezifische Formelemente aufzufinden. Die Entscheidung, ob
die morphotischen Teilchen wirklich einer Neubildung oder

der gesunden Schleimhaut entstammen, ist in jedem Falle
schwer. Eine spezifische Krebszelle gibt es eben
nicht. Nur wirklich „konzentrisch geschichtete" Zellenhaufen,
„Krebsperlen", dürfen als positiv beweisend angesprochen
werden, einzelne Epithelfetzen, bei denen mikroskopisch jede
Andeutung des alveolären Baues fehlt, sind völlig bedeutungslos.

Ich habe nur in ganz vereinzelten Fällen von Krebs der
Speiseröhre oder des Magens die bedeutungsvollen „Krebsperlen" gefunden.

Die beim Magenkrebs erbrochenen Massen richten
sich sonst, was Menge und Art betrifft, meist nach dem Sitze
der Neubildung. Die bei der Cardia oder deren Umgebung
sitzenden Karzinome verursachen in der Regel baldiges Erbrechen der eingeführten Nahrung, die in massenhaften Schleim
eingebettet nur wenig verändert abgeht. Sie zeigt faden, bei
verjauchtem Krebs äußerst übeln Geruch.

Von großem diagnostischen Wert ist die nicht seltene Wahrnehmung, daß beim Magenkrebs der ausgehoberte Mageninhalt einen
widerwärtigen (Verwesungs-) Geruch verbreitet.

Unklare Fälle, bei denen Aufstoßen, Erbrechen und fühlbare
Geschwulst fehlen, können dadurch mit einem Male richtig gedeutet
werden, was mir besonders bei mehreren Fällen begegnet ist, die
unregelmäßiges chronisches Fieber ohne vorherrschende Magen-
symptome dargeboten hatten.

Die bei Krebs in der Gegend des Pylorus ausgebrochenen
Massen sind meist sehr reichlich, übel-säuerlich riechend, grau
oder mehr dunkelbräunlich und enthalten oft große, mehr
oder weniger in Umwandlung begriffene Speisemengen. Je
nachdem kleinere oder größere Blutaustritte stattgefunden
haben, ist die Färbung des Erbrochenen kaffee- oder schoko-
ladenähnlich. Beim Stehen der ganzen Menge tritt eine Art
von Schichtenbildung ein, indem sich die schweren Speiseteile
zu Boden setzen und über diesen eine wäßrige, schmutzig getrübte und schleimig-schaumige Schicht zu bemerken ist. Auch
ist oft in ähnlicher Weise, wie wir dies bei der Ektasie schon
berührten, ein „teigartiges Aufgehen" zu bemerken.

Mikroskopisch findet man außer zahlreichen Nahrungsresten und Spaltpilzen oft Sarzine und Hefe. Nur selten sind
unveränderte rote Blutzellen vorhanden; in der Regel ist der

Nachweis von Blutfarbstoff chemisch oder spektroskopisch zu erbringen.

5. Akute phlegmonöse Gastritis führt wohl immer zu Erbrechen; in den entleerten Massen braucht aber gar kein Eiter gefunden zu werden, dagegen beobachtet man stets Epithelverbände. Leube fand Eiter im Erbrochenen, obwohl nur eine heftige Gastritis mit ungewöhnlich starker eitriger Sekretion auf der freien Oberfläche der Schleimhaut — ohne Beteiligung der Submucosa — vorlag.

2. Prüfung der Saftsekretion durch die chemische Untersuchung des Mageninhalts.

Zur Untersuchung eignet sich ausschließlich der mit dem Magenrohr gewonnene Inhalt, da die erbrochenen Mengen durch den massenhaft aus Speiseröhre, Rachen- und Mund-höhle während des Brechens beigemengten Schleim verändert sind. Der 1 Stunde nach einem Teefrühstück[1]) oder 4 Stunden nach Leubescher Probemahlzeit[2]) ausgepreßte Inhalt wird mit Gesicht und Geruch geprüft, sodann filtriert und der chemischen Untersuchung unterworfen. Diese hat in erster Linie die Reaktion (mit Lackmuspapier) und die Gegenwart „freier HCl" zu bestimmen; weiterhin kommt die quantitative Feststellung der HCl und die qualitative Untersuchung auf Milchsäure in Frage; endlich ist der Nachweis von Pepsin und Labferment zu führen und der Stand der Eiweiß- und Stärkeverdauung zu bestimmen.

Von verschwindend seltenen Ausnahmen abgesehen, reagiert der gewonnene Mageninhalt stets sauer. Diese Reaktion ist in erster Linie bedingt durch die freie und die an Basen und Eiweißkörper gebundene HCl, ferner durch organische Säuren, von denen vor allen andern die Milchsäure, seltener die Butter- und Essigsäure in Betracht kommen; auch diese können frei oder gebunden auftreten. Endlich bewirken die sauren phos-

---

[1]) (2 Tassen schwarzen Thees ohne Zucker und Milch und 1 trockene Semmel.)

[2]) (1 Suppenteller voll Graupensuppe, $1/_3$ Pfd. gekochtes Rindfleisch, 1 Semmel und etwas Wasser.)

phorsauren Salze zu einem nicht geringen Teil die saure
Reaktion.

a) Bedeutung und Nachweis der freien HCl.

Es kann keinem Zweifel unterliegen, daß die Bedeutung
der freien HCl, wie dies zuerst von physiologisch - chemischer
Seite nachdrücklich hervorgehoben worden ist, zur Hauptsache
auf ihrer antiseptischen Einwirkung beruht: erst in zweiter
Linie kommt ihr peptonisierender Einfluß in Frage. Die im
Magen auftretenden HCl-Werte genügen vollauf, um die meisten
mit der Nahrung eingeführten Fäulnismikrobien und eine
Reihe infektiöser Bakterien zu töten. Dadurch, daß bei der
regelmäßigen peristaltischen Bewegung des Magens stets neue
Teile der eingeführten Nahrung mit der Drüsenfläche in unmittelbare Berührung gebracht werden, kann der antiseptische
Einfluß der beständig abgeschiedenen, physiologisch wirksamen, starken Mineralsäure auf die vorhandenen Bakterien
voll eintreten.

Der peptonisierende Einfluß des Magensaftes ist gewiß
nicht gering zu achten, aber wohl völlig durch die Funktion
des Pankreas zu ersetzen. Dagegen fehlt dem Organismus ein
Ersatz für die fäulniswidrigen Eigenschaften der Säure. Es
sei kurz erwähnt, daß die Schleimhaut der Pars pylorica nur
das Pepsin, die des Fundus außer dem Pepsin auch die Salzsäure absondert. Unter normalen Verhältnissen kann der
Magensaft 0,15—0,3% freie HCl enthalten.

Daß die mehr oder weniger starke Eiweißfäulnis im Darm von
der HCl-Desinfektion der Ingesta im Magen abhängig ist, lehrten
außer physiologischen Erfahrungen vor allem die Untersuchungen
von Kast, der bei künstlicher Ausschaltung der HCl durch Darreichung größerer Gaben von doppeltkohlensaurem Natron stets
ein paralleles Ansteigen der Ätherschwefelsäure (s. u.) feststellte.
Mester wies nach, daß bei Hunden, die durch Darreichung völlig
chlorfrei gemachten Fleisches absolut „chlorfrei" geworden waren,
die Darmfäulnis sofort in hohem Grade einsetzte, sobald den Hunden
gefaultes chlorfreies Fleisch gegeben wurde. Dagegen sank die
Menge der Ätherschwefelsäure sofort, trotz der weiteren Fütterung
fauligen Fleisches, wenn die Tiere infolge wiederhergestellter Chlor-
zufuhr freie HCl entwickeln konnten.

Qualitativer Nachweis der freien Salzsäure.

1. Congopapier wird durch freie Säuren gebläut, und zwar deutlich kornblumenblau nur durch freie HCl; durch Milchsäure wird dieser Farbenton nur bei einer Konzentration, wie sie im Magen nie auftritt, hervorgerufen. In der Regel kann man diese Prüfung so vornehmen, daß man einen Streifen Congopapier[1]) einfach in den gewonnenen Chymus eintaucht; beigemengter Schleim und Fett können gelegentlich aber stören und die Prüfung am Filtrat fordern. Die Reaktion wird dann etwas abgeschwächt.

2. Methylviolettlösung wird durch Spuren freier HCl himmelblau gefärbt.

Man stellt sich eine schwache, noch deutlich violett erscheinende wäßrige Lösung her, verteilt sie zu gleichen Hälften in 2 Reagensgläser und gibt zu dem einen wenige Tropfen des Filtrats. Bei Gegenwart freier HCl erfolgt himmelblaue Färbung, die in auffälliger Weise von der violetten Kontrollprobe abweicht.

3. Tropäolin. Die alkoholische gelbbraune Lösung wird durch Zusatz verdünnter Salz- (Milch- und Essig-) Säure rubinrot gefärbt. Nach Boas ist der Körper als sicheres Salzsäurereagens folgendermaßen verwendbar:

In einem Porzellanschälchen werden 3—4 Tropfen konz. alkohol. Tropäolinlösung mit ebensoviel Tropfen des Chymusfiltrats gemischt. Erhitzt man bei schwacher Wärme, so zeigen sich bei Gegenwart freier HCl lebhafte lila oder blaue Streifen am Rand, die in ähnlicher Weise nie durch organische Säuren erzeugt werden.

4. Günzburgsche Probe mit Phloroglucin-Vanillin.

Man gibt von dem aus 2 T. Phloroglucin, 1 T. Vanillin und 30 T. Alkohol gebildeten Reagens 3—4 Tropfen in ein Porzellanschälchen und ebensoviel von dem Filtrat. Durch Erhitzen über kleiner Flamme und vorsichtiges Hin- und Herbewegen des Tropfens in der Schale wird bei Gegenwart freier HCl ein lebhaft roter Spiegel erzeugt. Es ist streng zu beachten, daß der Tropfen nicht ins Kochen geraten darf, da bei Siedehitze die Reaktion ausbleibt.

Die Prüfung ist auch mit einem aus der Günzburgschen Lösung bereiteten Filtrierpapier ausführbar. Ein mit Mageninhalt betupfter Streifen gibt beim Erwärmen lebhafte Rotfärbung.

---

[1]) Von Merck in Darmstadt zu beziehen.

Die letztgenannte Probe ist für den sicheren Nachweis freier H Cl am meisten zu empfehlen, da der Spiegel nie durch organische Säuren hervorgerufen sein kann. Leider ist das Günzburgsche Reagens nicht haltbar, da es oft bald einen tief braunrötlichen Ton annimmt und zur Prüfung unbrauchbar wird. Ratsam ist die gesonderte Aufbewahrung von alkoholischer Vanillin- und alkoholischer Phloroglucinlösung, von denen man bei Ausführung der Probe je 1—2 Tropfen auf die Schale gibt.

Nach meinen eigenen langjährigen Erfahrungen ist das Congopapier zur raschen Orientierung, die Günzburgsche Probe zur genaueren Bestimmung am geeignetsten.

Nach Ewald wird das Congorot schon bei 0,1 % HCl gebläut, die wäßrige Methylviolettlösung durch 0,24 % himmelblau, die Tropäolinlösung bei 0,25 % gebräunt, während das Günzburgsche Reagens noch 0,05 % HCl anzeigt.

Die **qualitative** Bestimmung der freien HCl ist für die Praxis in der Regel ausreichend. Ganz besonders genügt sie bezüglich des therapeutischen Handelns in den Fällen, wo das völlige Fehlen der freien HCl erwiesen ist. Dies ist nach meinen eigenen vieljährigen Untersuchungen nicht so selten der Fall. Am wichtigsten ist hierbei die Tatsache, daß die freie HCl fast in allen Fällen von Magenkrebs (mindestens in 90%) völlig fehlt. Eine Ausnahme machen eigentlich nur die Fälle, wo der Krebs sich auf dem Boden eines Ulcus ventriculi entwickelt hat; dann können sogar Werte bis zu 2,8 % freie HCl beobachtet werden, wie ich nach eigener, bei 4 Fällen autoptisch gesicherter Erfahrung bestätigen kann.

Die freie HCl fehlt bei der im allgemeinen seltenen Atrophie der Magenschleimhaut, ferner in vielen Fällen von akuter Dyspepsie und bei vielen fieberhaften Erkrankungen, sowie mindestens in der Hälfte der Fälle bei Chlorose und bei einer großen Zahl von chronischen Dyspepsien (Alkoholismus); sie ist bei Ulcus ventriculi fast stets vorhanden, bisweilen in erhöhtem Grade (bis zu 6 %), hält sich bei diesem auch nicht selten, wenn schon eine teilweise Umwandlung in Krebs stattgefunden hat. Die nervösen Dyspepsien zeigen die auffälligsten Abweichungen: Hyperazidität und Hypersekretion, sowie Verminderung der freien HCl werden beobachtet und nicht selten findet man bei ein und demselben Individuum bald das eine, bald das andere Verhalten. Im nüchternen Magen völlig Gesunder sind wiederholt mäßige Mengen salzsauren Sekrets gefunden; nur das Auftreten größerer Mengen und hoher HCl-Werte (5 % und darüber) ist als pathologisch anzusehen. (Kontinuierlicher Magenfluß.)

Quantitative Bestimmung der Salzsäure.

Hierbei kommt es vor allem darauf an, ob man ausschließlich die freie, physiologisch wirksame, oder mit dieser auch die an Basen gebundene Salzsäure berechnen will. Die Literatur des letzten Jahrzehnts ist sehr reich an mehr oder weniger wertvollen, zu obigem Zweck angegebenen Methoden. Eine Wiedergabe der verschiedenen Verfahren ist hier nicht ausführbar; eine kritische Beleuchtung findet man in der vortrefflichen Schrift von Martius und Lüttke (1892). Auch Ewald und Boas geben in ihren Lehrbüchern die meisten Vorschriften genauer an.

Ich beschränke mich hier auf die folgenden, für die Praxis völlig ausreichenden Methoden.

1. Bestimmung der Gesamtazidität.

Bei diesem Verfahren wird außer der physiologisch wirksamen freien auch die gebundene Salzsäure nachgewiesen; es werden aber auch alle übrigen organischen (freien und gebundenen) Säuren und die sauren (besonders die phosphorsauren) Salze mit bestimmt. Von organischen Säuren kommen hauptsächlich die Milch-, Butter- und Essigsäure in Betracht, deren Reaktion weiter unten berücksichtigt wird. Ist ihre Gegenwart mit einiger Sicherheit auszuschließen, so darf in praxi die berechnete Gesamtazidität als Ausdruck der abgeschiedenen Gesamtsalzsäure betrachtet werden. Ein hoher Grad wird selbst für den Fall, daß durch die vorhin besprochenen Farbstoffreaktionen das Fehlen freier Salzsäure erkannt worden ist, ein relativ günstiges Verhalten anzeigen, da immerhin eine lebhafte Einwirkung auf die Spaltpilze und eine reichliche Sättigung der Albuminsubstanzen anzunehmen ist. Die Art der Nahrungsmittel kommt bei dieser Bestimmung insofern in Betracht, als die abgesonderte HCl z. B. von der

Milch in auffälligster Weise in Beschlag genommen wird, besonders von den phosphorsauren Salzen und dem Kaseïn. Dadurch ist wohl auch die Tatsache erklärt, daß man bei gesunden Säuglingen selten freie HCl findet. Niedere Werte der Gesamtazidität bezeichnen stets eine durchaus ungenügende Drüsenfunktion.

Ausführung der Bestimmung.

Man titriert das Filtrat des Mageninhalts mit $1/10$-Normalnatronlauge[1]) unter Benutzung von Phenolphtaleïn (oder Lackmustinktur) als Indikator. Man läßt aus der Bürette $1/10$-Normalnatronlauge tropfenweise in ein Porzellanschälchen oder in ein Becherglas fließen, worin 5—10 ccm des Filtrats mit 1—2 Tropfen einer 1% alkoholischen Phenolphtaleïnlösung versetzt sind; man träufelt unter stetem Umrühren bis zu deutlicher bleibender Rotfärbung zu. Bei der Berechnung drückt man der Einfachheit wegen die Gesamtazidität in Prozenten der $1/10$-Normalnatronlauge aus. Sind beispielsweise für 10 ccm Filtrat 8 ccm der $1/10$-Normalnatronlauge gebraucht, so sprechen wir von 80% Gesamtazidität; oder wir berechnen mit Rücksicht darauf, daß 1 ccm der $1/10$-Normalnatronlauge 0,00365 Salzsäure entspricht, die Azidität direkt auf Salzsäure; für obigen Fall können wir also die Azidität $= 80 \times 0,00365$, d. i. zu 0,29% Salzsäure festsetzen.

---

[1]) Unter Normallösung versteht man eine Flüssigkeit, die in 1 l so viel Gramme eines Körpers enthält, als dessen Äquivalentgewicht beträgt. Das Äquivalentgewicht des Chlors z. B. ist 35,5, das des Wasserstoffs 1, das der Verbindung HCl $35,5 + 1 = 36,5$; d. h. eine Normalsalzsäurelösung enthält 36,5 g chemisch reines Salzsäure-Anhydrid im Liter. Gleicherweise berechnet man den Gehalt einer Normalkalilösung aus den Daten $K = 39$, $H = 1$, $O = 16$ zu 56 g.

Da die Verbindung von Ätzkali und Salzsäure zu einem neutralen Salze in den Verhältnismengen von 56:36,5 nach der Formel $KHO + HCl = KCl + H_2O$ verläuft, so ist klar, daß gleiche Raumteile der Normal-Kali- und Salzsäurelösung sich genau neutralisieren müssen. Die Herstellung solcher Lösungen ist zeitraubend. Normalsalzsäure- und Kalilauge sind offizinell; die für medizinische Zwecke erforderlichen Zehntellösungen stellt man mit hinreichender Genauigkeit durch Versetzen von 1 Teil Normallösung mit 9 Teilen Wasser her. Genaueres siehe in den Lehrbüchern der Maßanalyse, namentlich Medicus, Maßanalyse für Mediziner, Stuttgart 1888.

2. Quantitative Bestimmung der freien Salzsäure nach Mörner und Boas.

Man benutzt eine wäßrige Congorotlösung, die wir oben als ein sehr brauchbares Reagens auf freie H Cl kennen gelernt haben, versetzt diese mit dem zu prüfenden Filtrat, das bei Gegenwart freier H Cl einen bläulichen Umschlag der roten Farbe bewirkt, und titriert mit $^1/_{10}$-Normalnatronlauge, bis die Mischflüssigkeit wieder den congoroten Farbenton annimmt und behält. Die Zahl der verbrauchten ccm der Natronlauge geben unmittelbar den Gehalt von freier H Cl an. Boas hat mit Recht darauf hingewiesen, daß die etwaigen Beimengungen von organischen Säuren das Resultat für gewöhnlich nicht trüben; jedoch ist man in solchen Fällen, wo das Uffelmannsche Reagens oder der Geruchsinn einen starken Gehalt an organischen Säuren ergeben haben sollten, genötigt, diese vor der Bestimmung durch wiederholtes Ausschütteln mit Äther zu verjagen.

3. Folgende Methode scheint mir am zweckmäßigsten:

Zu 10 ccm des zu untersuchenden, filtrierten Magensaftes wird aus einer Bürette tropfenweise $^1/_{10}$-Normalnatronlauge zugesetzt. Nach jedesmaligem Zusatz von 5—10 Tropfen entnimmt man dem Gemisch mittels eines Glasstabes einen Tropfen und läßt diesen in eine Schale mit verdünnter etwa 0,02% Congolösung fallen. Solange die Salzsäure des Magensaftes nicht neutralisiert ist, ruft der Tropfen eine tiefblaue Färbung in dem Reagens hervor, sodaß man also so viel Natronlauge hinzuzusetzen hat, bis der Tropfen keinen blauen Ring mehr hervorruft. Darauf wird die Anzahl der verbrauchten ccm $^1/_{10}$-Normalnatronlauge mit 0,0365 multipliziert. Die gewonnene Zahl gibt den Prozentgehalt an Salzsäure an. Auch bei dieser Methode wirken gelegentlich organische Säuren störend.

Darauf versetzt man, um die **Gesamtazidität** zu bestimmen, die vorher auf freie Säure titrierte Flüssigkeit mit 2—3 Tropfen einer 1%-igen Alkohol-Phenolphtaleïnlösung und läßt so lange unter Umrühren mit dem Glasstab $^1/_{10}$-Normalnatronlauge zuträufeln, bis die eintretende Rotfärbung nicht wieder verschwindet.

Durch Multiplikation der gesamten Menge der verbrauchten $^1/_{10}$-Normalnatronlauge mit 0,00365 erhält man die Gesamtazidität, auf Salzsäure berechnet, in Prozenten.

Zur Umrechnung dient folgende Tabelle (s. unten).

Die beschriebenen Methoden dürften im allgemeinen für die Ansprüche der Praxis genügen; daß sie nicht gerade exakt sind, ist nach unsern obigen Auseinandersetzungen klar. Berücksichtigt man aber die Gegenwart der organischen Säuren und vertreibt man diese vor den Bestimmungen, so werden die Methoden einen hinreichenden Einblick in die wichtige Drüsenfunktion zulassen.

Tabelle zur Umrechnung der $^1/_{10}$-Normalnatronlauge (ccm) in Salzsäure (⁰/₀₀).

0,1	0,0365	2,1	0,7665	4,1	1,4965	6,1	2,2265	8,1	2,9565
0,2	0,0730	2,2	0,8030	4,2	1,5330	6,2	2,2630	8.2	2,9930
0,3	0,1095	2,3	0,8395	4,3	1,5695	6,3	2,2995	8,3	3,0295
0,4	0,1460	2,4	0,8760	4,4	1,6060	6,4	2,3360	8,4	3,0660
0,5	0,1825	2,5	0,9125	4,5	1,6425	6,5	2,3725	8,5	3,1025
0,6	0,2190	2,6	0,9490	4,6	1,6790	6,6	2,4090	8,6	3,1390
0,7	0,2555	2,7	0,9855	4,7	1,7155	6,7	2,4455	8,7	3,1855
0,8	0,2920	2,8	1,0220	4,8	1,7520	6,8	2,4820	8,8	3,2120
0,9	0,3285	2,9	1,0585	4,9	1,7885	6,9	2,5185	8,9	3,2485
1,0	0,3650	3,0	1,0950	5,0	1,8250	7,0	2,5550	9,0	3,2850
1,1	0,4015	3,1	1,1315	5,1	1,8615	7,1	2,5915	9,1	3,3215
1,2	0,4380	3,2	1,1680	5,2	1,8980	7,2	2,6280	9,2	3,3580
1,3	0,4745	3,3	1,2045	5,3	1,9345	7,3	2,6645	9,3	3,3945
1,4	0,5110	3,4	1,2410	5,4	1,9710	7,4	2,7010	9,4	3,4310
1,5	0,5475	3,5	1,2775	5,5	2,0075	7,5	2,7375	9,5	3,4675
1,6	0,5840	3,6	1,3140	5,6	2,0440	7,6	2,7740	9,6	3,5040
1,7	0,6205	3,7	1,3505	5,7	2,0805	7,7	2,8105	9,7	3,5405
1,8	0,6570	3,8	1,3870	5,8	2,1170	7,8	2,8470	9,8	3,5770
1,9	0,6935	3,9	1,4235	5,9	2,1535	7,9	2,8835	9,9	3,6135
2,0	0,7300	4,0	1,4600	6,0	2,1900	8,0	2,9200	10,0	3,6500

Höheren Ansprüchen wird das nachfolgende Verfahren gerecht.

4. Töpfer bestimmt die freie HCl mit Dimethylamidoazobenzol in 0,5 % Lösung.

Schon durch geringe Mengen HCl wird der gelbe Farbenton des Reagens rötlich verfärbt, während organische Säuren erst bei Gegenwart von über 0,5 %, Eiweißkörper in noch höherer Konzentration die Farbe ändern.

Man titriert nach Zusatz einiger Tropfen des Reagens so lange mit $^1/_{10}$-Normalnatronlauge, bis der rötliche Farbenton verschwindet und der ursprüngliche gelbe wieder erscheint.

Zur Bestimmung der locker gebundenen HCl benutzt Töpfer alizarinsulfonsaures Natron.

Man titriert unter Zusatz von 3—4 Tropfen 1 % wäßriger Alizarinlösung bis zum Auftreten der ersten deutlich violetten Färbung. Subtrahiert man den so gefundenen Wert von dem durch Titrieren mit Phenolphtaleïn ermittelten Wert der Gesamtazidität (s. o.), so ·erhält man die Größe der locker gebundenen HCl.

b) Bestimmung der Milchsäure nach Uffelmann.

Bei der Prüfung auf Milchsäure hat man zwischen der mit der Nahrung eingeführten und der im Magen gebildeten zu unterscheiden. Boas hat darauf hingewiesen, daß in allen Gebäckarten Milchsäure enthalten ist; ferner wird sie als Fleischmilchsäure und mit anderen Nahrungsmitteln (saurer Milch, Sauerkraut, sauren Gurken) als Gärungsmilchsäure eingeführt. Es ist daher ratsam, für exakte Untersuchungen eine rein milchsäurefreie Probemahlzeit zu benutzen, wofür eine nur mit etwas Salz versetzte Suppe aus Knorrschem Hafermehl sich als geeignet erwiesen hat.

Nachweis. 1. Verdünnte, fast farblose Lösungen neutralen Eisenchlorids werden bei Gegenwart von Milchsäure über 0,3 ‰ zeissig-gelb.

2. Eine amethystblaue Lösung von Eisenchlorid und Karbolsäure (die man sich am besten durch Zusatz weniger Tropfen verdünnten Liq. Ferr. sesquichlorat. zu 2—5 % Karbolsäurelösung herstellt) wird durch Milchsäure gelb gefärbt.

Die Reaktionen sind nicht absolut beweisend, da außer Milchsäure und deren Salzen auch phosphorsaure Salze, sowie Buttersäure, Zucker und Alkohol eine ähnliche Verfärbung des Reagens bedingen. Einwandfrei wird die Probe erst, wenn man sie, nachdem das Filtrat mit Äther extrahiert und dieser verdampft ist, mit dem in wenig Wasser aufgelösten Verdampfungsrückstand ausführt. Man kann die 1. Probe auch so vornehmen, daß man den Äther nicht erst verdunstet, sondern das Reagens unmittelbar zum Äther zusetzt. Nach kräftigem Durchschütteln setzt sich bei Gegenwart von Milchsäure ein gelbgefärbter Niederschlag zu Boden.

Bei Salzsäure-Superazidität kann die Milchsäurereaktion verdeckt werden. Nach Haas ist es in solchen Fällen rätlich, das Filtrat mehr und mehr mit Wasser zu verdünnen und dann obige Reaktion auszuführen.

Durch die gelegentlich stärkeren Speichelbeimengungen kann bei Ausführung der Uffelmannschen Probe eine von Rhodansalzen abhängige Braunfärbung bewirkt werden.

Zur quantitativen Schätzung des Milchsäuregehalts hat Strauss folgendes Verfahren angegeben:

Ein Schütteltrichter mit Marken bei 5 ccm und 25 ccm wird bis zur ersten Marke mit Magensaft und dann bis zur zweiten mit Äther gefüllt. Nach kräftigem Durchschütteln läßt man bis zur ersten Marke abfließen, füllt mit Wasser bis zur zweiten und setzt 2 Tropfen einer 10 % Eisenchloridlösung hinzu.

Bei Mengen von unter 0,25 ‰ ist eine Farbenänderung kaum sichtbar, bei über 0,5 ‰ tritt prachtvolle Grünfärbung ein.

Hohe Milchsäurewerte findet man vor allem beim Magenkrebs, ohne daß die Nahrung dafür beschuldigt werden kann. Daß diese eine wichtige Rolle spielt, daß insbesondere bei dem Genuß von saurer und Buttermilch, Sauerkraut u. a. durch die Aufnahme von entwicklungsfähigen Milchsäurebazillen eine lebhafte Milchsäuregärung angeregt werden kann, bedarf nur des Hinweises. Der Bac. acid. lact. von Hüppe ist ein etwa 1—1,5 μ langes, 0,3—0,4 μ dickes unbewegliches Stäbchen, das aus Rohr- und Milchzucker unter CO_2-Entwicklung die Milchsäure abspaltet.

Größere statistische Reihen haben gelehrt, daß

84,4 % aller mit Milchsäuregärung verlaufenden Magenkrankheiten auf Karzinom beruhen und
73,5 % aller Magenkarzinome Milchsäuregärung zeigen.

Offenbar wird die krankhafte Gärung begünstigt durch das Fehlen der freien HCl, die motorische Insuffizienz und die nicht selten hinzukommende Herabsetzung der Fermentabsonderung.

Fehlen der Milchsäuregärung spricht nicht gegen Krebs.

Fettsäuren, besonders die Buttersäure, färben das Uffelmannsche Reagens bei Konzentrationswerten von 0,5 ‰ fahlgelb.

Freie Fett- und Essigsäure werden am besten durch den Geruch festgestellt. Sonst ist ihr Nachweis — nach Leo — mit praktisch ausreichender Genauigkeit in der Weise zu erbringen, daß man 10 ccm des Mageninhalts in einem Reagensröhrchen erwärmt und auf die eintretende Rötung eines blauen Lackmusstreifens achtet, den man am Ende des Röhrchens hält.

Im besonderen ist die Gegenwart von Essigsäure auf folgende Weise festzustellen. Man schüttelt etwas unfiltrierten Mageninhalt mit säurefreiem Äther aus und verdunstet diesen. Darnach neutralisiert man den mit wenigen Tropfen Wasser aufgenommenen Rückstand sorgfältig mit verdünnter Sodalösung. Erwärmt man nun mit etwas Schwefelsäure und Alkohol, so tritt bei Gegenwart von Essigsäure der stechende Geruch des Essigäthers auf.

Zum Nachweis der Buttersäure verdunstet man in gleicher Weise mit Äther und gibt sodann zu dem mit etwas Wasser aufgenommenen Rückstand etwas Chlorcalcium: die vorhandene Buttersäure scheidet sich in kleinen Öltröpfchen ab, die den charakteristischen Buttersäuregeruch darbieten.

c) Nachweis des Pepsins.

Das von den Hauptzellen gelieferte Sekret (Pepsinogen) wird durch die freie HCl in Pepsin übergeführt, das zur Umwandlung des Eiweißes und Leims in einen löslichen Zustand nötig ist. Bei Gegenwart freier HCl ist jede weitere Untersuchung überflüssig; fehlt die freie Säure, so gibt folgende Methode über das Vorhandensein des Pepsins Aufschluß.

10 ccm des Chymusfiltrats werden mit etwa 2 Tropfen offizineller Salzsäure angesäuert und das Reagensglas, worin zu dem Filtrat eine Fibrin- oder Eiweißflocke gesetzt ist, im Wärmeschrank einige Zeit einer Temperatur von etwa 37,5° C. ausgesetzt. Baldige Auflösung der Eiweißscheibe sichert die Gegenwart von Pepsin.

Zweckmäßig erscheint mir folgendes Verfahren von Hammerschlag.

Je 10 ccm einer etwa 1 % Eiweißlösung, die 4 %₀₀ HCl enthält, werden mit 5 ccm des filtrierten Mageninhalts, bez. 5 ccm destilliertem Wasser versetzt und 1 Stunde im Brutschranke gelassen; darnach wird die Menge des Eiweißes beider Proben mit Esbach bestimmt.

Die Differenz zwischen den beiden Werten ergibt die Menge des verdauten Eiweißes.

Die peptische Kraft wird ausgedrückt durch das Prozentverhältnis des verdauten Eiweißes zum ursprünglich vorhandenen Eiweißgehalt der Mischung. Bei Gesunden erhält man in der Regel
Zahlen zwischen 80—90 %.

Weniger wichtig ist der Nachweis des **Labferments,** das
von den Labdrüsen abgesondert wird und die Milch gerinnen läßt.

Man bringt 5—10 ccm Milch, die mit 3—5 Tropfen des Filtrats
versetzt ist, in den Wärmeschrank; zeigt sich nach 10—15 Minuten
Gerinnung, so ist Labferment sicher vorhanden. (Leo.)

Ein positiver Ausfall der Probe spricht für normale Lab-
drüsentätigkeit, während ein negativer Befund besonders dann
auf schwere Degenerationen des Drüsensystems hinweist, wenn
auch die Pepsinsekretion gestört ist.

d) Über die **Eiweißverdauung** unterrichten folgende Proben.

Bei reichlicher Gegenwart von Syntonin tritt bei sorgfältiger Neutralisation des Filtrats starke Trübung ein. Das
„Neutralisationspräzipitat" wird durch Säure im Überschuß
gelöst.

Propepton (Hemialbumose) gibt mit konzentrierter Essigsäure und Kochsalzlösung eine Trübung, die beim Erhitzen
schwindet und beim Erkalten zurückkehrt.

Entfernt man das durch Kochen ausfällbare Eiweiß (Propepton und Pepton gerinnen nicht in der Hitze!), so tritt bei
Gegenwart von Propepton und Pepton in alkalischer Lösung
durch Zusatz von Kupfersulfat eine purpurrote Färbung ein
(Biuretreaktion). Eiweiß und Syntonin werden dabei nur blau-
violett!

Um die Gegenwart von Pepton sicher zu beweisen, ist
die vorherige Ausfällung des Propeptons (s. o.) geboten.
Die nach der Entfernung desselben ausgeführte Biuretreaktion
ist entscheidend.

e) **Prüfung der Stärkeverdauung.**

Unter der Wirkung des Speichelfermentes (Ptyalin) wird
die Stärke in Dextrose (Traubenzucker) umgewandelt. Als
Zwischenprodukte kommen die Dextrine, und zwar das Ery-
thro- und Achroodextrin und hauptsächlich die Maltose in

Betracht; nur der kleinste Teil der Stärke wird schon in Dextrose übergeführt.

Das bequemste Reagens ist das Jodkalium (Lugolsche Lösung). Tritt bei Zusatz zum Filtrat Blaufärbung (Stärke) oder Purpur- (bez. Violett-) färbung (Erythrodextrin) ein, so ist die Stärkeumwandlung ungenügend.

Achroodextrin, Maltose und Dextrose werden durch Jod nicht mehr verändert. Für den Nachweis der geringen Zuckermengen ist die Nylandersche Probe angezeigt.

Der mit der Nahrung aufgenommene Rohrzucker wird sowohl bei Gegenwart als beim Fehlen freier HCl im Magen in Dextrose und Lävulose zerlegt, in der Regel aber rasch resorbiert.

f) Prüfung der Motilität des Magens.

1. Nach Leube. Man spült 6 Stunden nach einer Probemahlzeit mit etwa 1 l Wasser aus. Fehlen nennenswerte Speise-Beimengungen in der Spülflüssigkeit, so sind die motorischen Kräfte normal.

2. Die Salolprobe von Ewald-Sievers. Von der Erwägung ausgehend, daß das Salol nur im alkalischen Dünndarmsaft in seine Komponenten, Phenol und Salizylsäure, zerlegt werden kann, der Nachweis der letzteren im Harn also den Übergang des Salols aus dem Magen anzeigt, führt man mit den von Zeit zu Zeit gelassenen Harnproben die Eisenchloridreaktion (s. u.) aus. Man reicht das Salol gewöhnlich kurz nach der Mahlzeit zu 1,0 in Kapseln; in der Regel tritt die Reaktion schon nach $^3/_4 - 1 - ^5/_4$ Stunden deutlich auf.

3. Die Ölprobe von Klemperer. Man gibt in den nüchternen Magen eine genau bestimmte Menge (105 g) Olivenöl, das vom Magen nicht resorbiert und nur ausnahmsweise verändert wird, durch das Schlundrohr und sucht nach 2 Stunden den vorhandenen Rest aus dem Magen zu gewinnen, was teils durch Aspiration, teils durch Auswaschen erfolgt. Das Öl wird vom Wasser im Scheidetrichter getrennt, mit Äther aufgenommen und nach Vertreibung des Äthers der Rest des Öls gewogen. K. fand bei Gesunden etwa 20 bis 30 g Rest.

Kritik der Methoden. Es ist in erster Linie zu betonen, daß keins der angegebenen Verfahren als exakt bezeichnet werden kann. Für die Praxis dürfte das Leubesche Verfahren wegen der größeren Genauigkeit vorzuziehen sein; meist gibt aber schon die Ausheberung nach dem Probefrühstück genügenden Anhalt. Ist dasselbe nach $1^1/_2$ Stunden entfernt, so wird der Magen in der Regel motorisch normal sein. Eine Ausnahme machen nur die Fälle von Tympanie des Magens, die durch anderweite Zeichen charakterisiert sind; hier kann man u. U. nichts exprimieren, während die Auswaschung noch Inhalt ergibt. Die Ölmethode Klemperer's ist zu umständlich, die Salolprobe zu unsicher, da das Salol gelegentlich auch vom Magenschleim gespalten werden und andererseits die Reaktion durch Darmstörungen verzögert werden kann.

Größere Reste zeigen stets eine Herabsetzung der motorischen Kraft an; in der Regel folgt dann stärkere Stagnation und Zersetzung. Bisweilen nur mäßige Stagnation, aber übler bis aashafter Geruch. Dies ist meiner Erfahrung nach gerade für die Frühdiagnose des Krebses von hohem Wert.

g) Prüfung der Resorption nach Penzoldt und Faber.

0,2 chemisch reines Jodkali in Gelatinekapseln werden kurz vor der Mahlzeit gereicht. In Pausen von 2—3 Minuten wird der Speichel mit Stärkepapier und rauchender Salpetersäure auf Jod geprüft. Bei Gesunden beobachtet man nach $6^1/_2$—11 Min. violette, nach $7^1/_2$—15 Min. bläuliche Reaktion. Nach dem Essen gegeben, ist wesentlich späterer Eintritt wahrzunehmen.

Bei allen Magenkranken ist stets erhebliche Verzögerung der Reaktion zu beobachten. Bei Ektasie fand Zweifel die Reaktion erst nach 120 Min., bei Ulcus wechselndes Verhalten.

Boas und viele andere bestreiten die Zuverlässigkeit der Methode, indem auch bei Ektasie und chronischer Gastritis normale Reaktionszeit beobachtet wurde.

C. Befund bei Erkrankungen des Darms.

Die Besichtigung der Darmentleerungen kann sowohl mit
bloßem als bewaffnetem Auge stattfinden und die durch anderweite klinische Zeichen bestimmte Diagnose unterstützen, bisweilen erst allein entscheiden.

1. Die **makroskopische Untersuchung** lehrt folgendes:

Der Stuhl des Gesunden ist von heller oder dunkelbrauner
Farbe, fester, wurstartiger Form und reagiert meist alkalisch.
Bei Kindern ist, wegen des überwiegenden Milchgenusses, die
Farbe mehr hellgelb; auch beim gesunden Erwachsenen kann
sie durch Nahrungsmittel (Rotwein, Heidelbeeren) und Arznei-
stoffe (Eisen, Bismut. subnitr. durch Bildung der entsprechen-
den Schwefelverbindungen) dunkelbraun und schwarz werden.
Nach Rhabarber, Santonin und Senna werden die Entleerungen
gelb, nach Kalomel grün. Die normale Kotsäule zeigt meist
gewisse Furchen und breitere Eindrücke, die wohl der Entwicklung aus einzelnen Scybalis entsprechen. Manchmal erfolgt die Entleerung in Form „schafkotähnlicher" Bröckel,
ohne daß eine krankhafte Darmveränderung anzunehmen ist.

Bei Krankheiten des Darmes können Menge, Form
und Farbe erheblich verändert sein. Statt der einmaligen, im
Mittel 100—200 g betragenden Ausleerungen kann der Stuhl
sehr häufig, 10—20 mal, in einer Gesamtmenge bis zu 1000 g
erfolgen. Die „Wurstform" verschwindet; der Stuhl wird weich-
breiig, breiig-flüssig bis dünnflüssig. Unverdaute Nahrungsreste (Kartoffelstücke, Gemüse u. s. f.) sind mit bloßem Auge
in den bald heller, bald dunkler verfärbten Entleerungen zu
sehen.

Bei **Gallenstauung** wird der Stuhl graugelb, lehmfarben
oder tonartig; bei hartnäckiger **Verstopfung** tief dunkelbraun
oder schwarz (sog. verbrannter Stuhl). Bei **Blutungen** im
untersten Teile des Darmkanals kann frisches Blut mit den
Entleerungen abgehen; bei höher gelegenem Sitz wird es meist
stark verändert, dunkelbraun bis teerfarben. Letzteren Farbenton zeigen die nach Magenblutungen erfolgenden Stühle. Bei

der **Cholera** treten reiswasser- oder mehlsuppenähnliche Entleerungen auf; bei manchen Formen des **Enterokatarrhs** (bes. der Kinder) sind die Stühle gallig-grün gefärbt.

Während beim Gesunden nur im sehr fest geformten Stuhl einige Schleimfäden oder Flöckchen zu sehen sind, sind größere Schleimfetzen oft den dünnen Entleerungen beigemischt, oder es erscheinen größere gallertige Schleimmassen mit oder ohne Kot (Dickdarmkatarrh, Cholera, Ruhr u. ä.). Ab und zu kann auch dem einmaligen festen Stuhl dicker, glasiger Schleim anhaften (unterer Dickdarm- und Rectumkatarrh), oder es werden reiner Schleim (Rectumkatarrh) oder lange, bandartige oder röhrenförmige Schleimgerinnsel mit dem Stuhl entleert (s. Enteritis membranacea).

Zur Verwechslung mit Schleimflocken können sagoähnliche Gebilde führen, deren pflanzliche Abkunft durch das Mikroskop festzustellen ist.

Die in der Regel alkalische Reaktion der Entleerungen, die aber bei Gesunden nicht selten wechselt, kann besonders bei akuten Katarrhen der Kinder in die saure übergehen. Diagnostisch ist sie bedeutungslos. Der bekannte „Fäkalgeruch" wird bei manchen Krankheiten aashaft stinkend (Krebs u. a.) oder schwindet völlig (Ruhr).

Außer manchen Fremdkörpern können als diagnostisch wertvolle Gebilde kleine und größere **Gallensteine** und **Würmer** (s. o.) in den Entleerungen auftreten.

Die Gallenkonkremente kommen als eigentliche Steine bis zu Taubeneigröße und darüber oder als Gries vor. Zum Nachweis der kleinen Gebilde ist das Durchsieben und -schwemmen der Fäces geboten. Die Steine haben bald eine vieleckige, bald würfelförmige Gestalt, sind meist weich und zeigen gelbliche, grauweiße oder braune Farben. Sie sind bisweilen homogen und bieten eine deutlich krystallinische Bruchfläche, oder sie sind von zusammengesetzter Art und zeigen einen dunklen Kern, strahlenartige Schichtung und bald glatte weiße oder grünliche, bald unebene grauschwärzliche Rinde. Cholesterin und Bilirubinkalk sind die hauptsächlichsten Gallensteinbildner. Die selten reinen Cholesterinsteine sind rein weiß oder mehr gelblichweiß, meist glatt, durchscheinend und zeigen bisweilen wegen der oberflächlich anhaftenden Cholesterinkrystalle einen glimmerartigen Glanz. Die viel häufigeren Cholesterin-Bilirubinsteine sind bald gelb oder dunkelbraun, bald mehr grünlichbraun und haben ebenfalls meist eine glattere Oberfläche, während die Kalkkarbonatsteine häufig höckerig erscheinen.

Die Gallensteine kommen viel (4—5 mal) häufiger bei Frauen als bei Männern vor und mehr bei solchen, die geboren haben. Sie sind bis zum 30. Lebensjahre ziemlich selten, häufiger jenseits des 30. Lebensjahres, auffallend häufiger bei Leuten über 60 Jahren. Eine desquamative Angiocholitis ist die primäre Störung.

2. Die **Mikroskopie** der Darmentleerungen ist durchweg recht unappetitlich und in manchen Fällen sogar nur mit gewissen Vorsichtsmaßregeln ausführbar. Zu diesen rechne ich nicht etwa nur die Vorkehrungen, die wegen der Infektionsgefahr selbstverständlich geboten sind, sondern jene Hilfen, die wegen des oft unerträglichen Gestanks nötig sind. Gerade bei dünnen Stühlen empfiehlt es sich, die im Spitzglas aufgestellten Proben mit einer Ätherschicht zu bedecken. Auf diese Weise wird der Geruch sehr gemildert. Bei der Untersuchung nimmt man aus dem Spitzglas mit der Pipette entweder blindlings etwas aus dem Bodensatz, oder holt sich bestimmte, schon für das bloße Auge differenzierte Gebilde heraus. Andere Male hat man etwas von dem Stuhl auf einem Teller auszubreiten und auf besondere Teile zu achten.

a) Unter **normalen** Verhältnissen findet man (Fig. 50):

1. **Nahrungsreste:** Muskelfasern, an deutlicher Querstreifung erkennbar, findet man spärlich, Stärkereste sehr selten, häufiger von Salat, Spinat und Obst stammende Pflanzenzellen und Milchreste in gelbweißlichen Flocken, endlich Fett, mehr in Krystall- als Tröpfchenform.

2. **Krystalle und Salze:** Am häufigsten kommen Tripelphosphat in Sargdeckelform und größere und kleinere Drusen von neutralem, phosphorsaurem Kalk, viel seltener oxalsaurer Kalk (in Briefumschlagform) vor. Häufig sind Kalksalze, welche durch Gallenfarbstoff gelb gefärbt sind und bei Salpetersäurezusatz die bekannte Reaktion geben. Noch seltener sind Cholesterintafeln.

3. **Epithelien** fehlen; nur aus dem unteren, Pflasterepithel tragenden Mastdarm werden bei festem Stuhl rein mechanisch etliche mitgerissen.

4. **Bakterien** kommen in jedem Stuhl in großen Mengen vor. Außer den meist gelb gefärbten elliptischen Hefezellen und dem in langen, beweglichen Fäden und größeren Haufen erscheinenden Bacillus subtilis verdienen manche durch Lugolsche Lösung

blau zu färbende Kokken und Stäbchen Interesse, u. a. das von
Nothnagel genauer studierte Chlostridium butyricum. Es zeigt sich
in Form breiter Stäbchen mit abgerundeten Enden, oder als ellipti-
sches oder mehr spindelförmiges Gebilde. Die Größe wechselt, ebenso die Anordnung, indem sie einzeln oder in Zoogloeaart auftreten.
Durch Lugolsche Lösung werden sie ganz oder nur im zentralen
Teil blau bis violett gefärbt. Bei Pflanzenkost treten sie reichlicher
auf als bei Eiweißnahrung. Wie Brieger festgestellt hat, bewirken
sie die Buttersäuregärung.

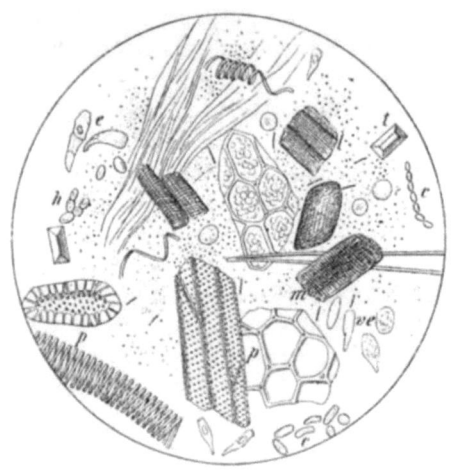

Fig. 50.
Stuhl, mikroskopisches Sammelbild. V. 350.
m Muskelfaser, e Darmepithel, v e dasselbe „verschollt" (Nothnagel),
c Chlostridium butyricum, h Hefe, p Pflanzenzellen, t Tripelphosphat
(z. T. nach Nothnagel).

b) Bei **krankhaften Zuständen** des Darms ergibt die **Mikroskopie** (Fig. 50):

Abgesehen von den bei schweren Störungen schon makroskopisch erkennbaren Beimengungen unverdauter Nahrung,
findet man in leichteren Fällen mikroskopisch erhebliche Vermehrung der Muskelfasern und das Auftreten der sonst
nur selten vorhandenen ungelösten Stärke. Ihr reichliches Erscheinen spricht für ernsteren Katarrh. Ferner
kommen Kaseïn, Fett und Tripelphosphat in größeren Mengen
vor. Cholesterin und Hämatoidinkrystalle werden im allge-

meinen nur selten gefunden. Wohl aber können die Teichmannschen Krystalle nach Blutungen aus Magen und Darm
(Hämatemesis u. s. w.) dargestellt werden. Entschieden häufiger
zierliche Oktaëder, die morphologisch und chemisch den Charcot-Leydenschen Krystallen gleichen. Außer bei Typhus,
Dysenterie und Phthise, wo sie nur hin und wieder gefunden
sind, erscheinen sie nahezu konstant bei Anchylostomiasis,
stets bei Anguillula, häufig bei Ascaris lumbricoides, Oxyuris,
Taenia saginata und solium. Spärlich sind sie bei Trichocephalus vertreten, ganz vermißt wurden sie bei der in Deutschland sehr seltenen Taenia nana (Leichtenstern). Nach
diesem Autor soll man in jedem Fall, wo die Fäces die
Charcotschen Krystalle zeigen, die Gegenwart von Würmern
für sehr wahrscheinlich ansehen. Dagegen schließt das Fehlen
der Krystalle nicht die Helminthiasis aus.

Die Tatsache, daß die Krystalle sich im Darm am reichlichsten
dort finden, wo die Anchylostomen hauptsächlich sitzen (oberes
Ileum, nicht Duodenum), daß sie sehr zahlreich in den gallig pigmentierten, durch Drastica hervorgerufenen schleimigen Stühlen bei
Anguilluliasis vorkommen, daß ihr, wenn auch seltenes Erscheinen
in den Stühlen einige Zeit nach einer Abtreibungskur stets auf
zurückgebliebene Reste (schwer abzutreibende Anchylostomen-
Männchen oder Taenia-Kopf) von Würmern hinweist, spricht dafür,
daß die Krystalle dort gebildet werden, wo die Parasiten sitzen
(Leichtenstern).

Zum Nachweis der Darmschmarotzer ist die Untersuchung außer auf abgehende Würmer, Wurmglieder
und Embryonen besonders auf die in Fig. 18 abgebildeten Eier zu richten.
Die große Bedeutung der gerade auf ihren Nachweis gerichteten Untersuchungen erhellt aus der Tatsache, daß es
wiederholt gelungen ist, nicht nur vorhandene Parasiten hierdurch erst zu erkennen, sondern durch deren Entfernung
schwerste Krankheitszustände (S. 38 u. 109) zu heben. Ich
selbst sah eine Petersburger Dame, die als Kind oft mangelhaft geräucherten Hecht in Finnland gegessen hatte und seit
Jahren an schwerer Anämie litt, in einem Zustand bedrohlicher
Anämie und Schwäche. Im Stuhl massenhafte Eier von Bothriocephalus. Abtreibung eines 8 Meter langen Wurms. Darnach

stetige, zuletzt durch Eisen beförderte Besserung und völlige
Genesung. Die Häufigkeit der Parasiten wird durch die Zahlen
von Heisig beleuchtet, der bei 230 Personen in 119 Fällen
(= 49,5 %) Parasiteneier im Stuhl nachweisen konnte.

In vielen Fällen wird ihre Gegenwart durch keinerlei
makroskopisch wahrnehmbare Veränderungen der Stühle angezeigt. Daß gelegentlich aber chronischer Durchfall besteht,
der nach Abtreibung von Bandwürmern aufhören kann, ist
schon (S. 108 bei Taenia nana) erwähnt. Neuerdings sind ferner
bei langdauernder Diarrhoe verschiedene Infusorien in solchen
Mengen gelegentlich gefunden worden, daß allein schon ihr
massenhaftes Auftreten Bedeutung beanspruchte. Konnte auch
der Beweis für die ursächliche Beziehung der Infusorien zur
Entstehung der Krankheit nicht erbracht werden, so blieb
andererseits kein Zweifel, daß die Infusorien das Fortbestehen des Durchfalls veranlaßten. Außer dem schon S. 96
erwähnten Megastoma entericum wurden Cercomonas, Trichomonas und eigentümliche pfriemenförmige Infusorien bei solchen
Zuständen gefunden. Insbesondere sei hier nochmals auf die
Bedeutung der Amöben bei Dysenterie hingewiesen, die wir
S. 93 u. 94 schon besprochen haben.

Quincke und Roos, die zuerst die Aufmerksamkeit hierauf
gelenkt haben, fanden bei 2 Fällen von Dysenterie. tierische
Parasiten. Bei dem 1. aus Neapel eingeschleppten Falle wurde eine
mit der Amöbe Loesch (S. 93) identische Form gefunden, die bei
Katzen tödliche Dysenterie bewirkte, in dem 2. in Kiel entstandenen Falle wurde eine weit weniger infektiöse Amöbe bemerkt.
Ich selbst habe bei mehreren tropischen Fällen von Dysenterie die
Amöben besonders in den frisch entleerten blutig-eitrigen Flöckchen
gefunden.

Von pathogenen, in den Darmentleerungen auftretenden
Bakterien verdienen die Bazillen der Tuberkulose, des Typhus
und der Cholera besondere Beachtung (s. o.). Auch Streptokokken finden sich bei gewissen Fällen von Enteritis acuta
in den Entleerungen in großer Menge. Aus diesen und anderen Gründen sind sie als ätiologisches Moment der betreffenden Krankheit anzusehen (Escherich, Lenhartz). Sodann
sei hier nochmals darauf hingewiesen, daß Widal, Shiga und
Kruse u. a. als Erreger der Dysenterie einen spezifischen

Bazillus gefunden haben. Es sei ferner betont, daß u. U. auch Gonokokken vorkommen können. Ferner hebe ich hervor, daß man im diarrhoischen Säuglingsstuhl, besonders in den schleimigen Beimengungen, sehr häufig Spirillen findet, deren Herkunft nicht ganz sichergestellt ist. Bei kurz nach dem Tode solcher Kinder gemachten Autopsien begegnete Escherich diesen Gebilden fast ausschließlich in dem Schleimbelag des Dickdarms und besonders des Blinddarms.

Großer Wert kommt dem beigemengten Schleim zu. Der schon mit bloßem Auge sichtbare Schleim ist leicht und sicher an dem chemischen Verhalten als solcher zu erkennen. Er kommt aber auch in Form gelbbrauner bis dunkelgrüner Körner vor, auf die Nothnagel zuerst hingewiesen hat.

Zerdrückt man diese unter dem Deckglas, so breiten sie sich als gleichmäßige gelbe Masse aus, während die gelben, sago- oder froschlaichähnlichen Gebilde, die meist aus Pflanzenresten und Wasser bestehen, immer krümlig bleiben. Durch Wasser, Äther, Jod und Osmiumsäure werden sie weder gelöst noch gefärbt. Bei Zusatz von Salpetersäure zeigen sie lebhafte Gallenfarbstoffreaktion. Eine besondere Struktur fehlt. Sie deuten stets auf Katarrh im oberen Dick- und Dünndarm, kommen aber auch bei reinem Dünndarmkatarrh vor. Schon die lebhafte Gallenfarbstoffreaktion weist mit Rücksicht auf die Gegenwart von Schleim auf Dünndarmkatarrh hin, da das Gallenpigment normalerweise nur im Dünndarm, nie im Kolon anzutreffen ist, in den Fäces also nur bei sehr vermehrter Peristaltik des Dünn- und Dickdarms vorkommen kann. Findet sich neben dem Farbstoff noch Schleim, so ist der Katarrh im Dünndarm erwiesen.

In Schleim eingebettete Zylinderepithelien treten häufig bei den verschiedensten Zuständen des Darms auf. Ihre Form ist meist verändert, gequollen oder geschrumpft. Das Protoplasma durch fettige Degeneration gekörnt, Umriß und Kern erhalten. Unveränderten Epithelien begegnet man ausschließlich in den größeren schleimigen Flocken. Als „verschollte" Epithelien hat Nothnagel spindelförmige, mattglänzende Gebilde beschrieben, die sich häufiger in festem

als diarrhoischem Stuhl finden und durch Eintrocknung so
verändert worden sind.

Neben den Epithelien kommen in der Regel auch Leukozyten von wechselnder Größe vor, während Eiterbeimengungen,
wie schon erwähnt, ausschließlich ,bei geschwürigen Prozessen
im Darmkanal oder seiner Umgebung sich finden.

c) **Verhalten** der Entleerungen **bei bestimmten Erkrankungen.**

1. Bei **akuten** Darmkatarrhen sind die Stühle mehr oder
weniger an Zahl vermehrt, während die Konsistenz mehr dünnbreiig wird. Je nach dem Sitz des Katarrhs machen sich gewisse Unterschiede geltend:

a) Ist nur der Dünndarm betroffen, so erfolgen öftere
dünne Entleerungen mit makroskopisch gallig gefärbtem
Schleim, in dem zahlreiche Zylinderepithelien eingebettet
sind; auch kommen die gelben Schleimkörner (Nothnagel's) oft zur Beobachtung.

b) Handelt es sich um Katarrh des oberen Dickdarms, der
übrigens in der Regel mit Dünndarmkatarrh verbunden
ist, so ist in den innig gemischten dünnbreiigen Entleerungen nur mikroskopisch Schleim nachweisbar.

c) Bei Rectumkatarrh geht oft reiner, gallertiger
Schleim ab.

d) Bei Katarrh des ganzen Dickdarms findet sich in
dem dünnbreiigen Stuhl makroskopischer (nicht gallig
gefärbter) Schleim.

2. **Chronische Darmkatarrhe** zeigen in der Regel folgendes Bild.

a) Chronischer Dünndarmkatarrh kommt allein nicht
vor, mit Dickdarmkatarrh vereint bewirkt er täglich
öftere dünne Entleerungen mit gallig gefärbtem Schleim,
gelben Schleimkörnern u. s. f.

b) Bei Beschränkung auf den Dickdarm besteht fast stets
Neigung zu mehrtägiger Verstopfung, die in regelmäßigen
oder ganz unregelmäßigen Pausen von Durchfall unterbrochen sein kann.

c) Bei alleiniger Beteiligung des Rectums mit oder ohne
Störungen im untern Dickdarm erfolgt in Schleim ein-
gebetteter Stuhl.

3. **Nervöse Diarrhoe** kommt bei Neurasthenikern nicht selten vor und kann zu 6—8—10 täglichen, abwechselnd festen und flüssigen Ausleerungen führen. Ab und zu stellt sich bei bestimmten Mahlzeiten plötzlicher Stuhlgang ein; die oft reichlichen **galligen** Beimengungen sprechen für abnorme Peristaltik im Dünn- und Dickdarm.

4. **Enteritis membranacea.** Bei dieser Affektion werden in gewissen Zwischenräumen nicht selten unter heftigen Kolikschmerzen (daher „Schleimkolik") häutige, bandartige oder röhrenförmige Gebilde (membranöse oder tubulöse Enteritis) mit oder ohne Stuhl entleert. Ihre Farbe ist schmutzigweiß, ihre Länge oft bedeutend (ich selbst fand sie in einer größeren Reihe eigner Fälle zwischen 6—20 cm). Die Abgänge können sich wochenlang täglich wiederholen, oder nur einige Mal im Jahr erscheinen. Äußerst selten kommen sie bei Kindern, selten bei neurasthenischen Männern, viel häufiger bei n e r - v ö s e n oder h y s t e r i s c h e n F r a u e n v o r; nicht selten besteht gleichzeitig Neigung zur Verstopfung.

M i k r o s k o p i s c h findet man in allen Fällen eine zart gestreifte Grundsubstanz, die hier und da glänzende, fibrinähnliche Faserung zeigen kann, aber meist ganz durch Essigsäure getrübt wird, also aus Schleim besteht. Daneben oft sehr zahlreiche, mannigfach veränderte Zylinderepithelien und Leukozyten. Ab und zu sind Tripelphosphat und Cholesterinkrystalle anzutreffen.

Ihr c h e m i s c h e s Verhalten zeigt, daß sie größtenteils aus S c h l e i m bestehen, neben dem ein albuminoider Körper vorkommen kann. Durch Kalilauge werden die Gerinnsel fast ganz gelöst. Essigsäurezusatz zu dem Filtrat bewirkt starke Trübung, die bei Überschuß von Essigsäure fast völlig schwindet.

Es ist kaum zu bezweifeln, daß es sich bei dem wohl ausschließlich nervöse Leute betreffenden Leiden um eine echte Sekretionsneurose handelt, bei der die schon normalerweise stattfindende Schleimabsonderung vermehrt ist. Gesellt sich bei solchen Individuen, wie dies ja tatsächlich oft der Fall, eine gewisse Stuhlträgheit mit krampfhaften Zusammenschnürungen des Dickdarms hinzu, so können sich, wie M a r c h a n d zuerst hervorgehoben hat, zwischen den Längsfalten der Dickdarmschleimhaut die angesammelten Schleimmengen zu Strängen und Häuten oder gar röhrenförmigen Gebilden formen.

Der Kuriosität wegen führe ich an, daß eine meiner mit diesem Leiden behafteten Kranken wiederholte Bandwurmkuren auf Geheiß eines Pfuschers durchgemacht hatte.

5. **Darmgeschwüre** sind zwar oft von Durchfall begleitet, der aber auch, selbst bei ausgedehnten Geschwüren, ab und zu fehlen kann. Ist dem chronischen durchfälligen Stuhl Blut oder Eiter beigemengt, so spricht dies sehr für Geschwürsbildung. Im besonderen sei bemerkt, daß Dünndarmgeschwüre, deren blutig-eitrige Abgänge gar nicht mehr im Stuhl aufzutreten brauchen, gewöhnlich keinen Durchfall erzeugen. Dagegen führen Verschwärungen im untern Dickdarm und Rectum wohl stets zu Durchfall. In solchen Entleerungen wird bei genauer Untersuchung Blut und Eiterbeimengung nur höchst selten vermißt, wenn es sich um dysenterische Geschwüre handelt, während sie bei tuberkulösen und katarrhalischen (Follikular-) Geschwüren fehlen kann. Nur ab und zu erscheinen „kleine grauweiße Klümpchen", die aus dichtgedrängten Eiterzellen bestehen. Die größeren, gequollenen, Sagokörnern ähnelnden Klümpchen, die früher als Zeichen des Follikulargeschwürs angesprochen wurden, bestehen, wie dies Nothnagel zuerst betont hat, fast stets aus Stärke oder Fruchtteilchen.

Außer Blut und Eiter sind die — fast ausschließlich bei Ruhr vorkommenden — dem durchfälligen Stuhl beigemengten „Gewebsfetzen" eine wichtige diagnostische Erscheinung.

6. **Atrophie der Darmschleimhaut** kann völlig symptomlos verlaufen, wenn sie umschriebene Abschnitte des Darmrohrs betrifft; bei der nicht ganz seltenen Atrophie der Dickdarmschleimhaut kommt Durchfall vor, in dem weder makro- noch mikroskopisch Schleim vorhanden ist.

7. Bei **Icterus catarrhalis** ist der Stuhl meist angehalten, tonfarben, sehr fettreich. Das Fett meist in nadelartigen, büschel- oder garbenförmig zusammenliegenden Krystallen, die nach Oesterlein's Untersuchungen wahrscheinlich die Kalk- und Magnesiumsalze höherer Fettsäuren darstellen. Sie werden durch die Behandlung mit Schwefel, Salpeter-, Salz- und Essigsäure selbst bei 12stündiger Dauer nicht verändert. Auch widerstehen sie Ammoniak, Kali und Natron, sind also in sehr charakteristischer Art von den

Charcotschen Krystallen unterschieden, die bei der Behandlung mit jenen Mitteln sofort verschwinden.

8. Auch bei fettiger und amyloider Leberdegeneration und Cirrhose kommen ohne Ikterus und galligen Urin ganz ähnliche oligo- oder acholische Stühle vor.

9. Bei ausgesprochener Darmtuberkulose werden im Stuhl Tuberkelbazillen höchst selten vermißt, sodaß der Rückschluß wohl erlaubt ist, daß ihr Nachweis in den Stuhlentleerungen unmittelbar auf Darmtuberkulose zu beziehen sei. Aber man muß doch auch daran denken, daß von Lungentuberkulösen massige, Bazillen enthaltende Sputa verschluckt werden und dadurch das Erscheinen von Bazillen im Stuhl — ohne die Anwesenheit eigentlicher Darmtuberkulose — bewirkt werden könnte. Diese Frage ist zwar noch strittig; im einzelnen Falle würde ich mich Lichtheim unbedingt anschließen und aus dem Nachweis der Bazillen in den Sedes Darmtuberkulose diagnostizieren.

Bei der Färbung hat man nach Lichtheim von der Kontrastfärbung abzusehen, da durch die Gegenfärbung die im Kot stets reichlich vorhandenen (s. o.) nicht pathogenen Bakterien gefärbt und die in der Regel nur spärlich erscheinenden Tuberkelbazillen viel schwieriger aufgefunden werden als bei der einfachen „spezifischen" Tuberkelbazillenfärbung.

Man bringe daher das aus den schleimigen oder besser noch, wenn sie vorhanden sind, schleimig-eitrigen Beimengungen angefertigte Trockenpräparat nur in die Karbolfuchsin- oder Gentianaanilinwassermischung und entfärbe mit Salz- oder Salpetersäure und 70 % Alkohol (s. S. 43 u. f.). Dies muß aber so gründlich geschehen, daß auch jede Verwechslung mit Smegma- (Pseudotuberkel-)Bazillen ausgeschlossen ist (s. S. 42).

10. Ruhr. Die äußerst häufigen (10, 20—100 in 24 Stunden), in der Regel unter starkem, schmerzhaftem Drang entleerten Stühle fördern mit je einer Dejektion nur spärliche, zusammen aber oft beträchtliche Mengen (1000—1800 ccm, eigne Beobachtungen). Sie zeigen nur im ersten Beginn noch kotigen Geruch und Gehalt, bei der ausgebildeten Krankheit nur Schleim, Blut, Eiter und Gewebsfetzen.

Je nach dem Mischungsverhältnis dieser Bestandteile unterscheidet man (wie oben beim Sputum) den einfach schleimigen, schleimig-blutigen, rein blutigen und rein eitrigen Stuhl; auch schleimig-blutig-eitrige Mischformen kommen nicht selten vor.

Der Schleim ist im Beginn vorherrschend und stellt sich als eine dünne, zitternde, gelblich gefärbte Gallerte dar, die die anfangs noch vorhandenen Kotbeimengungen einhüllt oder in gröberer Art

mit ihnen gemischt ist. Gleich von Anfang an ist der Schleim von
Blutstreifen und Punkten durchsetzt. Auch „Schleimfetzen" in Form
flacher Gerinnsel, die den Stuhl überziehen, sind nicht selten zu
beobachten.

Die blutigen Beimengungen können im Anfang einfach Zeichen
der vorhandenen Blutüberfüllung der Dickdarmschleimhaut sein;
später stammen sie, besonders die rein blutigen Beimengungen, wie
der Eiter aus den gesetzten Geschwüren. Bei umfänglicher und
tiefer greifender Zerstörung der Darmschleimhaut finden sich in den
aashaft stinkenden, schmierig braunroten oder schwärzlichen Entleerungen zweifellose Gewebsfetzen.

Das Mikroskop läßt den Nachweis der schleimigen und
eitrigen an den morphologischen und mikrochemischen (Essigsäurereaktion des Schleims) Bildern leicht führen. Das frischere Blut
wird ebenfalls an den vorhandenen roten Blutkörpern erkannt;
älteres ist oft erst durch das schon besprochene chemische oder
spektroskopische Verfahren nachweisbar. Die blutig durchtränkten
Schleimklümpchen enthalten oft die als Ruhr-Erreger beschriebenen
Amöben (s. S. 93 und Fig. 15) oder die schon erwähnten spezifischen
Bazillen.

11. Der im Beginn des Typhus abdominalis noch feste und geformte Stuhl wird gegen Ende der ersten Krankheitswoche meist
dünnbreiig oder wäßrig und hat noch eine deutliche braune Färbung.
Die dann stärker einsetzende und fast während der ganzen Fieber-
zeit fortbestehende Diarrhoe fördert in der Regel 5—6 und mehr
hellbraun, blaßgelb und gelb gefärbte Stuhlentleerungen, die sich
beim Stehen in 2 Schichten trennen. Die untere enthält flockige
und krümlige gelbe Mengen, von denen sich die obere, mehr oder
weniger stark getrübte, braungelblich gefärbte, wäßrige Schicht abgeschieden hat. Dieser „Erbsensuppen" ähnliche Stuhl verliert erst gegen Ende der Krankheit, während der allmählichen
Entfieberung, seinen hellgraugelben Farbenton, wird bräunlich und
nach und nach breiiger bis geformt.

In dem Sediment des erbsenfarbenen Stuhles finden sich außer
den Fäulnisbakterien und je nach dem Gehalt an Schleim wechselnd
zahlreichen Rundzellen und manchen Krystallen (Tripelphosphat)
reichliches Gallenpigment, Kaseïnflocken und Typhusbazillen
(s. S. 50), die aber nur durch ein spezifisches Kulturverfahren (s.
S. 52) als solche erkennbar sind.

Bei Darmblutungen, die bekanntlich am Ende der 2. bis zur
4. Woche bei 6—7 % der Fälle einzutreten pflegen, kann völlig reines,
dick oder wenig geronnenes, dunkles Blut in nicht selten großer
Menge austreten. Ist die Blutung geringer oder eine reichlicher

ergossene Menge länger im Darm zurückgehalten gewesen, so ist die Farbe mehr bräunlich oder teerfarben geworden.

Nicht selten kündigen kleine Blutbeimengungen zum Stuhl eine stärkere Blutung an. Daher ist auf diese mit bloßem Auge sichtbaren Blutstreifen oder blutig gefärbten Schleimbeimengungen sorgsam zu achten.

In dem mit starker Blutung entleerten Stuhl sind die roten Blutkörperchen oft noch nachweisbar; in dem stärker farbig veränderten Blut fehlen selbst die „Schatten". Man ist dann auf den Nachweis des Blutfarbstoffes mit der Teichmannschen Häminprobe oder mittels der Alménschen Probe angewiesen, hat dabei aber im Auge zu behalten, daß die Umwandlung des Oxyhämoglobins in Methämoglobin stattgefunden haben kann (s. S. 115 u. 167).

12. **Cholera.** Die charakteristischen „reiswasser-" oder „mehl-" oder „hafergrützsuppenartigen" Stühle erfolgen meist häufig und reichlich und erscheinen infolge des Fehlens des Gallenpigments grau-weißlich, dünn, mit hellen — gequollenem Reis vergleichbaren — Flocken untermischt, ohne Kotgeruch.

Mikroskopisch zeigt sich am einfachen, ungefärbten Quetschpräparat, das aus einem solchen hellen Schleimflöckchen angelegt ist, daß dies aus dicht aneinander gelagerten, gequollenen Zylinderepithelien und Schleim besteht, zwischen dem zahlreiche Bakterien aller Art zu bemerken sind.

Man wird daher nur selten in die Lage kommen, an einem solchen, zunächst getrockneten und gefärbten Präparat die spezifischen Infektionsträger zu erkennen. Dazu ist stets das Kulturverfahren nötig. Aber sowohl Koch wie zahlreiche andere Forscher haben bei früherer Gelegenheit und 1892 bei der schweren Hamburger Epidemie eine ganze Anzahl von Fällen beobachtet, wo die Kommabazillen (s. S. 57) im gefärbten Präparat fast in Reinkultur und besonders das charakteristische, häufchenartige Zusammenliegen der Bazillen in den Schleimflocken vorhanden waren. In manchen derartigen Fällen ist schon ohne Kultur mit großer Wahrscheinlichkeit die Diagnose zu bestimmen, da die Kommabazillen von den sonst wohl vorkommenden Kommaformen sich durch ihre kürzere, dickere und mehr gekrümmte Gestalt und durch die diesen nicht eigene häufchenartige Vereinigung unterscheiden.

13. Bei Syphilis des Rectums geht nicht selten Blut und Schleim mit dem Kot ab.

14. Für **Mastdarmkrebs** ist besonders charakteristisch häufiger, von Tenesmus begleiteter Abgang von Blut und Schleim ohne gleichzeitige Kotentleerung. Auch bei höherem Sitz des Krebses können jauchig stinkende Entleerungen, in denen äußerst selten Krebsteile auftreten, die Diagnose stützen. Dagegen kommt den bandartigen oder „schafkotähnlichen" Stuhlformen keine differential-diagnostische Bedeutung zu.

15. **Intussuszeptionen** des Darms führen zu blutig schleimigen Entleerungen, selten zur Ausstoßung des nekrotischen Darmstücks. Die Embolien der Arteria meseraica, schwere Pfortaderstauung und Skorbut veranlassen ebenfalls blutige Stühle.

V. Die Untersuchung des Harns.

Allgemeines.

Der Harn vermittelt uns nicht nur wichtige Aufschlüsse über den Stoffwechsel, sondern auch über den Zustand aller Organe, die mit der Bildung und Ableitung dieses wichtigen Sekrets zu tun haben. Aus diesen Gründen ist einer sorgfältigen Harnuntersuchung seit alters her ein hoher Wert beigemessen. Dieselbe hat sich zur Hauptsache mit dem chemischen und mikroskopischen Verhalten zu befassen. Ehe wir die Untersuchungsmethoden und deren Ergebnisse beschreiben, seien in Kürze die Eigenschaften des **normalen Harns** ins Gedächtnis zurückgerufen.

Die 24stündige **Gesamtmenge** des Harns beträgt bei gesunden Männern im Mittel 1500—2000, bei Frauen 1000 bis 1500 ccm; sie kann vorübergehend durch körperliche Bewegungen, reichliches Trinken und dergl. vermindert oder erhöht werden, ohne daß eine pathologische Abweichung daraus zu folgern ist.

Der Harn ist für gewöhnlich völlig **klar** und durchsichtig und zeigt beim Schütteln einen rasch wieder verschwindenden weißlichen Schaum. Nach längerem Stehen scheidet sich am Boden des Gefäßes eine zarte, weißliche Wolke (*Nubecula*) ab, die aus vereinzelten Schleimkörperchen, Plattenepithel und Salzen gebildet wird. Bei kühler Zimmertemperatur fällt nicht selten ein rötliches, aus Uraten, harnsaurem Natron bestehendes Sediment aus, das beim Erwärmen wieder verschwindet. In schwach saurem Harn setzt sich ein weißlicher Bodensatz ab, der aus Erdphosphaten gebildet wird und beim Erhitzen nicht vergeht (manchmal fallen sogar erst beim Kochen die Phosphate aus).

Die **Farbe** des Harnes kann zwischen einer strohgelben bis bernsteingelbrötlichen wechseln. Je saurer der Harn, um so dunkler gelb ist die Farbe.

Durch den Gehalt an saurem, phosphorsaurem Natron wird vorzugsweise die bei Gesunden fast stets anzutreffende **saure Reaktion** des Harns bedingt. Sie kann auch unter physiologischen Verhältnissen, z. B. bei vorwiegender Pflanzenkost und reichlicher Zufuhr kohlensaurer Alkalien, seltener kurz nach der gewöhnlichen Hauptmahlzeit schwach sauer oder gar alkalisch werden. Die aus solchem Harn spontan oder erst beim Erhitzen ausfallenden Erdphosphate und kohlensauren Erden werden durch Säurezusatz sofort gelöst. Amphotere Reaktion, bei welcher der Harn blaues Lackmuspapier rötet und rotes bläut, ist selten.

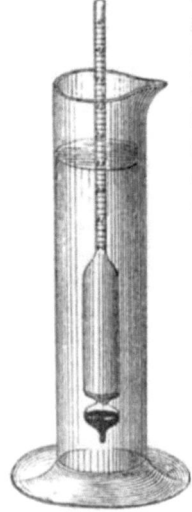

Fig. 51.
Urometer.

Das **spezifische Gewicht** schwankt in der Regel zwischen 1012—1024. Durch reichliches Wassertrinken kann es beträchtlich herabgesetzt, nach starkem Schwitzen erhöht sein. Zu seiner Bestimmung bedient man sich des Urometers (Fig. 51), eines bei 15° C. geeichten Aräometers, das von 1000—1050 und darüber graduiert ist.

Man taucht es in den im Standglas befindlichen Harn und liest den Stand des unteren Meniskus ab. Der Harn muß völlig klar sein, das Aräometer in der Flüssigkeit sich frei bewegen können und weder den Boden noch die seitliche Wandung des Zylinders berühren. Die nicht selten störenden Schaumbläschen hebt man mit einem Glasstab ab.

Der schon unter gewöhnlichen Verhältnissen aromatische **Geruch des Harns** kann durch gewisse Nahrungsmittel, wie Spargel u. dergl., eigentümlich gesteigert werden. Durch das Einatmen von Terpentinöl (z. B. nach dem Wichsen der Parketfußböden) wird er veilchenartig.

Unter den **organischen** Bestandteilen, die mit der täglichen Harnmenge ausgeführt werden, nimmt der Harnstoff die erste Stelle ein: er wird im Mittel zu 30 g entleert, während die Harnsäure in der Menge von 0,75 g ausgeschieden wird. Unter den **anorganischen** Teilen überwiegt das Kochsalz, das im Mittel zu 14 g, ferner die Schwefel- und Phosphorsäure, die zu je 2,5 g pro die abgeführt werden.

Unter pathologischen Verhältnissen unterliegen die kurz geschilderten Eigenschaften des Harns oft wesentlichen Änderungen, die teils mit bloßem Auge, teils erst durch eine genaue chemische und mikroskopische Prüfung erkannt werden können.

Mit bloßem Auge nimmt man schon folgende Abweichungen wahr. **Vermehrung der Harnmenge:** bei Diabetes insipidus und mellitus, Schrumpfniere, Pyelitis u. a.; **Verminderung:** bei fieberhaften Krankheiten, Herzfehlern, manchen Formen von Nephritis, bei Urämie, Cholera u. s. f.; **Änderungen des Aussehens und der Farbe:** der Harn kann trübe oder ganz undurchsichtig werden und statt der hellgelben eine dunkelrote bis tintenschwarze oder auch milchartig weiße Farbe annehmen. Blut- und Gallenfarbstoff, Indikan, Melanin und Eiterbeimengungen, sowie ein starker Ausfall von Uraten kann bald mit größerer, bald mit geringerer Wahrscheinlichkeit schon ohne weitere Untersuchung vermutet werden.

Einschalten wollen wir gleich hier, daß das spezifische Gewicht große Schwankungen, zwischen 1000—1060, darbieten kann; abnorm niedriges findet sich hauptsächlich bei Diabetes insipidus und Schrumpfniere, sehr erhöhtes vorzugsweise bei der Zuckerharnruhr.

Die saure Reaktion unterliegt bei Krankheiten mancherlei Schwankungen, insbesondere beim Blasenkatarrh (s. u.). Hier sei aber auch erwähnt, daß nach stärkerem Erbrechen, nach Magenausspülungen und bei Hyperchlorhydrie dadurch, daß die Salzsäure verloren geht oder allzureichlich entwickelt wird der Harn alkalisch werden kann.

Die molekulare Konzentration des Harns.

Es sind oben S. 128 einige Bemerkungen über die molekulare Konzentration des Blutes gegeben worden. Daraus erhellt,
daß bei mangelhafter Nierenfunktion und dadurch hervor-
gerufener Zurückhaltung von harnfähigen Stoffen im Blut in
demselben Maße eine Verringerung der Moleküle im Urin eintreten muß. Mit anderen Worten: bei gestörter Nieren-
tätigkeit steigt der Gefrierpunkt des Harns (Δ) über
die normalen Grenzen.

Man hat nun festgestellt, daß dieser bei gesunden Nieren
je nach den Stoffwechselverhältnissen zwischen 0,87 und 2,43°
schwankt. Um sich ein annäherndes Bild über die wirkliche
Menge der ausgeschiedenen Moleküle zu machen, ist natürlich
die tägliche Urinmenge zu berücksichtigen und hat man, um
zu diesem Zweck Vergleichswerte zu erhalten, das Produkt
von Δ und Urinmenge = V (Valenzzahl) berechnet. Die Zahlen
der Autoren schwanken zwischen 766 und 3770. Wenn der
praktische Nutzen, der aus der Molekularbestimmung des Urins
(Kryoskopie) für die interne Klinik erwächst, vorerst noch ein
beschränkter ist und zwar gerade deswegen, weil die Grenzen
der normalen Werte, die u. a. durch die Aufnahme flüssiger
und fester Nahrung wesentlich beeinflußt werden, sehr weite
sind, so haben doch die Arbeiten von Kümmell und Rumpel
gezeigt, daß zur Diagnostik einseitiger Nierenerkrankungen
die Feststellung der normalen Konzentration des Urins von
größtem Vorteil ist. Dazu ist aber erforderlich, daß der Urin
beider Nieren getrennt durch den Uretheren-Katheterismus aufgefangen wird. Alsdann wird der Urin jeder Niere auf seinen
Gefrierpunkt und weiter auch auf seinen Harnstoff bez. Koch-
salzgehalt untersucht. Zeigt dann Δ der einen Niere einen
normalen Wert, Δ der anderen Niere aber einen unter 0,87,
so spricht dieser Befund für eine Erkrankung der letzteren.

Die Methode der Harngefrierpunktsbestimmung entspricht
der des Blutes (s. o.).

A. Genauere chemische Untersuchung des Harns.

1. Nachweis der normalen Harnbestandteile.

Harnstoff. Der Harn wird bis zu Sirupsdicke eingedampft und mit Alkohol ausgezogen. Darnach wird filtriert, das Filtrat eingedampft und der Rückstand in etwas Wasser gelöst und mit gesättigter Salpetersäure versetzt. Beim Erkalten scheidet sich nach einiger Zeit salpetersaurer Harnstoff in rhombischen oder sechsseitigen Tafeln aus.

Der Harnstoff ist vermindert bei chronischen Leber- und Nierenkrankheiten, vorzugsweise aber bei akuter gelber Leberatrophie, bei der u. u. die Harnstoffausscheidung ganz gehemmt sein kann und Leucin und Tyrosin (s. d.) dafür auftreten.

Vermehrt ist der Harnstoff durch stärkeren Eiweißzerfall beim Fieber, ferner bei Diabetes mellitus, wo die bedeutendsten Ausscheidungen erfolgen.

Harnsäure. Man dampft eine Probe des Bodensatzes, die man mit einigen Tropfen Salpetersäure versetzt hat, auf einem Porzellanschälchen langsam bis zum Trocknen ein. Der auf diese Weise gebildete, orangefarbene Fleck färbt sich bei Zusatz von etwas Ammoniak purpurrot, bei nachfolgendem Zusatz von Kalilauge blau (**Murexidprobe**).

Starke Vermehrung ist bei Gicht, Leukämie u. a. zu beobachten.

Kreatinin. Man setze zu der frischen Harnprobe einige Tropfen frisch bereiteter, verdünnter Natriumnitroprussidlösung und etwas schwache Natronlauge. Die anfangs rubinrote Farbe wird meist bald strohgelb. Bei Kochen der jetzt mit Essigsäure versetzten Probe wird dieselbe **blaugrün**.

Hippursäure wird am besten durch die Ausfällung der unten beschriebenen Krystalle nachgewiesen.

Von den anorganischen Bestandteilen verdient besonders das **Kochsalz** Berücksichtigung. Man weist es am einfachsten nach durch tropfenweisen Zusatz einer Höllensteinlösung zu dem mit Salpetersäure versetzten Harn. Es wird Chlorsilber in dicken, milchweißen, flockigen und fetzigen Gerinnseln ausgeschieden.

Auffällige **Verminderung der Chloride**, die bei akuten fieberhaften Krankheiten, zumal bei der kroupösen Pneumonie, gefunden wird, zeigt sich durch den Eintritt einer nur schwach

wolkigen Trübung an, während ein **vermehrter Chloridgehalt,**
wie er besonders bei der Aufsaugung größerer Exsudate auftritt, durch ungewöhnlich starke Ausfällung des Chlorsilbers
charakterisiert ist.

Phosphorsaure Salze (Kalk und Magnesia). 1. Beim Erhitzen des mit einigen Tropfen Kalilauge versetzten Harns
fallen die „Erdphosphate" als leichtflockiger, weißer Niederschlag aus. Bei schwach saurem oder alkalischem Harn ist
der Kalilaugenzusatz unnötig.

2. Bei Zusatz von Höllensteinlösung wird die Phosphorsäure der Phosphate als weißflockiges Silberphosphat gefällt.

3. Zusatz von ammoniakalischer Magnesialösung zu einer
Harnprobe bewirkt einen Niederschlag von Tripelphosphat,
das durch die „Sargdeckelkrystalle" charakterisiert ist (s. u.).

Schwefelsäure tritt als Sulfat (sogen. präformierte Schwefelsäure) oder als („gebundene") aromatische Ätherschwefelsäure auf.

Die erstere stammt größtenteils von dem Eiweiß ab; die
„gebundene" ist von der Menge der aromatischen, bei der Eiweißfäulnis entstehenden Körper abhängig, die alle verfüg-
bare Schwefelsäure des Körpers binden und als aromatische
Ätherschwefelsäuren im Harn erscheinen. Eine Vermehrung
derselben tritt ein, je reichlicher Phenol und Indikan — bei
hartnäckiger Obstruktion, Ileus u. a. — im Harn vorhanden
ist; ihre gesteigerte Ausscheidung weist besonders im Fieber
auf stärkeren Eiweißzerfall hin (Baumann, Kast u. a.).

Nachweis: 1. Versetzt man die Harnprobe mit etwas Essig-
oder Salzsäure, so wird durch nachfolgenden Zusatz von Chlorbaryum ein weißer Baryumsulfatniederschlag bewirkt, der in Säuren
unlöslich ist.

2. Die an Phenol, Kresol, Indoxyl, Skatol gebundenen Ätherschwefelsäuren werden am einfachsten so nachgewiesen: Man versetze den mit Essig- oder Salzsäure leicht angesäuerten Harn mit
reichlichem Chlorbaryum und filtriere. Sodann koche man 20 bis
30 Minuten das mit gesättigter Salzsäure reichlich versetzte Filtrat,
bis sich aus den zersetzten Ätherschwefelsäuren Baryumsulfat abscheidet. Die Menge dieses Niederschlags erlaubt ein Urteil über
den Gehalt an Ätherschwefelsäure.

2. Chemisch nachweisbare pathologische Bestandteile.

Die in der Norm stets saure, nur unter gewissen, oben schon erwähnten Umständen schwach saure oder alkalische Reaktion ist bei manchen Krankheiten häufig oder stets alkalisch. Dies gilt insbesondere von der ammoniakalischen Gärung, die der pathologische Harn schon bei der Entleerung oder kurze Zeit nach derselben darbieten kann. Zum Beweis, daß die stark alkalische Reaktion des Harns in. solchen Fällen nicht durch „fixe" Alkalien, sondern durch kohlensaures Ammoniak bedingt wird, braucht man nur einen mit Salzsäure benetzten Glasstab über den Harn zu halten, es werden dann charakteristische Salmiaknebel entwickelt, die andernfalls fehlen.

a) Auftreten von Eiweiß im Harn. Albuminurie.

Außer der wichtigsten Art, dem Serumalbumin, und dem meist mit ihm vereint anzutreffenden Serumglobulin werden Propepton (Hemialbumose) und Pepton, Fibrin, Hämoglobin und Mucin beobachtet.

Die ausgeschiedenen Eiweißmengen schwanken in ziemlich weiten Grenzen; man spricht von geringer, mäßiger und schwerer Albuminurie, je nachdem die tägliche Menge 0,1, 0,5, 1 und mehr pro Mille beträgt.

In der überwiegenden Mehrzahl ist jede dauernde Albuminurie als Zeichen einer Erkrankung der Nieren, seltener der Harnwege anzusehen; vorübergehende Eiweißausscheidung ohne eine solche kommt vor beim Fieber, venösen Stauungen, nervösen Störungen (Delirium tremens, Epilepsie, Gehirnerschütterung) u. s. f., ferner bei manchen chronischen Konstitutions- und Infektionskrankheiten (schwere Bluterkrankungen, Diabetes mellitus, Tuberkulose u. a.), endlich bei der durch Druck von Steinen, Neubildungen u. dergl. auf die Harnleiter bewirkten Harnstauung.

Als **physiologische Albuminurie** bezeichnet man eine bisweilen rasch vorübergehende, selten Monate oder Jahre lang andauernde, oft periodisch wechselnde und stets geringe (eben nachweisbare) Eiweißausscheidung, neben der die genauere mikroskopische Untersuchung des Harns nicht die geringsten Abweichungen ergibt und sonstige, einer akuten oder chroni-

schen Nierenkrankheit zukommende klinische Zeichen auszuschließen sind. Bisweilen wird diese Form ohne jede voraus-
gegangene Ursache (u. a. bei Neugeborenen), häufiger erst
nach starker Körperbewegung, sehr reichlichen Mahlzeiten,
kalten Bädern, geistigen Anstrengungen und heftiger Gemüts-
erregung u. a. beobachtet. So fand Leube bei 119 gesunden
Soldaten 19 mal, d. i. in 16 % zweifellose Albuminurie nach
Marschübungen.

Tritt die Albuminurie periodisch ein, so ist ein gewisser
regelmäßiger Zyklus oft unverkennbar; man spricht dann von
„zyklischer Albuminurie" (Pavy). Meist handelt es sich um
jugendliche Individuen, bei denen die Eiweißausscheidung
durch den Wechsel zwischen Liegen und aufrechter Körper-
haltung hervorgerufen wird. Und zwar zeigt sich die Albuminurie in der Regel am stärksten sehr bald nach dem Auf-
stehen oder kurz nach längeren Märschen. Ruhelage bringt
sie ganz zum Verschwinden. Der bei gewöhnlicher Lebensweise scharf ausgesprochene zyklische Charakter der Ausscheidung kann jeder Zeit durch mehrtägige Bettruhe völlig
verwischt werden. Zur genaueren Beobachtung dieser
zur physiologischen Albuminurie gerechneten Form
(Pavy, E. Wagner, Leyden u. a.) ist es nötig, 1—2 stündige, regelmäßige Harnuntersuchungen anzustellen
und bei gewöhnlicher und durch verschiedene Momente (Bewegungen, Bettliegen, geistige Arbeiten u. s. f.) ge-
änderter Lebensweise den Verlauf der Albuminurie
klarzulegen.

Über die Berechtigung zur Aufstellung der physiologischen
Albuminurie und dieser besonderen Unterart sind die Ansichten
geteilt. Ich selbst gehöre zu denen, welche sich sowohl der physiologischen, wie zyklischen Albuminurie gegenüber vom praktischen
Standpunkte aus etwas skeptisch verhalten.

Nicht als wenn ich das Vorkommen der physiologischen Eiweißausscheidung leugnen wollte; diese ist von den zuverlässigsten
Ärzten (Leube, Grainger-Stewart u. a.) absolut erwiesen, und
ich selbst habe in 3 längere Zeit beobachteten Fällen diese Diagnose
angenommen. Aber ich halte es im Einzelfall für äußerst schwierig,
die sichere Diagnose der physiologischen Albuminurie zu stellen.
Tatsächlich haben sich schon manche Beispiele physiologischer
Albuminurie später als Brightsche Krankheitsfälle erwiesen. Auch

ist daran zu denken, daß manche Fälle von Schrumpfniere zeitweise keine Spur von Formelementen ausscheiden und die übrigen klinischen Erscheinungen verdeckt sein können. Hier wird die Berücksichtigung des spezifischen Gewichts u. U. ausschlaggebend sein. Aber Senator warnt wohl mit Recht davor, bei etwas älteren Personen selbst eine geringfügige und nur zeitweise beobachtete Albuminurie als physiologisch zu erklären; er sieht bei jüngeren Leuten einen Eiweißgehalt von 0,4 bis 0,5 pro Mille als Grenze an, oberhalb der eine physiologische Albuminurie überhaupt nicht mehr anerkannt werden darf!

Führt man die quantitative Bestimmung nach Esbach aus, so ist gerade hier besondere Sorgfalt (s. S. 282) geboten.

I. Qualitativer Nachweis der Eiweißkörper.

Der Harn muß rein und frei von äußeren Beimengungen zur Untersuchung kommen. Auch ist es ratsam, den zu verschiedenen Tageszeiten gelassenen Harn zu prüfen. Der in der Nacht gebildete Harn gibt im allgemeinen am wenigsten über vorhandene Störungen Auskunft; viel eher der Tagharn, besonders die nach dem ersten Frühstück ausgeschiedene Probe. Jeder trübe oder hochgestellte Harn ist vor Ausführung der Proben stets zu filtrieren.

Nachweis des Serumalbumins,

das meist in Begleitung von Serumglobulin vorkommt.

1. Hellersche Salpetersäureprobe.

In einem Reagensglas werden reine Salpetersäure und Harn zu gleichen Teilen derart versetzt, daß der Harn durch vorsichtigen Zusatz über die Säure geschichtet und eine Mischung vermieden wird. Bei Gegenwart von Eiweiß (Albumin, Albumose und Mucin) bildet sich an der Berührungsstelle ein scharf begrenzter, weißer Ring, der bei schwachem Eiweißgehalt erst nach einigen Minuten entsteht und bisweilen nur erkannt wird, wenn man das Röhrchen gegen einen dunklen Hintergrund hält.

Hochgestellte uratreiche Harne werden am besten erst mit Wasser verdünnt, da sonst Fällungen mit Salpetersäure hervorgerufen werden können; diese unterscheiden sich aber sowohl durch die Farbe, wie höhere Lage von dem Eiweißring und verschwinden bei gelindem Erwärmen.

Nach Gebrauch von Terpentin und Copaiva- und Tolu-Balsam

(Sommerbrodtsche Kapseln!) kann ebenfalls eine Opaleszenz eintreten; dieselbe wird aber durch Schütteln mit Alkohol gelöst.

Der meist schwache Mucinring verschwindet in der Regel
durch Schütteln.

Bei Beobachtung dieser Vorsichtsmaßregeln ist die Probe
äußerst zuverlässig; sie ist auch sehr scharf, da noch 0,02%₀₀
Albumin sicher nachweisbar sind.

2. Salpetersäure-Kochprobe.

Die einfache Kochprobe genügt nur bei solchen Harnen
als Eiweißreagens, die deutlich sauer sind, da in schwach
saurem oder alkalischem Harn, durch das Sieden, außer dem
Eiweiß auch die Erdphosphate gefällt werden. Es ist daher
ratsam, von vornherein Salpetersäure zuzusetzen, die vor der
Essigsäure den Vorzug verdient, weil diese — schon bei geringem Überschuß — geringe Eiweißmengen lösen kann.

Man setze daher dem Harn etwa ¹/₅ seines Volums Salpetersäure
zu und koche bis zum Sieden. Die sofort beginnende weiße
Fällung, die bei Gegenwart von Blut meist gebräunt ist, zeigt
Eiweiß an. Der nach einiger Zeit bei hochgestellten Harnen zu
beobachtende feinsandartige Niederschlag darf mit dem Eiweiß nicht
verwechselt werden.

Die Probe ist zwar scharf, wird aber durch andere an
Sicherheit und Bequemlichkeit übertroffen.

3. Essigsäure-Ferrocyankaliumprobe.

Man säure den Harn zunächst stark mit Essigsäure an und setze
von einer 5—10% Ferrocyankaliumlösung vorsichtig tropfenweise zu. Bei Gegenwart von Eiweiß entsteht meist sofort ein
dichter weißer Niederschlag, oder bei geringen Mengen erst nach
einigen Minuten eine deutliche Trübung.

Beginnt schon beim Ansäuern eine durch Mucinfällung
bewirkte Trübung, so ist Filtrieren geboten; sehr konzentrierte
Harne werden am besten erst verdünnt. Die Reaktion ist
äußerst scharf und sicher und, weil das Aufkochen unter-
bleibt, sehr bequem. Für das Sprechzimmer des Arztes
verdient sie unbedingt den Vorzug.

4. Proben mit Essigsäure und gesättigter Kochsalz- oder Glaubersalzlösung.

Der Harn wird zunächst mit Essigsäure, dann mit gesättigter Koch- oder Glaubersalzlösung versetzt und gekocht.

Die sofort beginnende Fällung ist als ein sehr sicheres Zeichen für Eiweiß anzusehen. Vorteile bieten die Proben nicht.

Bei reichem Gehalt an Albumin (und Albumosen) entsteht schon vor dem Kochen eine Fällung. Durch das Erhitzen werden die Albumosen gelöst, während geringere Albuminmengen erst erkennbar werden.

5. Probe mit Metaphosphorsäure.

Diese zuerst von Hindenlang empfohlene Probe hat den Vorzug, daß der Arzt das Reagens leicht auf der Praxis mit sich führen und schnell die Untersuchung auf Eiweiß anstellen kann.

Von den an der Luft zerfließlichen weißen Stangen wird ein Bröckelchen mit einer Harnprobe geschüttelt, deutliche weiße Fällung spricht für Eiweiß. Auch durch tropfenweisen Zusatz einer gesättigten Lösung wird ein Eiweißniederschlag bewirkt. (Nach Hoppe-Seyler wird Pepton nicht mitgefällt.)

Die Probe ist wohl bequem, besitzt aber geringere Schärfe und Sicherheit wie die erstgenannten Methoden und darf nur als Orientierungsprobe dienen. Auch die Trichloressigsäurekrystalle sind zu gleichem Zweck empfohlen worden.

6. Pikrinsäureprobe.

Man setzt eine kleine Messerspitze der Krystalle zum Harn und schüttelt; deutlicher gelbflockiger Niederschlag zeigt Eiweiß an.

Anschaulicher gelingt die Probe, wenn man von einer gesättigten Lösung tropfenweise zusetzt.

Die Probe kann als sicher und scharf gelten; sie ist auch bequem. Indes sei bemerkt, daß nach Jaffe auch Kreatinin durch Pikrinsäure gefällt wird. Oft stört die Gelbfärbung.

7. Rhodankali-Essigsäureprobe (Zouchlos).

Das Reagens besteht aus 100 Tl. 10% Rhodankalilösung und 20 Tl. Essigsäure. Tropfenweiser Zusatz ruft bei Gegenwart von Eiweiß deutliche Trübung hervor.

Die Probe ist fast so scharf und ebenso bequem wie die dritte und zeigt nach v. Jaksch noch 0,007% Eiweiß an.

8. Spieglers Probe.

Man gibt von dem mit Essigsäure stark angesäuerten (mucinfreien) Harn vorsichtig einige Tropfen zu folgendem am besten frisch bereiteten Reagens: Hydrarg. bichlor. corros. 8,0, Acid. tar-

taric. 4,0, Aq. dest. 200,0, Glycerini 20,0. Bei Anwesenheit minimaler Albuminurie tritt weißlicher Ring auf.

Das Geisslersche Eiweißreagenspapier und die Stützschen Eiweißreagenskapseln bieten, was die Bequemlichkeit betrifft, keinen Vorteil, dagegen haften beiden Mitteln große Ungenauigkeiten an. Die erstere Probe beruht darauf, daß bei Gegenwart von Zitronensäurelösung und jodkalihaltiger Sublimatlösung im eiweißhaltigen Harn eine Fällung entsteht. Die Kapseln enthalten Zitronensäure, Chlornatrium und Quecksilberchlorid und bewirken, dem Harn zugesetzt, ebenfalls Ausfällung der Eiweißkörper.

Zum Nachweis der geringen, schon im normalen Harn vorhandenen Eiweißmengen (das wohl aus den Glomerulusgefäßen stammt) hat Posner folgendes Verfahren empfohlen:

Man fällt aus dem mit der 3 fachen Menge Alkohols oder konzentrierter wäßriger Tanninlösung versetzten Harn einen Niederschlag, wäscht diesen mit Wasser aus und löst ihn mit Essigsäure. Die Proben 3, 4 und 7 zeigen dann Eiweißspuren an.

Nachweis des Globulins.

Um die Gegenwart des in der Regel mit dem Serumalbumin vereint anzutreffenden Globulins festzustellen, kann man zweckmäßig so verfahren: 1. Man filtriere etwa 30—50 ccm Harn und verdünne mit der 10 fachen Menge destillierten Wassers; macht sich bei Zusatz von verdünnter Essig- oder Borsäure allmählich eine Trübung oder ein flockiger Niederschlag bemerkbar, so ist mehr oder weniger Globulin vorhanden.

2. Man mache den Harn durch Zusatz von etwas Ammoniak schwach alkalisch, lasse einige Zeit stehen, filtriere und versetze das Filtrat mit dem gleichen Volum kaltgesättigter Ammoniumsulfatlösung; bei Gegenwart von Globulin tritt je nach dessen Menge Trübung oder flockige Fällung ein.

Nachweis von Propepton (Hemialbumose).

Tritt bei der Hellerschen Salpetersäure- oder der Essigsäure-Ferrocyankaliprobe eine deutliche Fällung ein, die beim Erwärmen verschwindet, beim Erkalten wiederkehrt, so spricht dies für Albumose.

Ist neben den Albumosen noch Eiweiß vorhanden, so muß dies durch vorsichtigen Essigsäurezusatz zum gekochten Harn als Niederschlag gewonnen und abfiltriert werden. Das Filtrat wird mit Kalilauge stark alkalisch gemacht und tropfenweise mit 10 % Kupfersulfatlösung versetzt. Die rote oder bläulichrote Färbung (Biuretreaktion) spricht für die Gegenwart von Albumose.

Die Albumosen kommen viel seltener und meist nur vorübergehend im Harn vor.

Nachweis von Pepton.

Die Kenntnis der Peptonurie verdanken wir Maixner, v. Jaksch u. a. Sie kommt ohne gleichzeitige Albuminurie vor und tritt vorzugsweise bei Aufnahme des von zerfallenen Leukozyten und Eiterkörperchen herrührenden Peptons in die Blutbahn auf. Am häufigsten wird die Peptonurie als pyogene Form bei eitrigen Pleuraexsudaten und sonstigen Eiterungen im Körperinnern, sowie bei der kroupösen Pneumonie zur Zeit der Lösung beobachtet — also gerade dann, wenn die Bedingungen für den Zerfall der Leukozyten und die Resorption ihrer Produkte besonders günstig sind. Nicht jedesmal darf aber der Nachweis von Pepton im Harn den Rückschluß auf innere Eiterung u. dgl. erlauben. Abgesehen von dem schon erwähnten Auftreten des Peptons im Lösungsstadium der Pneumonie, ist es schon bei ganz gesunden Wöchnerinnen gefunden. Immerhin wird die diagnostische Bedeutung des Peptonnachweises in vielen Fällen von Nutzen sein können. Nach v. Jaksch darf z. B. das Fehlen der Peptonurie bei Gegenwart meningitischer Erscheinungen den Ausschlag für die Diagnose der tuberkulösen Form geben.

Zum Pepton-**Nachweis** wird der Harn zunächst völlig eiweißfrei gemacht. Hierzu versetzt man 500 ccm Harn mit etwa 50 ccm konzentrierter Natriumazetatlösung und so viel Tropfen konzentrierter Eisenchloridlösung, daß die Flüssigkeit eine ausgesprochene Rotfärbung behält. Dann fügt man vorsichtig Natron- oder Kalilauge tropfenweise zu, bis die saure Reaktion in eine neutrale übergeht oder die Flüssigkeit nur eben noch blaues Lackmuspapier rötet. Nun wird gekocht und nach dem Erkalten filtriert und zum Schluß mit dem Filtrat, das mit Essigsäure und Ferrocyankali nicht die geringste Trübung geben darf, die oben erwähnte Biuretprobe ausgeführt. Ist Pepton vorhanden, so erfolgt deutliche Rot- oder Violettfärbung (Hofmeister).

Nachweis von Fibrin.

Die im allgemeinen nur selten im Harn vorkommenden Fibringerinnsel werden abfiltriert und mit 5 % Kochsalzlösung wiederholt ausgewaschen, bis die abstehende Lösung keine Eiweißprobe mehr gibt. Versetzt man nun den auf dem Filter verbleibenden Rückstand mit 1 % Sodalösung und kocht, so tritt völlige Lösung ein. Die nach dem Erkalten vorgenommene Hellersche oder Essigsäure-Ferrocyankaliprobe ergibt jetzt Eiweißreaktion.

Nachweis von Mucin.

Bei manchen Krankheiten der Nieren und besonders der Harnblase ist der Mucingehalt des Harns oft beträchtlich vermehrt. Sehr wahrscheinlich haben wir es mit dem Nukleoalbumin zu tun, von dem später die Rede sein wird.

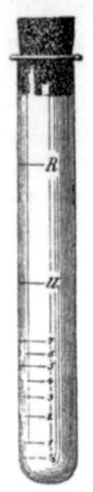

Zu seinem Nachweis verdünnt man den Harn zunächst mit Wasser, filtriert und setzt zum Filtrat Essigsäure im Überschuß. Bei Anwesenheit von Schleim tritt deutliche Fällung ein, die bei Zusatz von Kalilauge verschwindet, aber aus der Lösung durch Essigsäure aufs neue zum Vorschein gebracht wird.

II. Zur **quantitativen Bestimmung** der in 24 Stunden ausgeschiedenen Eiweißmenge genügt, wenn es nicht auf sehr genaue Untersuchungen ankommt, die Prüfung mit Esbach's Albuminimeter (Fig. 52). Das einfache und billige Instrument besteht aus einem Reagensröhrchen, an dem die Marken R und U und eine feine Graduierung eingeritzt sind, um den Stand des Eiweißniederschlags scharf bestimmen zu können.

Unbedingt zu beachten sind aber folgende Punkte:

Fig. 52.
Esbach's
Albumini-
meter.

1. Der Harn muß sauer reagieren; neutrale und alkalische Harne sind daher mit Essigsäure anzusäuern.

2. Die Dichte des Harns darf 1006 — 1008 nicht überschreiten; er muß daher entsprechend verdünnt werden.

3. Die Probe ist stets bei Zimmerwärme vorzunehmen, da Temperaturunterschiede die Höhe des Niederschlags wesentlich beeinflussen.

Man benutzt folgendes Reagens: 10 g reine Pikrinsäure und 20 g lufttrockene, chemisch reine Zitronensäure werden in 800 ccm Wasser gelöst und bei 15° C. mit Wasser bis zum Gesamtvolumen von 1000 ccm versetzt

Bei der Ausführung der Bestimmung füllt man in den Esbachschen Zylinder bis zur Marke U den Harn und schichtet darüber bis zur Marke R das Reagens, schließt dann mit dem Gummipfropfen und kehrt das Röhrchen langsam etwa 15 mal um. Darnach wird es bei möglichst gleichmäßiger Zimmertemperatur 24 Stunden ruhig aufgestellt; der dann an der Teilstrichskala abzulesende

Stand des Niederschlags gibt die Zahl von Grammen an, welche in einem Liter des untersuchten Harns enthalten sind.

Dem Verfahren haften zwar manche Fehlerquellen an, und es genügt nur zur annähernden Schätzung des Eiweißverlustes. Darin ist es aber der früher üblichen Bestimmung der „Volumprozente", die auf der Abschätzung der Eiweißmenge nach der Höhe des bei der Salpetersäurekochprobe im Reagensglas erhaltenen Niederschlags fußte, weit überlegen. Werden die Bestimmungen unter strenger Beachtung der vorangestellten Punkte ausgeführt, so wird man über die Zunahme und Abnahme der Eiweißausscheidung ziemlich genau unterrichtet, und deshalb hat das Verfahren z. B. auch für die Diagnose der „physiologischen und zyklischen Albuminurie" hohen Wert.

Auf der Tatsache, daß alle Eiweißkörper die Ebene des polarisierten Lichts nach links drehen, beruht die Bestimmung der ausgeschiedenen Eiweißmenge durch Polarisation. Das Verfahren ist rasch und leicht durchführbar, gibt aber ebenfalls nur annähernde Werte, da auch der eiweißfreie Harn die Lichtebene etwas nach links dreht (s. u.).

b) Lipurie.

Fett kommt bald in Tröpfchen, bald in krystallisierter Form im Harn vor und wird selten und fast nur bei Schwangern, bei der „großen weißen Niere" und bei Phosphorvergiftung beobachtet. Der weißgelblich getrübte Harn wird beim Umschütteln mit Äther klar. Etwas häufiger kommt Fett im Harn bei solchen Leuten vor, die an **Chylurie** leiden, d. h. einen fett- und eiweißhaltigen Harn entleeren. Dieser zeigt ein deutlich milchartiges Aussehen und enthält nicht selten lockere, weißlich oder durchsichtig gallertige Gerinnsel (Fibrin). Ab und zu kann der ganze Harn zu einer sehr lockern, die Form des Gefäßes annehmenden Masse gerinnen.

Beim Schütteln mit Äther nach vorherigem Zusatz von etwas Natronlauge verliert der Harn das milchartige Aussehen. Das „emulgierte" Fett wird gelöst, eine völlige Klärung bleibt aber meist aus. Neben dem in seiner Menge sehr wechselnden Fettgehalt wird stets Eiweiß in $\frac{1}{2}$—2% und darüber gefunden. Enthält der

Harn, wie dies nicht selten der Fall, gleichzeitig Blut — Hämato-
chylurie —, so erscheint er pfirsichrot und nimmt erst, nachdem sich
das Blut am Boden abgesetzt hat, die gelblichweiße, milchähnliche
Beschaffenheit an.

Der eben beschriebene Harn wird fast ausschließlich bei Tropenbewohnern oder solchen Menschen beobachtet, die früher dort (besonders in China, Japan, Ägypten, Brasilien u. a.) gelebt haben
(s. S. 104). Brieger u. a. haben Chylurie aber auch bei Europäern
beobachtet, die nie in den Tropen gewesen waren. Dies sind aber
äußerst seltene Ausnahmen.

c) Hämaturie, Hämoglobinurie.

Blutig roter Harn enthält entweder reines, aus den Nieren
und Harnwegen stammendes Blut oder gelösten und anderweit
umgewandelten Blutfarbstoff; im ersten Fall handelt es sich
um Hämaturie, im zweiten um Hämo- oder Methämoglobinurie.

Bei der Hämaturie ist der Harn hell- oder dunkelrot,
deutlich blutig, dichroitisch und enthält bisweilen breite, etwas
zerrissene Blutklumpen (Blasenblutung) oder regenwurmähn-
liche Blutgerinnsel (Nierenbeckenblutung), die schon als solche
mit entleert sind, oder es treten erst später Gerinnungen ein.

Über die Bestimmung des Sitzes der Blutung kann gewöhnlich erst das Mikroskop sicher entscheiden. Hämaturie
kommt vor bei Tripper, akutem Blasenkatarrh, Stein- und
Geschwürsbildungen in der Blase und im Nierenbecken, Tuberkulose und Neubildungen des Harnapparats.

Chemischer Nachweis des Blutfarbstoffs.

1. **Heller**sche Probe. Der Harn wird mit Kalilauge stark alkalisch gemacht und gekocht. Beim Erkalten wird der Blutfarbstoff
von den ausfallenden Erdphosphaten mitgerissen und färbt die
letzteren, sonst weiß erscheinenden Flocken braun- oder mehr gra-
natrot.

2. **Almén**sche Probe. Man bringt in ein Reagensglas gleiche
Volumina alten verharzten Terpentinöls und frischer Guajaktinktur
und schüttelt, bis eine Emulsion entsteht. Hierzu setzt man den Harn
vorsichtig zu. Bei Gegenwart von Blut zeigt sich ein anfangs blau-
grüner, bald rein hell- oder dunkelblauer Ring und beim Schütteln
der ganzen Mischung eine diffuse blaue Färbung. Der zu prüfende
Harn muß deutlich sauer sein und bei alkalischer Reaktion mit

etwas Essigsäure angesäuert werden. Gegenwart von Eiter, ohne Blut, kann bei diesem Verfahren einen schwach blauen, rasch verschwindenden Ring veranlassen. Um zu vermeiden, daß durch andere Substanzen, z. B. Eiter, die Alménsche Probe im positiven Sinne hervorgerufen und dadurch das Vorhandensein von Blut vorgetäuscht wird, kann man die auf Blut zu untersuchende Lösung aufkochen. Nach erfolgter Erhitzung fällt dann die Probe, wenn nur Eiter in Lösung war, negativ aus, während Blut auch nach dem Kochen die blaue Färbung auftreten läßt.

In vielen Fällen noch geeigneter und dringend zu empfehlen namentlich auch bei der Untersuchung von Mageninhalt oder Fäces auf Blut ist die Modifikation der Alménschen Probe nach Weber, weil erstens hierbei Verwechslungen mit anderen Substanzen so gut wie ausgeschlossen sind und zweitens noch minimale Spuren von Blut nachgewiesen werden können.

Die Probe gestaltet sich folgendermaßen:

Eine beliebige Menge der auf Blut zu untersuchenden Flüssigkeit wird in einen Scheidetrichter oder Glaskölbchen gegeben und bis zu ¹/₃ seines Volumens mit Eisessig versetzt und durchgeschüttelt. Alsdann wird eine gewisse Menge Äther, etwa 10 ccm, hinzugegeben und gut durchgeschüttelt. In der Ruhe setzt sich dann der Äther oben ab, ein Vorgang, der zweckmäßig noch durch Hinzugabe von etwas Alkohol beschleunigt werden kann.

Der Äther, welcher den etwa vorhandenen Blutfarbstoff aufgenommen hat wird nun abgehebert und mit nur einigen Tropfen von ozonisiertem Terpentinöl oder Wasserstoffsuperoxyd und ebensoviel Guajaktinktur versetzt. Deutliche Blaufärbung, eventl. nach einigem Zuwarten, beweist die Anwesenheit von Blut.

Bedingung ist, daß sowohl Terpentinöl als Guajaktinktur gut sind, letztere muß frisch sein (Kontrollprobe).

Während die Diagnose der Hämaturie aus dem Aussehen des Harns und der chemischen Untersuchung oft schon mit absoluter Sicherheit gestellt werden kann, ist die Diagnose der Hämoglobinurie, die als Folge der Hämoglobinämie (s. S. 166) eintritt, in der Regel erst durch die mikroskopische und spektroskopische Prüfung festzustellen (s. u.).

d) Gallenfarbstoffe, Gallensäuren.

Diese treten im Harn als Bilirubin, dessen Oxydationsprodukte das Biliverdin, Bilifuscin und Biliprasin darstellen, oder als Urobilin s. Hydrobilirubin auf, welches durch Re-

duktion aus Gallen- und Blutfarbstoff gebildet wird. Gallen-
farbstoffhaltiger Harn erscheint hell oder dunkelbierbraun und
gibt beim Schütteln einen gelben oder gelbgrünlichen Schaum.

Nachweis des Bilirubins.

1. **Chloroformprobe.** Man gibt zu $\frac{1}{2}$ Reagensglas Harn etwa
10 Tropfen Chloroform und schüttelt kräftig durch. Das fein verteilte Chloroform reißt den Farbstoff mit sich und erscheint als
dichter kanariengelber Niederschlag. Mischt man den Chloroform-
auszug mit ozonhaltigem Terpentinöl und etwas verdünnter Kalilauge, so beobachtet man in wäßriger Lösung deutliche Grünfärbung.

2. **Gmelinsche Probe.** Auf einige Kubikzentimeter reiner Salpetersäure, die mit 1—2 Tropfen rauchender versetzt sind, schichtet
man durch vorsichtigen Zusatz mit der Pipette den Harn auf. An
der Berührungsstelle bildet sich ein grüner, blauer, violetter, rot-
gelber Farbenring. Nur der grüne Ring ist beweisend, blaue und
rote können auch durch Indikan oder Urobilin bewirkt werden.

3. **Gmelin-Rosenbachsche Filterprobe.** Nachdem der Harn durch
ein kleines Filter gegeben, wobei dieses kräftig gelb gefärbt ist,
betupft man die Innenseite des Filters mit obigem Salpetersäure-
gemisch; man wird bei Gegenwart von Gallenfarbstoff bald ein lebhaftes Farbenspiel von grün bis rot wahrnehmen. Die Probe ist
äußerst scharf und sehr empfehlenswert.

4. **Rosenbach** hat statt der Salpetersäure 5 % Chromsäurelösung
vorgeschlagen, bei der ausschließlich eine rein grüne Färbung erzeugt wird. Man muß aber stets nur 1 Tropfen vorsichtig zusetzen.
Auch die Filterprobe eignet sich dazu.

5. Bei dunkel gefärbten, indikanreichen, ferner bei blutfarb-
stoffhaltigen Harnen ist folgendes Verfahren zu empfehlen: Man
versetzt den Harn mit einigen Tropfen Sodalösung und darnach mit
Chlorcalciumlösung. Den entstandenen Niederschlag filtriert man
ab, wäscht ihn aus und bringt ihn in ein Reagensglas, überzieht
ihn mit Alkohol und bringt ihn durch Zusatz von etwas Salzsäure
und Umschütteln in Lösung. Beim Kochen färbt sich die Flüssigkeit grün bis blaugrün, falls Gallenfarbstoff vorhanden ist (Huppert-
Salkowsky).

Nachweis des Urobilins.

Man setze zum Harn 2—3 Tropfen 10 % Chlorzinklösung, sodann
so viel Ammoniak, bis sich das ausgefällte Zinkoxyd wieder löst.
Ist in der von den ausfallenden Phosphaten abfiltrierten Flüssigkeit,
beim Betrachten gegen einen dunklen Hintergrund, grüne Fluores-

zenz wahrzunehmen, so ist die Gegenwart von Urobilin erwiesen.
(**Fr. Müller.**)

Empfindlicher ist folgende Probe:

Man schüttelt etwa 20 ccm Harn mit 10 ccm Amylalkohol und
gießt die Mischung auf ein mit Amylalkohol benetztes Filter. Gleichzeitig mit der Filtration tritt eine Trennung der beiden Flüssigkeiten
ein. Die amylalkoholische Lösung gießt man in ein Reagensglas
ab und versetzt sie mit einigen Tropfen einer klaren Lösung von
1 g Chlorzink in 100 g stark ammoniakalischem Alkohol.

Statt des Amylalkohols kann man zur Extraktion auch Äther
anwenden, die ätherische Lösung bei gelinder Wärme verdunsten,
den Rückstand im Amylalkohol lösen und weiter wie oben verfahren. Die Gegenwart von Urobilin gibt sich durch eine prachtvolle grüne Fluoreszenz zu erkennen.

Das **Bilirubin** tritt bei jedem Icterus auf und wird nach
der Resorption der Galle ins Blut, wenn deren Abfluß in den
Darm durch irgend welche Ursache verlegt ist, mit dem Harn
ausgeschieden.

Das **Urobilin** hat mit dem Icterus an sich nichts zu tun,
wird vielmehr erst im Darm unter der Einwirkung der Fäulnisbakterien durch Reduktion aus dem Bilirubin gebildet und
fehlt demgemäß in der Regel dann, wenn durch Neubildungen,
Gallensteine u. s. f. ein langdauernder Verschluß des Ductus
choledochus bewirkt und der Gallenzufluß zum Darm aufgehoben ist. Für die obige, besonders von **Fr. Müller** ver-
tretene Anschauung spricht die Tatsache, daß der Darm und
Harn der **Neugeborenen**, bei denen von einem Einfluß der
Fäulnisbakterien noch nicht die Rede sein kann, stets frei von
Urobilin gefunden wird, daß ferner nach dem wieder frei
gewordenen Gallenabfluß zum Darm mit einem Schlage sehr
große Mengen Hydrobilirubin auftreten. Außer beim Icterus
ist es besonders im Fieberharn anzutreffen. Es bildet sich oft
erst im Harn beim Stehen an der Luft aus dem Urobilinogen.

Neben den Gallenfarbstoffen kommen auch die **Gallensäuren** im Harn vor (Icterus).

Nachweis mit der **Pettenkofer**schen Probe:

Einige Tropfen Harn werden mit einem Korn Rohrzucker versetzt und auf einem Porzellanschälchen mit einem Tropfen gesättigter
Schwefelsäure bei milder Wärme eingedampft. Bei Anwesenheit

von Gallensäuren zeigt sich lebhafte Purpurfarbe, die in Purpur-
violett übergehen kann. (Da durch andere Körper bisweilen ähnliche Reaktionen bedingt werden, ist zu exakten Bestimmungen ein
umständlicheres Verfahren zur Ausscheidung von Indikan, Eiweiß,
Fett u. a. nötig, worüber die größeren Lehrbücher Auskunft geben.)

e) Indikanurie.

Das auf die Eiweißfäulnis im Darm zurückzuführende,
auch im normalen Harn stets vorhandene Indikan kann bei
krankhaften Vorgängen im Magendarmkanal, insbesondere bei
solchen, die zu stärkerer Eiweißfäulnis im Darm führen (Darm-
einklemmung u. s. f.), sowie bei putriden Eiterungen in anderen
Körperteilen hochgradig vermehrt sein. Obwohl auch bei
solchen Störungen die Indikanausscheidung sehr wechselnd ist.
erlaubt eine sehr starke Reaktion doch den Rückschluß auf
abnorm starke Eiweißzersetzung im Darm oder in anderen
Körperteilen.

Bei dieser wird zunächst Indol gebildet, das nach der
Resorption zu Indoxyl oxydiert und an die Schwefelsäure des
Harns gebunden als indoxylschwefelsaures Kalium ausge-
schieden wird.

Nachweis des **Indikans** nach **Jaffe:**

Nachdem man den Harn durch Zusatz von 10 % Bleizucker-
lösung ($^{1}/_{4}$ seines Volums) und Filtrieren von verschiedenen, die
Reaktion störenden Körpern befreit hat, versetzt man das Filtrat
mit dem gleichen Teile gesättigter reiner Salzsäure (Spaltung) und
1—2 Tropfen einer zur Hälfte verdünnten, konzentrierten Chlor-
kalklösung (Oxydation). Bei weiterer Zugabe von dieser Lösung
erscheint bei Gegenwart von Indikan zuerst ein blaugrünlicher
Farbenton, später deutliche Blaufärbung. Schüttelt man nun mit
einer geringen Menge Chloroform, so setzt sich das Indigo als blauer
Niederschlag ab.

Die normalerweise im Harn vorkommenden Indikanmengen
lassen bei dieser Probe nur eine rosa oder schwache violette Färbung auftreten.

Selten wird eine tiefe **Schwarzfärbung** des Urins durch
Indikan hervorgerufen, sodaß eine Verwechslung mit dem
gleich zu besprechenden Melanin nahe liegt.

Der Urin ist in solchen Fällen, wie auch bei der echten Mela-
nose, zur Zeit der Entleerung nur dunkelrötlich oder mehr braun und

wird erst beim Stehen oder beim Kochen und Zusatz von Salpetersäure dunkelschwarz. Auch durch Zusatz von Chromsäure, Schwefelsäure, Chloroform und bei der Jaffeschen Indigoprobe kann die
dunkle Färbung fortbestehen oder verstärkt werden.

Fällt man aber durch Kalkmilch das Indikan aus und unter-
bleibt jetzt die Schwarzfärbung, so ist als deren Ursache die Indikanurie erwiesen (Senator).

In seltenen Fällen tritt das Indigo (**Harnblau,** Virchow)
als solches im Harn auf und kann dann entweder den ganzen
Harn bläulich färben oder, was relativ häufiger geschieht, in
blauen Flocken, die zarte, indigoblaue Nadeln in sternförmiger
Gruppierung zeigen, zu Boden sinken. Der Harn wird gewöhnlich klar und blaß gelassen und bietet erst nach einiger
Zeit den blauen Farbenton dar (Virchow). Es kann aber
auch ein gesättigt blauer Harn, gleich als solcher, frisch gelassen werden (Litten). Meist handelt es sich in solchen Fällen
um gewöhnliche, pigmentfreie Magen- und Leberkrebse.

f) Auch bei der **Melanurie** ist der frische Urin meist hellgelb,
gelbbraun und völlig klar und wird erst beim Stehen oder
nach Zusatz oxydierender Mittel tiefschwarz und undurchsichtig; selten zeigt er schon bei der Entleerung einen tinten-
ähnlichen Farbenton. Im ersten Falle wird der Farbstoff als
Melanogen, im zweiten als Melanin ausgeschieden. Das
Melanogen ist ein farbloses Chromogen, das erst durch Oxydation tiefschwarz wird. Bromwasser, Chromsäure, Salpetersäure, Eisenchlorid u. a. entwickeln das Melanin sofort. Verwechslungen mit Indikanurie können durch vorheriges Aus-
fällen des Indikans vermieden werden (s. S. 288).

Der echten Melanurie kommt eine hohe semiotische Bedeutung für die Diagnose melanotischer Geschwülste, die in inneren
Organen, und zwar in erster Linie in der Leber sitzen, zu.
Ausnahmen (Littten, Senator) sind so vereinzelt, daß sie
diagnostisch kaum in Betracht kommen.

g) Die im allgemeinen seltene **Alkaptonurie** ist dadurch gekennzeichnet, daß der Harn beim Stehen an der Luft und
noch mehr beim Eintritt ammoniakalischer Gärung einen
braunen oder gar schwarzen Farbenton annimmt. Die
Trommersche Zuckerprobe (s. S. 296) fällt positiv aus, dagegen

gibt der Harn nicht die Nylandersche (Wismut-) Probe,
bleibt optisch inaktiv und reduziert ammoniakalische Silber-
lösung in der Kälte. Dadurch ist er vom Diabetesharn sicher
zu unterscheiden.

Ob die Alkaptonurie, die ohne Gesundheitsstörungen verläuft und mehrmals bei Geschwistern beobachtet worden
ist, durch abnorme, im Darmkanal ablaufende Gärungen hervorgerufen wird (Baumann und Wolkow), ist unerwiesen.
Gegen die Annahme spricht u. a., daß es auch bei reichlicher
Darreichung von Abführmitteln nie gelungen ist, die Alkapton-
substanz im Stuhl aufzufinden. Als Muttersubstanz des Alkaptons
ist das Tyrosin anzusehen. Embden fand die Harnsäureaus-
scheidung bei den Alkaptonträgern erheblich vermindert.

h) Auch bei der **Pentosurie** ist der Harn durch starkes Re-
duktionsvermögen ausgezeichnet. Die Trommer-, Fehling-
und Nylanderschen Proben fallen positiv aus, aber es besteht nur geringes Drehungsvermögen und die Gärungsprobe
bleibt negativ. Die Tollenssche Reaktion ist für die Pentosen
charakteristisch:

Man löst in 5—6 ccm rauchender Salzsäure soviel Phloroglucin, daß etwas ungelöst bleibt. Von der zu gleichen Teilen
geteilten Flüssigkeit gibt man die eine Hälfte zu $^1/_2$ ccm
Prüfungs- und die andre zur gleichen Menge normalen Harns.
Erwärmt man die Proben in einem Glas mit kochendem Wasser,
so nimmt der Pentoseharn sehr rasch eine lebhaft rote, von
oben nach unten fortschreitende Färbung an, während der
Kontrollharn unverändert bleibt. (Es ist zweckmäßig, beide
Harnproben vorher mit Tierkohle zu entfärben.)

Als zuverlässig und bequem gilt auch folgende Probe:
Man gibt zu 5 ccm Harn im Reagensrohr eine Messerspitze
Orcein und 5 ccm Salzsäure (v. spez. Gew. 1,19) und erhitzt bis
zum Sieden. Bei Anwesenheit von Pentose erfolgt deutliche
Blaugrünfärbung. Der Farbstoff geht in Amylalkohol beim
Ausschütteln über und gibt im Spektrum einen Streifen im Rot.

Alle übrigen in Frage kommenden Körper rufen in der
Probe eine bräunliche Färbung hervor, die auf den Amyl-
alkohol übergeht. Im Spektrum fehlt der Streifen im Rot.
(Blumenthal.)

3. Änderungen im Aussehen und chemischen Verhalten des Harns durch gewisse in den Körper aufgenommene Arzneimittel.

1. Durch **Rhabarber-** und **Sennagaben** wird der Harn stark gelb gefärbt infolge der Anwesenheit von Chrysophansäure. Versetzt man eine Harnprobe mit Kalilauge, so tritt lebhafte Rotfärbung ein, die bei Säurezusatz wieder verschwindet.

2. Nach **Santonin** wird ähnliche Gelbfärbung beobachtet, die bei Kalilaugenzusatz in einen rosaroten Ton übergeht. Schüttelt man den mit Äther versetzten Harn, so bleibt der Äther farblos, während er beim Schütteln mit Rhabarber- oder Sennaharn gelb wird, und der Zusatz von Kalilauge zu dem abgeschütteten gelbgefärbten Äther deutliche rote Färbung an der Grenze bewirkt (Penzoldt).

3. **Tannin**haltiger Harn färbt sich bei Zusatz von verdünnter Eisenchloridlösung graugrünlich bis schwärzlichblau.

4. **Copaiva-Balsam-Harn** gibt beim Kochen und Säurezusatz ab und zu eine deutliche Trübung, die im Gegensatz zur Eiweißfällung durch Alkohol gelöst wird.

Zusatz von Salzsäure färbt den Harn schön rot, bei gleichzeitigem Erhitzen violett.

5. Der nach reichlichen **Antipyringaben** hell bis dunkel blutrote Harn, der nicht selten sogar Dichroismus zeigt, wird bei Zusatz verdünnter Eisenchloridlösung tief braunrot.

6. Nach **Naphtalin** nimmt der Harn eine sehr dunkle Färbung an; bei Zusatz von einigen Tropfen Ammoniak ist blaue Fluoreszenz zu beobachten.

7. Bei Gegenwart von **Salizylsäure** im Harn bewirkt Eisenchloridsubstanz zunächst einen gelblichen, von Eisenphosphaten herrührenden Niederschlag und bei weiterem Zusatz lebhafte Blauviolettfärbung. Handelt es sich um den Nachweis sehr geringer Mengen, so muß man, nach vorheriger Ansäuerung des Harns mit etwas Schwefelsäure, demselben ein gleiches Volum Äther zusetzen und durch Schütteln die Salizylsäure entziehen. Dieselbe geht an den Äther über, den man abgießt und mit Eisenchloridlösung behandelt.

8. Nach der Aufnahme von **Karbol** durch Einnehmen, Einatmen oder Resorption von Wund- und Geschwürsflächen erscheint der Harn braungrün und wird bei längerem Stehen noch dunkler grünlich.

Versetzt man eine Probe davon im Reagensglas mit Bromwasser, so bildet sich ein hellgelber Niederschlag, in dem sich nach und nach glänzende Krystalle in Blättchen und Nadelform abscheiden.

9. Jodkaliumhaltiger Harn, mit einigen Tropfen rauchender Salpetersäure und etwa $^1/_3$ seines Volumens Chloroform versetzt, gibt beim Schütteln prächtige rot-violette Färbung des abscheidenden Chloroforms. Statt des letzteren Körpers kann man auch Schwefelkohlenstoff benutzen, dessen widerlicher Geruch aber sehr stört.

Noch schärfer ist folgende Probe. Man setze zu der Harnprobe einige Tropfen Stärkekleister, rühre um und unterschichte etwas rauchende Salpetersäure. An der Verbindungsstelle tritt noch bei einem Gehalt von 0,001 % Jod ein tiefblauer Ring auf, der aber vergänglich ist. Oder man versetzt den Harn im Reagensglase mit dem gleichen Volum konzentrierter Salzsäure und überschichtet mit 2—3 Tropfen schwachem Chlorwasser, es entsteht an der Oberfläche eine braungelbe Schicht, die bei Zusatz von Stärkelösung blau wird (Jolles).

10. Bromkalium weist man nach, indem man den Harn mit Chlorwasser versetzt, um das Brom frei zu machen, und darnach mit Chloroform schüttelt. Beim Absetzen zeigt sich letzteres durch Brom dunkelgelb gefärbt. Oder man schüttelt den mit etwas Chlorwasser versetzten Harn mit Äther. Dieser wird durch das freigewordene Brom gelb gefärbt und kann nach Abschütten und Versetzen mit Kalilauge wieder entfärbt werden.

4. Glykosurie und Diabetes mellitus.

Der im menschlichen Harn auftretende Zucker ist Traubenzucker. Die Frage, ob derselbe in kleinen Mengen als normaler Harnbestandteil anzusehen ist, scheint auch heute noch ungelöst. Da der Traubenzucker im Blute sich regelmäßig zwischen 0,5 bis 2,0 p. mille findet, sollte man von vornherein sein Auftreten im Harn erwarten dürfen. Aber bis heute stehen sich die Ansichten namhafter Forscher unmittelbar gegenüber. Während Brücke, Meissner u. a. das regelmäßige Vorkommen nachgewiesen zu haben glauben, sprechen sich Maly, Seegen, Külz u. a. auf Grund ausgedehnter, an großen Harnmengen vorgenommener Untersuchungen gegen die Richtigkeit einer solchen Annahme aus. Die Entscheidung dieser für die Physiologie und für die praktische Medizin gleich wichtigen Frage ist durch weitere Erfahrungen, die man bezüglich der reduzierenden und die Ebene des polarisierten Lichts rechtsdrehenden Substanzen gemacht hat, wesentlich erschwert. Es ist erwiesen, daß der Harn des Gesunden vorzugsweise durch seinen Gehalt an Harnsäure, Kreatinin und die Verbindungen der Glykuronsäure eine deutliche Reduktionskraft besitzt, daß die letztere, sehr wahrscheinlich ein Zwischenprodukt des Stoffwechsels sowohl nach Fleisch- als Kohlehydratnahrung, eine rechtsseitige Zirkumpolarisation zeigt, daß endlich durch reichliche Fleischkost und besonders durch Fieber die Ausscheidung reduktionsfähiger Körper gesteigert wird.

Seit E. Fischer als eine charakteristische Eigenschaft des von ihm entdeckten Phenylhydrazins das Verhalten feststellte, daß dieser Körper mit dem Zucker gelbgefärbte, krystallinische, durch hohen Schmelzpunkt ausgezeichnete Verbindungen — die sog. Azone — eingeht, schien eine besonders scharfe, durch anderweite im Harn auftretende Körper nicht gestörte Methode für den Nachweis kleinster Zuckermengen geboten zu sein. Aber diese Hoffnung hat gelitten, seit von Thierfelder nachgewiesen wurde, daß die Glykuronsäure ebenfalls mit dem Phenylhydrazin die gleichen krystallinischen Verbindungen bildet. Indes scheint insofern ein verwertbares Unterscheidungsmerkmal zu bestehen, als diesen Krystallen ein weit niedrigerer Schmelzpunkt eigen ist.

Mit Berücksichtigung dieses Unterschiedes fand Moritz bei völlig Gesunden regelmäßige Bildung von Phenylglykosazonkrystallen, die vor allem durch ihren hoch (zwischen 196—205°) gelegenen Schmelzpunkt charakterisiert waren. Auch mit der Gährungsmethode, auf die wir unten eingehender zurückkommen, gelang es Moritz, bei 6 völlig gesunden Männern, die bei üppiger Mahlzeit größere Mengen süßen Nachtisches von Fruchteis und Sekt zu sich nahmen, 3 mal einen deutlichen, zum Teil starken Ausschlag zu erzielen, während die Nylandersche Probe (s. diese) sogar 4 mal positiv ausfiel. Durch dies Ergebnis ist die Möglichkeit der vorübergehenden Nahrungsglykosurie (*G. alimentaire* Cl. Bernard's) aufs neue erwiesen, und zwar für solche Gelegenheiten, wie sie im gewöhnlichen Leben doch recht oft wiederkehren. Weitere Nachuntersuchungen wären aber gerade hier am Platz.

Vorübergehende Glykosurie ist gelegentlich nach Einnahme von Arzneien (z. B. Schilddrüsentabletten), intermittierende G. bei Pankreaskolik beobachtet.

Bei dem **Diabetes mellitus** ist das Bild ein wesentlich anderes. Hier handelt es sich um eine chronische Krankheit, bei der regelmäßig mehr oder weniger große, durch die unten anzugebenden Methoden meist leicht nachweisbare Zuckermengen ausgeschieden werden. Der Organismus ist nicht mehr im stande, den aus den Kohlehydraten stammenden Traubenzucker zu verbrauchen, und besitzt

die krankhafte Fähigkeit, selbst bei ausschließlicher
Fleischkost Zucker zu bilden, dessen Menge unmöglich
aus dem geringen Kohlehydratgehalt des Fleisches abzuleiten
ist und bei vermehrter Fleischkost oft regelmäßig anwächst.
Durch die ausgezeichneten Versuche von v. Mering und
Minkowski ist die klinische und pathologisch-anatomische
Wahrnehmung, daß das Pankreas beim Diabetes mellitus ge-
legentlich eine bedeutungsvolle Rolle spielt, glänzend gesichert.
Nach der Entfernung der Bauchspeicheldrüse tritt regelmäßig
echte Zuckerharnruhr ein.

Beim Diabetes wird ein abnorm blasser, klarer
und saurer Harn in meist beträchtlich vermehrter
Menge gelassen, die zwischen $1\frac{1}{2}-2$ und 10 Litern
schwanken kann. Das spez. Gewicht ist stets erhöht,
wechselt zwischen 1020—1060. Der Geruch ist in der
Regel etwas fade oder erinnert an Obst. Die Zuckerausscheidung kann von eben nachweisbaren Mengen
bis zu 10% betragen. Sie wird durch die Nahrung
sehr wesentlich beeinflußt, indem durch die Zufuhr von
Kohlehydraten der Gehalt an Zucker erhöht und durch strenge
Fleischkost ganz zum Verschwinden gebracht werden kann
(leichte Form), oder auch bei solcher fortdauert und bei
gesteigerter Fleischkost erhöht wird (schwere Form).

Auch fleißiges Spazierengehen und sonstige körperliche Übungen
setzen in der Regel die Zuckerausscheidung herab, dagegen kann
sie durch übermüdende körperliche Anstrengungen (Külz) und
durch Gemütsbewegungen vermehrt werden.

Für die Diagnose der sog. „leichten Form" ist von Bedeutung,
daß der Harn nur zu gewissen Tageszeiten Zucker enthält, zu
andern ganz zuckerfrei ist. Sehr gewöhnlich aber findet man den
Zucker, wenn man den $\frac{1}{2}-1$ Stunde nach dem ersten Semmel-
frühstück gelassenen Harn untersucht, da der Zucker viel
leichter in den Harn übergeht, wenn die Kohlehydrate
nüchtern genossen sind (Külz, Worm-Müller). Will man
also die Prüfung an einer Harnteilprobe ausführen, so sorge man
dafür, daß man wenigstens den Frühstücksharn zur Untersuchung
erhält. Sonst empfiehlt es sich, eine Probe der 24 stündigen Gesamtmenge zu untersuchen, da man auf diese Weise auch einen
Überblick über die in 24 Stunden ausgeschiedene Gesamtmenge
des Zuckers gewinnen kann. Denn abgesehen davon, daß manche

Einzelproben stark zuckerhaltig, andere ganz zuckerfrei sein können, ist der Prozentgehalt der ersteren ebenfalls sehr wechselnd. Nach vielfältigen Erfahrungen, die an großen Untersuchungsreihen gewonnen sind, kann man sich aber schon, wenn die 24 stündige Gesamtmenge und deren spezifisches Gewicht bekannt sind, eine annähernde prozentuale Schätzung erlauben.

Bei 1½ L. Menge u. 1030 sp. G. beträgt der Zuckergehalt etwa 1—2%,
- 3 - - - 1030 - - · · · meist über 5%,
- 3 - - - 1025 - - · - · etwa 3—4%,
- 6–8 - - - 1030 - - · - · meist über 8%.
(Naunyn.)

Findet man durch die gleich zu beschreibenden Zuckerproben nur geringe Mengen, so soll man mit der Diagnose des Diabetes mellitus vorsichtig sein und sich gegenwärtig halten, daß die Möglichkeit einer physiologischen bez. vorübergehenden alimentären Glykosurie vorliegen kann. In solchen Fällen ist die wiederholte Zuckerprüfung geboten und zu untersuchen, ob durch Darreichung von Kohlehydraten, vor allem durch Rohrzucker (Külz), der Prozentgehalt des Harns an Traubenzucker rasch erhöht wird.

In manchen schweren Fällen besteht gleichzeitig Albuminurie; sie folgt bisweilen einer strengen, zur raschen Unterdrückung der Glykosurie eingeleiteten Cantanischen Fleischkur. Wo sie besteht, ist das Eiweiß vor der Zuckerbestimmung unbedingt zu entfernen.

Zu diesem Zweck wird der Harn gekocht und die beginnende Trübung durch vorsichtigen, tropfenweise bewirkten Zusatz von Essigsäure in einen Niederschlag verwandelt. Nach kurzem Aufkochen wird filtriert. Ist das Filtrat völlig klar, so ist alles Eiweiß ausgeschieden.

Qualitativer und quantitativer Nachweis des Zuckers.

Derselbe beruht auf folgenden Eigenschaften des Zuckers:

1. In alkalischer Lösung reduziert er verschiedene Metalloxyde, wie Kupfer- und Wismutoxyd.

2. Er wird aus Lösungen in der Wärme durch Kalilauge zersetzt, unter der Bildung eines gelb- oder rötlichbraunen Niederschlags.

3. Mit ihm bildet das Phenylhydrazin gelbgefärbte, in Wasser fast unlösliche, krystallinische Verbindungen, die sog. Azone.

4. Durch Hefe wird er in Alkohol und Kohlensäure gespalten.

5. Er dreht die Ebene des polarisierten Lichts nach rechts.

Zuckerproben.

1. Trommersche Probe.

Der Harn wird mit Kali- oder Natronlauge ($\frac{1}{4}$—$\frac{1}{3}$ seines Volums) alkalisch gemacht, sodann unter stetem Schütteln tropfenweise mit soviel 10 % Kupfersulfatlösung versetzt, wie in Lösung bleibt. Darauf erhitzt man den oberen Teil, bis ein gelbroter Niederschlag erscheint. Nun läßt man die weitere Entwicklung von selbst vor sich gehen. Auch in der übrigen, bisher blauen Flüssigkeitssäule schreitet die Reduktion weiter fort. Der gelbrote Niederschlag wird von Kupferoxydulhydrat, der mehr rötliche von Kupferoxydul gebildet.

Einfache Gelbfärbung ist nicht entscheidend, ebensowenig eine erst später auftretende Fällung.

Tritt schon vor dem Kochen ein kräftiger, gelbroter Niederschlag ein, so ist es sehr wahrscheinlich, daß der Harn Zucker enthält. Aber man darf nicht außer acht lassen, daß schon der normale Harn eine Reihe reduzierender Körper enthält (Harnsäure, Kreatinin, Glykuronsäure), die u. U. eine störende Rotfärbung geben können, und daß auf der anderen Seite selbst bei Gegenwart kleiner Zuckermengen das gebildete Kupferoxydul durch das Kreatinin in Lösung gehalten werden und die maßgebende Färbung ausbleiben kann. (S. auch Alkaptonurie und Pentosurie.)

Unter 0,5 % Zucker haltige Harne geben die Probe nicht sehr deutlich.

2. Probe mit Fehlingscher Lösung (siehe auch unter 10).

Von dieser zum Titrieren gebrauchten Lösung wird dem Harn tropfenweise soviel zugesetzt, als gelöst bleibt. Dann erhitzt man an der Oberfläche der Flüssigkeitssäule, wie bei 1. beschrieben, und läßt die in gleicher Weise auftretende Reaktion (gelbroter Niederschlag) sich weiter entwickeln.

Die Probe ist insofern bequem, als man nur die eine Lösung zuzusetzen hat; indes wird dieser Vorteil durch die beschränkte Haltbarkeit der Lösung aufgewogen. Im übrigen leidet die Prüfung an den unter 1. angegebenen Mängeln.

3. Mooresche Probe.

Der mit Kalilauge stark alkalisch gemachte Harn wird gekocht. Bei Gegenwart von Zucker tritt außer deutlichem Karamelgeruch eine mehr oder weniger starke Braunrotfärbung ein. Zarter gelingt die Probe, wenn man über die Harnprobe etwas Kalilauge schichtet und nur die Berührungsstelle erhitzt; es bildet sich dann ein scharfer, braunroter Ring. Zur Orientierung ist die nicht besonders scharfe Probe durchaus zu empfehlen. Bei einem Zuckergehalt unter 0,5 % erfolgt kein deutlicher Ausschlag.

4. Böttchersche Probe.

Der stark alkalisch gemachte Harn wird nach Zusatz einer Messerspitze basisch-salpetersauren Wismutoxyds gekocht. Bei Gegenwart von Traubenzucker tritt ein tiefschwarzer Niederschlag von Wismutoxydul auf.

Für diese Methode gilt, was Schärfe und Sicherheit betrifft, das schon bei 1. Gesagte.

5. Nylandersche Probe, eine höchst beachtenswerte Modifikation der vorigen.

Von einer aus 2,0 basisch-salpetersaurem Wismut, 4,0 Seignettesalz und 100,0 Natronlauge (von 8 %) bestehenden Lösung setzt man dem Harn $^1/_{10}$ seines Volums zu und kocht einige Minuten. Es beginnt eine grauschwärzliche Färbung der ganzen Mischung, die bald in tiefes Schwarz übergeht.

Die Probe ist weit empfindlicher als die bisher angeführten und zeigt in gewöhnlichen Harnen noch einen Zuckergehalt von 0,05 %, bei konzentrierteren erst von 0,1 % an.

Eine schwache Reaktion können sogar zuckerfreie Harne zeigen, besonders wenn Arzneikörper, wie Rhabarber und Senna, Antipyrin, Salizylsäure, Kampfer, Chloroform, Chloralhydrat, Saccharin und Terpentin dem Körper einverleibt sind; alle diese Körper können Kupfer- und Wismutoxyd bis zu einem gewissen Grade reduzieren.

Bei Berücksichtigung dieser Verhältnisse ist die Nylandersche Probe gerade für den praktischen Arzt äußerst empfehlenswert. Sie ist bequem auszuführen und dadurch ausgezeichnet, daß die klare Lösung sich viele Monate völlig tadellos hält.

6. **Phenylhydrazinprobe** nach v. **Jaksch**.

Der Harn wird mit der gleichen Menge Wasser verdünnt, mit 2 Messerspitzen Phenylhydrazinchlorhydrats und 4 Messerspitzen essigsauren Natrons versetzt und 20 Minuten lang im·Wasserbade gekocht. Nach dem Abkühlen in Wasser entsteht entweder sofort ein Niederschlag, der mikroskopisch aus gelben Nadeln gebildet erscheint, oder es zeigen sich die Krystalle erst im Bodensatz.

Die Probe ist wohl ziemlich scharf, aber für Zucker nicht immer entscheidend, da, wie schon oben berührt, auch die Glykuronsäure ähnliche, nur durch niedrigeren Schmelzpunkt unterschiedene Krystallbildungen eingeht. Für den Arzt dürfte jedenfalls nur die Ausscheidung reichlicher gelber Krystalle maßgebend sein, da eine schwache Reaktion fast in jedem normalen Harn eintritt. Der Nylanderschen Probe steht sie also an Zuverlässigkeit und Bequemlichkeit weit nach.

7. Die Methode von **Hoppe-Seyler**.

Man benutzt als Reagens eine $\frac{1}{2}$ % Lösung von Nitrophenylpropiolsäure in Natronlauge. 10 Tropfen Harn werden mit 5 ccm dieses Reagens $\frac{1}{4}$ Minute lang gekocht. Das Auftreten dunkelblauer Färbung zeigt reduzierende Substanzen (nicht unter 0,5 % Zucker) an. Gleichzeitig vorhandenes Eiweiß stört die Probe nicht. Zuckerfreier Harn gibt erst bei Zusatz von 1 ccm Grünfärbung; deutliche Blaufärbung nur bei Zusatz viel größerer Mengen und selbst dann nicht so wie der Zuckerharn.

8. Die **Gärungsprobe** ist unbedingt die sicherste Methode für den Zuckernachweis im Harn und sollte in jedem nur irgend zweifelhaften Falle auch vom prakt. Arzte angewandt werden. Sie zeigt noch 0,1 % Traubenzucker unzweideutig an und ist in bequemster Art ausführbar. Als einziger Nachteil ist anzuführen, daß man bei geringen Zuckermengen erst nach 18 bis 20 Stunden die Frage entscheiden kann.

Zur Ausführung der Methode verwendet man sog. Gärungsröhrchen; am praktischsten sind die Einhornschen, da mit ihnen gleich eine quantitative Bestimmung mit annähernder Wahrscheinlichkeit ermöglicht ist. Fig. 53 zeigt das letztere. Man füllt in die kuglige Ausbuchtung des offenen Schenkels den mit einem Stückchen frischer Preßhefe durchgeschüttelten, luftblasenfrei gewordenen Harn und läßt durch vorsichtige Neigung das Gemisch in den senkrechten Schenkel einfließen, was sehr leicht so auszuführen ist, daß alle Luft hieraus entweicht. Man läßt den kleinen Apparat bei etwa 15° R. ruhig stehen und liest nach 15—20 Stunden an der Skala des aufsteigenden Schenkels ab, ob und wie viel Kohlensäure entwickelt worden ist und welcher Prozentgehalt an Zucker dem CO_2-Volum entspricht.

Da der Einhornsche Apparat nur 1% Zucker anzeigt, muß man u. U. verdünnten Harn benutzen. Es empfiehlt sich, bei einem spez. Gew. von 1018—1022 2fach, bei 1022—1028 5fach, darüber 10fach zu verdünnen. Der angezeigte Prozentgehalt ist dann je nach der Verdünnung mit 2, 5 oder 10 zu multiplizieren.

Ganz praktisch ist der Vorschlag von Moritz. Man benutzt ein gewöhnliches Reagensrohr, das mit einem Hefe-Harngemisch etwa zu ³/₄ und durch Zugießen von Quecksilber bis zum Überlaufen gefüllt wird. Alsdann wird es mit einem durchbohrten Gummistöpsel geschlossen, in den ein U-förmiges Glasröhrchen eingelassen ist. Das gebogene Röhrchen füllt sich mit dem Harngemisch. Der dann völlig luftleer gewordene Apparat wird umgedreht, sodaß das sofort abgesetzte Quecksilber den unteren Teil des Reagensglases und U-Röhrchens einnimmt. Durch die entwickelte, am geschlossenen oberen Ende angesammelte Kohlensäure wird Quecksilber ausgetrieben und mit voller Sicherheit der Zuckergehalt bewiesen. 2% Hefezusatz reichen für die Bestimmung aus.

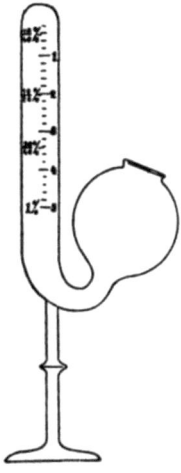

Fig. 53.
Einhorn's
Gärungs-
saccharometer.

Bei dem Gärungsverfahren können kleinste Zuckermengen durch die „Selbstgärung der Hefe" vorgetäuscht werden. Für die Praxis kann dieser Punkt fast stets außer Betracht bleiben. Will man aber ganz sicher gehen, so stelle man ein zweites Röhrchen mit einem Gemisch von Hefe und völlig gesundem Harn zur Kontrolle auf. Bleibt in diesem jede Spur von Gärung aus, so darf die in dem andern entwickelte CO_2 mit unumstößlicher Sicherheit auf Zucker bezogen werden. Auch kann man durch vorheriges 10 Minuten langes Auskochen des Harns die Gasentwicklung fast völlig vermeiden.

Kritik der Methode s. unten bei 10 u. 11, S. 303 u. 304.

9. Nachweis mit dem **Polarisationsapparat.**

Nächst der Gärungsprobe kommt der Polarisation zur Bestimmung des Vorhandenseins von Traubenzucker im Harn eine Hauptstelle zu. Man benutzt gewöhnlich den sogenannten Halbschattenapparat, mit dem die spezifische „Rechtsdrehung" des Traubenzuckers leicht erkannt werden kann; 0,1 % Gehalt kann sicher nachgewiesen werden.

Die Polarisation hat gleichzeitig den Vorteil vor allen bisher genannten Methoden voraus, daß sie die quantitative Bestimmung zuläßt.

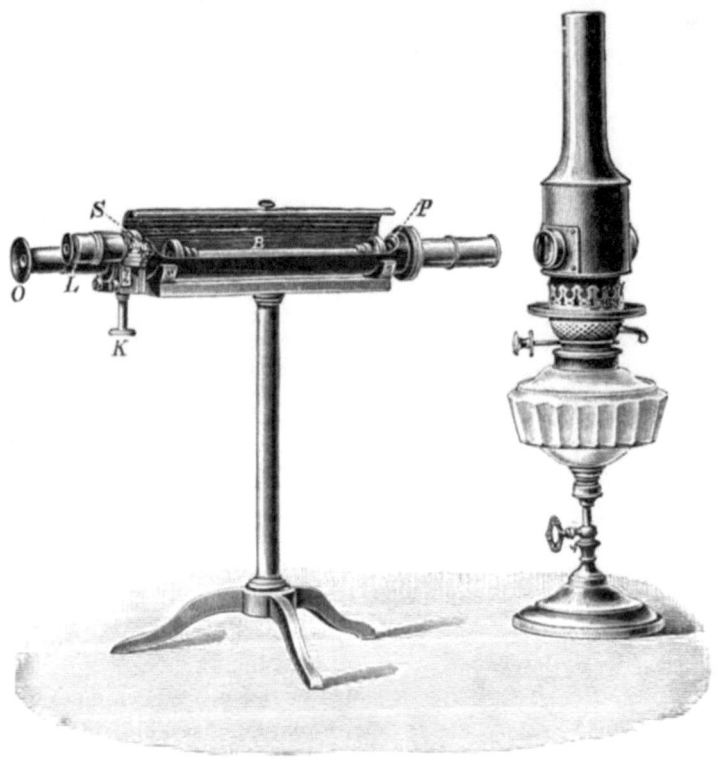

Fig. 54.
Polarisationsapparat.

Es ist aber zu beachten, daß der Harn völlig klar sein muß, da jede Trübung Licht absorbiert. Die Klärung wird am einfachsten durch Zusatz von $^1/_{10}$ Volumen Bleiacetat bewirkt, das bei der späteren Rechnung berücksichtigt werden muß.

Ferner muß das u. U. vorhandene Eiweiß nach dem oben angegebenen Verfahren entfernt werden.

Zur Ausführung dieser Methode ist der von Schmidt und Haensch in Berlin fabrizierte „Halbschattenapparat neuester Konstruktion" am meisten zu empfehlen, der im Gegensatz zu dem gewöhnlichen Apparat nach Mitscherlich kein Natriumlicht erfordert, sondern das gewöhnliche weiße einer Gas- oder Petroleumflamme. Der Apparat zeigt Traubenzucker (und Eiweiß) bis zu 0,1 $^0/_0$ an.

Gebrauchsanweisung:

Die Lampe ist ca. 30 cm vom Apparat entfernt aufzustellen, derart, daß das beste Licht in das Beleuchtungssystem des Apparates fällt. Beobachtet man nun durch das Instrument, bevor die Röhre B eingelegt ist, so muß man ein klares, kreisförmiges, von einem scharfen, senkrechten Striche durch die Mitte in zwei gleiche Hälften geteiltes Gesichtsfeld vor sich haben. Erscheint das Gesichtsfeld nicht klar, so ist das Fernrohr O am Auge so lang auszuziehen oder einzuschieben, bis diese Trennungslinie des Halbschattennikols P vollkommen scharf hervortritt. Die Ablesung von der Skala S geschieht mittels der Lupe L, welche so lange ausgezogen oder eingeschoben wird, bis man die Skala vollkommen deutlich erkennt. Steht hierbei der Nullpunkt des Nonius genau auf dem Nullpunkt der Skala S, derart, daß beide Striche genau eine gerade Linie bilden, so befindet sich der Apparat genau in der Nulllage und beide Hälften des Gesichtsfeldes sind vollständig gleich hell. Dreht man den Trieb K etwas von links nach rechts, so erscheint die linke Hälfte des Gesichtsfeldes dunkel, die rechte dagegen hell. Dreht man umgekehrt von der Nulllage aus den Trieb etwas von rechts nach links, so ist die rechte Hälfte dunkel und die linke hell.

Bringt man nun in den in der Nulllage befindlichen Apparat die mit zuckerhaltigem Harn gefüllte Beobachtungsröhre B,·so wird das Gesichtsfeld nicht mehr völlig klar erscheinen; es ist also zunächst unbedingt erforderlich, dasselbe in der ursprünglichen Deutlichkeit durch Verschieben des Fernrohrs herzustellen. Dann wird man die eine Hälfte des Gesichtsfeldes dunkel, die andere hell sehen. Um den Zuckergehalt zu ermitteln, muß man den Trieb K soweit drehen, bis beide Gesichtsfeldhälften wieder völlig gleich erscheinen; bei einer kleinen Drehung nach links oder rechts müssen dann wieder dieselben Unterschiede auf dem Gesichtsfeld eintreten, wie bei dem in der Nulllage befindlichen Apparate ohne Röhre mit Flüssigkeit.

Die Skala gibt nun direkt den Prozentgehalt von Harnzucker an. Die Ablesung geschieht (hierzu Fig. 55) in folgender Weise: Jedes Intervall an der Skala = $^1/_2$ $^0/_0$ Harnzucker; auf dem Nonius sind 4 solcher Intervalle in 5 Teile geteilt. Angenommen, die Stellung der

Skala mit Nonius hätte bei der Gleichheit der Gesichtsfeldhälften folgendes
Bild ergeben:

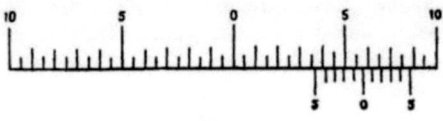

Fig. 55.

so sieht man zunächst, daß 5 ganze Grade = 5% den Nullpunkt des
Nonius passiert haben; außerdem ist aber noch ein weiteres Intervall =
0,5% am Nullpunkt des Nonius vorbeigegangen und steht derselbe zwischen
dem 11. und 12. Intervall. Letzteres hat er nicht ganz erreicht; es
**werden nun noch die Zehntelprozente derart abgelesen, daß
man nachsieht, welcher Strich vom Nonius — rechts vom Null-
punkte desselben — mit irgend einem Striche der Skala eine gerade Linie bildet.** In unserem Beispiele fällt der 3. Strich des Nonius
mit einem Striche der Skala zusammen, folglich sind zu den oben schon
erhaltenen 5,5% noch 0,3% hinzuzuaddieren und es ergibt sich insgesamt
5,8% Harnzucker. Dieses Resultat bezieht sich auf die Anwendung der
200 mm langen Beobachtungsröhre; benutzt man die 100 mm lange Röhre,
so muß das Resultat mit 2 multipliziert werden und bei Anwendung der
kleinen, 50 mm langen Röhre ist es mit 4 zu multiplizieren.

Enthält der Harn Eiweiß (das links dreht!), so muß nach Eliminie-
rung desselben durch Abkochen des Harns und nochmaliger Filtrierung
eine zweite Polarisation ausgeführt werden. Die Differenz zwischen der
ersten und der zweiten Polarisation gibt den Prozentgehalt des Eiweißes
an, während die zweite Polarisation den richtigen Prozentgehalt des in der
Flüssigkeit enthaltenen Harnzuckers ergibt. War z. B. bei der ersten
Polarisation das Resultat 3,7%, bei der zweiten aber 3,9%, so ergibt
sich als Gesamtresultat 3,9% Harnzucker und 0,2% Eiweiß.

10. Die **Fehling**sche Methode zur **quantitativen** Zuckerbestimmung beruht darauf, daß genau 5 mg Traubenzucker
1 ccm der Fehlingschen Lösung reduzieren.

Dieselbe wird am besten in den beiden Komponenten getrennt
aufbewahrt und beim Gebrauch frisch gemischt. Zur Darstellung
der Lösung I bringt man 34,639 g nicht verwitterte, zwischen
Fließpapier abgedrückte Krystalle von reinem schwefelsauren
Kupferoxyd in 200—300 ccm Wasser, löst sie unter schwachem Erwärmen auf und verdünnt die Lösung bei gewöhnlicher Temperatur
auf 500 ccm. Das Gefäß ist mit eingeriebenem Glasstöpsel sorgfältig zu verschließen.

Lösung II enthält 173 g krystallisiertes weinsaures Kalinatron in 350 ccm reiner Natronlauge von 1,14 spez. Gew. (oder 50 g Ätznatron) verdünnt auf ein Gesamtvolumen von 500 ccm. Das Gefäß ist mit Paraffin zu verschließen.

Nachdem man sich durch die Erhitzung einer Probe der Fehlingschen Lösung davon überzeugt hat, daß kein Niederschlag erfolgt, während ein solcher bei Zusatz des Zuckerharns sofort eintritt, so führt man die Methode am einfachsten in folgender Art aus:

Der zu untersuchende Harn wird mit der 4—10 fachen Menge Wasser verdünnt, je nachdem sein spez. Gewicht 1028, 1032 und darüber erreicht, und in eine Bürette gefüllt. 10 ccm der auf das 2—5 fache mit Wasser verdünnten Fehlingschen Lösung, d. h. je 5 ccm der beiden Grundlösungen werden im Porzellanschälchen bis zum Sieden erhitzt und hierzu unter stetem Umrühren zehntelccmweise Harn zugesetzt. Man setzt die Titrierung so lange fort, wie die geringste Blaufärbung im Schälchen noch wahrzunehmen ist.

Nehmen wir an, es seien 15 ccm des 4 fach verdünnten Harns verbraucht, so ist die Zuckerberechnung sofort in der einfachsten Weise gegeben. Wir wissen, daß 1 ccm der Fehlingschen Lösung durch 0,005 Zucker reduziert wird. In unserem Fall haben 15 ccm Harn 10 ccm Fehlingsche Lösung reduziert. Demnach lautet die Gleichung

$$15,0 : 0,05 = 100 : x \text{ oder } x = \frac{5}{15} = 0,33.$$

Da der Harn mit der 4 fachen Menge Wasser verdünnt ist, erhalten wir $4 \times 0,33 = 1,32\%$ Zucker.

Die Verdünnung des Harns kann meist nach dem spez. Gewicht bemessen werden, da der Zuckergehalt in der Regel um so größer ist, je dichter der Harn. Bei einem spez. Gewicht von 1030 tut man gut, auf das 5fache, bei größerer Dichte auf das 10fache zu verdünnen.

Zu einer möglichst exakten Bestimmung ist die ein- oder zweimalige Wiederholung der Titrierung zu empfehlen. Die Methode gibt entschieden sicherere Resultate als die Bestimmung mit dem Einhornschen Gärungsröhrchen, da besonders durch die Verdünnung des Harns der Einfluß der in normalen (namentlich konzentrierten) Harnen vorhandenen, $Cu\,O$ reduzierenden Substanzen sehr beschränkt ist.

Enthält der diabetische Harn mehr als 0,2 %₀₀ Eiweiß, so ist es nötig, dasselbe vor der Zuckerbestimmung zu beseitigen, da das Oxydul sich aus der Flüssigkeit um so langsamer absetzt, je mehr sich der Eiweißgehalt obigem Werte nähert.

11. Die Bestimmung mit dem **Aräo-Saccharimeter** von **J. Schütz** dürfte für die Praxis Empfehlung verdienen.

Die Methode ist darauf begründet, daß eine mit diabetischem Harn gefüllte und in Wasser schwimmende Flasche v o r und n a c h der Vergärung des Zuckers verschieden tief eintaucht. Man kann an einer aräometerähnlichen, mit langem Halse versehenen Flasche eine empirische Graduierung anbringen, die bis zu einem gewissen Grade eine ziemlich genaue Bestimmung des Prozentgehaltes an Zucker bei der Harnruhr gestattet.

Zum Gebrauch füllt man die Flasche mit Harn bis zum Füllstrich und gibt außer 1 g frischer Preßhefe so viel Schrotkörner hinzu, daß die Spindel bis zur Marke 0 % Zucker ins Wasser eintaucht. Dann verteilt man durch sorgfältiges Schütteln die Hefe und läßt nun die Gärung bei Zimmertemperatur in 24—36 Stunden ruhig ablaufen. Nachdem dies geschehen, taucht man die Spindel aufs neue ins Wasser und liest das spez. Gewicht und den Prozentgehalt des Zuckers ab.

Vielfache Kontrollprüfungen überzeugten mich davon, daß die Methode manche Vorteile bietet, obschon ich die Genauigkeit doch nicht so einwandsfrei befunden habe, wie S c h ü t z sie angibt. Sicher verdient sie aber den Vorzug vor der E i n - h o r n schen Bestimmung.

Anhang.

Das B l u t der Diabetiker gibt 2 Reaktionen, die hier kurz erwähnt werden mögen, weil sie gelegentlich von diagnostischer Bedeutung sein können.

1. Die Probe von B r e m e r.

Bei 130⁰ fixierte Bluttrockenpräparate von Diabeteskranken werden bei 3 Minuten langer Berührung mit 1 % Methylenblaulösung auffallend stärker gefärbt als solche, die von Gesunden stammen. Wohl aber kann normales Blut die Reaktion annehmen, wenn es mit diabetischem Harn behandelt worden ist.

Die Reaktion ist nicht ganz einwandsfrei, da sie in manchen Fällen von Diabetes oder starker Glykosurie ausbleiben kann.

Bremer selbst beobachtete schon das Fehlen der Reaktion bei einem Kranken, der 6,5% zuckerhaltigen Harn ausschied. Immerhin kann sie — und dasselbe gilt von der gleich zu erwähnenden 2. Probe — in manchen Fällen von Coma, bei denen die Harnuntersuchung nicht möglich ist, von Wert sein.

Eine Erklärung fehlt uns noch; sehr wahrscheinlich steht der Ausfall mit der abnorm sauren Eigenschaft des Harns in Beziehung (Schneider).

2. Die Probe von Williamson.

In einem möglichst engen Reagensröhrchen werden zu 20 cmm frisch entnommenen Blutes 40 cmm 6% Kalilauge und 1 ccm wäßrige Methylenblaulösung (1 : 6000) zugesetzt. Darnach wird ein Kontrollröhrchen mit sicher gesundem Blut in gleicher Weise angelegt. Erhitzt man nun die Röhrchen im Wasserbade, so wird die vom Diabetiker stammende Blutlösung oft schon nach 1—2, spätestens nach 5 Minuten entfärbt (farblos oder blaßgelblich), während eine ähnliche Entfärbung im Kontrollröhrchen bei fortgesetzter Erhitzung erst nach 10 bis 20 Minuten sichtbar wird.

Bei der Untersuchung des Diabetes-Harns sind endlich noch 2 Reaktionen von Bedeutung, die regelmäßig ausgeführt werden müssen, da sie ein wertvolles prognostisches Urteil erlauben, die „Gerhardtsche Eisenchloridreaktion" und die Acetonprobe. Die erste ist außer bei schweren Diabetesformen auch bei manchen akuten Infektionskrankheiten von Bedeutung.

1. Die Eisenchloridreaktion von Gerhardt.

Ausführung: Man setzt zu einer möglichst frischen Harnprobe 1—2 Tropfen Eisenchloridlösung und fährt damit fort, während phosphorsaures Eisen als schokoladenartiger Niederschlag ausfällt, bis eine bordeauxrote Färbung eintritt, die durch Acetessigsäure (Diacetsäure) hervorgerufen wird. Bei Zusatz von Schwefelsäure verschwindet sie sofort. Nach Ansäuern des Harns mit Schwefelsäure kann man die Acetessigsäure mit Äther ausziehen und dann hiermit die Eisenchloridreaktion ausführen.

Die Bedeutung der Gerhardtschen Probe beruht darauf, daß ihr intensiver Ausschlag ein Signum mali ominis darstellt, das nicht selten das Coma diabeticum ankündigt. Nach den Untersuchungen von Stadelmann und Minkowski kann es nicht zweifelhaft sein, daß dies durch eine Säurevergiftung mit Oxybuttersäure hervorgerufen wird. Fällt die Eisenchlorid-reaktion stark aus, so wird man in der Annahme nicht fehl-gehen, daß β-Oxybuttersäure schon vorhanden ist.

2. Die Acetonprobe nach Legal.

Man setzt zu der Harnprobe einige Tropfen frischer Natrium-nitroprussidlösung und gesättigte Natronlauge bis zu deutlicher alkalischer Reaktion. Nachdem die eintretende Purpurfarbe einer blaßgelben gewichen ist, fügt man vorsichtig wenige Tropfen ge-sättigter Essigsäure hinzu. Tritt eine lebhafte Purpur- oder kar-moisinrote Färbung auf, so ist damit die Anwesenheit von Aceton erwiesen.

Ist es reichlich vorhanden, so riecht der Harn nicht selten kräftig nach Äpfeln. Außer bei Diabetes mellitus kommt es bei hohem Fieber, Magen- und Darmkrebs, akuten Infektions-krankheiten und febrilen gastrischen Störungen der Kin-der vor.

Der Vollständigkeit halber seien kurz noch erwähnt die **Diazoreaktion** (Ehrlich's) und die **Burgunderreaktion** (Rosen-bach's).

Ehrlich's Reagens besteht 1. aus Sulfanilsäure 5,0, Salzsäure 50,0 und Aq. dest. 1000,0; 2. aus 0,5 Natriumnitrit mit 100,0 Aq. dest. Bei der Ausführung der Prüfung vermischt man 250,0 von der 1. mit 6 ccm von der 2. Lösung und gibt in ein Röhrchen gleiche Teile von Reagens und Harn mit etwa $\frac{1}{8}$ Vol. Ammoniak. Beim Schütteln tritt bei manchen Fieberkrankheiten verschieden starke Rotfärbung auf. Diese Reaktion wird besonders bei Typh. abdom., schwerer Phthise und Pneumonie beobachtet. Wiederverschwinden der Reak-tion soll günstigere Prognose erlauben.

Rosenbach's Reaktion zeigt sich durch das Auftreten einer tiefen Burgunderröte an, die der meist schon vorher rötliche Harn bei fortgesetztem Kochen und Zuträufeln von Salpetersäure dar-bietet. Meist zeigt sich die Reaktion bei schweren Darmstörungen gleichzeitig mit Indikanurie.

B. Mikroskopische Untersuchung des Harns.

Dieselbe befaßt sich vorzugsweise mit dem Bodensatz des Harns, den man je nach seiner Zusammensetzung aus Zellen und deren Abkömmlingen oder krystallinischen und amorphen chemischen Verbindungen als organisierten und nicht organisierten unterscheidet.

Der Harnsatz scheidet sich entweder spontan bei ruhigem Stehen des Harns im Spitzglas ab oder wird durch die Zentrifuge in kurzer Zeit niedergeschlagen. Der erstere Vorgang ist der gewöhnlichere und in der Praxis wohl allein übliche. Um den Bodensatz hier möglichst rasch zu gewinnen, ist es ratsam, von dem in einem großen Harnglas angesammelten Harn den oberen Teil abzuschütten und nur den untersten Teil, der beim längeren Stehen schon reicher an Formelementen ist, nach vorherigem Umschütteln in das Spitzglas zu gießen und absetzen zu lassen. Je nach dem mehr oder minder reichen Gehalt wird der Bodensatz rascher oder später, dichter oder dünner ausgebildet sein. Handelt es sich um einen sehr getrübten, an Formbestandteilen reichen Harn, so wird man in jedem Fall mit der Pipette genügenden Stoff zum Präparat entnehmen können; ist nur ein spärlicher Bodensatz vorhanden, so ist größere Sorgfalt geboten. Man muß dann mit der vom Daumen und Mittelfinger gehaltenen und oben durch die Kuppe des Zeigefingers fest geschlossenen Pipette bis auf den Grund des Spitzglases vordringen und jedes unnötige Umrühren vermeiden. Dann lüftet man den Zeigefinger etwas, so daß eben eine kleine Probe in die Pipette angesaugt wird, und schließt sofort wieder, hebt das Glasrohr vorsichtig heraus und wischt die oben noch geschlossene Pipette außen mit einem Tuch ab, um die anhaftende Flüssigkeit ganz zu entfernen. Dies ist geboten, um bei der Anfertigung des Präparates jede störende Verdünnung von außen her zu vermeiden. Darauf läßt man einen kleinen Tropfen aus der Pipette auf den Objektträger gleiten und bedeckt ihn mit einem Deckglas. Dasselbe darf nicht auf der Flüssigkeit schwimmen, da das Gesichtsfeld sonst in lästigster Weise durch die nicht ausbleibenden Bewegungen beunruhigt und unklar wird[1]).

---

[1]) Zur längeren Aufbewahrung eines Harnsediments kann 1 % Osmiumsäure benutzt werden. Man setze auf etwa 3 ccm derselben 2—3 Tropfen des Bodensatzes und sauge nach 1—2 Tagen, wenn sich dieser ganz abgesetzt hat, die Säure ab und fülle reines Glyzerin nach. Ein so ver-

1. Organisierter Harnsatz.

Bevor wir diesen eingehend besprechen, erscheint es nütz-
lich, in Kürze der histologischen Verhältnisse der Nieren und
Harnwege zu gedenken, zumal ein Rückschluß aus den im
Harn auftretenden morphotischen Elementen auf eine Beteiligung der verschiedenen Abschnitte des Harnapparates doch
nur dann zulässig ist, wenn man sich dessen histologischen
Bau vor Augen hält.

Die Nieren stellen tubulöse Drüsen dar, die aus massenhaften Röhren,
den „Harnkanälchen", zusammengesetzt sind. Durch den gewundenen
Verlauf der peripheren und gestreckten Lauf der zentralen Kanälchen
wird die Niere in Rinden- und Marksubstanz geschieden. Jedes Kanälchen
beginnt mit dem kugligen Glomerulus, dem von der Bowmanschen
Kapsel umschlossenen Blutgefäßknäuel. Nach einer leichten Einschnürung
folgt das gewundene Kanälchen, in dessen Wandung das äußere Blatt der
Bowmanschen Kapsel unmittelbar übergeht. Das gewundene Kanälchen
setzt sich in den absteigenden Teil der Henleschen Schleife fort, diesem
folgt der aufsteigende Schenkel, der durch das Schaltstück mit der Sammel-
röhre verbunden wird.

Während dieses Verlaufs der Harnkanälchen erfährt ihr Epithel
manchen Wechsel. Es ist in dem gewundenen meist dickkegel-
förmig mit körnigem Protoplasma, im absteigenden Teil der Schleife
hell und platt, im aufsteigenden Schenkel wieder ähnlich dem der
gewundenen Stücke, in der Regel aber nicht so hoch, im Schaltstück
und in den Sammelröhren meist zylindrisch. Der Kern der Zellen
ist deutlich oval und zeigt ein Kernkörperchen. Von dem oberflächlichen Epithel der eigentlichen Harnwege (Nieren-
kelch, -becken und Harnleiter) unterscheiden sich die Epithelien der Kanälchen durch ihre mehr polyëdrische Gestalt und kleineren Umfang. Das Epithel der ersteren zeigt
ebenso wie das der Harnblase einen aus abgeplatteten Zylinderzellen zusammengesetzten Überzug. Es kommen aber manche
Übergangsformen vor. Auch ist besonders zu betonen, daß das
Epithel der abführenden Harnwege und der Blase durchaus gleichartige Erscheinungsformen darbietet. Da dem
Harn auch Epithelien aus der Harnröhre und Scheide beigemengt
werden, so sei noch bemerkt, daß das Epithel der männlichen Harn-

---

wahrtes Sediment hält sich lange Zeit unverändert; die morphot. Elemente
sind nach Absaugen der Osmiumsäure und Auswaschen auch Färbungen
zugänglich (Kuttner).

röhre in der Pars prostatica dem der Harnblase gleicht, in der Fortsetzung deutlich zylindrisch und erst von der Fossa navicularis an
vollkommen abgeplattet erscheint. Die weibliche Harnröhre kann
Platten- oder Zylinderepithel führen (Stöhr). Fig. 56.

Die Drüsenzellen der Prostata stellen ein niedriges Zylinderepithel dar, während die Ausführungsgänge der Prostata Übergangs-
epithel zeigen. Das Epithel der Ductus ejaculatorii ist ebenso wie
das der Cowperschen Drüsenröhrchen zylindrisch.

Die Scheide ist von geschichtetem Pflasterepithel überzogen.

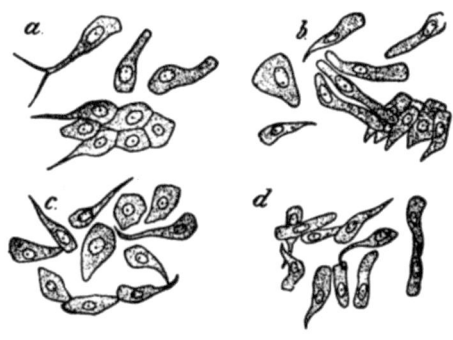

Fig. 56.

Epithelien der Harnwege durch Abstreifen der Schleimhäute gewonnen. V. 350. a Nierenbecken, b Harnleiter, c Harnblase, d Ausführungsgang der Vorsteherdrüse.

Von organisierten Bestandteilen kommen folgende
vor:

a) **Rote Blutkörperchen.** Sie finden sich im Harn nach
jeder Blutung, die auf der Schleimhaut des Harnapparats erfolgt ist, und zeigen im frischen sauren Harn normale Größe,
Form und Farbe; erst nach einiger Zeit beginnen unter dem
Einfluß der Harnsalze und des Wassers mannigfache Veränderungen, die teils durch Aufquellung, teils durch Schrumpfung
und Auslaugung des Hämoglobins bewirkt sind. Sie erscheinen
dann oft vergrößert oder klein und gezackt oder endlich als
zarte, leicht zu übersehende, blasse Ringe (Schatten).
Geldrollenbildung wird nie beobachtet. Wohl aber
haften sie nicht selten den Harnzylindern an oder bilden
solche, ohne daß eine Kittsubstanz zwischen den dicht aneinandergereihten Zellen wahrzunehmen ist (s. Fig. 57).

Der mikroskopische Nachweis der roten Blutkörper entscheidet die bis dahin manchmal offene
Frage, ob eine Hämaturie oder Hämoglobinurie vorliegt. Findet man in dem bald blaßroten, bald dunkelbraun-
roten Harn unversehrte rote Blutkörper, so besteht Hämaturie,
fehlen solche in dem Harn, der durch andere Methoden
zweifellos nachgewiesenen Blutfarbstoff enthält, so liegt Hämoglobinurie vor.

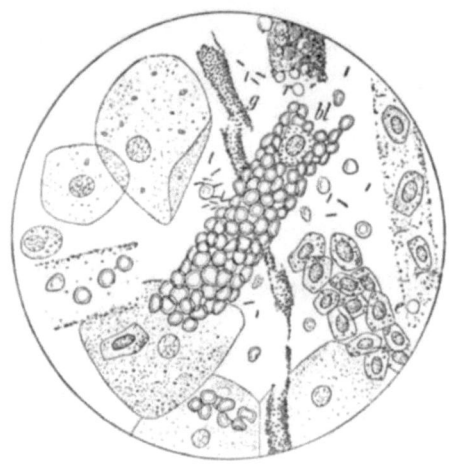

Fig. 57.

Akute hämorrhag. Nephritis. V. 350. Kleine und große Plattenepithelien. Hyaliner Zylinder (am Rand), g feingranulierter Zylinder,
bl roter Blutkörperchenzylinder, e Kanälchenepithelien (zylinderartig
gruppiert), hier und da „Blutringe" (Schatten).

Über den Sitz der Blutung müssen, abgesehen von den
klinischen Zeichen, andere morphologische Elemente Aufschluß
verschaffen. Für Nierenblutung sprechen gleichzeitig vorhandene Harnzylinder und Nierenepithelien, für Blasenblutung Fehlen der eben genannten Elemente und die Gegenwart reichlichen Plattenepithels. Gelegentlich ist bei Nieren-
blutungen ein reichliches Auftreten fragmentierter roter Blutkörper beobachtet, das vielleicht diagnostische Beachtung verdient. Außerdem sind die obengenannten makroskopischen
Unterschiede zu berücksichtigen.

b) **Leukozyten.** Man findet sie schon normalerweise fast in jedem Harn in spärlicher Zahl; ihr gehäuftes Auftreten ist als krankhaft anzusehen, wird aber oft bei den verschiedensten Störungen beobachtet. Außer bei manchen Krankheitszuständen der äußeren und inneren Genitalien und bei allen Katarrhen der Blase und Harnleiter sind sie auch bei den eigentlichen Nierenkrankheiten meist vorhanden. Sie bieten die gewöhnliche Größe und Form der Zelle und Kerne dar und zeigen am Trockenpräparat in der Regel neutrophile Körnung. Sehr häufig sieht man sie den Harnzylindern angelagert. Gerade in solchen Fällen ist eine Verwechselung mit den Epithelien der Harnkanälchen nahegelegt. Außer den gleich zu erwähnenden Unterscheidungsmerkmalen ist besonders zu beachten, daß die Leukozyten rund und meist durch einen polymorphen Kern ausgezeichnet sind. Färbungen der Leukozyten mit Ehrlichschen Farblösungen ergeben über den Charakter der Zellen keine eindeutigen Bilder. Bisweilen sieht man auch zahlreiche kleine einkernige Zellen, die vielleicht mit der Lymphe erscheinen und bei den vorhandenen Epitheldefekten in die Harnkanälchen gelangen können.

c) **Epithelien.** Vereinzelte Plattenepithelien finden sich im normalen Harn nicht selten, ganz besonders bei Frauen. Zahlreiche Epithelien dieser Art zeigen stets irgend einen krankhaften Vorgang an; man findet sie bei allen akuten und chronischen Katarrhen der Harnröhre und Harnblase. Es sind große, oft polygonale oder an den Ecken abgerundete, meist platte, seltener etwas geblähte Zellen, mit großem, gewöhnlich scharf hervortretendem, leicht granuliertem Kern (Fig. 57, 58, 60).

Keulenförmige, ein- oder mehrfach geschwänzte, kernhaltige Epithelien wurden früher vielfach als charakteristische Nierenbeckenepithelien gedeutet. Sehr mit Unrecht, da genau die gleichen geschwänzten Formen sowohl aus den Harnleitern wie der Harnblase selbst herrühren. Auch aus den Ausführungsgängen der Prostata können aufgeblähte Zylinderzellen mit 1—2 Fortsätzen stammen und sind gerade in den von hier so häufig ausgeschiedenen Schleimfäden nicht selten zu finden.

Weit sicherer ist die Bestimmung der Nierenkanälchen-

epithelien. Der Ungeübte verwechselt sie am häufigsten mit den
farblosen Blutzellen, von denen sie hin und wieder auch gar
nicht zu unterscheiden sind. In der Regel aber sind sie durch
ihre vieleckige Gestalt und einfachen, großen, runden oder
mehr ovalen Kern so deutlich charakterisiert, daß man ihre
Diagnose mit Bestimmtheit machen kann. Ihr Auftreten ist
von hoher semiotischer Bedeutung, da es je nach der Menge
der ausgeschiedenen Elemente auf eine sichere, geringere oder

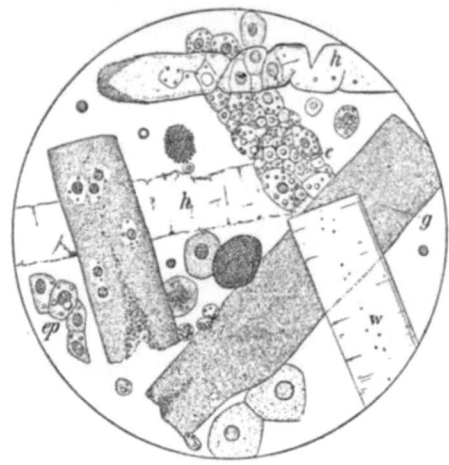

Fig. 58.

Schwere akute (anfangs stark blutige) Nephritis, die in 4 Wochen
tödlich endete. V. 350. h hyaliner, g körniger, w Wachs-Zylinder,
e Epithelschlauch, ep freiliegende Nierenepithelien. Außerdem 2 feingekörnte, gleichmäßig verfettete Nierenepithelien.

stärkere Epitheldesquamation hinweist. Die Nierenepithelien
kommen vereinzelt oder in kleinen und größeren Häufchen,
endlich bei schwerer (besonders akuter) Nephritis in Form der
„Epithelschläuche" vor; dies sind zylindrische Gebilde, die
aus dicht aneinandergereihten, dachziegelartig über- oder
mosaikartig nebeneinander gelagerten Epithelien ohne deutliche
Kittsubstanz zusammengesetzt sind (Fig. 57, e und 58, e, p).

Oft sind die Epithelien ganz intakt, nicht selten sind sie
albuminös getrübt, oder in die echten, den Colostrum-
körpern der Milch ähnelnden, mehr oder weniger großen Fett-

körnchenzellen umgewandelt. Dieselben lassen oft neben zahlreichen kleinsten Fettkügelchen den Kern noch deutlich erkennen; nicht selten ist die Zelle aber so dicht mit kleinen
und großen Fettkugeln angefüllt, daß derselbe ganz verdeckt
ist. Durch die vielen stark lichtbrechenden, neben und übereinander gehäuften Fettkügelchen gewinnt eine solche Zelle
nicht selten ein eigenartig dunkles Aussehen (Fig. 59, k).

Man bezeichnet die Trübung als albuminös, wenn die einzelnen
Körnchen nur mäßig lichtbrechend und in verdünnter Kalilauge

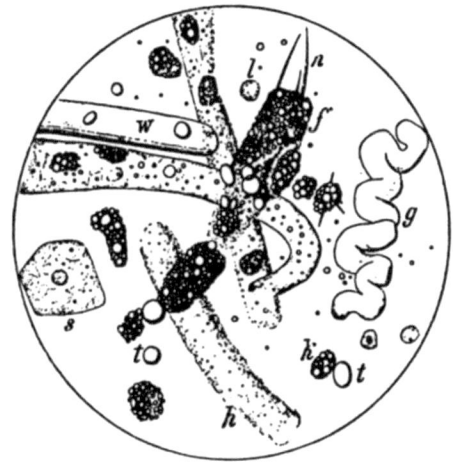

Fig. 59.

„Große weiße Niere". V. 350. h hyaliner, g gewundener, w wachsartiger Zylinder, f Fettkörnchenzylinder mit n Fettnadeln, feinere dieser
Art an der benachbarten Fettkörnchenkugel, k Fettkörnchenzelle, l Leukozyt, s Scheidenepithel, t Fetttröpfchen.

und Essigsäure löslich, in Äther unlöslich sind. Die Körnungen der
Körnchenzellen, die durch echte fettige Degeneration der Eiweiß-
substanzen hervorgerufen sind, sind dagegen durch ihre Unlöslich-
keit in Kalilauge und Essigsäure und durch ihre Löslichkeit in
Äther und Alkohol, Schwärzung in Osmiumsäure und leuchtende
Rotfärbung durch Sudan ausgezeichnet.

Die Körnchenzellen findet man besonders zahlreich, frei
und an Zylindern haftend, bei der großen weißen Niere,
seltener bei anderen Formen von Nephritis, am ehesten dann

noch bei schwerer akuter Entzündung; hierbei ist ihr gehäuftes Auftreten prognostisch entschieden ungünstig.

d) **Harnzylinder.** Man versteht darunter zarte, walzenförmige Gebilde von wechselnder Länge, Dicke und sonstiger
äußerer Erscheinung. Sie wurden von Henle (1844) zuerst
im Harn und in den Nieren gefunden und als wichtige Begleiterscheinung der Nierenkrankheiten beschrieben; neben den
Epithelien der Harnkanälchen kommt ihnen eine hervorragende
Stelle in der Reihe der organisierten Sedimente für die Diagnose
einer Nierenerkrankung zu. Man unterscheidet gewöhnlich
3 Arten: hyaline, granulierte und wachsartige Zylinder.

Die **hyalinen** kommen in sehr wechselnder Länge (bis zu
1—2 mm) und Breite (10—50 μ) vor. Es sind zart durchscheinende oder durchsichtig glashelle, völlig homogene Gebilde,
meist von geradem, seltener leicht gebogenem Verlauf, mit
parallelen Umrissen. Sie sind leicht zu übersehen, können
aber durch verschiedene Farbstoffe, wie Jod, Karmin, Pikrinsäure und basische Anilinfarben, die man in dünner Lösung
tropfenweise vom Rande des Deckglases her zufließen läßt,
deutlich gemacht werden (s. hierzu Fig. 57, 58 u. 59).

Bei Icterus zeigen sie einen gelbgrünlichen Farbenton.
Häufig sind ihnen außer Harnsalzen (besonders harnsaurem
Natron) und kleinsten Eiweißkörnchen auch morphotische
Elemente mannigfacher Art angelagert, die wegen ihres hohen
semiotischen Werts von Frerichs mit Recht als „die Boten
der Vorgänge in den Nieren" bezeichnet wurden. Bisweilen
liegen nur vereinzelte solcher Zellen den Zylindern an, nicht
selten erscheinen letztere aber auch dicht mit ihnen besetzt.
Derartige Formen bilden den Übergang zu den granulierten
Zylindern. Durch die anhaftenden Zellen sind die hyalinen
Zylinder leichter zu erkennen, ebenso infolge der nicht selten
an ihnen zu beobachtenden schwachen Verfettung.

Granulierte Zylinder kommen ebenfalls in sehr wechselnder
Größe vor. Ihre Oberfläche ist bald mehr feingekörnt, besonders wenn sie aus dicht zusammengelagertem, harnsaurem
Natron oder feinen Eiweißkörnchen gebildet wird, bald aber
grobkörnig, wenn sie aus roten und farblosen Blutzellen oder
Epithelien der Nierenkanälchen besteht. Man unterscheidet
dann wohl besonders rote Blutkörperchen- und Epithel-

zylinder (Epithelschläuche) (s. hierzu Fig. 57, bl, e; 58, g, h, e; 59, f; 60, h, e).

In manchen Fällen kann man sich über die Bildung solcher Zylinder ein klares Bild machen. So sieht man nicht selten einen kleineren oder größeren Teil aus dicht aneinander gelagerten Blutkörpern oder Epithelien gebildet, während der übrige Teil rein hyalin erscheint. Andere Male aber ist an den Zylindern keine Spur einer Kittsubstanz wahrzunehmen. Während man im ersten Fall zu der Annahme gedrängt ist, daß der Grundstock des Zylinders

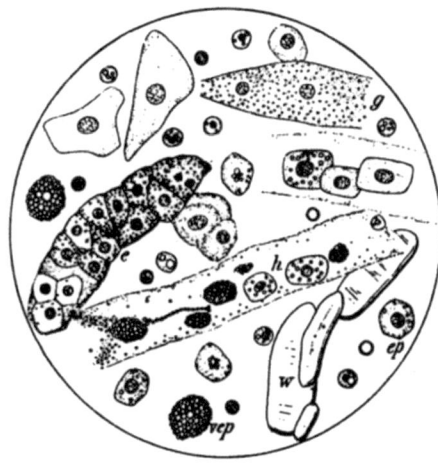

Fig. 60.

Chron. Morb. Brightii (chron. parenchymatöse und interstitielle Nephritis). V. 350. h, g, e, w, hyaliner, granulierter, epithelialer und wachsartiger Zylinder, ep Nierenepithel, vep ziemlich gleichmäßig verfettetes Nierenepithel.

aus einer hyalinen Substanz besteht, die nur zum Teil dicht mit Zellen besetzt ist, könnte man versucht sein, im zweiten Falle anzunehmen, daß die ganze Masse des Zylinders aus Zellen ohne weitere Kittsubstanz besteht. Man wird aber nicht fehlgehen, wenn man in der Regel eine solche annimmt.

Da die Epithelien nicht selten eine Umwandlung in Körnchenzellen eingehen, sieht man ab und zu ein oder mehrere exquisite Fettkörnchenzellen an den Zylindern haften; in seltenen Fällen ist dann wohl die Oberfläche eines Zylinders

aus dicht zusammengelagerten Körnchenzellen gebildet oder
durch deren Vereinigung und weitere Fettumwandlung der
Zylinder mit kleinen und großen Fettkugeln dicht besetzt,
deren Entwicklung aus einzelnen fettig degenerierten Epithelien
durch Übergangsformen wahrscheinlich gemacht oder gesichert
wird. Ab und zu erscheinen an solchen Fettkörnchenkugeln
und Zylindern mehr oder weniger lange Fettkrystallnadeln
(Fig. 59, f, n).

Die **wachsartigen Zylinder** sind viel seltener und in der
Regel nur bei chronischen Nephritisformen zu beobachten; sie
kommen aber auch bei schweren und meist tödlichen akuten
Nephritiden vor. Sie sind oft sehr lang und meist viel breiter
als die erstgenannten Formen; durch ihre äußerst scharfen,
stark lichtbrechenden Umrisse und durchscheinende Art
sind sie von den hyalinen unterschieden. Sie sind in der
Regel gegen Säuren sehr widerstandsfähig, während
die hyalinen bei deren Anwendung verschwinden.
Lugolsche Lösung färbt sie bisweilen rotbraun, nachfol-
gender Schwefelsäurezusatz schmutzig violett (Fig. 58—59, w).

Die hohe semiotische Bedeutung der Harnzylinder
ist durch die Tatsache erwiesen, daß sie, von wenigen Ausnahmefällen abgesehen, stets auf das Vorhandensein entzünd-
licher Vorgänge in den Nieren hinweisen. Als Ausnahmen
sind zu nennen das fast regelmäßige Auftreten zarter hyaliner
Zylinder beim katarrhalischen Icterus, wo sie leicht ikterisch
gefärbt sind, sowie bei manchen Formen von Albuminurie;
so trifft man im Fieber- und Stauungsharn, bei schwerer
Anämie, Leukämie, Diabetes u. a. außer zarten hyalinen meist
auch einige feingekörnte Uratzylinder an.

In der überwiegenden Mehrzahl sind sie ein Zeichen echter Nephritis, deren genauere Art durch die begleitenden Zellen miterkannt wird. Die Zylinder sind im allgemeinen um so reichlicher, je stärker die Albuminurie, je
schwerer die Erkrankung; indes kommen hier mannigfache
Ausnahmen vor. Nicht selten erscheinen die Zylinder im Beginn der Nephritis, ehe Albuminurie nachweisbar ist, und ganz
gewöhnlich überdauern sie bei Heilung eines akuten Morbus
Brightii die vorher vorhandene Eiweißausscheidung. Kurz vor
dem Tode treten oft reichlichere und sehr dicke und lange

Zylinder auf; auch ist die Zahl der Zylinder während eines
urämischen Anfalls nicht selten vermehrt.

Ein gewisses diagnostisches Interesse kommt den beim
Coma diabeticum auftretenden Zylindern zu. Sie zeigen
sich nicht selten schon kurz vor dem Anfall, regelmäßig und
oft in großer Zahl während des Comas in Form kurzer Stümpfe
von hyaliner und mattglänzender körniger Art. Külz hat
ihr Vorkommen zuerst beschrieben; gleich ihm habe ich die
eigenartigen Zylinder niemals beim Coma vermißt. Geht
der Anfall vorüber (was bekanntlich nur in verschwindender
Minderzahl beobachtet wird), so können die Zylinder rasch
und vollständig wieder verschwinden. Beachtenswert ist die
Tatsache, daß auch bei reichlichem Auftreten der Zylinder
die Eiweißproben nur schwache Trübung des Harns anzeigen
können.

Abgesehen von den sehr dicken, bei Erlahmung der Herz-
kraft und spärlicher gewordenem Harn auftretenden Zylindern,
deren Bildungsstätte wohl in die Sammelröhren zu verlegen
sein wird, ist es nicht erlaubt, aus der Form der Zylinder
weitere Schlüsse über die örtliche Herkunft zu machen. Selbst
ziemlich dicke Zylinder werden infolge ihrer Elastizität dehnbar
genug sein, um auch engere Kanälchen durcheilen zu können.
Auch die bisweilen eigenartig gewundenen oder ziehharmonika-
ähnlich faltig zusammengepreßten Formen dürfen auf keinen
Fall als Bildungen der gewundenen Kanälchen aufgefaßt werden.
Vielleicht werden diese Formen dadurch erzeugt, daß solche
Zylinder gelegentlich auf ein Hindernis stoßen und gleichzeitig
von rückwärts einem starken Druck ausgesetzt worden sind
(Fig. 59, g).

Über die **Entstehungsweise der Harnzylinder** haben sowohl die klinischen und pathologisch-anatomischen, als die
experimentellen Untersuchungen noch keine allgemein gültige
Vorstellung schaffen können. Am wahrscheinlichsten ist die
Annahme, daß sie als Eiweißabkömmlinge anzusehen sind
und bald durch eine Umwandlung und Verschmelzung der
Kanälchenepithelien, bald von diesen und den Leukozyten zusammen gebildet werden, oder endlich daß sie durch eine der
Gerinnung des Blutfarbstoffes ähnliche Gerinnung von Eiweißkörpern in den Kanälchen entstanden sind. Daß die bloße

Anwesenheit von Eiweiß nicht zur Zylinderbildung genügt,
beweist schon die Tatsache, daß z. B. bei der Chylurie nie
Zylinder auftreten; es ist daher wahrscheinlich, daß zu ihrer
Bildung außer der Albuminurie noch die Beteiligung der
Epithelien erfordert wird (Senator).

Zylindroide. Während die eigentlichen Harnzylinder nur ab
und zu zerklüftet, facettiert und an den Enden aufgefasert sind,
stets aber eine zweifellose zylinderartige Gestalt zeigen, beobachtet
man hin und wieder abgeplattete, bandähnliche Gebilde, die
wegen einer gewissen Ähnlichkeit mit den Zylindern Erwähnung
verdienen. Auch ihnen können mancherlei feinkörnige Elemente
anhaften. Sie sind am häufigsten bei Cholera, Scharlach, Febris
recurrens und Pyelitis beobachtet. Daß sie in dem Nierenbecken
entstehen, scheint äußerst unwahrscheinlich.

e) Eiter. Die durch ihr körniges, oft in fettigem Zerfall
begriffenes Protoplasma und polynukleäre Kernfigur ausgezeichneten Eiterkörperchen machen durch ihr (mikroskopisches) massenhaftes Zusammenliegen eine Eiterung wahrscheinlich, die in der Regel schon mit bloßem Auge zu stellen
ist. Über den Sitz der Eiterung müssen die sonstigen Formelemente Aufschluß geben. In der Form der Eiterkörperchen
selbst ist kein Erkennungszeichen geboten. Manche geben an,
daß bei chron. Pyelitis die Eiterkörperchen vielfache Ausläufer
zeigen (?). Nach v. Dittel wird saurer Cystitisharn schon
nach wenigen Stunden neutral oder alkalisch, während bei
Nierenbecken- und Nierenerkrankungen die saure Reaktion tagelang fortbesteht.

Bei der ammoniakalischen Gärung tritt eine eigentümliche gummiartige Verflüssigung des Eiters ein
(s. unter f), worin mikroskopisch höchstens noch einige wenige
Kerne zu sehen sind neben anderen, unten zu besprechenden
krystallinischen Elementen.

f) Schleim. In der schon im normalen Harn bemerkbaren
Wolke („Nubecula") findet man nichts außer einzelnen Plattenepithelien und Bakterien. Dieselben Elemente kommen in einer
durchscheinenden, schwach streifigen Grundsubstanz bei geringer Blasenreizung vor. Auf Zusatz verdünnter Essigsäure
erfolgt geringe, aber deutliche Trübung.

Wichtiger ist die Schleimbildung bei chronischer Cystitis

(und der selteneren jauchigen Form), wo unter dem Einfluß
des kohlensauren Ammoniaks ein rascher Zerfall der
Eiterkörperchen schon in der Blase eintritt und eine
gummi- oder honigähnliche Schleimbildung beobachtet werden kann, die nach A. Kossel's Untersuchungen
durch die Aufquellung und Lösung der Eiterzellenkerne unter
der Einwirkung des im Harn vorhandenen Kochsalzes und
kohlensauren Ammoniaks zu stande kommt (Nukleïnschleim).
S. auch Tripperfäden und Spermatorrhoe.

g) Fibrin ist an dem deutlichen Faserstoffgeflecht, von dem
schon wiederholt bei anderen Gelegenheiten gesprochen ist, deutlich
kenntlich. Am schönsten sieht man die Fibrinfäden in den glücklicherweise seltenen kroupösen Gerinnseln, wie sie nach zu starken
Einspritzungen in die Harnröhre zur Ausscheidung gelangen.

h) Fett kommt teils in Körnchenzellen eingeschlossen, teils frei
vor und ist an dem bekannten optischen und chemischen Verhalten
mit Sicherheit zu erkennen; bald findet man nur zahllose kleinste
Kügelchen, bald größere Tropfen, so besonders bei der großen
weißen Niere. Ganz regelmäßig sind massenhafte feinste und größere
Fetttröpfchen im chylösen Harn zu sehen.

i) Samenbestandteile beobachtet man besonders im Morgenharn,
wenn spontaner oder durch Onanie und Coitus bewirkter Samen-
fluß vorausgegangen ist. Die Samenfäden finden sich in einer oft
ziemlich dicken weißen, von kleinen glänzenden Punkten durchsetzten Wolke und zeigen meist gewisse Formänderungen. Bei der
Miktions-Spermatorrhoe bieten die Samenfäden nach Fürbringer
eigenartige, „den Köpfchen anhaftende Halskrausen" dar,
die als Membranrest zu deuten sind und die unfertige Entwicklung
der Spermatozoen anzeigen; nach meiner Erfahrung ist diese Erscheinung sehr selten.

k) **Pigment.** Von Blutfarbstoff herrührend, tritt es
meist als amorphes, fein- und grobkörniges, frei oder in Zellen
eingeschlossen auf, viel seltener in Form von Hämatoidinkrystallen und Nadeln. (Ich habe letzteres nur einige Male
nach heftiger akuter hämorrhagischer Nephritis und bei Nieren-
amyloid gesehen.) Massenhaft in kleineren und größeren
Haufen, oder in zarten und dicken Zylindern kommt es bei
Hämoglobinurie vor (s. diese).

Von dem seltener vorkommenden Bilirubin ist dies Pigment
durch seine Unlöslichkeit in Kalilauge ausgezeichnet.

Blutkörperschlacken in Form von Tröpfchen, Schollen und
Pigmentzylindern finden sich bei Hämoglobinurie (s. d.).

Melanin erscheint als braun- oder tiefschwarzes, feinkörniges
Pigment, frei und in Leukozyten eingeschlossen.

Indigo („Harnblau") bildet bisweilen zierliche, hell- und
dunkelblaue Nadeln, die meist sternartig gruppiert sind (s. o.).

l) **Fetzige Abgänge bei Tuberkulose.** In dem eitrigen
oder blutig eitrigen Sediment (des sauren Harns!) bei Urogenitaltuberkulose sieht man nicht selten mit bloßem Auge
stecknadelkopfgroße, rundliche oder streifenförmige und etwas
zerrissene Flocken, die bei mikroskopischer Untersuchung
neben Eiterzellen vorzugsweise fettigen Detritus zeigen und
nach der spezif. Kochschen Färbung als dichte Anhäufungen
von Tuberkelbazillen erkannt werden.

m) **Gewebs- und Neubildungsbestandteile.** Bei akuter
septischer Cystitis gelangen ab und zu kleinere und größere
Schleimhautfetzen mit in den Harn; häufiger fällt das abge-
storbene Gewebe rascher Zersetzung anheim.

Teile von Neubildungen gehen im allgemeinen nur selten
ab; am ehesten treten solche von Zottengeschwülsten der
Harnblase auf, nachdem man den Katheter einige Male in
der Blase hin- und herbewegt hat. Dann gelingt es, nicht nur
mehrschichtiges Epithel in größeren Mengen nachzuweisen,
sondern man sieht auch deutliche Zotten von dicken Epithel-
lagen überzogen. In mehreren Fällen konnte ich auf diese
Weise frische Abgänge von Zottengewebe erhalten, die für die
Diagnose ausschlaggebend waren.

Spontan abgestoßene Geschwulstteile gehen nicht selten
erst in den Urin über, nachdem sie mehr oder minder stark
inkrustiert sind. Dadurch verwischt sich das Bild sehr.

Nicht genug muß vor der Diagnose einzelner Krebszellen gewarnt werden; alle einsichtigen Beobachter, die
durch Autopsien ihre Krebsdiagnose zu kontrollieren gewohnt
sind, stimmen darin überein, daß man aus dem Auftreten sog.
polymorpher Epithelien niemals die Diagnose auf Krebs
stellen dürfe. Wertvoll bleibt das gehäufte Auftreten
epithelialer Gebilde bei öfter wiederkehrender Blutung
— ohne daß ernstere Erscheinungen von Cystitis (Eiter u. s. f.)
bestehen, auch kann gelegentlich das reichliche Auftreten von

Fettkörnchenkugeln diagnostisch bedeutsam sein, vorausgesetzt, daß keine Nephritis besteht.

Ich selbst sah zwei derartige Fälle; in dem einen, der ein Karzinom der linken Niere betraf, waren einige Male kleine wurmartige Blutgerinnsel abgegangen, die den Verdacht auf eine Neubildung der Niere lenkten. Als dann mehrfach Fettkörnchenkugeln erschienen — ohne alle sonstigen nephritischen Zeichen —, zweifelte ich nicht mehr an der Krebsdiagnose, die durch Autopsie bestätigt wurde. Es war nichts von einem Tumor zu fühlen.

n) Parasiten.

α) **Pflanzliche:** Außer mannigfachen Kokken und Stäbchen, die besonders zahlreich in dem ammoniakalischen Harn auftreten und als **Mikrococcus** und **Bacterium ureae** bezeichnet werden, kommen hin und wieder **Sarcine**, **Leptothrix** und **Hefezellen**, letztere besonders im diabetischen Harn vor, ohne daß ihr Auftreten besonderes Interesse beansprucht. Viel seltener ist **Soor** zu finden, von dem Fäden und Sporen bei seiner überaus seltenen Ansiedelung in der Scheide in den Harn fortgespült werden können.

Von **pathogenen** Spaltpilzen sind der **Staphylococcus** (bei Nierenabszessen), der **Streptococcus** und **Gonococcus**, ferner **Tuberkel-** und **Typhusbazillen**, endlich **Recurrensspirillen** (**Graeber**) und **Aktinomyces** im Harn beobachtet.

Diagnostisches Interesse kommt bisher namentlich dem Nachweis von **Gonokokken, Tuberkelbazillen** und **Aktinomyceselementen** zu.

Über die ersteren haben wir zum Teil schon oben das Hauptsächliche berichtet und werden weiter unten bei der Besprechung des Trippers die weiteren Ergänzungen geben. Mit dem Nachweis der Tuberkelbazillen ist die Entscheidung über eine vorhandene Urogenitaltuberkulose erbracht. Man hat besonders auf kleine, krümelige und zopfartige Beimengungen in dem eitrigen Satz des blutig oder eitrig getrübten Harns zu achten. Ab und zu findet man Gonokokken und Tuberkelbazillen gemeinschaftlich vor. In solchen Fällen scheint die Tripperinfektion einen günstigen Nährboden für die Tuberkulose vorbereitet zu haben (**Stintzing**).

Bei der Diagnose der im Harn gefundenen Tuberkelbazillen ist aber die größte Vorsicht am Platz; wiederholt ist durch die Verwechslung mit „Smegmabazillen" gerade hier schon ein folgenschwerer Irrtum (Exstirpation gesunder Nieren) begangen.

Wenn es möglich ist, so suche man den Harn, besonders bei Frauen, nach gründlicher Reinigung der Harnröhrenmündung stets mit sterilem Katheter zu gewinnen. Ist dies nicht angängig, so ist sorgfältige, mindestens einstündige Entfärbung des Präparates mit Alkohol geboten. Unter Umständen muß der Tierversuch entscheiden (s. auch S. 42).

Aktinomycesdrusen kommen im allgemeinen im Harn viel seltener als im Sputum und Stuhl zur Beobachtung; auch hier erscheinen sie in kleinen, gelben, grieslichen Körnchen.

Gerade für den Nachweis der Spaltpilze ist die Zentrifugierung möglichst frischen Harns von allergrößtem Nutzen[1]). Ist diese aus äußern Gründen nicht möglich, so ist die Spitzglassedimentierung nötig. Findet man dann im Bodensatz keine Krümel, so empfiehlt es sich, den möglichst eingeengten Satz durch ein Filter zu geben, den Rückstand mit einem Spatel vorsichtig abzustreifen und in einem Uhrschälchen durch sanftes Reiben mit einem Glasstab (event. unter Zusatz von einigen Tropfen physiol. Kochsalzlösung) umzurühren und von der Mischung das Trockenpräparat anzufertigen.

β) Tierische: Echinococcus kommt nur selten im Gebiet des Harnapparates vor. Die Diagnose kann nur auf Grund des mikroskopischen Nachweises von Häkchen oder Membranteilchen gestellt werden (S. 109, Fig. 25).

Die Eier von Distomum haematobium, des in den venösen Gefäßen von Blase und Mastdarm (besonders in Ägypten) vorkommenden Wurms, gelangen oft in den trüben und blutigen Harn. Sie zeichnen sich durch eine kahnähnliche Gestalt und stachelähnlichen Vorsprung an dem einen Pol aus und finden sich am reichlichsten in den Blutgerinnseln (S. 112 und Fig. 27).

Ferner werden ebenfalls häufig bei den Tropenbewohnern Embryonen der Filaria sanguinis im chylurischen Harn angetroffen. Auch hier ist die Zahl der Embryonen um so größer, je bluthaltiger der Harn (s. S. 103).

---

[1]) Praktisch und billig scheint mir die Gärtnersche Kreiselzentrifuge zu sein (34 M. bei Hugershoff in Leipzig), die außerdem auch für die Bestimmung des Volumens der roten Blutscheiben bez. deren Zählung geeignet ist; ich habe sie seit Jahren bei unzähligen Untersuchungen erprobt.

Weniger kostspielig und für den prakt. Arzt empfehlenswert ist die Kreftingsche Zentrifuge, die von M. Gallas in Christiania für 18 M. zu beziehen ist. Auch diese haben wir täglich in Gebrauch.

Oxyuris vermicularis kann gelegentlich bei kleinen Mädchen im Harn gefunden werden, in den die fadenförmigen Gebilde von der Vulva aus gelangen.

Auch Trichomonas- und Cerkomonasformen werden hin und wieder im Harne aufgefunden, ohne daß ihnen eine weitere Bedeutung zukommt.

2. Nicht organisierter Harnsatz.

Da eine scharfe Trennung zwischen den im sauren oder alkalischen Harn auftretenden krystallinischen oder amorphen Beimengungen nicht möglich ist, besprechen wir die verschiedenen Elemente ohne Rücksicht auf die Harnreaktion und werden dieser nur gelegentlich gedenken. Die amorphen und krystallinischen Pigmente sind schon S. 319 erwähnt.

Saures harnsaures Natron (Fig. 61) bildet das in hochgestellten Harnen sich regelmäßig absetzende, durch Uroerythrin ziegelrot gefärbte Sediment. Es ist mikroskopisch aus dicht zusammengelagerten feinen Körnchen zusammengesetzt, die einzeln nicht gefärbt erscheinen. Es haftet den etwa vorhandenen morphotischen Elementen, Zylindern u. s. f. oft dicht an. Durch Erwärmen oder bei Zusatz verdünnter Kalilauge verschwindet es sofort, während Salzsäure nach einiger Zeit, 10—20 Min., mit ihnen Harnsäurekrystalle bildet.

Harnsäure (Fig. 61, h und 62, e—h) findet man am sichersten in kleinsten bis stecknadelkopfgroßen, lebhaft roten Körnchen, die bald im hellen, häufiger in dem mit Ziegelmehlsatz behafteten Harn zu finden sind. Sie sind gebildet aus dicht zusammengelagerten, blaß oder stärker gelbgefärbten Krystallen, die in Wetzstein-, Tafel-, Tonnen-, Hantel- (Dumbbells) und Drusenform auftreten, und finden sich am häufigsten bei der harnsauren Diathese (bes. nach dem Gichtanfall), bei perniziöser Anämie und Leukämie, und in konzentrierten Harnen bei Fieber, vorwiegender Fleischkost u. s. f. Im völlig normalen Harn ist die Harnsäure an Basen gebunden und als neutrales harnsaures Natron in Lösung.

Zusatz von Natronlauge (am Deckglasrand) löst die Krystalle sofort, während sie bei weiterem Zusatz von einigen Tropfen Salzsäure in Tafel- und Wetzsteinform wiederkehren.

Oxalsäure (Fig. 61, o), im normalen Harn durch das saure phosphorsaure Natron gelöst, tritt bei manchen Kranken, hin und wieder auch ohne jede nachweisbare Störung (physiologische Oxalurie) in der sehr charakteristischen Form oxalsaurer Kalkkrystalle auf. Dieselben zeigen die bekannte „Briefumschlagform",

bald mehr in der Art spitzerer Oktaëder, bald in kubischer Form.
Außer bei Diabetes mellitus, Icterus catarrhalis und manchen anderen Krankheiten finden sie sich nicht selten bei Azoospermatorrhoe
und im chylösen Harn bei Filaria. Reichliche Aufnahme oxalsäure-
haltiger Nahrungsmittel (Weintrauben, Äpfel, Apfelsinen u. a.) können
den Gehalt des Harns an Oxalsäure steigern.

    Die Krystalle werden durch Zusatz von Salzsäure sofort gelöst,
widerstehen aber der Essigsäure. Ihr Auftreten hat kein besonderes
diagnostisches Interesse.

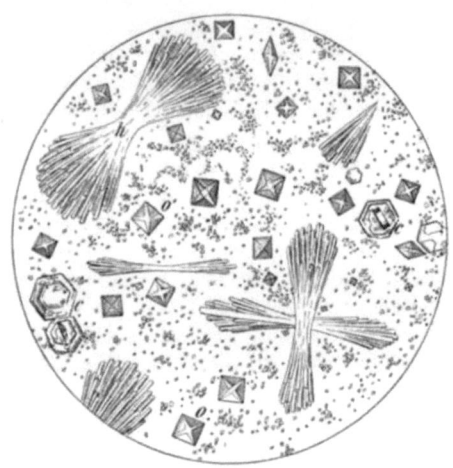

Fig. 61.

**Harnsaures Natron und Krystalle von Harnsäure h, oxalsaurem
Kalk o und Cystin c. V. 350.**

    Hippursäure (Fig. 62, a—c) kommt im normalen Harn nur selten,
nach Anwendung von Salizylsäure häufiger vor; sonst ist ihr Auftreten ebenfalls bei Zuckerharnruhr und manchen Leberstörungen
beobachtet. Sie erscheint in Form von Nadeln und rhombischen
Prismen, die im Gegensatz zu den ihnen ähnelnden Tripelphosphat-
krystallen in Essigsäure unlöslich sind.

    Cystin (Fig. 61, c) ist hin und wieder bei periodischer Cystinurie
sonst völlig gesunder Personen, ferner bei Gelenkrheumatismus beobachtet. Es tritt in Form blasser sechsseitiger Tafeln auf, die mit
den Tafeln der Harnsäure verwechselt werden könnten, sich aber
dadurch von ihnen unterscheiden, daß sie bei Zusatz von einigen
Tropfen Ammoniak gelöst werden.

Leucin und Tyrosin (Fig. 44; s. über deren Bedeutung S. 197) können aus dem Bodensatz in der Regel erst nach dem allmählichen Verdunsten oder durch Eindampfen einer kleinen Menge auf dem Objektträger nachgewiesen werden. Die Leucinkugeln sind gelegentlich mit harnsaurem Ammoniak zu verwechseln; aus diesem können aber bei Zusatz von Salzsäure die oben beschriebenen Krystalle der freien Harnsäure entwickelt werden.

Leucin und Tyrosin wurden bisher am häufigsten bei akuter gelber Leberatrophie, seltener bei Phosphorvergiftung und einigen akuten Infektions- und chronischen Blutkrankheiten gefunden.

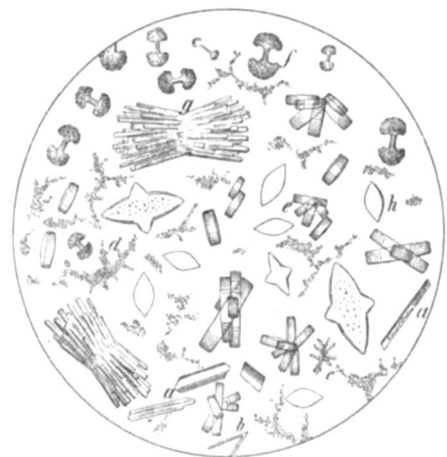

Fig. 62.

Hippursäure a—c, harnsaures Natron d und Harnsäure in Wetzstein-Dumbbells und Stäbchenform (e—h). V. 350.

Cholesterin (Fig. 42) erscheint nur selten im Harn (bei Filaria sanguinis, Echinokokken u. a.).

Fettnadeln und kleine Fettkrystalldrusen sieht man gelegentlich bei „großer, weißer Niere" im Harn. Die schon oft besprochenen Reaktionen stellen die Diagnose sicher.

In schwach saurem und alkalischem Harn findet man am häufigsten die Krystalle des Tripelphosphats (Fig. 63, t), d. i. phosphorsaure Ammoniakmagnesia. Sie treten vorzugsweise in 3 bis 4 bis 6 seitigen Prismen mit abgeschrägten Endflächen auf und werden dann als „Sargdeckelkrystalle" bezeichnet. Nächst dieser Form beobachtet man ziemlich oft die weniger ausgebildete „Schlittenform". Vor Verwechslung mit Oxal- und Hippursäure schützt ihre leichte Löslichkeit in Essigsäure. Bei der ammoniakalischen Gärung (chron. Cystitis) vermißt man sie nie. In ihrer Gesellschaft begegnet man dann auch den gelb oder bräunlich gefärbten Kugeln des harnsauren Ammoniaks (Fig. 63, a). Meist liegen diese in kleinen Häufchen zusammen und bieten nicht selten mit vielfachen spitzigen, Fortsätzen versehen eine gewisse Stechapfelform dar.

Vor Verwechslungen mit Leucin schützt die bei diesem Krystall angegebene Reaktion mit Salzsäure und ihre Löslichkeit in Kalilauge.

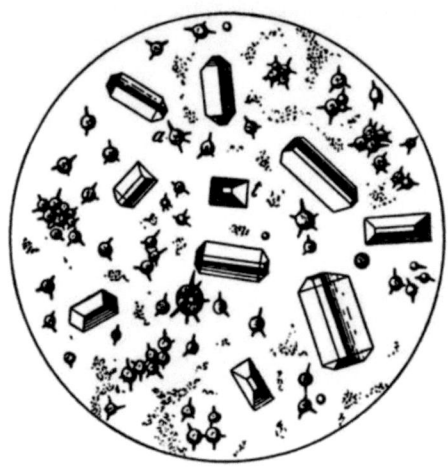

Fig. 63.

Krystalle von Tripelphosphat t und harnsaurem Ammoniak a. V. 350.

Kohlensaurer Kalk (Fig. 64, a) tritt in ähnlichen, aber viel kleineren Kugeln wie das harnsaure Ammon auf. Bald liegen dieselben paarweise in Biskuit- oder Hantelform, bald in größeren Haufen zu 4, 6 und mehr zusammen. Bei Zusatz von Salzsäure (am Deckglasrand) beginnt rasche Lösung der Krystalle unter lebhafter CO_2-Entwicklung.

Er kommt sowohl ohne als mit den Krystallen im amorphen Zustande vor und wird im schwach sauren, alkalischen und ammoniakalischen Harn gefunden.

Schwefelsaurer Kalk (Fig. 64, b) wird in Form langer farbloser Nadeln oder Stäbchen, die in Säuren und Ammoniak unlöslich sind, nur selten beobachtet.

Neutraler phosphorsaurer Kalk (Fig. 64, c), bald in schwach saurem, bald in deutlich alkalischem Harn, zeigt sich unter dem Bilde keil-

förmig zugespitzter Prismen, die einzeln oder drusenartig zusammen-
gelagert erscheinen und bei Essigsäurezusatz verschwinden.

Phosphorsaure Magnesia (Fig. 64, d) bildet ziemlich große rhombische Tafeln, die, wie der Kalk, in Essigsäure leicht löslich sind.

Man findet sie zum Teil in dem weißlichen oder mehr weißgelblichen Bodensatz, der nicht selten bei Neurasthenikern reichlich
ausfällt. In auffällig großen, dünnen Platten kann man sie
von der Oberfläche mancher Harne gewinnen, die ein
zartes Glitzern — Irisieren — am Flüssigkeitsspiegel
zeigen. Man verschafft sich die Platten in der Weise, daß man

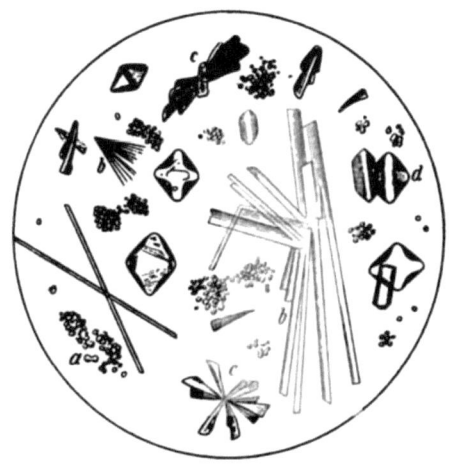

Fig. 64.
a kohlensaurer, b schwefelsaurer Kalk, c neutraler phosphorsaurer Kalk,
d basisch phosphorsaure Magnesia (nach v. Jaksch).

ein mit Pinzetten gehaltenes Deckglas mit der ganzen Fläche mit
der Harnoberfläche in Berührung bringt und dann auf den Objektträger legt. Die dünnen Tafeln erinnern mit ihren vielen scharfen
Bruchstellen an zerbrochene Fensterscheiben.

Häufiger als in krystallinischer Form treten die phosphorsauren Salze im amorphen Zustande als kleine, ungefärbte Körnchen auf, die in Essigsäure gelöst werden, während diese mit dem
zum Verwechseln ähnlichen Uratsediment Harnsäurekrystalle bildet.

Im schwach sauren oder alkalischen Harn kommen die amorphen
und krystallinischen Phosphate oft zusammen vor; dagegen findet
man die Krystallformen nie bei der ammoniakalischen Gärung.

C. Spektroskopie des Harns.

Mit dem „Taschenspektroskop" (Fig. 29) kann man folgende Körper meist leicht feststellen. Undurchsichtiger Harn muß mit Wasser verdünnt werden.

1. **Oxyhämoglobin** mit den bekannten Streifen (S. 115) im frisch entleerten, bluthaltigen Harn neben wohlerhaltenen (Hämaturie) oder fehlenden roten Blutkörpern (Hämoglobinurie).

2. **Methämoglobin,** besonders durch den Streifen im Rot charakterisiert:

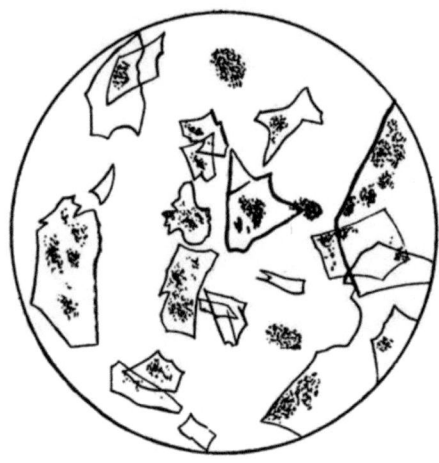

Fig. 65.

Phosphorsaure Magnesia aus dem irisierenden Häutchen an der Harnoberfläche.

a) im ältern — länger aufbewahrten — Harn bei Hämaturie;

b) im frisch entleerten Harn bei Methämoglobinurie nach Vergiftungen mit chlorsauren Salzen, Anilinkörpern u. a.

3. **Urobilin** ist an einem zwischen Grün und Blau liegenden Streifen erkennbar.

4. **Hämatoporphyrin** fast ausschließlich nach Sulfonal- und Trionalvergiftung, kürzlich aber auch von Fränkel und Sobernheim bei einem Typhuskranken auf der Fieberhöhe und in der Rekonvaleszens beobachtet.

Der Urin ist tief dunkel blaurot, fast undurchsichtig, hellt sich nach und nach von selbst auf. Die Blut-, Eiweiß-, Gallenfarbstoff-

proben bleiben negativ. Mikroskopisch finden sich keinerlei abnorme Elemente. Erhitzt man den Urin, so tritt keine deutliche
Änderung ein, ebensowenig bei Salzsäurezusatz; durch Ammoniak
wird Gelbfärbung hervorgerufen. Beim Kochen mit Salpetersäure
blaßt er ab.

Spektroskopisch findet man 2 Absorptionsstreifen im Gelb
und Hellgrün und Verdunkelung des ganzen rechten bei Grünblau
beginnenden Teiles des Spektrums. Schwefelammonium bewirkt
keine Änderung. Dagegen treten bei Zusatz von Salzsäure zwei
Streifen auf, von denen der erste schmal und weniger deutlich, an
der Grenze von Orange und Gelb liegt, der zweite bei Gelb und
Grün. Auf Ammoniakzusatz kommen jene erstgenannten beiden
Streifen wieder zum Vorschein.

Ich füge hier übrigens an, daß nach Sulfonal-Vergiftung
auch eine echte (toxische) Nephritis (ohne Hämatoporphyrin)
einsetzen kann, wie dies von Stern und mir selbst beobachtet
worden ist.

Die Darstellung des Hämatoporphyrins, eisenfreies Hämatin (Hoppe-Seyler, Nencki u. a.), ist in Form krystallisierter Verbindungen möglich (Fränkel).

D. Verhalten des Harns bei einzelnen Krankheiten.

1. Krankheiten der Nieren.

a) **Akute Nephritis.** (Fig. 57 und 58.) Man unterscheidet
zweckmäßig je nach der blutigen oder blutfreien Beschaffenheit des Harns die akute hämorrhagische und nicht
hämorrhagische Form.

Bei beiden ist die Harnmenge mehr oder weniger beträchtlich vermindert, auf 500—100 ccm in 24 Stunden herabgesetzt, oder es besteht vorübergehende Anurie. Bisweilen
dauert die Oligurie nur kurze Zeit, nicht selten aber wochenlang an. Mit dem Nachlaß der entzündlichen Vorgänge beginnt allmähliche oder rasche Vermehrung der Harnmenge;
letzteres ist besonders bei der Aufsaugung der nicht selten
starken hydropischen Ansammlungen der Fall. In leichten
Fällen ist die Verminderung der Harnmenge nur gering.

Das spez. Gewicht ist sehr verschieden hoch, bei der blutigen Form in der Regel zwischen 1010—1015, bisweilen viel höher, bei der nicht hämorrhagischen meist erhöht bis 1025 oder 1030.

Bei beiden Arten ist der Harn durch die beigemengten morphotischen Elemente stark getrübt.

Die Farbe des blutigen Harns ist hellfleischwasserfarben bis dunkelbierbraun, je nach dem Blutgehalt und der Einengung; bei nicht zu dunklem Harn besteht deutlicher Dichrois-

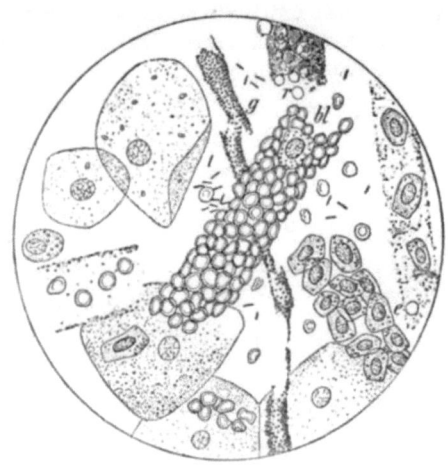

Fig. 66.

Akute hämorrhag. Nephritis. V. 350. Kleine und große Plattenepithelien. Hyaliner Zylinder (am Rand), g feingranulierter Zylinder, bl roter Blutkörperchenzylinder, e Kanälchenepithelien (zylinderartig gruppiert), hier und da „Blutringe" (Schatten).

mus. Der Nachtharn ist auch bei bettlägerigen Kranken stets weniger bluthaltig als der Tagharn. Bei der zweiten Form ist der Harn hell- oder dunkelgelb. Beide Arten zeigen ein mehr oder weniger reichliches Sediment, das bei der ersten Form dunkelbraunrötlich, bei der zweiten blaßgelblich erscheint.

Der Eiweißgehalt ist bei der blutfreien Form meist reichlicher als bei der blutigen, die nicht selten nur einen geringen Niederschlag ergibt. Der Gesamtverlust an Eiweiß beträgt in 24 Stunden im Mittel 5—8 g, kann aber 20 g und mehr ausmachen.

Harnstoff, Harnsäure und Chloride sind meist vermindert. Mikroskopisch findet man bei der hämorrhagischen Form zahlreiche, teils einzeln, teils in Häufchen liegende oder den Zylindern anhaftende rote Blutzellen, die bald keinerlei Form- und Größenverschiedenheiten zeigen, bald und häufiger verkleinert erscheinen. Sehr oft sieht man, zumal wenn die Krankheit schon einige Tage oder Wochen bestanden hat, neben unveränderten roten Zellen zarte, durchscheinende Scheiben mit scharfem, kreisrundem Umriß; es sind die aus-

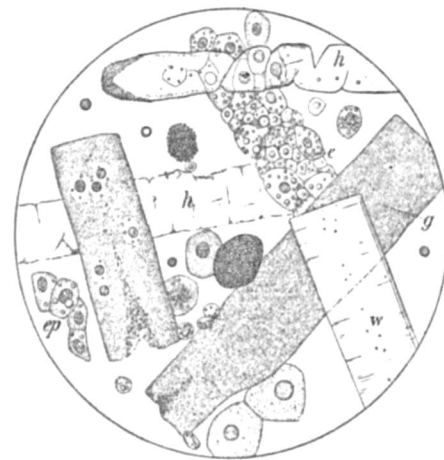

Fig. 67.

Schwere akute (anfangs stark blutige) Nephritis, die in 4 Wochen tödlich endete. V. 350. h hyaliner, g körniger, w Wachs-Zylinder, e Epithelschlauch, ep freiliegende Nierenepithelien. Außerdem 2 feingekörnte, gleichmäßig verfettete Nierenepithelien.

gelaugten roten Blutzellen oder „Blutringe". Fast regelmäßig beobachtet man ferner „rote Blutkörperchenzylinder", die aus dicht aneinander gelagerten Erythrozyten oder Blutringen gebildet sind, endlich Leukozyten meist in mäßiger Menge. Endlich sieht man mehr oder weniger zahlreiche hyaline und körnige Zylinder, deren Granulierung teils durch Eiweißkörnchen oder Leukozyten, teils durch Epithelien der Harnkanälchen gebildet wird. Letztere kommen auch frei oder in Häufchen mehr oder weniger zahlreich vor und sind bei einiger

Dauer der Krankheit zum Teil in fettiger Umwandlung begriffen.

In dem Bodensatz der unblutigen Form kommen rote
Blutkörper, wenn überhaupt, so nur vereinzelt vor, während
die Leukozyten stets reichlich vorhanden sind. Epithelien
findet man nicht selten in großer Zahl; weniger häufig wie
bei der obigen Form als „Epithelschlauchbildungen", oft aber
schon nach wenigtägiger Dauer der Krankheit stark verfettet.

Für die Berechtigung der hier angenommenen Einteilung
des akuten Morbus Brightii in 2 Unterarten spricht vor allem
auch das anatomische Bild.

Wir finden bei der ersten Form die Nieren stets, oft beträchtlich vergrößert, mit vielfachen Blutungen an der Ober- und Schnitt-
fläche durchsetzt. Die entzündlichen Erscheinungen betreffen sowohl
die Glomeruli als die Harnkanälchen. Bei der zweiten sind die
Nieren in der Regel nur mäßig vergrößert und frei von Blutungen.
Die Störung betrifft vorzugsweise die Harnkanälchen. Anämie des
Organs und albuminöse Trübung und Verfettung der Nierenepithelien charakterisieren diese Form.

Aber sowohl klinisch-mikroskopisch wie pathologisch-anatomisch
sind nicht selten mancherlei Übergangsformen zu beobachten.

Für die Entscheidung, ob eine akute Nephritis anzunehmen oder
an die Möglichkeit einer interkurrenten Verschlimmerung einer etwa
bestehenden chronischen Erkrankung zu denken ist, muß vor allem
außer den anamnestischen Angaben der sonstige klinische Befund
berücksichtigt werden. An den letzten Fall ist besonders dann zu
denken, wenn trotz der scheinbaren Frische der Erkrankung die
Harnmenge ziemlich reichlich oder sogar vermehrt, das spezifische
Gewicht gering ist und rote Blutkörper und Zylinder in dem spärlichen Sediment sich finden.

Auch ätiologische Verschiedenheiten kommen für die beiden
Formen der akuten Brightschen Niere in Betracht.

Bekanntlich kommt die Krankheit ziemlich selten primär, viel
häufiger sekundär vor, besonders unter dem Einfluß infektiöser und
toxischer Momente. Die Erfahrung lehrt, daß bei einer Reihe vorwiegend die akute hämorrhagische, bei einer anderen hauptsächlich
die nicht hämorrhagische Nephritis folgt. Wir beobachteten im
Gefolge des Abdominaltyphus, der kroupösen Pneumonie, nach
schweren Erkältungen, bei Sepsis und nach Einreibungen mit Pe-

troleum, Naphtol u. a. fast stets die akute hämorrhagische Form während bei der diphtherischen und Schwangerschaftsnephritis und häufig auch beim Scharlach die nicht hämorrhagische Unterart auftritt. Auch bei der Cholera setzt fast stets diese Form von Nephritis ein, und zeigen sich hier überraschend schnell und zahlreich verfettete Epithelien und deutliche Fettkörnchenzellen im Harn.

Bei Scarlatina sahen wir zwar vorwiegend die zweite Form, indes nicht selten auch Harn mit ausgesprochen blutigem Charakter; der „Genius epidemicus" schien dabei eine wesentliche Rolle zu spielen. Anatomisch stellt sich die Scharlachniere fast stets unter dem Bilde „der großen, weißen Niere" dar.

Der „Morbus Brightii der Schwangerschaft", dem besonders v. Leyden eine bevorzugte Stellung verschafft hat, zeigt ebenfalls in der überwiegenden Mehrzahl der Fälle das Bild der blassen, verfetteten Niere. Der spärliche, meist stark eiweißhaltige Harn enthält zahlreiche granulierte Zylinder mit Fetttröpfchen und nicht selten Fettkörnchenzellen. Aber es finden sich auch rote Blutkörper, sogar, wenn auch sehr selten, Hämatoidinkrystalle.

b) **Chronische Nephritis** und zwar:

α) **Diffuse Nephritis.** Große weiße Niere. Fig. 59.

Diese Form kommt in der Praxis nur selten vor und ist meist mit aller Sicherheit zu diagnostizieren; dazu trägt in erster Linie die genaue Untersuchung des Harns bei, die oft schon allein zur Erkennung der speziellen Krankheit genügt.

Der Harn ist blaßgelb, stets trübe, zeigt auf dem Spiegel nicht selten etwas fettigen Glanz und läßt ein meist reichliches, weißgelbliches Sediment ausfallen. Die Menge ist stets vermindert, nur selten tageweise etwas reichlicher, im Mittel auf 300—600 ccm, gegen Ende des Lebens meist auf 200 oder 100 ccm herabgesetzt.

Das spezifische Gewicht ist fast stets erhöht, umgekehrt proportional der Menge, in der Regel zwischen 1020—1030. Der Eiweißgehalt ist stets sehr reichlich; oft gerinnt beim Kochen mehr als die Hälfte des untersuchten Harnvolumens.

Mikroskopisch findet man stets sehr reichliche Formelemente, und zwar zahlreiche Leukozyten, äußerst spärliche Erythrozyten, meist äußerst zahlreiche Zylinder der verschiedensten Breite und Länge, nicht selten mit Einkerbungen, Facetten, Windungen, Aufblähungen u. s. f. An den meisten fein- oder grobkörnige Verfettung, vielfache Fettkörnchenzellen,

die auch frei ziemlich häufig im Gesichtsfeld erscheinen und
zweifellos verfetteten Nierenepithelien entsprechen.

Findet man bei mehrmaliger Untersuchung fast unverändert diesen Befund, so darf man, zumal wenn die Zeichen
der Herzhypertrophie fehlen, wohl aber Hydrops (und zwar
meist stark) vorhanden ist, die Diagnose der großen weißen
Niere mit größter Wahrscheinlichkeit stellen. Die Beschaffenheit des Harns wird erklärt durch die bei dieser Nierenveränderung stets vorhandene hochgradige fettige Degeneration

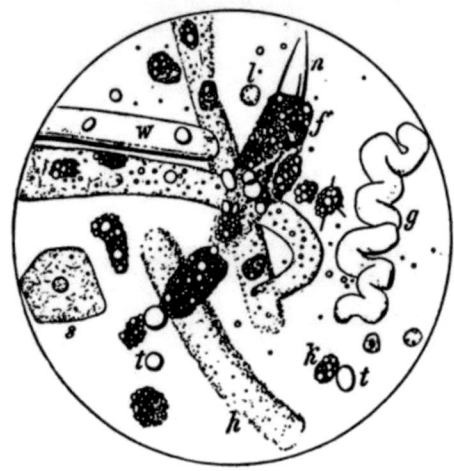

Fig. 68.

„Große weiße Niere". V. 350. h hyaliner, g gewundener, w wachsartiger Zylinder, f Fettkörnchenzylinder mit n Fettnadeln, feinere dieser
Art an der benachbarten Fettkörnchenkugel, k Fettkörnchenzelle, l Leukozyt, s Scheidenepithel, t Fetttröpfchen.

der Nierenepithelien und die Anämie, Verkleinerung oder
völlige Atrophie der meisten oder aller Glomerulusschlingen.

Schwere Erkältungen, Syphilis, Malaria, Scharlach u. a.
kommen ätiologisch in Betracht.

β) **Chronische Nephritis (mit Herzhypertrophie).**

Der gewöhnliche **chronische Morbus Brightii.** Fig. 60.

Diese Unterart wird in der Praxis am häufigsten
beobachtet und ist mit ziemlicher Sicherheit aus dem Verhalten
des Harns zu erkennen.

Derselbe ist meist trübe hellgelb und bietet in der Regel
nur einen spärlichen blassen Bodensatz dar. Er wird meist
in größerer Menge wie bei der erst beschriebenen Form gelassen, im Mittel zwischen 800—1400 ccm; nur selten sinkt die
Menge für längere Zeit auf 600 und darunter. Das spezifische
Gewicht ist wechselnd, häufiger etwas herabgesetzt auf 1012
und 1010. Dagegen ist der Eiweißgehalt stets beträchtlich!

Mikroskopisch zeigen sich neben spärlichen roten und
etwas häufigeren farblosen Blutzellen meist ziemlich zahlreiche,

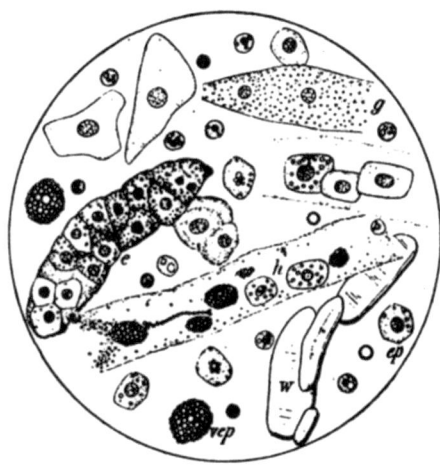

Fig. 69.

Chron. Morb. Brightii (chron. parenchymatöse und interstitielle
Nephritis). V. 350. h, g, e, w, hyaliner, granulierter, epithelialer und
wachsartiger Zylinder, ep Nierenepithel, vep ziemlich gleichmäßig verfettetes Nierenepithel.

mehr oder weniger verfettete hyaline Zylinder, denen ab und
zu charakteristische mäßig verfettete, oft zu Fettkörnchenzellen umgewandelte Nierenepithelien anhaften. Auch frei sind
dieselben nicht selten.

Durch den anatomischen Befund, der in den normal großen,
selten mäßig vergrößerten, ab und zu etwas verkleinerten
Nieren neben verschieden ausgedehnten atrophischen Stellen
zahlreiche frische parenchymatöse und interstitielle
Entzündungsherde ergibt, werden die Eigenschaften des

Harns vollauf erklärt. Je nach dem Überwiegen der paren-
chymatösen Entzündung wird die Harnmenge mehr oder
weniger vermindert und auf der anderen Seite bei größerer
Neigung zum Übergang in die Schrumpfniere vermehrt sein.

Stets aber wird auch unter solchen Verhältnissen, die zur
Aufstellung des Bildes der sekundären Schrumpfniere geführt
haben, trotz vorhandener Steigerung der Harnmenge auf
2000 ccm und darüber der hohe Eiweißgehalt die Diagnose
sichern.. Diese aber ist durch die stets mitspielenden paren-
chymatösen Entzündungsvorgänge erklärt, wie auch die Fettkörnchenzellen und zahlreichen Zylinder darauf hinweisen.
Fehlen die Formelemente wochenlang ganz, so kann die
Diagnose der genuinen Schrumpfniere nahe liegen; vor dem
Irrtum schützt meist der Umstand, daß das spezifische Gewicht
auch trotz vermehrter Harnmenge 1012—1018 beträgt und der
Eiweißgehalt in der Regel groß ist. Sorgfältiges Sedimentieren
oder Zentifugieren läßt außerdem meist charakteristische Formelemente erkennen.

γ) Chronisch hämorrhagische Nephritis. (Weigert's rote
oder bunte Niere.) Bei dieser Nierenerkrankung, die bei
akuten Verschlimmerungen gar nicht selten zu Verwechslungen mit akuter hämorrhagischer Nephritis
Anlaß gibt, zeigt der Harn im allgemeinen den Charakter
des Schrumpfnierenharns, beansprucht aber deshalb eine besondere Erwähnung, weil er ohne nachweisbare Veranlassung,
wechselnd häufig und stark, deutlichen Blutgehalt zeigt, ein
Verhalten, das bei genuiner Schrumpfniere nur in einer verschwindenden Minderzahl von Fällen beobachtet wird.

Der Harn ist zu manchen Zeiten blaßgelb und setzt nur
ein spärliches blaßgelbes oder rötliches Sediment, oder nur eine
etwas stärkere „Nubecula" ab, worin stets einzelne rote Blutkörper, häufiger Blutringe („Schatten") und etliche hyaline
Zylinder mit solchen besetzt zu finden sind. Seine Menge ist
normal oder vermehrt, 1500—2000 ccm. Der Eiweißgehalt ist
gering.

Ein anderes Bild bietet der Harn zu Zeiten der bisweilen
kurz aufeinanderfolgenden oder durch viele Monate getrennten
Blutungen. Der braunrote oder stärker schmutzigbraune Harn
setzt oft reichliches Sediment ab und wird dann in der oberen

Schicht etwas heller bis dunkel fleischwasserfarben. Die Menge ist auf 1000 ccm und darunter gesunken, der Eiweißgehalt bleibt mäßig, das spezifische Gewicht um 1010. Dagegen findet man mikroskopisch zahlreiche Zylinder oft so dicht mit roten Blutkörpern und Blutringen besetzt, daß man von echten Blutkörperzylindern sprechen kann. Auch zeigen sich in der Regel zahlreiche Nierenepithelien frei und an Zylindern. Fettkörnchenzellen kommen nie vor.

c) **Schrumpfniere.** Der Harn ist blaßgelb oder leicht grünlich und völlig klar, setzt nur ein ganz spärliches Sediment ab, das aber auch wochenlang ganz fehlen kann. Seine Menge ist meist vermehrt auf 2—3 Liter und kann auf 6 und 8 Liter in 24 Stunden steigen. Das spezifische Gewicht erreicht selten 1010, ist im Mittel 1005. Der Eiweißgehalt ist, von interkurrenten Störungen, Urämie u. s. f. abgesehen, stets gering und kann tage- und wochenlang völlig fehlen. Das spezifische Gewicht und die Eiweißausscheidung ist beim Nachtharn geringer als im Tagharn.

Mikroskopisch findet man auch bei sorgfältigster Einengung und Untersuchung oft wochenlang außer vereinzelten Leukozyten und spärlichen hyalinen Zylindern keine Formelemente. Betrachtet man aber während der hin und wieder einsetzenden Störungen des Wohlbefindens, besonders während und nach einer Urämie den Harn sorgfältig, so wird man in solchen Zeiten nicht selten Zylinder und vor allem auch Epithelien finden.

Es verdient besonders hervorgehoben zu werden, daß bei interkurrenten febrilen Krankheiten, wie Pneumonie u. a., im Gegensatz zum gewöhnlichen Verhalten kein hochgestellter „Fieberharn", sondern meist ein hellgelber Harn mit niederem spezifischen Gewicht beobachtet wird (Traube, Wagner).

Das Verhalten des Harns ist im allgemeinen so charakteristisch, daß bei Berücksichtigung der sonstigen klinischen Erscheinungen, vor allem des Herzens, die Diagnose sicher zu stellen ist. Verwechslungen können eigentlich nur mit Amyloid vorkommen.

Die große Harnmenge wird bei der Schrumpfniere von den erhaltenen und kompensatorisch stark vergrößerten Teilen der Niere, besonders den Epithelien und Glomerulis geliefert. Letztere

bilden die „Granula" der höckerigen Oberfläche. Die eingesunkenen
Stellen entsprechen den atrophischen Parenchymabschnitten, deren
Funktion völlig erloschen ist. Finden sich zahlreichere Zylinder im
Harn, so wird man annehmen dürfen, daß wieder ein Teil der
Nieren der Atrophie entgegengeht und, in seiner Funktion beein-
trächtigt, zwar noch etwas Harn mit absondert, aber infolge der
mehr oder weniger vorgeschrittenen Epithelatrophie Eiweiß durchläßt.

d) Das **Amyloid der Nieren** gibt nicht selten zu Verwechslungen mit Schrumpfniere Veranlassung, weil auch bei der amy-
loiden Degeneration ein sehr reichlicher, blasser, klarer und
wenig eiweißhaltiger Harn abgeschieden werden kann. Aber
abgesehen davon, daß das Amyloid sich fast stets bei Lungen-
und Darmtuberkulose, chronischen Knochen- und Gelenkeite-
rungen, Syphilis, Bronchiektasien u. a. entwickelt, bietet der
Harn an sich meist schon sichere Unterscheidungsmerkmale dar.

In der Mehrzahl der Fälle ist die Harnmenge vermindert,
auf 1000—600 ccm, und das spezifische Gewicht im Mittel 1015
bis 1020, oft noch höher; dabei ist der Eiweißgehalt reichlich und ein deutliches, wenn auch geringes Sediment vorhanden.

Mikroskopisch ist dies in der Regel durch seinen oft
reichen Gehalt an langen, hyalinen Zylindern ausgezeichnet,
die oft 2—3 Gesichtsfelddurchmesser lang und meist schmal
sind. In den letzten Lebenstagen ist die Zahl der Zylinder
oft beträchtlich vermehrt und treten besonders lange und sehr
breite Formen auf. Rote Blutkörper sind selten, farblose
ziemlich häufig (ich fand einige Male eine größere Zahl
derselben mit zarten und langen Hämatoidinnadeln
besetzt). Epithelien werden in der Regel nur selten beobachtet, Fettkörnchenzellen fand ich nie (obwohl ich mehr als
30 Fälle bis zur Autopsie beobachtet habe).

An **Speckschrumpfniere** ist besonders bei Syphilitischen
zu denken.

Kontusionen der Nieren veranlassen oft mehrtägige oder 3 bis
4 Wochen andauernde Hämaturie, die ab und zu erst 1—2 Tage
nach der Verletzung einsetzen und nach unregelmäßigen Pausen
wiederkehren kann.

Hydro-Pyonephrosen bewirken nicht selten eine auffällig intermittierende Harnmenge, insofern bei Verlegung des Harnleiters
die Harnabfuhr stocken, dagegen bei Freilegung der Passage rasch

eine gewaltige Vermehrung beobachtet werden kann. Indes gestattet die Beschaffenheit des Harns allein nie die Diagnose.

Nierenabszesse führen bei Durchbruch zu mehr oder weniger beträchtlicher Eiterbeimengung zum Harn.

Maligne Neubildungen der Nieren bewirken häufig, in etwas über die Hälfte der Fälle Hämaturie. Geschwulstteile sind dem Harn nur in äußerst spärlichen Fällen beigemengt. (S. hierzu S. 346.)

2. Krankheiten der Harnwege.

Durch Konkremente im Nierenbecken wird nicht selten eine akute Reizung (mit Kolik) hervorgerufen, die bald ohne, bald mit Veränderungen des Harns einhergeht, die vor allem blutige Beimengungen betreffen. Handelt es sich um reichlicheren Blutgehalt, so ist die Sache schon für das bloße Auge klar; anders, wenn der Harn makroskopisch unverändert erscheint und die chemischen Blutproben negativ ausfallen.

Man sollte nie versäumen in allen Fällen, wo die Diagnose der Nierensteinkolik in Frage kommt, auch den scheinbar normalen Harn sorgfältig mikroskopisch zu untersuchen. Findet man im Bodensatz, u. U. nach dem Zentrifugieren, rote Blutzellen, bisweilen in kleinen Häufchen, so kann dies von großem Wert sein. Häufig trifft man außer den Blutzellen verschiedene Krystalle: Harn- und Oxalsäure oder phosphorsauren Kalk an.

a) **Pyelitis** ist in der Regel nur, wenn es sich um eine chronische Form handelt, mit einer gewissen Wahrscheinlichkeit aus dem Verhalten des Harns zu diagnostizieren.

Der Harn ist meist blaßgelb, getrübt und setzt etwas feinflockigen Eiter ab, in dem mikroskopisch nicht selten kleinere Pfröpfe, „Eiterzylinder", die aus dem Papillarteil der Nieren stammen, zu finden sind. Besteht gleichzeitige Nierenreizung, so fehlen nur selten hyaline und körnige Zylinder.

Die Menge des Harns ist fast stets vermehrt auf 3, 4 und mehr Liter, sein spezifisches Gewicht ist vermindert, 1008 bis 1010. Albuminurie ist nicht selten.

Oft kommt es zu Blutungen und zum Abgang zylindrischer, 5—7 mm dicker, 8—12 cm langer Blutgerinnsel.

Bei der sogenannten „Cystenniere" bietet der Harn nicht selten eine ganz ähnliche Beschaffenheit, kann aber dadurch dem Schrumpfnierenharn noch mehr gleichen, daß der Eitergehalt lange Zeit völlig fehlen kann und andere morphotische Elemente äußerst selten vorkommen.

b) **Cystitis.** Bei leichter Blasenreizung bez. schleimigem Katarrh ist der Harn meist schwach sauer, eiweißfrei, blaßgelb, mit spärlicher, wolkiger Trübung, die mikroskopisch nur etwas vermehrte Blasenepithelien und Leukozyten enthält. Auch bei eitrigem Katarrh findet man meist einen ähnlichen Befund. Das Sediment ist feinflockig im sauren, grünlich schleimig im alkalischen Urin. Die Formelemente sind meist vermehrt, auch ist eine geringe albuminöse Trübung nachweisbar.

Ammoniakalisch entleerter Harn bietet widerlichen Geruch, schmutzig bräunliche Färbung und dichtes, gummiähnliches Sediment dar, das durch die unter dem Einfluß des kohlensauren Ammoniaks bewirkte Zersetzung der Eiterkörperchen gebildet ist und vorwiegend massenhafte Bakterien und Tripelphosphatkrystalle enthält.

Die Zersetzung des Harnstoffs in kohlensaures Ammoniak findet entweder schon in der Blase oder kurz nach der Entleerung statt, stets unter dem Einfluß bestimmter Mikrobien, unter denen nach J. Schnitzler der Proteus vulgaris Hauser am häufigsten gefunden wird; er kann den Harnstoff zerlegen und ammoniakalische Gärung erzeugen. Er kommt nicht nur in der Blase, sondern auch im Nierenbecken in Reinkultur vor. Das gleichfalls wichtige Bacterium coli ist weniger infektiös. Der Blasenkatarrh wird entweder mittelbar durch den zersetzten Harn (Rovsing) oder unmittelbar durch Eiterbakterien, wahrscheinlich durch beider Einfluß bewirkt (Schnitzler).

Bei tuberkulöser Cystitis zeigt der eitrige Harn deutlich saure Reaktion.

c) **Urethritis.** Einfache akute Entzündungen der Harnröhre kommen fast ausschließlich nach direkten Reizungen vor und laufen rasch ab; schleimiger oder eitriger Ausfluß mischt sich dem Harn bei, und zwar in der Regel in Form schleimig-eitriger Fäden, die meist wohl beim Durchspülen des Harns erst gebildet werden. Die genaue Untersuchung des Eiters, den man in solchen Fällen am besten durch Ausdrücken der Harnröhre sich rein zu verschaffen suchen muß, hat die Abwesenheit von Gonokokken zu beweisen.

Viel häufiger begegnet man, besonders bei Männern, schleimigen oder schwach eitrig-schleimigen Fäden, die aus ätiologischen Gründen als „Tripperfäden" bezeichnet werden.

d) **Tripper.** Bei der akuten Infektion wird der Ausfluß, nachdem er etwa 2—3 Tage einfach schleimig gewesen ist, deutlich gelbgrünlich eitrig, oder schmutzig braunrötlich, wenn die Entzündungserscheinungen sehr heftig sind und zu Blutbeimengungen in das Sekret führen. Bei Nachlaß der Entzündung nimmt der Ausfluß wieder eine mehr schleimige Beschaffenheit an. Zur Untersuchung des Sekrets eignet sich am besten ein frisch herausgedrückter Tropfen Eiter, doch kann man diesen auch mit der Pipette aus dem Harn entnehmen. Bei Frauen erkrankt außer der Harnröhre hauptsächlich die Cervix.

Mikroskopisch findet man in dem schleimigen Sekret neben Leukozyten verschiedenartige Epithelien, bald einfach plattenförmig, bald mehr polygonaler oder ovaler Art mit geschwänzten Fortsätzen. Fürbringer sah vielfach eigentümliche hyaline Epithelien, die er wegen ihrer Neigung, sich mit Jod lebhaft zu bräunen, als jodophile bezeichnet hat. In dem Stadium blennorrhoicum begegnet man fast ausschließlich Eiterkörperchen, die fast durchweg als polynukleäre und bei Färbung des Trockenpräparates als neutrophile Leukozyten zu erkennen sind. Fast regelmäßig findet man darin aber auch große eosinophile Zellen, wie man sie bei Leukämie im Blut nicht strotzender mit Granulis gefüllt erblicken kann.

Zu jeder Zeit der Virulenz gelingt es, in dem Sekret die charakteristischen Diplokokken nachzuweisen; am reichlichsten findet man sie in dem rahmigen Eiter.

Fehlt jede Spur von Ausfluß, besonders jede Beimengung im Morgenharn, läßt sich auch bei sorgfältigstem Ausstreichen aus der Harnröhre keine Spur von Sekret mehr herausbefördern, so dürfen wir den Tripper als völlig geheilt betrachten. Das kommt zum Glück in der Mehrzahl der Fälle vor und ist besonders dem jetzt sich breit machenden Pessimismus mancher

Ärzte gegenüber zu betonen, die die Heilung des Trippers
überhaupt verneinen.

In einer freilich nicht kleinen Reihe von Fällen wird der
Tripper chronisch; es besteht ein trübe-schleimiger, nach
jedem Exzesse in Baccho aut Venere eitrig werdender Ausfluß
fort, der für gewöhnlich nur als „Morgentropfen" deutlich vorhanden ist. Bei solchen Kranken, die bei einiger Unaufmerk-
samkeit gar nichts mehr von ihrem Ausfluß zu wissen brauchen,
beobachtet man regelmäßig die „Tripperfäden", deren hohe
Bedeutung besonders Fürbringer hervorgehoben hat. Es sind
verschieden lange (ich fand sie oft bis zu 6 cm Länge), äußerst
feine bis stricknadeldicke, durchscheinend schleimige oder mehr
undurchsichtig gelbe, innig zusammenhängende Gebilde, die
meist zu Beginn, seltener zum Schluß der Harnentleerung erscheinen und als Fäden sofort erkannt werden. Manche werden
bei starkem Harnstrahl und großer Beunruhigung der Flüssigkeit rasch verkleinert und aufgelöst, andere widerstehen selbst
stärkerer Strömung. Es empfiehlt sich, sie möglichst rasch
mit der Pipette anzusaugen und zu untersuchen. Man findet
dann mikroskopisch je nach der Gelbfärbung mehr oder
weniger zahlreiche Eiterkörperchen (und eosinophile Zellen)
neben verschieden gestalteten Epithelien der Harnwege. Manchmal sieht man nur vereinzelte Plattenzellen, ein andermal
sind sie häufiger. Stets beobachtete ich zahlreiche keulenförmige und sichelartige Epithelien mit deutlichem, verhältnismäßig kleinem Kern, nicht selten in dichten Haufen und Zügen
beieinander liegend. Daneben kommen auch (niedrige und
hohe) Zylinder- und Becherzellen vor, ferner ab und zu Samenfäden und vereinzelte rote Blutkörper.

Für den Arzt ist es von größter Bedeutung, diese
Fäden auf Gonokokken zu untersuchen, und zwar ist
es nötig, mit verschiedenen Teilchen wiederholte Untersuchungen anzustellen: kurz in ähnlich gewissenhafter Weise
diese Fäden zu untersuchen, wie im Zweifelsfalle
ein Sputum auf Tuberkelbazillen. Ergibt die wiederholte Untersuchung regelmäßiges Fehlen der Gonokokken,
so ist die Virulenz solcher Fäden fast sicher auszuschließen und im gegebenen Falle eine Heirat zu gestatten!

Wir schließen hier die Besprechung einer Reihe von Krankheitszuständen an, die zum Teil im Anschluß an einen Tripper auftreten und deren Erkennung das Mikroskop wesentlich fördert.

e) **Spermatorrhoe.** Beim Harnlassen und bei der Stuhlentleerung (Miktions- und Defäkations-Sp.) wird ein dünner, fadenziehender Schleim mitentleert, der von den Kranken getrennt aufgefangen werden kann. Mikroskopisch findet man zweifellose Samenfäden, die oft völlig gute Beweglichkeit zeigen, nicht selten aber außer Veränderungen der Form mangelhafte Bewegungen darbieten. Die Samenfäden nehmen (wie die normalen) die Anilinfarbstoffe gut an. Färbt man mit einer dünnen Lösung von Karbolfuchsin und danach mit Methylenblau, so erscheint Schwanz und Mittelstück hellrot, der Kopf blau und nicht selten mit hellblauer Kappe (Posner).

Hier sei auch die „Florencesche Sperma-Reaktion" erwähnt.

Ein Tropfen einer Kaliumtrijodidlösung (1,65 Jod, 2,54 Jodkali, 30 Wasser) wird mit einem Tropfen Sperma unter dem Deckglas zusammengebracht. Es entstehen an der Grenze der Flüssigkeit länglich rhombische braune Krystalle, deren Bildung durch eine gewisse Stufe des Lecithinzerfalls bedingt wird. Im frisch entleerten Sperma ist dieser Zersetzungsgrad physiologisch vorhanden.

f) Bei der **Azoospermatorrhoe** findet man in diesen dünnen, gummiähnlichen Tropfen keine Spermatozoen.

Prostatorrhoe. Nach einem Tripper bleibt nicht selten eine chronische Prostatorrhoe zurück, die von Zeit zu Zeit, besonders nach öfteren Kohabitationen zu dünn- oder dickflüssigem, eitrigem Ausfluß führen kann, so daß man eine Wiederkehr des Trippers annehmen möchte. Zu dieser Annahme kann man um so eher verleitet werden, wenn es gelingt, durch starkes Drücken vom Damm her ein Tröpfchen rahmähnlichen Sekrets zu Gesicht zu bringen. Andermal beobachtet der Kranke, daß ein solches Tröpfchen bei stärkerem Drängen beim Stuhl oder Wasserlassen vorkommt. Nicht selten kommt dieser Zustand mit gleichzeitiger Spermatorrhoe vor.

Entscheidend für Prostatorrhoe ist der mikroskopische Befund. Man sieht in solchen Fällen zweifelloses Zylinderepithel, farblose Blutzellen, Fetttröpfchen, häufig geschichtete „Amyloidelemente" und sehr zahlreiche Böttchersche Krystall-

oktaëder, die nach Fürbringer's Untersuchungen ausschließlich im Prostatasaft enthalten sind und auch
dem Samen den charakteristischen Geruch geben.

Auch hier hat man in gewissenhaftester Weise auf Gonokokken zu fahnden; fehlen sie ganz regelmäßig trotz der zahlreichen Eiterkörperchen, die im Sekret enthalten sind, so ist
nach meiner festen, durch die Praxis zuverlässig bestätigten
Überzeugung die Virulenz solchen Sekrets auszuschließen.

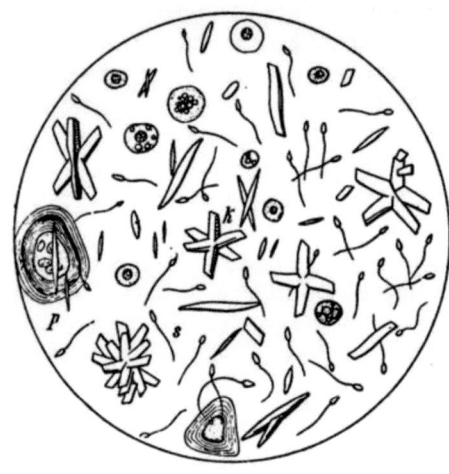

Fig. 70.
Sperma- und Prostatorrhoe. V. 350. s Samenfäden,
k Böttchersche Krystalle, p Prostatakörner (letztere nach Bizzozero).

g) **Azoospermie.** Um die erhaltene Zeugungskraft des
Mannes in Zweifelsfällen festzustellen, ist es nötig, den beim
Coitus entleerten (im Kondom aufgefangenen) Samen auf Spermatozoen zu untersuchen. Besteht infolge doppelseitiger Neben-
hodenentzündung dauernde Azoospermie, so enthält das in
Menge und Geruch dem normalen Samen völlig gleichende, im übrigen aber oft dünnere und klarere Sekret
keine Spur von Spermatozoen, wohl etliche Rundzellen, Epithelien und Oktaëderkrystalle.

h) Bei der **Oligozoospermie** enthält das Produkt etliche
Spermafäden, die matte Bewegungen ausführen. In einem solchen

Falle fand ich, obwohl der Kranke vor dem einmaligen Coitus kräftig uriniert hatte, in dem Kondominhalt neben diesen spärlichen müden Gebilden und Böttcherschen Krystallen eine ganze Reihe Gonokokken führender Eiterkörperchen!

3. Hämoglobinurie. (Fig. 71.)

Bei jeder schweren Hämoglobinämie, die durch verschiedene, S. 166 bereits angeführte Ursachen hervorgerufen werden kann, kommt es zu einer Ausscheidung der Blutkörper-

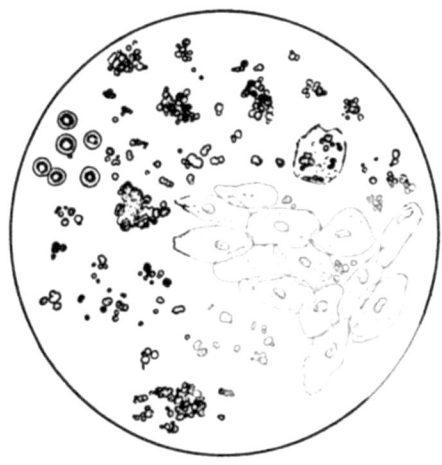

Fig. 71.
Hämoglobinurie. V 350.

schlacken im Harn, da Milz und Leber zur alleinigen Aufnahme derselben nicht ausreichen.

Der Harn ist blaßrot bis braunschwarz und stets erheblich, bis auf wenige Kubikzentimeter in 24 Stunden vermindert, wird oft nur tropfenweise entleert und setzt in der Regel ein dichtes, braunrotes oder schwärzliches, aus feinen und gröberen Krümeln gebildetes Sediment ab.

Das spezifische Gewicht wechselt, ist meist niedrig oder normal, seltener erhöht bis 1030. Der Eiweißgehalt ist hin und wieder beträchtlich; meist schwimmt nur ein braunrotes, flockiges Eiweißgerinnsel an der Oberfläche. Die genauere Art des Eiweißes, das nach Harley kein Serumalbumin sein soll, ist noch nicht festgestellt. Jedenfalls kann bei Hämoglobinämie Eiweiß ohne Hämoglobin im Harn auftreten (Kast). Spektroskopisch findet man die für Oxy- oder Methämoglobin charakteristischen Streifen (s. S. 116, Fig. 30).

Mikroskopisch ist das völlige (oder fast völlige) Fehlen der roten Blutkörper besonders beachtenswert. Das Gesichtsfeld zeigt neben feinkörnigem, bräunlichem Detritus zahlreiche kleine und größere, blasse oder mehr gelbliche „Tröpfchen", ferner gröbere Schollen von gelbbräunlichem Farbenton und besonders in schweren Fällen mehr oder weniger zylindrische Gebilde gleicher Art. Selten begegnet man Hämatoidinkrystallen oder pigmentierten Epithelien.

4. Neubildungen der Nieren führen kaum in der Hälfte der Fälle, die der Blase so gut wie immer zu Blutungen, seltener zum Abgang charakteristischer Krebs- oder Sarkomelemente. Bei Geschwülsten der Nieren kommt es gelegentlich zum Abgang zylindrischer, regenwurmartiger Blutgerinnsel, die nicht etwa Abgüsse der Harnleiter darstellen, sondern bei ihrem Durchgang durch das enge Rohr so geformt werden. Ihre dunkele Färbung spricht dafür, daß sie nicht von einer Blasenblutung stammen. Ich sah in einem sehr charakteristischen, durch Autopsie bestätigten Fall von maligner Nierengeschwulst, wie der Kranke zahlreiche solche wurmartige Gebilde durch eine Blasenspülung erst entfernte. Über die Deutung von „Krebszellen" und den diagnostischen Wert der Fettkörnchenkugeln verweise ich auf frühere (u. a. S. 231, 319 u. 320 gegebene) Äußerungen.

Über das Verhalten des Harns bei der Anwesenheit von Echinococcus, Distomum und Filaria, sowie bei Urogenital-Tuberkulose ist oben schon ausführlich gesprochen worden.

5. Bei Konkrementbildungen im Nierenbecken kommt es häufiger wie bei Neubildungen zu Blutungen, die sich in der Regel mit Koliken wiederholen; meist besteht auch gleichzeitig ein Katarrh des Nierenbeckens. Die von dort spontan abgehenden Steine können Erbsen- und Bohnengröße erreichen und sind oft höckrig.

Die aus Uraten, Phosphaten, Oxalaten und sehr selten aus Cystin gebildeten Blasensteine führen häufig, besonders nach körperlichen Bewegungen, zu Blutungen und leichtem, schleimig-eitrigem Katarrh, während ammoniakalisch zersetzter Harn erst nach Katheterisieren und anderen Eingriffen beobachtet wird.

Die harnsauren Steine sind gelbbraun, glatt oder leicht höckerig und fest; die Oxalatsteine viel härter, maulbeerartig rauh und meist dunkel. Die Phosphatkonkremente weich, feiner rauh und tonfarben. Oft sind die Steine aus mehreren Körpern gebildet und gibt erst die genauere chemische Untersuchung über den Anteil der einzelnen Steinbildner und das stets vorhandene organische Gerüst (Ebstein) Aufschluß.

Anhang.

1. Untersuchung der Ausscheidungen aus Brustdrüse und Scheide.

a) **Colostrum.** Aus der Mamma von Schwangeren und Frauen, die geboren haben, kann man bekanntlich oft durch leichten Druck einige Tropfen einer weißlichen oder weißgelblichen Flüssigkeit herausdrücken, die mikroskopisch, außer durch kleinste Fettkügelchen, besonders durch die Fettkörnchenzellen (Colostrumkörperchen) ausgezeichnet ist. Diese gleichen durchaus den bei der „weißen Niere" (Fig. 59) abgebildeten Zellen, enthalten bald größere, bald kleinere Fettkügelchen und erscheinen bald mit, bald ohne Kern.

b) Die fertige **Milch** stellt eine sehr gleichmäßige feine Emulsion ohne zellige Elemente dar.

c) Bei Neubildung der Mamma ist in seltenen Fällen blutiger Ausfluß (aus der gesunden Brustwarze) beobachtet worden.

2. Untersuchung der Scheidenabsonderungen.

Scheidensekret. In dem physiologischen Scheidensekret findet man mikroskopisch Plattenepithelien und verschieden zahlreiche Leukozyten. Durch mancherlei Schädlichkeiten kann der Ausfluß mehr eitrig werden und dementsprechend das mikroskopische Bild abgeändert sein.

In solchen Fällen ist das Sekret u. U. auf Gonokokken zu untersuchen. Nach der zur Zeit herrschenden Ansicht der Gynäkologen soll indes ein negativer Ausfall nichts bedeuten; ob man aber beim Fehlen der Gonokokken das Recht hat, die mannigfachen Störungen (vor allem die Pyosalpinx-Fälle) fast regelmäßig auf Gonorrhoe zurückzuführen, ist noch zu beweisen.

Zu beachten ist die von Döderlein gefundene Tatsache, daß das Sekret unberührter Jungfrauen stets, bei Frauen seltener, einen besonderen Bazillus enthält und **saure** Reaktion zeigt, während bei der **Mehrzahl** solcher Frauen, bei denen Veränderungen in der Scheide stattgefunden haben, Kokken und alkalische Reaktion zu beobachten sind. Die saure Reaktion wird übrigens nicht allein von den Bazillen bewirkt, denn schon die völlig **keimfreie** Scheide gesunder Neugeborener zeigt stets saure Reaktion. Woher die Säure stammt und welcher Art sie ist, steht noch dahin. Jedenfalls scheint der Säuregehalt für die „Selbstreinigung der Scheide" von größter Bedeutung zu sein, da nach **Menge's** Untersuchungen der Eintritt und das Gedeihen von Bakterien in der Scheide stets von dem Säuregrad abhängig ist. „Massenhaft eingeführte Keime von Streptokokken und Staphylokokken wurden in der Scheide neugeborener Mädchen und erwachsener Frauen mehr oder weniger rasch abgetötet."

Ab und zu kommen im Scheidensekret die durchaus bedeutungslosen Infusorien (Cerko- oder Trichomonas) vor.

Lochien. Die in den ersten Tagen nach der Geburt fast rein blutigen Lochia rubra werden vom 3. oder 4. Tage an meist fleischwasserfarben (L. serosa), vom 9. Tage ab mehr grau oder gelbweißlich (L. alba).

Die Mikroskopie zeigt in den ersteren neben massenhaften Blutkörpern Plattenepithelien und nicht selten Deciduagebilde; in den späteren zahlreiche Eiterkörperchen, die größtenteils verfettet sind, sowie freie Fettkügelchen und ab und zu Cholesterin.

3. Abortblutungen.

Zur Entscheidung der praktisch und forensisch wichtigen Frage, ob ein aus der Scheide spontan oder mit Kunsthilfe entleerter Blutklumpen Eireste mit sich führt oder frei von solchen ist, kann die Mikroskopie wesentlich beitragen.

Findet man in solchen Blutcoagulis die in Fig. 72 abgebildeten Chorionzotten, an denen man nicht selten außer den Kapillarnetzen mehr oder weniger vorgeschrittene Verfettung wahrnehmen kann, so ist damit allein schon die Diagnose der Schwangerschaftsblutung gesichert.

Wertvoll ist ferner der Nachweis von **Deciduazellen**, die durch ihre große, runde, polygonale oder spindelförmige Gestalt und den meist stark vortretenden Kern nebst Kernkörperchen ausgezeichnet sind (Fig. 73).

Die Präparate kann man sich leicht durch Zerzupfen kleinster Teilchen herstellen.

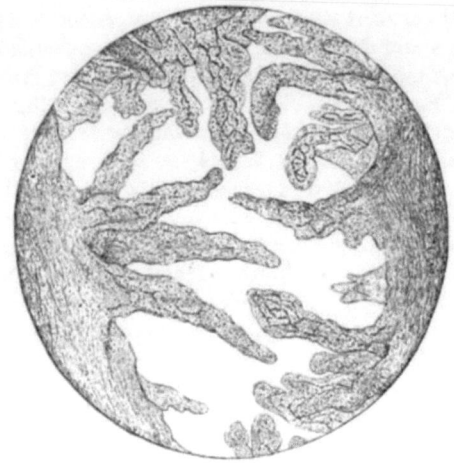

Fig. 72.
Chorionzotten, von einem frischen Abort. (Schwache Vergrößerung.)

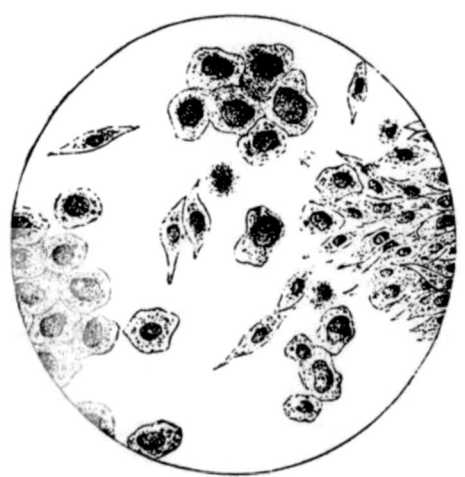

Fig. 73.
Deciduazellen (frischer Abort). Vergr. etwa 250 fach.

Anm. Die Zeichnungen 72 und 73 verdanke ich der Liebenswürdig-
keit des Herrn Kollegen Wilbrand.

4. Die Untersuchung der Kuhmilch.

Aus praktischen Gründen schalte ich hier die **Untersuchung der Kuhmilch** mit dem Laktodensimeter und Laktoskop ein; mit dem ersten wird der Dichtigkeits-, mit dem andern der Fettgehalt geprüft.

Beide Bestimmungen sind stets nebeneinander auszuführen.

a) Der **Dichtigkeitsgehalt** guter (nicht abgerahmter) Milch soll bei 15° C. zwischen 1029—1033 betragen.

Man bestimmt das spez. Gewicht mit dem Laktodensimeter (von Quevenne[1]), indem man die Spindel vorsichtig in den Glaszylinder senkt, worin die aus der gut umgeschüttelten Gesamtmischmilch entnommene Probe sich befindet. Der angezeigte Dichtigkeitsgrad und die mit dem beigegebenen Thermometer ermittelte Temperatur werden genau aufgeschrieben. Mit Hilfe einer „Korrektionstabelle" kann man sofort das wirkliche spez. Gewicht umrechnen: ist diese nicht gleich zur Hand, so muß man die Umrechnung so ausführen, daß man für jede 5° C., die die Milch über der Normaltemperatur von 15° C. zeigt, 1° zum spez. Gewicht hinzuzählt und umgekehrt.

b) Der **Fettgehalt** guter Marktmilch soll nicht unter 3% liegen.

Die Bestimmung mit dem **Laktoskop** nach Feser[1] beruht auf der Messung des Undurchsichtigkeitsgrades der Milch, der durch den Fettgehalt bedingt wird (Fig. 74).

Ausführung: Man saugt in die Pipette P von der innig gemischten Milch bis zu der Marke (M) und entleert die Röhre in den Zylinder (C), indem man am besten gleich mit etwas Wasser die Pipette durchspült. Dann wird

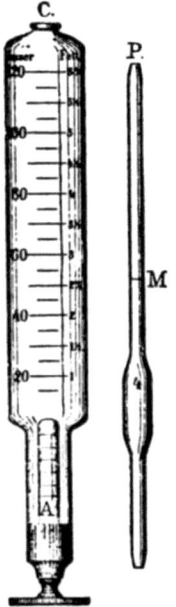

Fig. 74.
Feser's
Laktoskop.

unter beständigem Schütteln so lange Wasser zugesetzt, bis die schwarzen Striche auf dem Milchglaszapfen (A) im Innern des Zylinderansatzes so sichtbar werden, daß man sie eben zählen kann. Rechts an der Skala ist dann sofort der Prozentgehalt der Milch an Fett abzulesen. Die Zahlen links an der Skala geben den Wasserzusatz in ccm an.

[1] Laktodensimeter und Laktoskop sind von Joh. Greiner in München (zusammen für 13½ M.) zu beziehen.

VI. Die Untersuchung der Punktions-Flüssigkeiten.

Die mikroskopische Untersuchung der Punktionsflüssigkeiten ergänzt in bedeutsamer Weise den makroskopischen Befund; sie deckt gewisse Elemente auf, die nicht selten erst den Charakter des Grundleidens erkennen lassen. Beide Untersuchungen sollten daher stets vereint vorgenommen werden.

Ich selbst führe die Probepunktion sehr oft aus und bin unzählige Male dadurch diagnostisch gefördert worden. Wenn man die Haut stets sorgfältig mit Äther reinigt und ausgekochte Nadeln verwendet, so hat man keine Infektion zu befürchten, welche die Probepunktion bei vielen Ärzten in Mißkredit gebracht hat. Man kann allerdings auch heutzutage noch sonderbare Sachen erleben; die Asepsis fehlt noch Vielen! Besondere Vorsicht ist bei Punktionen in der Nierengegend und bei Lebervergrößerungen geboten; ich selbst habe trotz sehr zahlreicher Probepunktionen in diesen Gegenden nie Übles erlebt. Wohl aber sind mir z. B. 3 Fälle von tödlicher intraperitonealer Blutung bekannt, die durch Probepunktion großer Lebern bewirkt waren. In allen 3 Fällen handelte es sich aber um schwere infektiöse Gallenblasen- und -gangseiterungen mit starkem Icterus; offenbar hatte die vorhandene Blutzersetzung den unglücklichen Ausgang befördert.

1. **Transsudate** entstehen ohne entzündliche Reizvorgänge, erscheinen meist durchsichtig hellgelb mit leicht grünlicher Nuance, setzen beim Stehen ein meist spärliches, flockiges Gerinnsel ab und reagieren alkalisch. Ihr spezifisches Gewicht bei Zimmertemperatur (nicht an der körperwarmen Flüssig-

keit!) bestimmt, schwankt je nach ihrer Herkunft. Nach den
sorgfältigen Untersuchungen von Reuss (aus der Tübinger
Klinik) ist es

                bei Hydrothorax niedriger als 1015
                - Ascites   -   - 1012
                - Anasarka   -   - 1010
                - Hydrocephalus   -   - 1008,5.

Bei der Pleuritis schwankt es zwischen 1017—1027, bei der
Peritonitis zwischen 1016—1022.

Da es in erster Linie von dem Eiweißgehalt abhängig ist,
so kann man nach Reuss aus dem spezifischen Gewicht mit
annähernder Sicherheit den Eiweißgehalt bestimmen; er beträgt
bei den serofibrinösen Exsudaten der Pleura fast nie unter
4,5 %, des Peritoneums 2,0—2,5 %; bei Transsudaten der Pleura
wird er stets unter 2,5 %, des Peritoneums zwischen 1,5—2,0 %
gefunden.

Mikroskopisch findet man spärliche Leukozyten und
meist in fettiger Umwandlung begriffene, selten normale, flache
Epithelien.

2. Die **durch entzündliche Ausschwitzung entstandenen
Exsudate** bieten größere Verschiedenheiten dar. Nach ihrer
äußeren Erscheinung unterscheiden wir seröse (serofibrinöse),
blutige, eitrige und jauchige Exsudate und die aus der
Verbindung der Hauptbestandteile sich ergebenden Mischformen.

Das spezifische Gewicht liegt bei allen über 1018, die
Reaktion ist stets alkalisch. Nach längerem Stehen setzen sie
mehr oder weniger viel Fibrin mit darüber stehender Blutschicht, eitrigen oder jauchigen Bodensatz ab.

In seltenen Fällen ist eine fortschreitend dunkelblaue
Verfärbung anfangs durchsichtig gelber Exsudate beobachtet.
Hier ist der Farbstoff zunächst als sog. Leukoprodukt im
Exsudat enthalten und entwickelt sich erst durch Oxydation
(Stehen an der Luft) in den blauen Körper. Durch Reduktion (Zusatz von stark alkalisch gemachter Traubenzucker-
lösung) ist er wieder unsichtbar zu machen und aus der gelblichen Lösung durch Zusatz weniger Tropfen reiner Salzsäure
und verdünnter Eisenchloridlösung aufs neue hervorzurufen.

Zusatz von rauchender Schwefelsäure scheidet tiefblaue Indigo-
schwefelsäure ab.

Ferner kann bei melanotischer Karzinose eine trübe,
dunkelbraune Flüssigkeit entleert werden, in der sich ein
völlig schwarzer Bodensatz abscheidet.

Bisweilen begegnet man einem eigentümlich schillernden,
glänzenden Häutchen an der Oberfläche solcher Punktionsflüssigkeiten, die von älteren pleuritischen Exsudaten herstammen. Das Glitzern rührt von Cholesterin her (s. u.).

Seröse Exsudate. Die unmittelbar nach der Entleerung
leicht getrübte, gelb durchscheinende Flüssigkeit scheidet bald
rascher, bald langsamer leicht flockige oder dichte Gerinnsel
ab, die nicht selten einen schwach rötlichen Saum zeigen.

Mikroskopisch findet man in dem flockigen Gerinnsel
ein dichtes Fibrinnetz, ferner stets einige rote Blutzellen, die
zur Hauptsache wohl durch die Punktion selbst zur Ausscheidung gebracht sind, und zahlreiche mehrkernige Leukozyten,
die einen mehr oder weniger breiten, in der Regel aber fein-
oder grobkörnigen Protoplasmasaum zeigen. Nicht selten sind
sie beträchtlich vergrößert und dann kaum von den Pleura-
endothelien zu unterscheiden.

Hämorrhagische Exsudate. Das serofibrinöse Exsudat ist
durch die reichliche Beimengung von Blut heller oder dunkler
rot gefärbt. Mikroskopisch findet man in demselben die
gleichen Elemente, selbstverständlich mit starker Vermehrung
der roten Blutzellen, die meist wohlerhalten, in älteren Exsudaten zum Teil „ausgelaugt" sind.

Da die blutigen Exsudate, außer bei bestehender hämorrhagischer Diathese und nach Traumen, am häufigsten bei
Tuberkulose und Neubildungen auftreten, so beansprucht ihr
Vorkommen einen wichtigen diagnostischen und prognostischen
Wert. Die genaue mikroskopische Untersuchung des Sediments darf daher nicht unterlassen werden, da sie nicht so
selten wertvolle Anhaltspunkte für eine bestimmte Diagnose
bietet.

Am seltensten hat man das Glück (selbst nach dem Zentrifugieren der Punktionsflüssigkeit), Tuberkelbazillen nachzuweisen. Eher gelingt es, bei bestehendem Karzinom eigentümliche Zellgebilde oder sogar Zotten aufzufinden; in einem

Falle meiner eigenen Beobachtung, der von Dr. Harries veröffentlicht worden ist, war die Flüssigkeit mit zahllosen Gallertknötchen untermischt.

Wiederholt haben wir in anderen Abschnitten schon vor der Diagnose „der Krebszellen" gewarnt. Aber wie wir das gehäufte Auftreten epithelialer, in Gruppen zusammengelagerter Gebilde beim Blasenkrebs als wertvoll betrachten, müssen wir auch hier das zahlreiche Vorkommen großer und in ihrer Form auffällig wechselnder Zellen als wichtig hervorheben.

Die Zellen sind bei Gegenwart von Neubildungen oft ungewöhnlich, bis zu 120 μ groß, in der Regel durch ein oder mehrere Vakuolen ausgezeichnet und liegen meist in Haufen zusammen. Sie enthalten einen großen, selten mehrere Kerne und fast stets kleinere und größere Fettkügelchen, deren dichtes Zusammenliegen mächtige „Fettkörnchenzellen" erzeugen kann, deren diagnostischer Wert schon S. 231 und 319 unter Hinweis auf Fig. 48 genauer besprochen worden ist.

Neben solchen Zellen und Zellverbänden muß das reichliche Auftreten freier bis zu 40 und 50 μ großer Fetttropfen den Verdacht auf eine Neubildung hinlenken. Mitunter sind die Fetttröpfchen so fein und reichlich in der Flüssigkeit suspendiert, daß diese ein chylöses Aussehen erhält. Ist dies der Fall, so verschwindet die milchige Beschaffenheit bei Zusatz von Natronlauge und Schütteln mit Äther. In anderen Fällen wird die chylusartige Flüssigkeit aber bei diesem Verfahren nicht klar, zum Beweis, daß die Opaleszenz nicht durch emulgiertes Fett, sondern durch feine albuminoide Körnchen (Quincke) bedingt ist.

Bei einem Fall von Karzinose der serösen Häute, den ich in Hamburg beobachtete, fand ich bei (wiederholter) Punktion der Höhlen im linken Pleura- und im Peritonealsack rein chylöses, in der rechten Pleurahöhle sero-hämorrhagisches Exsudat. Auch die Autopsie klärte diesen Unterschied nicht auf. Der Austritt des Chylus war durch Karzinose des Ductus thorac. bedingt.

Bisweilen ist das reichliche Vorkommen von drusenartig zusammengelagerten feinen Fettnädelchen in 20—30 μ Größe beachtenswert, s. hierzu Fig. 41. Ich fand solche in

großer Zahl bei einer Probepunktion, die ich bei sekundärer
Pleuritis im Anschluß an einen durch die Autopsie bestätigten
Bronchialkrebs machte.

Auch bei dem primären Endothelkrebs der Pleura
(E. Wagner) ist das reichliche Auftreten von polymorphen
Zellen und Fettkörnchenkugeln wiederholt beobachtet
worden.

In einem 1892 von A. Fränkel veröffentlichten Falle ergab die
Punktion eine dunkelrote, dem venösen Blute gleichende, trübe
Flüssigkeit, in der zahlreiche große, epithelartige Zellen von runder
oder exquisit polymorpher, polyëdrischer, platten- und keulenförmi-
ger und geschwänzter Art zu finden waren. Außer großem Kern
und Vakuolen zeigten viele — durch ihren reichen Gehalt an Fetttropfen — ausgesprochene Maulbeerform (offenbar Fettkörnchenkugeln, s. Fig. 48). Bei der Autopsie (6 Wochen nach Beginn der
Erkrankung!) fand F. nicht den erwarteten Pleurakrebs, sondern
die oben genannte Affektion, deren besondere Eigentümlichkeit
durch die gleich zu Beginn ausgesprochene Neigung zu diffuser
Verbreitung lediglich im Gebiete der Lymphbahnen charakterisiert
ist und nach Neelsen die Annahme einer infektiösen Entzündung
wahrscheinlicher macht als eine Geschwulstbildung. Ich selbst
stellte in einem gleichartigen, nur langsamer ablaufenden Falle die
Diagnose besonders auf Grund des Punktionsbefundes. Die Autopsie
zeigte, daß die ganze linke Pleurahöhle vom Endothelkrebs eingenommen war.

Zottenteile oder Gallertknötchen und andere Bestandteile
der Neubildung erhärten aber erst mit absoluter Sicherheit die
Diagnose. In einem von mir beobachteten Falle von perito-
nealer Karzinose fand ich in dem hämorrhagischen Exsudat,
das mit dem gewöhnlichen Billrothschen Troikart entleert
war, zahllose, weich elastische, durchscheinende Gallertknötchen von linsen- bis erbsengroßem Durchmesser. Man war versucht, an kleine Echinococcusblasen zu
denken, aber schon die Mikroskopie der frischen Klatschpräpa-
rate schützte sofort vor dem Irrtum. Sie zeigten exquisit alveoläre Struktur.

Bei Färbung mit Hämatoxylin-Eosin trat ein Netzwerk aus feinen
Bindegewebszügen hervor, das unregelmäßig gestaltete Räume um-
schloß. Die Alveolen waren zum Teil in der Peripherie mit zylindrischem Epithel gefüllt, in der Mehrzahl lagen die Zellen unregel-

mäßig zerstreut, bald rundlich, bald ausgezogen oder verästelt in dem Alveolus. Bei vorgeschrittener Degeneration, die vom Zentrum nach der Peripherie erfolgte, bestand der Inhalt aus einer körnigen, roten Schleimmasse, die eine deutliche, der Wand der Alveolen parallel laufende, streifenförmige Anordnung zeigte, mit hier und da noch vorhandenen Kernen oder vereinzelten erhaltenen, mit feingekörntem Protoplasma angefüllten, rundlichen oder zylindrischen Zellen. Die Autopsie ergab eine ungewöhnlich ausgebreitete Gallertkarzinose des Bauchfells.

Nicht nur bei Exsudaten. sondern auch bei festen, z. B. den Oberlappen einer Lunge betreffenden Geschwülsten kann nach meiner Erfahrung die Probepunktion von wesentlichem Nutzen sein und die oben besprochenen Elemente zu Tage fördern.

Cholesterin-Krystalle trifft man hier und da in serös-hämorrhagischen Exsudaten an, die von chronischer Pleuritis herstammen. Man wird durch ein eigentümliches Glitzern an der Oberfläche der Flüssigkeit auf sie aufmerksam gemacht. Dies kommt aber doch wohl recht selten vor, denn unter mehreren Hunderten von Pleurapunktionen habe ich es nur bei wenigen Fällen beobachtet. Durch ihre charakteristische Krystallisation und ihr chemisches Verhalten sind sie unzweifelhaft gekennzeichnet (s. Fig. 42).

Hämosiderinschollen und Klümpchen sind bei älteren, blutigen Exsudaten ziemlich häufig.

Eitrige Exsudate erscheinen mehr oder minder dick gelb und setzen eine entsprechende Eiterschicht ab. Sie enthalten mikroskopisch meist keine Besonderheiten. Zu achten ist ganz besonders auf Spaltpilze, weshalb außer der Besichtigung des frischen Eiters, der in der Regel verfettete Eiterzellen zeigt, stets die Färbung von Trockenpräparaten empfehlenswert ist. Man findet in tuberkulösen Exsudaten (Pneumopyothorax u. a.) nur äußerst selten Tuberkelbazillen (nur bei einem tuberkulösen perikarditischen Exsudat und bei einer tuberkulösen Gonitis fand ich massenhafte Bazillen!), wohl aber in anderen Exsudaten Staphylo- und Streptokokken und Fränkelsche Pneumokokken, letztere fast regelmäßig im metapneumonischen Empyem. In einem nicht putriden, pneumothoracischen Exsudat fand Litten wiederholt zahlreiche

Cerkomonas-Formen. Empyeme, die frei von Mikroorganismen befunden werden, beruhen fast stets auf tuberkulöser Grundlage.

In jedem nicht ganz klaren Falle ist auch an Aktinomyces zu denken und der Eitersatz mit besonderer Sorgfalt (Porzellanteller oder Glasplatte) auf Pilzkörner durchzumustern. Sie stellen sich als kleine griesliche Körnchen dar, die talgartige Konsistenz darbieten und unter dem Deckglas meist gut zu zerdrücken sind (s. Fig. 2). Daneben finden sich oft deutliche Fettkörnchenkugeln.

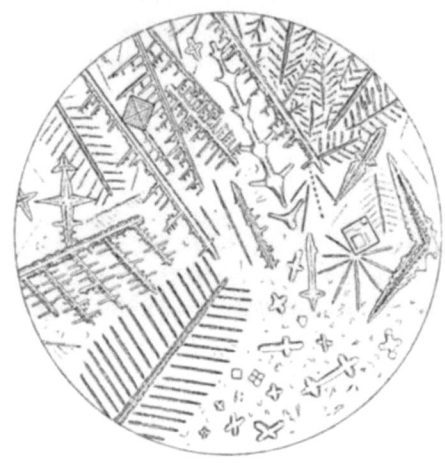

Fig. 75.
Kochsalzkrystalle, durch vorsichtiges Verdampfen von Echinococcus-
Flüssigkeit erzeugt. V. 350.

Jauchige Exsudate findet man sowohl in der Pleura-, wie in der Peritonealhöhle bei Durchbruch von Gangränherden oder von Magen- oder Darmgeschwüren und Neubildungen, bisweilen ohne klare Ursache. Die Punktionsflüssigkeit verbreitet oft einen aashaften Geruch; der Schwefelwasserstoffgehalt ist schon aus dem dunklen Beschlag der Kanüle erkennbar.

Trifft man bei Punktionen in einem höher gelegenen Interkostalraum seröses, in einem tieferen jauchiges Exsudat an, so ist an subphrenischen Abszeß zu denken.

Bei solchen wird man m. E. mehr als bisher auf die Gegenwart des Bact. coli achten müssen. Mir ist ein Fall von großem (in der linken [!] Oberbauchhöhle gelegenem) Exsudat begegnet, das neben Luft vor allem reichliche gallig tingierte Flüssigkeit von mäßig fäkulentem Geruch enthielt. Die bakteriologische Untersuchung ergab Reinkultur von Bact. coli commune.

Bei Durchbruch eines Magengeschwürs kann die Probepunktion Hefe- und Sarcinepilze ergeben und die Reaktion des Exsudats sauer sein.

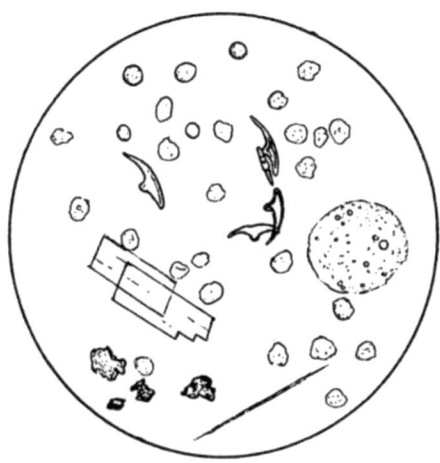

Fig. 76.

Echinococcus-Haken, durch Probepunktion einer Cyste gewonnen. V. 350.

3. **Echinococcus**-Cysteninhalt ist völlig klar, eiweißfrei und enthält außer der nebensächlichen Bernsteinsäure vor allem Kochsalz, das durch langsames Eindampfen eines Tropfens auf dem Objektträger in den in Fig. 75 wiedergegebenen Bildern auskrystallisiert. Das spezifische Gewicht schwankt zwischen 1008—1013.

Mikroskopisch findet man häufig keine Spur von morphotischen Elementen; bisweilen nur einige Hämosiderin-Körnchen oder Cholesterinkrystalle und vereinzelte verfettete Zellen, nicht selten aber die unbedingt beweisenden Elemente: Scolices, Häkchen oder Membranzüge (Fig. 76); fast stets kann man die oben angeführten Kochsalzkrystalle darstellen.

Mehrmals habe ich selbst aber einen opaleszierenden und stärker getrübten Inhalt durch Punktion gewonnen. Es handelte sich um Cysten, die bis dahin nicht erkannt und sicher noch nie punktiert worden waren. Mikroskopisch wurden hierin verschiedene Bakterien, darunter auch Eiterkokken, gefunden, außerdem regelmäßig Cholesterintafeln, Häkchen und Membranfetzen.

Unzweifelhaft kann man gelegentlich auch solche Bilder in der Punktionsflüssigkeit antreffen, wie sie in Fig. 77 dargestellt sind; das Präparat entstammt einer oberflächlich ge-

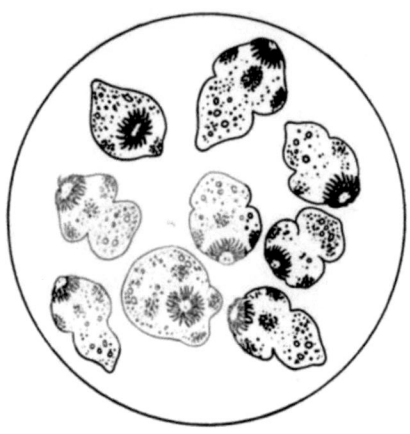

Fig. 77.
Aus einer Echinococcus-Cyste.

legenen faustgroßen Lebercyste, die als zufälliger Befund bei einer Leiche bemerkt wurde; durch Punktion wurden 10 ccm Flüssigkeit mit dem interessanten Inhalt gewonnen.

Ist die Flüssigkeit durch einen sehr großen Gehalt von Cholesterin ausgezeichnet, so bemerkt man schon mit bloßem Auge das lebhafte Glitzern der dicht zusammenliegenden Krystalle.

Chemische Prüfung. Außer der auf Eiweiß ist u. U. die auf Bernsteinsäure auszuführen. Man dampft die mit Salzsäure angesäuerte Probe ein und schüttelt mit Äther aus; der nach Verdunsten des Äthers verbleibende Krystallbrei gibt bei Gegenwart von Bernsteinsäure in wäßriger Lösung mit etwas Eisenchlorid einen rostfarbenen, gallertigen Niederschlag (bernsteinsaures Eisen).

4. **Ovarialcysten.** Der meist zähflüssige, schleimige Inhalt zeigt ein sehr wechselndes spezifisches Gewicht, das zwischen 1005—1050 liegen kann, in der Regel aber zwischen 1020—1024 gefunden wird; er ist meist stark eiweißhaltig und reich an Metalbumin, das weder durch Essig- und Salpetersäure, noch durch Kochen, wohl aber durch Alkohol flockig gefällt werden kann und sich dadurch wesentlich von Mucin unterscheidet. Bei der Ausführung dieser Reaktion ist zuvor das Eiweiß zu entfernen (s. Harn).

Die meist gelbe Farbe des Cysteninhalts kann ab und zu dunkelrot oder schokoladeähnlich sein.

Mikroskopisch findet man rote und farblose Blutzellen, nicht selten Blutpigment und Cholesterin, oft Fettkörnchenzellen und große, vakuolenhaltige Zellen.

Als besonders wichtig hebt Bizzozero Zylinderepithelzellen, Flimmer- und Becherzellen, sowie Kolloidkonkremente hervor, „die einige μ bis Zehntel mm groß, unregelmäßig geformt, homogen und blaßgelblich sind und gerade durch ihre Blässe sich von Fett und Kalksubstanzen unterscheiden lassen".

5. **Hydronephrose.** Den Inhalt von akuten und subakuten Hydronephrosensäcken habe ich wohl ein dutzendmal durch Probepunktion gewonnen und dadurch wichtigen Aufschluß für Diagnose und ärztliches Handeln gewonnen. Steine, Stenosen aus unbekannten Ursachen und vor allem Traumen hatten das Leiden hervorgerufen. Der meist wasserhelle, seltener rötlich oder schmutziggelb getrübte Inhalt ist auch durch sein meist niedriges, stets unter 1020 (meist zwischen 1010—1015) gelegenes spezifisches Gewicht von der Ovariencystenflüssigkeit unterschieden. Man findet ferner meist Harnstoff und Harnsäure (Nachweis S. 273) und nur geringe Eiweißreaktion. Es ist aber zu beachten, daß die Harnbestandteile in alten Säcken fehlen und geringe Mengen Harnsäure in Ovarialcysten auftreten können!

Der mikroskopische Befund ist in der Regel äußerst dürftig. Nur selten begegnet man organisierten, aus Niere und Harnwegen stammenden Epithelien, die oben ausführlich beschrieben sind; meist findet man nur rote, farblose Blutzellen.

Auch bei **Nierengeschwülsten** kann die Probepunktion die Diagnose gelegentlich fördern. Bei einem Fall von mächtiger, fast mannskopfgroßer Geschwulst der linken Niere, über deren Herkunft vielfach abweichende ärztliche Gutachten abgegeben waren, gewann ich durch die Probepunktion außer eigenartigen Geschwulstzellen zahlreiche absolut charakteristische Harnzylinder, deren Auftreten keinen Zweifel an der Herkunft der Geschwulst mehr zuließ. Die Exstirpation ergab ein mächtiges Adenom mit Übergang in maligne Neubildung.

6. **Hydrops der Gallenblase.** Die im allgemeinen n i c h t zu empfehlende Probepunktion ergibt bisweilen nur eine hellschleimige oder mehr seröse Flüssigkeit; bei entzündlichen Vorgängen meist eine mehr oder weniger große Zahl von Colibakterien. Die Bazillen verursachen bei bestehender Gallenstauung eine infektiöse Angiocholitis und können sehr wohl die Steinbildung dadurch anregen, daß sich beim Faulen der Galle Bilirubinkalkniederschläge um die üppig gedeihenden Bazillenhaufen bilden. Bei Empyem ist der Eiter oft übelriechend.

7. Durch P u n k t i o n oder I n z i s i o n v o n G i c h t k n o t e n kann man charakteristisches Material gewinnen, wie Fig. 78 zeigt.

8. **Punktion des Wirbelkanals.** Diese zuerst von Q u i n c k e angegebene Methode verdient wegen ihres diagnostischen Wertes hier besprochen zu werden.

Man sticht bei dem in Seitenlage mit stark nach außen durchgebogener Lendenwirbelsäule liegenden Kranken mit einer feinen 4—10 cm langen Hohlnadel unter dem Dornfortsatz des 2. oder 3. Lendenwirbels genau in der Mittellinie in den Kanal ein und läßt durch den Binnendruck die Flüssigkeit austreten. Diese spritzt bei krankhaft gesteigertem Druck (500—700 mm Wasser) anfangs wohl im Bogen heraus; andere Male tritt sie schon zu Beginn nur tropfenweise hervor. Man kann in einer Sitzung zwischen 20 bis 100 ccm gewinnen.

Nach meinen eigenen Erfahrungen, die sich auf viele Hunderte von Lumbalpunktionen gründen, möchte ich über die Befunde folgendes hier anführen:

a) Bei tuberkulöser Cerebrospinalmeningitis. Die mit verschwindenden Ausnahmen stets unter hohem Druck reichlich zu gewinnende Flüssigkeit ist meist wasserklar, viel seltener etwas opaleszierend. In derselben scheidet sich oft ein zartes, spinnengewebeartiges Häutchen aus, in dem am ehesten die Tuberkelbazillen zu finden sind; es glückt dies aber nur in $^1/_2$—$^3/_4$ der Fälle. Fast stets ist die Flüssigkeit durch reichen Gehalt an Leukozyten ausgezeichnet. Das spezifische Ge-

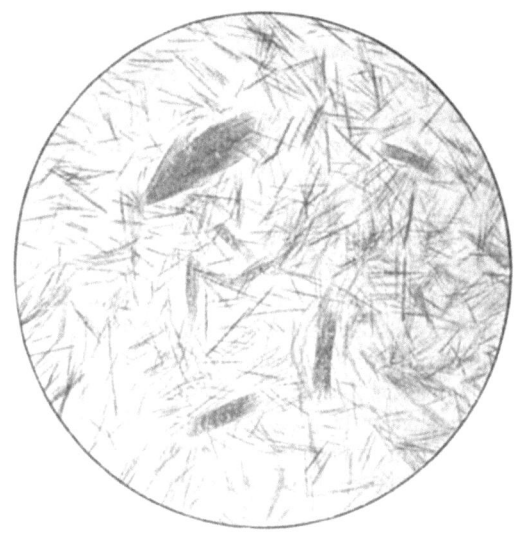

Fig. 78.
Harnsäurenadeln.

wicht ist 1005—1011, der Eiweißgehalt wird im Esbach selten unter $^1/_2$ %o, meist zu 2—3, aber selbst bis zu 12 %o gefunden.

b) Akute, nicht tuberkulöse Meningitisformen. Auch hier kann die Flüssigkeit, besonders bei der durch den Weichselbaumschen Coccus hervorgerufenen Form klar sein, häufiger erscheint sie etwas opaleszierend; manchmal dünn oder gar dicklich eitrig. Letzteres ist viel häufiger bei der Pneumo- und Streptokokkenmeningitis.

Spezifisches Gewicht und Eiweißgehalt halten sich in ähnlichen Grenzen, wie bei 1.

Bei der akuten primären Cerebrospinalmeningitis findet man im Exsudat außer dem kleinen Diplococcus intracellularis, der gelegentlich aber auch nur außerhalb der Zellen vorkommt (s. S. 32), am häufigsten den Fränkelschen Diplococcus. Die Frage, welcher Coccus als der eigentliche Erreger der epidemischen Genickstarre anzusehen, ist noch nicht spruchreif; manche Beobachter, zu denen ich selbst gehöre, neigen der Ansicht zu, dem Weichselbaumschen Coccus die spezifische Eigenschaft zuzuschreiben. Ich halte die Entscheidung aber noch nicht für möglich, da ich bei mehr als 2 Dutzend Fällen von primärer Meningitis nur in 60% den Weichselbaumschen und in etwa 30% den Fränkelschen Coccus (ausschließlich) gefunden habe.

Bei der Weichselbaumschen Meningitis wird man nur äußerst selten die charakteristischen Bakterien (s. S. 32) vermissen; bei Formen, die durch andere Mikroorganismen hervorgerufen werden (anaérobe), sucht man anfangs oft vergeblich nach den Bakterien, weil offenbar zunächst von einem (otitischen oder anderen) Abszeßherd aus eine mächtige entzündliche Reizung ausgeht, die mit massenhafter Leukozytenabsonderung beantwortet wird (Meningitis serosa), während später erst mit dem eigentlichen Durchbruch des Abszesses die Aussaat der Keime nach abwärts erfolgt.

Nur in seltensten Fällen sind andere Bakterien, z. B. auch Typhusbazillen (der erste derartige Fall von mir auf dem innern Kongreß in Berlin 1897 mitgeteilt) als Erreger der Meningitis zu finden.

Bei der chronischen Pachymeningitis ist die gewonnene Flüssigkeit meist blutig getrübt.

c) Bei schweren Chlorosen, die mit heftigen Kopfschmerzen einhergehen, kann man diese nicht selten durch die Lumbalpunktion völlig beseitigen. Man findet dann den Druck erheblich gesteigert 300—450 mm und die Flüssigkeit so beträchtlich vermehrt, daß in einer Sitzung 20—30—50 ccm Flüssigkeit rasch abfließen.

d) Bei Apoplexien kann man aus der rein blutigen Punktionsflüssigkeit auf den Durchbruch in die Seitenventrikel schließen, während man bei schweren Schädelverletzungen aus dem Fehlen der Blutbeimengung u. U. die Diagnose einer extraduralen Blutung wagen kann.

e) Bei Hirntumoren ist die wasserklare Flüssigkeit nur sehr selten leukozyten- und eiweißreich, meist enthält sie davon nur Spuren. Ich habe aber auch einzelne — autoptisch bestätigte — Fälle mit hohem Eiweißgehalt beobachtet. Ab und zu ist daneben etwas Zucker gefunden.

Sachregister.

Abbescher Beleuchtungsapparat 1, 2.
Aberration, chromatische 1, 3.
— sphärische 1, 3.
Abort 349.
Acarus folliculorum 84.
Acetessigsäure 305.
Acetonprobe 305.
Acholie der Stühle 264, 265.
Achorion Schoenleinii 78, 79.
Achroodextrin 253.
Acidität des Magensaftes 241 ff.
Actinomyces 70 ff.
— im Auswurf 199, 211, 214.
— in Exsudaten 358.
— im Harn 322.
Aërobe Bakterien 11.
Ästivo-Autumnalfieber, Parasit des-
   selben 86.
Ätherschwefelsäure im Harn 274.
Agar 15.
Agglutination 52 f.
Albuminimeter 282.
Albuminurie s. Eiweiss.
Albumosen im Harn 280.
Alkaptonurie 289.
Alkohol als Härtungs- und Entfär-
   bungsmittel 6.
Alkohol. Methylenblaulösung nach
   Koch 22.
— — nach Löffler 23.
Alménsche Blutprobe 284.
Alveolarepithelien 186, 187, 188, 214 ff.
Ammoniakalische Gärung des Harns
   275, 318, 319, 340.
Ammoniak, harnsaures 326.
— kohlensaures 275.
Ammoniakmagnesia, phosphorsaure
   327.
Amoeba coli 93, 94, 260.

Amyloid der Nieren 338.
Anämische Degeneration der Blut-
   körperchen 111, 143, 144.
Anämie, progressive perniciöse 144 ff.
Anaërobe Bakterien 11, 16.
Anchylostomum duodenale 99, 238, 259.
Angina tonsillaris 234.
Anguillula intestinalis 97.
Anilinfarbstoffe 20 ff.
Anthrax 45.
Apochromatische Objektive 3.
Aräo-Saccharimeter 304.
Argas reflexus 83.
Arthrosporen 10.
Arzneimittel, Wirkung auf Harn 291,
   297.
Ascaris lumbricoides 103.
Aspergillus 74, 75, 198.
Asthma bronchiale 182, 185, 216 ff.
— humidum 204.
Ausstrichpräparate 19.
Azone 293, 295.
Azoospermatorrhoe 343.
Azoospermie 344.

Bazillen 36 ff.
Bacillus mucosus Ozaenae 29.
Bacterium coli communis 66 ff., 358.
— Unterscheidung dess. von Typhus-
   bazillen 52, 53, 66.
— lactis aërogenes 66 ff.
Bacteriurie 321.
Bakterien, aërobe und anaërobe (obli-
   gate, fakultative) 11, 16.
— Allgemeines 8 ff.
— Kulturmethoden ders. 12 ff.
— Dauerformen ders. 10.
— Degenerationsformen 11.
— Eigenbewegung ders. 9.